内科レジデント実践マニュアル

第12版

経時的流れに応じた適切な治療

三井記念病院内科 編

文光堂

■総監修（*責任編集）　三井記念病院

三瀬　直文*　副院長，腎臓内科部長，血液浄化部部長
戸田　信夫*　内科部長，消化器内科部長，内視鏡部部長

■監　修（*責任編集）　三井記念病院

五十川陽洋*　糖尿病代謝内科部長
中島　啓喜*　総合内科部長
髙木　　馨*　消化器内科科長
古瀬　　智*　腎臓内科科長
矢作　和之*　循環器内科（現　甲賀病院循環器内科）
高橋　強志　血液内科部長，輸血科部長
田邉　健吾　循環器内科部長，心臓大動脈センター部長
松本　英之　脳神経内科部長
峯岸　裕司　呼吸器内科部長
森　　典子　内分泌内科部長
阿佐美匡彦　循環器内科科長
内尾　直裕　脳神経内科科長
小宮山浩大　循環器内科科長，心疾患集中治療室（CICU）部長
田中　　旬　循環器内科科長，臨床検査部部長
堀内　　優　循環器内科科長
湯澤ひとみ　循環器内科科長，不整脈センター長
青木　二郎　循環器内科（現　聖路加国際病院循環器内科部長）
鈴木　　豪　膠原病リウマチ内科
（現　聖マリアンナ医科大学リウマチ膠原病アレルギー内科講師）

■編集協力　三井記念病院

大島　　旭　循環器内科（現　University of Galway, Ireland）
竹熊　勇登　消化器内科（現　JCHO船橋中央病院内科）

■執　筆（執筆順）　三井記念病院

大島　　旭　循環器内科（現　University of Galway, Ireland）
権田　勇樹　循環器内科医長
原田　広顕　膠原病リウマチ内科部長
増田　卓也　総合内科
峯村　信嘉　総合内科科長
松本　卓也　循環器内科

松本　英之	脳神経内科部長
羽尾　曉人	脳神経内科（現　東京都立神経病院脳神経内科）
下地　由華	循環器内科（現　JCHO東京新宿メディカルセンター循環器内科）
内尾　直裕	脳神経内科科長
矢作　和之	循環器内科（現　甲賀病院循環器内科）
峯岸　裕司	呼吸器内科部長
土井　脩平	循環器内科
北村　　駿	循環器内科（現　東京大学医学部附属病院循環器内科）
根本　脩平	循環器内科
西村　陽平	循環器内科
森　　典子	内分泌内科部長
桂　　茉衣	循環器内科
宮下　稜太	呼吸器内科
内藤　智之	呼吸器内科（現　四季訪問診療クリニック院長）
谷口　　誠	消化器内科（現　谷口内科院長）
小島健太郎	消化器内科科長
近藤真由子	消化器内科医長
髙木　　馨	消化器内科科長
五十川陽洋	糖尿病代謝内科部長
稲葉　達郎	糖尿病代謝内科
和泉　　梢	内分泌内科医長
鈴木　　豪	膠原病リウマチ内科 （現　聖マリアンナ医科大学リウマチ膠原病アレルギー内科講師）
古瀬　　智	腎臓内科科長
大内　治紀	腎臓内科医長
三井ゆりか	血液内科医長
白杉由香理	血液内科科長
高橋　強志	血液内科部長，輸血科部長
赤塚壮太郎	臨床腫瘍科（腫瘍内科）部長，化学療法部部長
江川健一郎	緩和ケア科科長
井上　雅之	精神科科長
芦浦　大輝	循環器内科医長
佐藤　公紀	消化器内科（現　東京ビジネスクリニック）
竹熊　勇登	消化器内科（現　JCHO船橋中央病院内科）

第12版発行に際して

1989年に『内科レジデント実践マニュアル』第1版を出版してから約35年が経過しました．現在臨床の場でご活躍され指導的立場になられた多くの先生方から，「研修医の頃ポケットに入れて大変役に立ちました」とお褒めの言葉をいただくなど，幸いにも読者の皆様のご支持を得て，このたび第12版を発行することができました．

本書は，主として卒後5年目までの，病棟診療を中心とする若手医師を対象としています．5年前に刊行した前版以降の医療の進歩を反映し，エビデンスを尊重しながらも実用的なマニュアルになるように心がけました．経験の少ない研修医や専攻医が，日常診療に円滑に対応し，当直や救急診療を乗り切ることができるように，「いま何をすればよいのか」がわかるマニュアルを目指しました．

具体的には，①章の構成を見直し，フローチャートを使用するとともに，レジデントにとって必要な検査項目・治療内容を強調し，わかりやすい構成にすること，②Q and Aパートを通じて臨床問題解決により踏み込んだ内容にすることなどの改訂を行っています．記載内容については，三井記念病院の各領域の専門家がチェックし，必要な修正を行いました．

研修期間中は，診療技術や知識だけでなく，スタッフや患者・家族とのコミュニケーションなど，多くの技能を習得する必要があります．本マニュアルが皆様の多忙な日常診療のなかでお役に立てば，大変嬉しく思います．

2025年2月

三瀬直文　三井記念病院 副院長
戸田信夫　三井記念病院 内科部長

目　次

NOTE

Index

1 心肺蘇生法

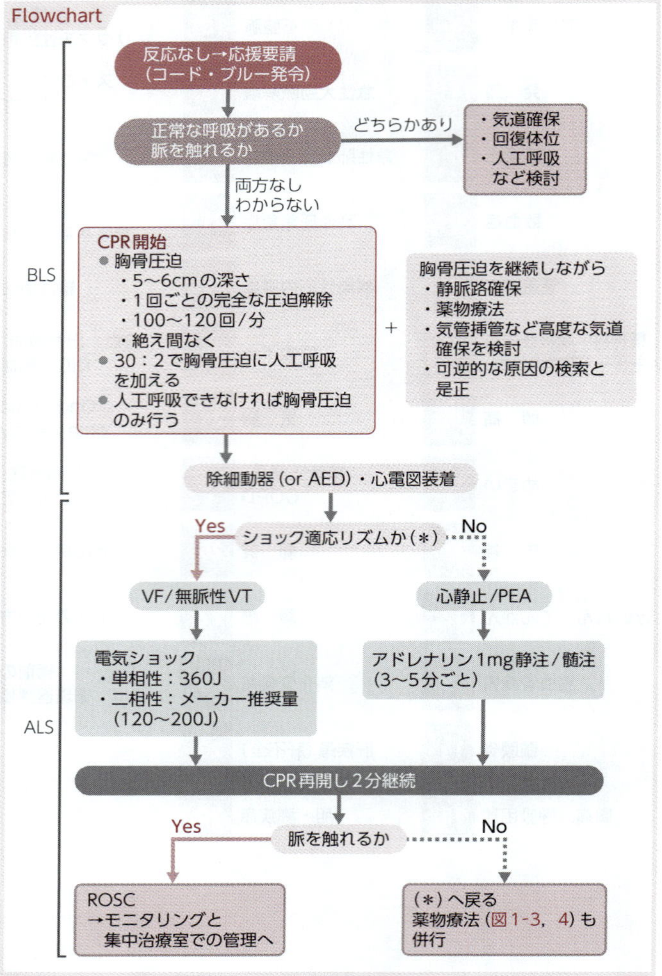
Flowchart
BLS
ALS
反応なし→応援要請
(コード・ブルー発令)
正常な呼吸があるか
脈を触れるか
どちらかあり
・気道確保
・回復体位
・人工呼吸
など検討
両方なし
わからない
CPR開始
● 胸骨圧迫
・5〜6cmの深さ
・1回ごとの完全な圧迫解除
・100〜120回/分
・絶え間なく
● 30：2で胸骨圧迫に人工呼吸を加える
● 人工呼吸できなければ胸骨圧迫のみ行う
+
胸骨圧迫を継続しながら
・静脈路確保
・薬物療法
・気管挿管など高度な気道確保を検討
・可逆的な原因の検索と是正
除細動器(or AED)・心電図装着
ショック適応リズムか(＊)
Yes
No
VF/無脈性VT
心静止/PEA
電気ショック
・単相性：360J
・二相性：メーカー推奨量
(120〜200J)
アドレナリン1mg静注/髄注
(3〜5分ごと)
CPR再開し2分継続
脈を触れるか
Yes
No
ROSC
→モニタリングと
集中治療室での管理へ
(＊)へ戻る
薬物療法(図1-3, 4)も
併行

図1-1　心肺蘇生(CPR)1サイクル目

VF：心室細動，VT：心室頻拍，PEA：無脈性電気活動，ROSC：自己心拍再開．

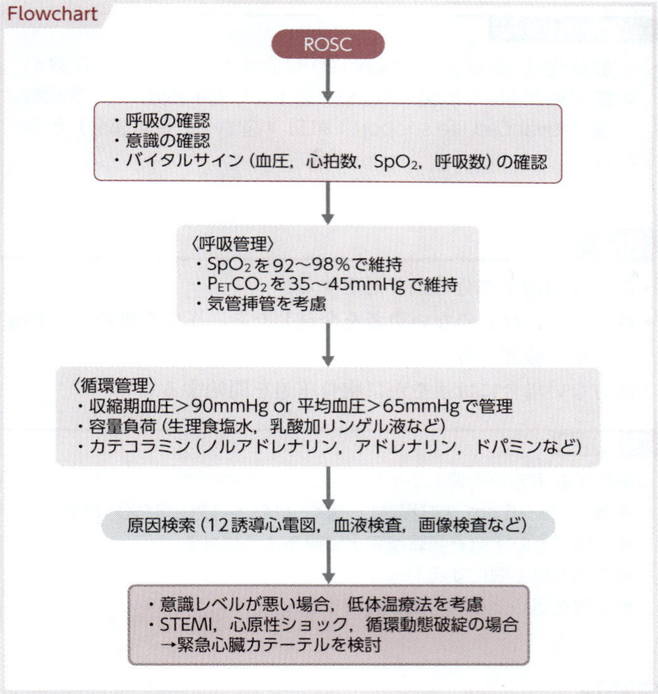
Flowchart
ROSC
・呼吸の確認
・意識の確認
・バイタルサイン（血圧，心拍数，SpO_2，呼吸数）の確認
〈呼吸管理〉
・SpO_2を92〜98％で維持
・$P_{ET}CO_2$を35〜45mmHgで維持
・気管挿管を考慮
〈循環管理〉
・収縮期血圧＞90mmHg or 平均血圧＞65mmHgで管理
・容量負荷（生理食塩水，乳酸加リンゲル液など）
・カテコラミン（ノルアドレナリン，アドレナリン，ドパミンなど）
原因検索（12誘導心電図，血液検査，画像検査など）
・意識レベルが悪い場合，低体温療法を考慮
・STEMI，心原性ショック，循環動態破綻の場合
→緊急心臓カテーテルを検討

図1-2　自己心拍再開（ROSC）後

STEMI：ST上昇型心筋梗塞.

用語の定義

心肺機能停止（CPA）

心臓の機能が停止した状態を指す．心肺機能停止（cardiopulmonary arrest：CPA）になると意識を消失し，呼びかけに反応しなくなる．また正常な呼吸が停止する．CPAに対しては迅速な心肺蘇生（CPR）が必要となる．CPAは院内心停止（in hospital cardiac arrest：IHCA），院外心停止（out of hospital cardiac arrest：OHCA）に分けられるが，本書では成人のIHCAについて述べる

心肺蘇生（CPR）

心肺蘇生（cardiopulmonary resuscitation：CPR）は一次救命処置（basic life support：BLS）（図 1-1 の前半部分）と二次救命処置（advanced life support：ALS）（図 1-1 の後半部分）からなる

BLS

- 図 1-1 の前半部分に則り対応する．
- 呼びかけに反応のない患者を発見したら，正常な呼吸，脈拍があるかを確認する．
- 両方ない場合には速やかに胸骨圧迫を開始する．

胸骨圧迫

- 両手を患者の胸骨の下半分に置き，肘を曲げずに
- 強く（5～6 cm 沈む程度），速く（100～120 回/分）押す
- 1 回ごとの圧迫で胸郭が完全に戻るようにする
- 中断を最小限にする
- 疲労を感じたら次の人と交替する

ALS

- 図 1-1 の後半部分に則り対応する．

❶ 除細動のエネルギー

a. 二相性の場合

- 製造会社の推奨エネルギー量（120～200 J）とする．
- 不明な場合は使用可能な最大エネルギー量を使用する．2回目以降のエネルギー量は初回と同等とし，より大きなエネルギー量を考慮してもよい．

b. 単相性の場合

- エネルギー量は360 J とする．

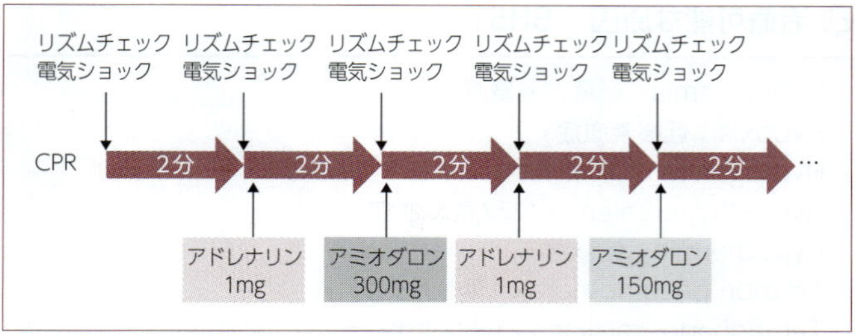
リズムチェック
電気ショック
リズムチェック
電気ショック
リズムチェック
電気ショック
リズムチェック
電気ショック
リズムチェック
電気ショック
CPR
2分
2分
2分
2分
2分
…
アドレナリン
1mg
アミオダロン
300mg
アドレナリン
1mg
アミオダロン
150mg

図 1-3　ショック適応リズム (心室細動 [VF] /無脈性心室頻拍 [VT]) 時の薬物療法

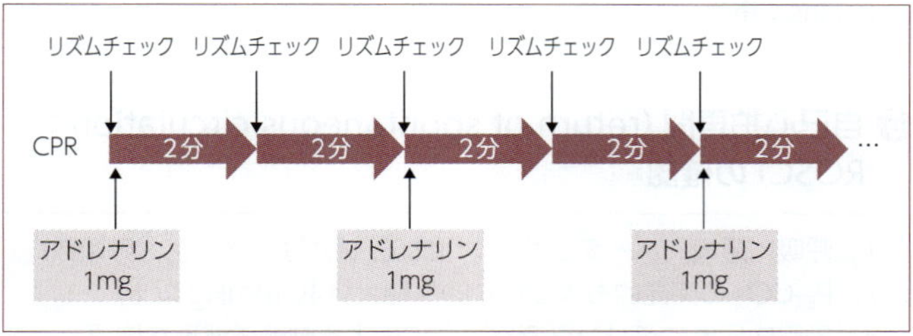
リズムチェック
リズムチェック
リズムチェック
リズムチェック
リズムチェック
CPR
2分
2分
2分
2分
2分
…
アドレナリン
1mg
アドレナリン
1mg
アドレナリン
1mg

図 1-4　心静止/無脈性電気活動 (PEA) 時の薬物療法

❷ 薬物療法 (図 1-3, 4)

- 図 1-3, 4 に基づいて，以下の①，②を使用する.

処方例

①アドレナリン（ボスミン®）1 mg/回　静注（骨髄内投与）
　4 分ごとに反復投与
②アミオダロン（アンカロン®）
- 初回投与量：300 mg　静注（骨髄内投与）
- 2 回目投与量：150 mg　静注（骨髄内投与）

❸ 高度な気道確保

- 声門上気道確保器具または気管挿管.
- 気管内チューブの位置を確認し，モニタリングするためのカプノグラフィ波形を解析.
- 胸骨圧迫を続行しながら，1 分あたり 6 回の人工呼吸.

❹ 治療可能な原因─5H5T

Hypovolemia：循環血液量減少
Hypoxia：低酸素血症
Hydrogen ion：水素イオン（アシドーシス）
Hypo-/hyperkalemia：低/高 K 血症
Hypothermia：低体温
Tension pneumothorax：緊張性気胸
Tamponade, cardiac：心タンポナーデ
Thrombosis, pulmonary：肺動脈血栓症
Thrombosis, coronary：冠動脈血栓症
Toxins：毒物

❺ 自己心拍再開（return of spontaneous circulation：ROSC）の確認

1. 呼吸，意識，バイタルサイン（血圧，心拍数，SpO_2，呼吸数）
2. $P_{ET}CO_2$ の突発的および持続的な増大（40 mmHg 以上）
3. 動脈内圧モニタリングで自己心拍による動脈圧波形を確認

❻ ROSC後の治療

a. SpO_2 のモニタリング

- 循環が回復したら，SpO_2 をモニタリングする．当初は100％吸入酸素を使用し，その後の高・低酸素血症を避ける．目標値は92〜98％．

b. 過換気を避ける

- $P_{ET}CO_2$ を正常範囲内（35〜45 mmHg）に維持する（カプノグラフィで確認）．

c. 循環管理

- 収縮期血圧（SBP）＞90 mmHg，平均血圧＞65 mmHg を目標に．
- ボーラス静注．

処方例

①生理食塩水 or 乳酸加リンゲル液（ラクテック® など）
1〜2 L

- カテコラミン投与（以下体重50 kg時の γ：μg/kg/分を併記）．

処方例

①ノルアドレナリン　0.05〜0.3 γ
- ノルアドレナリン（1 mg/mL）5 A＋生理食塩水 45 mL〔計 50 mL〕3 mL/時（0.1 γ）から開始

②ドブタミン　3〜20 γ
- ドブポン 0.3%　3 mL/時（3 γ）から開始

③アドレナリン　0.01〜0.3 γ
- アドレナリン（1 mg/mL）3 A＋生理食塩水 47 mL〔計 50 mL〕2.5 mL/時（0.05 γ）から開始

↳①を第一選択とし，必要時に②や③の使用も考慮する.

- 血圧のコントロールに難渋する際には原因を検討し，指導医に相談.

d. 原因検索

- 12誘導心電図，血液検査，胸部X線などの画像検査など.

e. 反応がない（意識レベルが悪い）場合

- 32〜36℃の間で体温管理療法を検討する.
- ST上昇型心筋梗塞（STEMI），心原性ショック，循環動態の破綻など，適応があれば冠動脈造影・経皮的冠動脈インターベンション（PCI）を行う.

f. 脳波のモニタリング

- 心停止後はけいれんがみられることが多いため，けいれんの診断のためにできるだけ早く脳波をとって判読し，ROSC後も患者が昏睡状態の場合は，頻繁にあるいは連続的にモニタリングする.

CPRの中止

- CPRの中止に際しては，まず以下を確認する.

1. ALSに則った正しい治療をしているか
2. 可逆的な要素がないか
3. 本当に心静止か（フラットラインプロトコール）→電極のはずれ，誘導の確認．感度を変える
4. DNAR（Do Not Attempt Resuscitation）の意思表示があるかどうか
5. 事前指示書*があるかどうか

＊：アドバンス・ケア・プランニング（advance care planning：ACP）の重要性が増している．ACPとは患者本人と家族および医療者や介護者が一緒になり，現在の病気だけではなく将来意思決定能力が低下する場合に備えて，あらかじめ終末期を含めた今後の医療や介護について話し合い，意思決定ができなくなったときに本人に代わって意思決定をする人や終末期の処置についてを決めておくプロセスのことである．ACPは入院のたびごとに繰り返し行われ，文書（事前指示書）として残す必要がある[1]．

- CPRの中止はあくまで個々の症例で決定されるべきである．そのときに自分たちが行ってきた医療に間違いがないかどうか再確認を行う．

よくあるレジデントの疑問 Clinical Question

Q CPRはいつまで続けるべきですか？

A OHCAの場合は救急隊に引き継ぐまで，となるでしょう．
IHCAで蘇生がなかなか得られない場合はどうでしょうか．
IHCAの大規模レジストリデータを用いた，CPR 1分ごとの生存，良好な神経学的予後を定量化した研究[2]があります．それによると，CPR継続時間とともに生存，良好な神経学的予後の確率は低下し，それぞれCPR 39分，32分の時点で1%未満となることが示されています．同研究からは30～40分が1つの目安となると考えられます．ただし蘇生の可能性が0%ではないため，IHCA発生時にはキーパーソンへの迅速な連絡，共同意思決定（shared decision making：SDM）を行うことが大切です．

おさえておきたい資料（ガイドライン等）

- **JRC 蘇生ガイドライン2020**：日本蘇生協議会（監），医学書院，2021
- **ACLS プロバイダーマニュアルAHAガイドライン2020準拠**：American Heart Association，シナジー，2021

文献

1）厚生労働省：人生の最終段階における医療・ケアの決定プロセスに関するガイドライン 平成30年3月．https://www.mhlw.go.jp/file/04-Houdouhappyou-10802000-Iseikyoku-Shidouka/0000197701.pdf（2024年4月閲覧）
2）Okubo M et al：Duration of cardiopulmonary resuscitation and outcomes for adults with in-hospital cardiac arrest：retrospective cohort study. BMJ 384：e076019, 2024

2 ショック

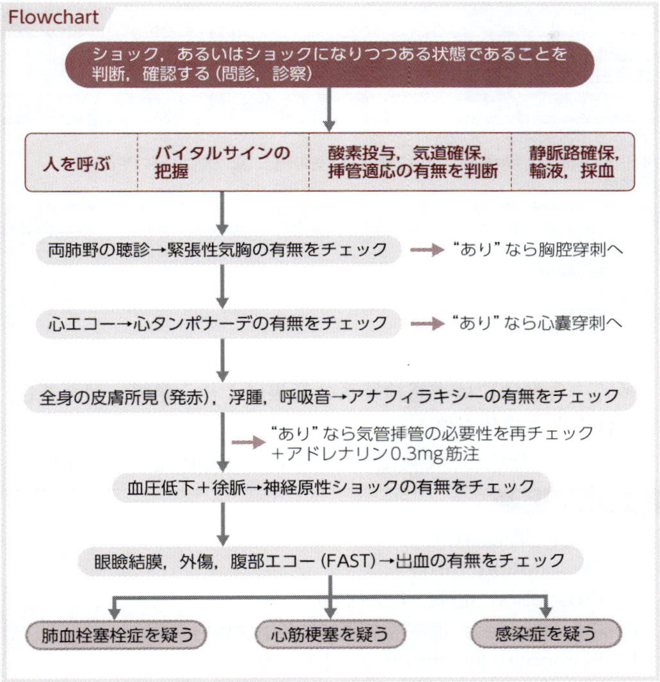

Flowchart
ショック，あるいはショックになりつつある状態であることを判断，確認する（問診，診察）
人を呼ぶ
バイタルサインの把握
酸素投与，気道確保，挿管適応の有無を判断
静脈路確保，輸液，採血
両肺野の聴診→緊張性気胸の有無をチェック
“あり”なら胸腔穿刺へ
心エコー→心タンポナーデの有無をチェック
“あり”なら心嚢穿刺へ
全身の皮膚所見（発赤），浮腫，呼吸音→アナフィラキシーの有無をチェック
“あり”なら気管挿管の必要性を再チェック＋アドレナリン0.3mg筋注
血圧低下＋徐脈→神経原性ショックの有無をチェック
眼瞼結膜，外傷，腹部エコー（FAST）→出血の有無をチェック
肺血栓塞栓症を疑う
心筋梗塞を疑う
感染症を疑う

図2-1　ショックへの初期対応

FAST：focused assessment with sonography for trauma.

診断・問診・診察のポイント

❶ ショックの総論

- ショックとは，「生体に対する侵襲あるいは侵襲に対する生体反応の結果，重要臓器の血流が維持できなくなり，細胞の代謝障害や臓器障害が起こり，生命の危機に至る急性の症候群」（日本救急医学会）である．
- 収縮期血圧（SBP）は90 mmHg以下の低下を指標とすることが

表2-1　ショックの分類

血液分布異常性ショック (distributive shock)
敗血症性 アナフィラキシー 神経原性
循環血液量減少性ショック (hypovolemic shock)
出血性 体液喪失性
心原性ショック (cardiogenic shock)
心筋性：心筋梗塞，拡張型心筋症 機械性：僧帽弁閉鎖不全，心室瘤，心室中隔欠損，大動脈弁狭窄 不整脈
心外閉塞・拘束性ショック (obstructive/extracardiac shock)
心タンポナーデ 収縮性心膜炎 肺塞栓症 緊張性気胸

多く，典型的には交感神経系の緊張により，頻脈，顔面蒼白，冷汗などの症状を伴う．

- ショックの症状として典型的な「ショックの5P」を以下に挙げる．

ショックの5P

1. Pallor（顔面蒼白）
2. Perspiration（冷汗）
3. Prostration（虚脱・無力状態）
4. Pulselessness（脈拍触知不能あるいは脈拍微弱）
5. Pulmonary Insufficiency（呼吸促迫）

❷ ショックの分類

- ショックの病態に応じて4つに分類されるが，2つ以上の病態が組み合わさっている症例も存在する（表2-1）．

a. 血液分布異常性ショック

- **敗血症性ショック**：➲ 6 敗血症．
- **アナフィラキシーショック**：➲ 3 アレルギー．
- **神経原性ショック**：心血管系の自律神経調節が損なわれるために生じるショックで，外傷や血管障害に伴う脊髄横断障害や脳幹部損傷，脳死，脳幹部腫瘍などに合併する．交感神経遮断により副交感神経が優位となって全身抵抗血管は弛緩するが，反射性頻脈は生じず徐脈となるのが特徴である．

b. 循環血液量減少性ショック

- **出血性ショック**：消化管出血，大動脈解離，大動脈瘤破裂，外傷，手術後など．
- **体液喪失性ショック**：腹膜炎，急性膵炎，イレウス，利尿や下痢による脱水，熱傷など．
- **ショック指数**(shock index：SI)＝心拍数(回/分)/SBP(mmHg)
  - ▶ ショック指数が 1.0 以上の場合，ショック指数と喪失した循環血液量（L）とはほぼ一致する．急性出血直後の Hb 値は低下していないことが多く，早期診断・重症度評価の指標には向かない．
  - ▶ 高齢者やβ遮断薬，一部の Ca 拮抗薬内服中では頻脈を呈さないことがあるため，解釈には注意が必要である．
- 外傷に関しては初期治療を行いながら，X 線検査，FAST (focused assessment with sonography for trauma)，造影CT などを施行し，出血部位を同定し，原因が判明した後はそれぞれに準じた治療を行う．

c. 心原性ショック

➡ 16 急性冠症候群，17 心不全，18 不整脈．

d. 心外閉塞・拘束性ショック

- **心タンポナーデ**：さまざまな要因で心膜腔内に液体が貯留し，心膜腔内圧が上昇することで心室拡張障害をきたし，心拍出量が低下する状態．

臨床所見

- Beck の 3 徴：血圧低下，頸静脈怒張，心音減弱
- 奇脈：吸気時に SBP が 10 mmHg 以上低下する
- 頻脈
- 右心不全症状

- **収縮性心膜炎，肺塞栓症，緊張性気胸**：➡ 20 急性肺血栓塞栓症，23 呼吸不全，24 気胸．

検査のポイント

Check✔

- 血液検査
- 動脈血液ガス分析：呼吸不全の評価，アシドーシスの評価
- 胸部X線：気胸，大動脈解離，心不全の鑑別
- 12誘導心電図：急性心筋梗塞，不整脈，肺塞栓症の鑑別
- エコー検査：出血，心タンポナーデ，急性心筋梗塞，肺塞栓症，弁膜症，気胸の鑑別

必須採血項目

血算，血液像，凝固，CRP，腎機能，肝機能，Alb，血糖，心原性酵素，NT-proBNP，Dダイマー，血液型/クロスマッチ

治療・応急対応

Check✔

1. 問診，診察
2. 人を呼ぶ
3. バイタルサインの把握，各種モニター装着，電気的除細動器の準備
4. 酸素投与，気道確保，挿管適応の有無を判断
5. 静脈路確保，輸液（18Gなどの太いラインを挿入，輸液はリンゲル液または生理食塩水を急速に大量投与する），採血
   ✕DON'T 頸動脈怒張を認めるショック時は心タンポナーデなどによる閉塞性障害が疑われるため，急速大量輸液は禁忌
6. 胸部X線，12誘導心電図，エコー検査（FAST，心エコー，肺エコー）
7. 必要に応じてCT/MRIなど

- ショックの初期は可逆的であることが多く，鑑別を考えながらの迅速な初期対応が非可逆的な臓器不全への進行を防ぐうえで大切である．

経過観察のポイント

- 血行動態，呼吸状態の変化に注意する．
  - ▶ 集中治療室に移動し，バイタルサインの頻回な測定ができるようにする．
- 病態に応じて他科医師へのコンサルト（救急科，循環器内科，心臓外科，消化器内科，呼吸器外科，脳神経内科，感染症科など）を検討する．
- ご家族に今後のさらなる急変の可能性を説明し，急変時codeを相談する．

3 アレルギー

診断のポイント

- 発症の原因となるアレルゲンを調べるための検査はあるが，“アレルギーである”ことを証明するための検査はほとんどないといってよい．
- 一般的にアレルギーは表3-1に示すような症状・疾患を示すので，これを患者の症状と照らし合わせて判断する．
- 同時に，アレルゲンとなりうるものへの曝露（誘因）の有無を検討することにより，その診断の信頼性が高まり，また再発予防の足掛かりへの第一歩となる．
- 急性発症においては，アナフィラキシーに至っているか否かの判断も重要である．
- アナフィラキシーは，I型アレルギー反応でみられるマスト細胞の活性化が急速かつ全身性に生じ，臓器障害を伴い，死に至ることもある重篤な病態である．

表3-1　アレルギーの分類とその特徴

分類	機序	症状・疾患
I型	アレルゲンを認識するIgEを介してマスト細胞が活性化（脱顆粒）	●アレルゲンに曝露して短時間（数分〜数時間以内）に発症する ●蕁麻疹，血管浮腫，アレルギー性鼻炎，食物アレルギー，アナフィラキシーなど
III型	アレルゲンを認識するIgG・IgMが免疫複合体を形成し，組織に沈着して炎症を起こす	●アレルゲンへの最終曝露から数時間後に発症する* ●発熱，蕁麻疹様皮膚所見を呈する ●薬剤熱，薬剤誘発性ループス，過敏性肺炎，過敏性血管炎など
IV型	アレルゲンを認識するTリンパ球による細胞性免疫応答	●アレルゲンに曝露して1〜3日経過後に発症する* ●薬疹，接触皮膚炎，薬剤性の肺傷害や肝障害など

II型は臨床的にアレルギーと認識されることがないため省略．

*：ただし，初めて曝露されたアレルゲンの場合，感作されるまで時間を要するため，アレルゲンに曝露され続けて1週間以上経過した後に発症する．

表3-2　アナフィラキシーの症状とその頻度

皮膚・粘膜 (80〜90%)	蕁麻疹，瘙痒感，紅潮，血管浮腫，結膜充血，口腔内腫脹
呼吸器 (〜75%)	咽喉頭や胸部の絞扼感，上気道の瘙痒，息切れ，喘鳴，咳嗽，チアノーゼ，鼻汁，鼻閉，くしゃみ
消化器 (〜45%)	腹痛，嘔気，下痢
心血管系 (〜45%)	胸痛，頻脈，徐脈，血圧低下
中枢神経系 (〜15%)	不安感，不穏状態，めまい，視野狭窄

表3-3　アナフィラキシーの診断基準

次の1)，2) のいずれかを満たす場合，アナフィラキシーである可能性が非常に高い
1) 皮膚，粘膜またはその両方の症状 (全身の蕁麻疹，瘙痒または紅潮，口唇・舌・口蓋垂の腫脹など) が急速に (数分〜数時間で) 発症し，かつ下記のa，b，cの少なくとも1つを伴う a. 重度の呼吸器症状 (呼吸困難・呼気性喘鳴・気管支攣縮・吸気性喘鳴・PEF低下，低酸素血症など) b. 血圧低下または循環不全に伴う症状 (筋緊張低下，失神，失禁など) c. 重度の消化器症状 (重度の痙攣性腹痛，反復性嘔吐 [特に食物以外のアレルゲンへの曝露後])
2) 典型的な皮膚症状を伴わなくても，当該患者にとって既知のアレルゲンまたはアレルゲンの可能性がきわめて高いものに曝露された後，血圧低下*または気管支攣縮または喉頭症状#が急速に (数分〜数時間で) 発症した場合 *血圧低下は，本人のベースライン値に比べて30%を超える収縮期血圧の低下がみられる場合，または以下の場合と定義する i　乳児および10歳以下の小児：収縮期血圧が〔70＋ (2×年齢 [歳])〕mmHg未満 ii　成人：収縮期血圧が90 mmHg未満 #喉頭症状：吸気性喘鳴，変声，嚥下痛など

(日本アレルギー学会 (監)，Anaphylaxis対策委員会 (編)：アナフィラキシーガイドライン2022，日本アレルギー学会，2022より作成)

- アナフィラキシーの診断は，表3-2に挙げたアナフィラキシーの症状とその頻度を参考に，表3-3の診断基準に基づいて行う．

問診のポイント

- 症状はいつ出現し，どのように経過 (悪化，改善，不変) しているか．
- 症状が出現する前に，アレルゲンとなりうるものへの曝露 (誘因) があるか．曝露してから症状が出現するまでの時間はどの

表3-4　アレルギーの鑑別疾患

	鑑別すべき疾患
アレルギー性血管浮腫(Quincke浮腫)	薬剤性の浮腫・血管浮腫(ACE阻害薬，解熱鎮痛薬，Ca拮抗薬)，遺伝性血管浮腫，甲状腺機能低下など
気管支喘息	結核，肺癌，後鼻漏，GERD，異物誤飲，過換気症候群，喉頭機能不全など
アナフィラキシー	迷走神経反射，アレルギー以外によるショック，低血糖，甲状腺クリーゼ，身体表現性障害など

GERD：胃食道逆流症.

くらいか.

- ► 普段あまり口にしない食物や医薬品の摂取，ペットや家畜との接触，虫刺傷など.
- ► アナフィラキシーの誘因は，食物・医薬品・虫刺傷の順に多く，食物では鶏卵・乳・小麦・ピーナツ・木の実類が，医薬品では造影剤，抗微生物薬，解熱鎮痛薬，抗腫瘍薬が多い.
- ► そもそも既知のアレルギーがないかについても確認する.

- 症状は皮膚のみか．それ以外の全身症状(発熱や意識障害など)，呼吸器症状(息切れ，喘鳴，咳嗽など)，消化器症状(腹痛，嘔気，下痢など)がないか.
- 皮膚症状は瘙痒を伴うか.
- アレルギー反応の発症を促進させる以下の因子の有無を確認する.
  - ► 解熱鎮痛薬の服用，運動，入浴，アルコールの摂取，月経.
- 既往歴，家族歴も確認する.
  - ► 食物・薬物アレルギーには家族歴が危険因子となるものもある.
- 鑑別疾患(表3-4)も念頭に置いて問診を行う.

診察のポイント

- バイタルサインの確認は必須.
- 本人の訴えの有無によらず，全身の皮膚所見や瘙破痕の有無を確認する.
- 薬疹を疑う場合には特に，眼瞼や口唇・口腔内の粘膜疹(発赤，水疱，びらん，血性痂疲の付着など)の有無を確認する.

- 呼気時だけでなく，吸気時にも喘鳴がないかを聴取する．

検査のポイント

- アレルギーの急性期における検査の意義は限られる．
- 呼吸不全が目立つ場合には，心不全や肺病変の合併の除外のため胸部X線撮影を行う．
- 一般的な検査は，臓器障害を伴う場合に，その重症度の評価に役立つ場合がある．
- 一部のアレルギーでは血液中の好酸球の増加を伴うが，アレルギーの診断における感度・特異度が高いとはいえない．
- 総IgE値は一部のアレルギー疾患（特にアトピー性皮膚炎など）で高値を示すが，急性期に測定しても診断に役立つ場面は少ない．
- ヒスタミンやトリプターゼの測定は診断への有用性が報告されているが，残念ながら保険適用がなく，結果報告にも時間がかかる．

治療・応急対応

- アナフィラキシーに対しては，以下の手順に従い迅速な対応に取り組む．

Check

1. 応援を呼びつつ治療を開始する
2. アドレナリン（ボスミン®またはエピペン®）0.3～0.5 mg（小児では0.15～0.3 mg）を大腿外側に筋注する．必要に応じて5～15分後に再投与を行う
3. 患者を仰臥位にし，下肢を挙上させる
4. 必要に応じて酸素投与を行う
5. 静脈路を確保し，1～2 Lの生理食塩水を1時間以内に投与する
6. 心電図，SpO_2などのモニタリングも必須である
7. β遮断薬使用中の患者ではアドレナリンに反応が乏しく，グルカゴン1～5 mgの静脈内投与（5分以上かけて行う）が有用である場合がある

- アナフィラキシー以外のアレルギーでは，緊急の対応を要することはまれである（喘息の重積発作を除く）．

- 一般的には以下の①～⑥の投薬を症状や重症度に応じて行う．アナフィラキシーにおいてもこれらの治療を併用してよい（ただしエビデンスはない）．

処方例

〈ヒスタミン H_1 受容体拮抗薬〉
①クロルフェニラミン（ポララミン®） 5 mg/回 1日1回 静注
or 2 mg/回 1日1～4回 経口

処方例

〈ヒスタミン H_2 受容体拮抗薬〉
②ファモチジン（ガスター®）20 mg/回 1日1～2回 経口 or 静注

処方例

〈グルココルチコイド〉
③ヒドロコルチゾン（水溶性ハイドロコートン®） 100～300 mg/回 1日1～3回 静注
④デキサメタゾン（デカドロン®） 1.65～6.6 mg 1日1回 静注
⑤プレドニゾロン（プレドニン®） 10～30 mg/回 1日2回 経口

↳皮膚症状に対しては外用薬（リンデロンV®軟膏など）も有用であるが，蕁麻疹には使用しない．

処方例

⑥サルブタモール（ベネトリン） 1.5 mg/回
20分あけて1日4回まで
or サルブタモール（サルタノール） 2パフ/回
20分あけて1日4回まで

↳喘息症状に対して使用．アナフィラキシーに伴う上気道閉塞に対する効果はない．

経過観察のポイント

Check

アナフィラキシーでは，症状がいったん軽快した後に再び悪化する二相性反応が生じる場合がある．多くは12時間以内に発症するものの，24時間以上観察することが望ましい

- 原因アレルゲンの特定およびアドレナリン自己注射デバイス（エピペン®）の処方のため，専門医への受診を促す．

- 原因アレルゲンとして可能性のあるものがあれば，それを回避するよう指導する．

おさえておきたい資料（ガイドライン等）

- **アナフィラキシーガイドライン2022**：日本アレルギー学会（監），Anaphylaxis対策委員会（編），日本アレルギー学会，2022〔https://www.jsaweb.jp/uploads/files/Web_AnaGL_2023_0301.pdf（2024年8月閲覧）〕

4 発　熱

Check

- 発熱をきたす疾患は多岐にわたるため，発熱以外の特異的な病歴，症状，身体所見を積極的に探し出し，その所見に着目し診断を進めていく
- 原因としては，感染症，膠原病，悪性腫瘍，薬剤熱が4大発熱疾患である．内分泌疾患や熱中症などの高体温症も鑑別の対象となる
- 入院患者では，最低限，血算，血液生化学，血液培養2セット，尿検査・尿培養，胸部X線は評価するが，処置や手技などに関連する一過性の発熱の場合は経過観察でよい

入院病棟でのポイント

- 発症からピークまでの期間，最高体温，日内変動の有無などを聴取する．
- 入院日から24〜48時間以内の発熱はインフルエンザやCOVID-19，感染性腸炎など市中感染の持ち込みも考慮する．
- 特に入院中では，原因として感染症（尿路感染症，肺炎，カテーテル関連血流感染症［CRBSI］，手術部位感染症，*Clostridioides difficile*腸炎など）が多い．偽痛風や薬剤熱も考慮されるが，未診断の膠原病・自己免疫疾患や悪性腫瘍が院内で新規に起こる発熱の原因になることは少ない（表4-1）．
- 3日間の適切な精査でも診断不明，微生物の培養検査は少なくとも2日間陰性の場合は「入院中の不明熱」として鑑別診断を再考する．
- 免疫抑制状態の患者は症状が見かけ上軽度のことがあり，注意深く評価する．

問診のポイント

❶ 発熱以外の症状の評価

- 発熱のフォーカスを絞り込むため，随伴症状を評価する．

表4-1　院内新規発症の発熱

	高頻度	低頻度
感染症	肺炎 尿路感染症 カテーテル関連血流感染症 手術部位感染症 *C. difficile*腸炎 原因不明の菌血症 蜂窩織炎 胆管炎など	憩室炎 腹膜炎など
非感染症	薬剤熱 偽痛風 手技関連 血栓症など	膠原病・血管炎 未診断の悪性腫瘍など

- 随伴症状がないときは，血管内にフォーカス（菌血症，感染性心内膜炎，血管炎など）があるか，薬剤熱，深部臓器の膿瘍（肝膿瘍，腹腔内膿瘍など），高齢者などで疼痛を訴えない，非ステロイド性抗炎症薬（NSAIDs）やステロイドなどの薬剤で症状がマスクされている可能性を考慮する．
- *Campylobacter jejuni*は初期に発熱のみを呈し，数時間後に悪心・下痢を呈することがある．

❷ 既往歴

- 免疫抑制状態かどうか，耐性菌への曝露，皮膚や粘膜バリアの損傷などのイベントを重点的に聴取する．
- カテーテルなどの留置，人工弁，人工関節，ペースメーカなど体内人工物の有無も確認する．

❸ 薬剤使用歴

- 使用中の内服薬，注射薬，吸入薬，外用薬，サプリメント，市販の薬剤のすべてを挙げる．
- 最近使用した抗菌薬や免疫抑制作用のある薬剤は重点的に確認する．

❹ 生活歴

- 職業，居住環境，出張・旅行歴（温泉，山野に入ったか，淡水・海水への曝露，疾患流行地域への滞在），注射薬物の違法使用，sick contact（発熱や急病のヒトとの接触，動物との接触，無防備な性交渉）などを確認する．

❺ 家族歴

- 膠原病，悪性腫瘍，自己炎症症候群など遺伝性の高い疾患の有無などを確認する．

診察のポイント

- **バイタルサイン**：体温以外に意識，呼吸数，血圧，脈拍数を確認する．特に呼吸数＞20/分や血圧低下は敗血症を示唆する重要な徴候である．比較的徐脈かどうかも評価する．
- **比較的徐脈を呈する疾患**：体温が0.55℃上昇するたびに脈拍10回/分増加するが，特定の病態では発熱にもかかわらず脈が増加しない．
  - ▶ レジオネラやリケッチアなど細胞内寄生体，β遮断薬使用，中枢性発熱，悪性リンパ腫，詐熱，薬剤熱など．
- **頭部**：項部硬直，jolt accentuation，側頭動脈の拍動・圧痛，皮疹．
- **眼，鼻，耳**：結膜充血，毛様充血，強膜炎，結膜点状出血，副鼻腔の圧痛・叩打痛，耳介の圧痛．
- **口腔，咽頭**：口内炎，扁桃白苔．
- **頸部**：リンパ節腫脹，甲状腺腫大や圧痛，血管雑音，血圧左右差，頸部他動時痛．
- **胸部**：心雑音，肺雑音，胸鎖関節圧痛．
- **腹部～背部**：肝腫大，脾腫，右季肋部圧痛・Murphy徴候，腹部腫瘤，脊柱肋骨角叩打痛，腹部血管雑音，圧痛，Mcburney圧痛点．
- **陰部**：肛門周囲圧痛，直腸診での前立腺圧痛，陰部潰瘍，尿道分泌物や局所圧痛．
- **皮膚，筋肉**：皮疹，筋痛，片側の浮腫，点状出血または紫斑を主体とする発疹，遊走性紅斑，結節性紅斑．
- **関節，骨**：関節腫脹，脊椎叩打痛．
- **手足**：爪下線状出血，Osler結節，Janeway病変．

- **リンパ節**：全身リンパ節腫脹・圧痛・可動性.
- **人工物**：人工血管，ステントグラフト，ペースメーカ，人工関節といったデバイスの有無.
  - ► 入院患者では人工呼吸器，カテーテル（血管，尿路，経鼻胃管）などの留置されている人工物のすべてが感染の原因となりうる.

Check

〈診察上での注意点〉

- 頭部帯状疱疹の初期は皮疹が出現せず，「櫛で髪をとかすとビリビリして痛い」という主訴の数日後に水疱が出現することがある．微熱を伴えば髄膜炎の併発も想起する
- 薬疹疑いで結膜や口腔内粘膜病変があれば，Stevens-Johnson症候群や中毒性表皮壊死融解症を考える．薬剤性過敏症症候群ではDIHS様顔貌（顔面全体に紅斑があるが，眼の周りには紅斑が出現しない）を呈することがある
- 肺炎，特に誤嚥性肺炎を疑った患者は服を脱がし，背部を必ず聴診する
- 骨盤内炎症性疾患は下腹部圧痛が出にくいことがあり，直腸診が診断の決め手になることがある
- 下肢の診察はしばしば疎かにされがちだが，高齢者や糖尿病患者などでは蜂窩織炎がありうる．また，紅斑や水疱が数十分単位でマーキング部位を越えて広がるようなら壊死性筋膜炎を想起する

検査のポイント

❶ 炎症の有無

- 当直中での対応では，最低限，血算，血液生化学，血液培養2セット，尿検査・尿培養，胸部X線は評価する．処置や手技などに関連する一過性の発熱の場合は経過観察でよい.
- 感染症，膠原病，悪性腫瘍では，炎症反応が陽性になることが多い．一方，内分泌疾患，心因性発熱，高体温では陰性のことが多い.

a. 血算・白血球分画

- *C. difficile* 感染症（CDI）ではWBC＞3万/μLといった異常高値

になることがある.
- ウイルス感染ではリンパ球増加をきたし，異型リンパ球が増加することが多い.
- 炎症が長引くと，炎症による二次性貧血や血小板増多を認める.

b. CRP

- 炎症で上昇する．結核や非結核性抗酸菌感染では上昇は軽度．ウイルス感染でも上昇は軽度.
  - ▶ 膠原病でも上昇するが，SLE では陰性が多い（上昇したときは関節炎や漿膜炎，細菌感染の合併などを考慮).
- CRP，白血球ともに正常で発熱がある場合，無菌性髄膜炎，脳腫瘍，脳動脈瘤，CNS（中枢神経）ループス，機能性高体温を鑑別する.
  - ▶ 炎症性サイトカインが発熱中枢に限局して高濃度で存在する場合にCRP 陰性になりうる.
- ステロイドやトシリズマブ（抗IL-6モノクローナル抗体）などはCRPが陰性になりうる.

c. 血沈

- 慢性炎症で上昇する．血沈＞100 mm/時のときは器質性疾患が発見されることが多い．リウマチ性多発筋痛症（PMR），結核，悪性腫瘍などを考慮する.
- CRP陰性かつ血沈亢進のときは関節炎，骨髄炎など経過の長い感染症，SLEがある.
- **血沈亢進に働く修飾因子**：貧血，妊娠，低Alb血症，高コレステロール血症，腎不全，加齢など.
- **血沈低下に働く因子**：多血，うっ血性心不全，高Alb血症，NSAIDsの使用など.

d. プロカルシトニン（PCT）

- 細菌感染のマーカーで重症細菌感染で上昇するが，各感染症ごとに感度と特異度が異なり，一概に評価は難しい.
- 菌血症に対するPCT値（ng/mL）の感度（%）・特異度（%）は,

PCT 0.55で感度85.7，特異度66.7，PCT 2.00で感度52.4，特異度84.4との報告がある．

- 偽陽性として，熱中症，外傷，手術，熱傷，膵炎，頭蓋内出血，心停止または心原性ショック，出生直後，免疫調整薬の投与後，重症肝疾患，甲状腺髄様癌，神経内分泌腫，高サイトカイン血症，自己免疫疾患（川崎病など），マラリア，侵襲性カンジダ症，アスペルギルス症，ムーコル症など．
- 偽陰性として，限局した感染症（扁桃炎，副鼻腔炎，膀胱炎，皮膚軟部組織感染症，膿瘍，膿胸，骨髄炎など），感染症の早期，亜急性感染性心内膜炎など．

❷ 他の採血検査

- **生化学**：CK，肝障害，フェリチンなど．
- **内分泌学的検査**：甲状腺機能，副腎機能など．
- **結核が疑われるとき**：T-スポット®．TBなどのインターフェロン-γ遊離試験（IGRA）．
- **自己抗体など**：抗核抗体，抗CCP抗体，MPO-ANCA，PR3-ANCA，蛋白分画，IgG/IgA/IgM．
- **腫瘍マーカー**：あくまで補助診断だが，必要なら各種腫瘍マーカー，sIL-2R．

❸ 尿検査

- 尿路感染の鑑別に役立つ．尿沈渣も追加する．
- 尿定量培養で10^3～10^5 CFU/mL以上の菌量が検出され，何らかの症状を呈しているときに尿路感染と診断する．逆に，症状がなければ無症候性であり，原則として抗菌薬治療は行わない．
- 尿中に白血球が存在する場合に膿尿とする．尿沈渣顕微鏡検査では5個/HPF以上（20個/μL）で陽性と判断する．試験紙法（白血球エラスターゼ反応）では（±）で10～25個/μL，（1＋）で25～75個/μL，（2＋）で75～250個/μL，（3＋）で500個/μLに相当する．
- 白血球エラスターゼ反応は崩壊した好中球や腟分泌液で偽陽性となり，尿中糖分，蛋白質，高比重，酸性化物の混入で偽陰性となる．

- 亜硝酸塩が陽性であれば尿路感染を強く疑う．硝酸塩を亜硝酸へ還元できる腸内細菌群，ブドウ球菌では陽性となり，緑膿菌は還元に時間を要し，レンサ球菌や腸球菌は還元できないため陰性となる．また，アスコルビン酸の存在下で偽陰性となる．
- 尿のグラム染色は最も診断特性がよい．1個/HPFの細菌で定量培養10^5CFU/mLの菌量に相当する．また，扁平上皮や貪食像の有無など加味し，汚染（コンタミネーション）かどうか評価する．
- 尿pH＞8では*Proteus mirabilis, Klebsiella pneumoniae, Morganella morganii*などウレアーゼ産生菌を考える．
- ネフローゼ症候群や糸球体腎炎では，病的円柱などを認める．
- 無菌性膿尿では，間質性腎炎，ループス腎炎，血管炎，腎結核を考慮する．

❹ 画像診断

- 発熱の原因と推定される部位について画像診断を用いて精査する．
- 単純X線に加え，必要に応じ腹部・心エコー，CT，MRIも考慮する．CTの場合は可能であれば造影CTを行う．
- Gaシンチグラフィが有用なときもあり，不明熱の29％で診断に寄与したという報告がある．
- 肺炎に対する胸部X線検査は，病変部が心陰影や横隔膜後部にある場合は側面像がなければ評価は難しいことがある．また，発熱性好中球症では好中球数が低値のため，肺炎像が不明瞭のことがある．
- 化膿性椎体炎では，発症1週間はMRI検査で所見が出ないことがある．こういった検査特性の問題で診断に難渋するときは，繰り返し検査を施行するか，放射線科へ相談する．

❺ 培養検査・迅速検査

- 喀痰があれば喀痰培養を，尿の混濁があれば尿培養を行う．病院によっては夜間でもグラム染色が可能であり，起因菌の推定に役立つ．重症敗血症では血液のグラム染色で菌がみえることがある.

- 各種培養検査を行う．抗菌薬使用前には血液培養2セット（1ボトル10 mL以上）を採取する.
- 菌血症に対する血液培養1セットでは67.4%，2セットで81.8%，3セットで95.6%で菌が検出されたとの報告がある.
- 血液培養採取の目安は以下のとおり.
  - 発熱，悪寒，CRP上昇.
  - 原因不明の意識障害，見当識障害.
  - 血圧低下，呼吸数増加.
  - 代謝性アシドーシス＋呼吸性アシドーシス.
  - 血圧や意識の低下とともに体温やCRPの正常化・低下（低体温が敗血症のサインのため）.
- 真の菌血症かコンタミネーションかは総合的に判断する.
- **コンタミネーションの可能性が高い菌**：1セットのみCoagulase negative *Staphylococcus*（CNS），*Corynebacterium*属，*Bacillus*属などの皮膚常在菌．ただし，2セットで陽性になった場合は真の起因菌の可能性がある.
- **菌血症の起因菌になりうるもの**：*Staphylococcus aures, Streptococcus pneumoniae, Enterococcus*属, *Escherichia coli, Serratia*属, *Pseudomonas*属, *Candida*属など．1セットでも陽性になれば起因菌と判断できる.
- 黄色ブドウ球菌や大腸菌は12時間程度で陽性となることが多く，発育の遅いHACEKグループ（*Haemophilus*属，*Actinobacillus*属，*Aggregatibacter*属，*Cardiobacterium*属，*Eikenella*属，*Kingella*属）では発育に5日程度を要する.
- 抗原，抗体の迅速検査も活用する．インフルエンザウイルス，A群β溶血性レンサ球菌（GAS），SARS-CoV-2，尿中肺炎球菌，レジオネラ菌など.

❻ 生検

- 血管内リンパ腫や不明熱＋皮疹を有する場合の皮膚生検も積極的に行う.

表4-2　不明熱の代表疾患

	高頻度	中頻度	低頻度
感染症	●感染性心内膜炎 ●腹腔内膿瘍 ●骨盤内膿瘍 ●腎/腎周囲膿瘍 ●粟粒結核 ●結核性髄膜炎	●EB ウイルス ●サイトメガロウイルス ●ネコひっかき病	●レプトスピラ症 ●慢性副鼻腔炎 ●亜急性骨髄炎 ●乳突洞炎 ●歯根膿瘍
膠原病	●成人Still病 ●関節リウマチ ●PMR ●側頭動脈炎	●高齢発症関節リウマチ ●SLE ●結節性多発動脈炎 ●顕微鏡的多発血管炎	●高安動脈炎 ●GPA
腫瘍	●悪性リンパ腫 ●腎臓癌	●肝臓悪性腫瘍 ●骨髄増殖性疾患 ●急性白血病	●原発性・転移性脳腫瘍 ●心房粘液腫
その他	●薬剤熱 ●アルコール性肝炎	●Crohn 病 ●亜急性甲状腺炎	●菊池病 ●深部静脈血栓症 ●肺塞栓症 ●視床下部機能障害 ●自己炎症疾患

PMR：リウマチ性多発筋痛症，GPA：多発血管炎性肉芽腫症．

診断のポイント

- 感染症，膠原病，悪性腫瘍，その他の4つに分類して考える．
- 頻度は，感染症＞悪性腫瘍＞膠原病の順であり，まず頻度の高い感染症を除外する．
- 局所所見を認めない場合，急性発熱と非特異的な所見(倦怠感，全身の痛みなど)のみを認める健常者では，感染者との接触歴(性的接触を含め)，疾患媒介動物への曝露歴または疾患流行地域での曝露歴から別の疾患が示唆されない限り，自然に軽快するウイルス性疾患である可能性が高い．
- 発熱をきたす疾患は多岐にわたる．表4-2に不明熱の代表疾患を頻度別に挙げる．

❶ カテーテル関連血流感染症 (CRBSI)

- 末梢静脈カテーテルでも起こりうる．CRBSIでは局所の発赤，熱感，腫脹などを呈するものは3%しかない．

- 起因菌として，CNS，*S. aures*，*Enterococcus*属，グラム陰性桿菌（GNR）などがある．
- 診断は以下のとおり．
  - ► 少なくとも1セットの皮膚から採血した血液培養とカテーテル先端培養から，同じ微生物が検出されること．
  - ► カテーテルハブから採取した血液培養検体のコロニー数が，末梢静脈からの血液培養と比較して3倍以上あること．
  - ► カテーテルハブからの血液培養が，末梢静脈からの血液培養と比べて2時間以上早く陽性化する．
- 疑われた場合，不必要なカテーテルがあれば抜去する．
- 末梢ラインが確保できないなどすぐに抜去できない場合は，患者の全身状態が安定していれば血液培養結果が判明するまで経過観察も手段となる．
- CNSが起因菌の場合，抜去のみ，もしくは抜去後5～7日間の抗菌薬治療を行う．
- 黄色ブドウ球菌が起因菌の場合，抜去し最低2週間は抗菌薬治療を行う．感染性心内膜炎や化膿性関節炎の併発などに注意する．
- GNRが起因菌の場合，抜去し，2週間の抗菌薬投与を行う．
- 腸球菌が起因菌の場合，抜去後1～2週間の抗菌薬投与を検討する．
- *Candida*属が起因菌の場合，抜去し，眼内炎や感染性心内膜炎などを除外し，血液培養陰性化初日から2 週間は抗真菌薬を投与する．
- 抜去され，適切な抗菌薬が投与されて72 時間以上経過しても良好な経過が得られない場合は化膿性血栓性静脈炎や感染性心内膜炎，化膿性椎体炎などの合併症について精査を行う．

❷ 薬剤熱

- 入院患者の原因不明の発熱の10～15%を占めるという報告がある．
- 典型的には投与開始から1～2週間で起きるが，長期間投与により感作されることもあり，投与中のいつでも起こりうる．
- すべての薬剤が発熱の原因となる．抗菌薬，抗けいれん薬が原因として多い.

- 薬剤を中止すると，多くは72時間以内に解熱する．半減期の長いものはこの限りでない.
- 患者は発熱のわりに比較的元気，比較的徐脈，比較的CRPが低い特徴があるが，高熱や悪寒など例外もある．比較的徐脈は11%に，悪寒戦慄は55%にみられたという報告もある.
- 比較的頻度の高い検査異常に，好酸球増加（20%以下），異型リンパ球出現がある．トランスアミナーゼ上昇，WBC・CRP・血沈上昇もしばしば認める.

治療・経過観察のポイント

- 当直中は可能な検査が限られ，熱源の特定に至らなくとも緊急性・致死性病態を除外すれば翌朝まで経過観察は可能である.
- 対症療法として，クーリングや解熱鎮痛薬を使用する.
  - ► アセトアミノフェンは血圧低下に注意.
- 急性腎盂腎炎，血管内感染症，膿瘍などは適切に治療してもすぐには解熱しないため，適切な抗菌薬治療をしても，数日は発熱が改善しない方が自然であることを把握しておく.
- 致死的な感染症が疑われる場合，血液培養施行後に抗菌薬エンピリック治療の投与を開始し，その効果を確認しながら並行して原因検索を行う.

Check✔

〈急変する可能性が高い・緊急を要する発熱病態〉
急性喉頭蓋炎，破傷風，髄膜炎，脳炎，壊死性筋膜炎，降下性壊死性縦隔炎，急性電撃性紫斑病，動物咬症，脾臓摘出後重症感染症，発熱性好中球減少症，気腫性胆嚢炎・腎盂腎炎，心筋炎，閉塞起点のある感染症（胆石嵌頓＋胆嚢炎など），トキシックショック症候群，熱中症，悪性症候群，セロトニン症候群など

❶ どうしても診断のつかない場合

- FDG-PET/CTは不明熱の診断について感度81%，特異度75%と報告されており，不明熱の診断に有用な検査であるが，現時点で保険適用はない.
- 発熱に随伴症状がないときは，血管内にフォーカス（菌血症,

感染性心内膜炎，血管炎など）があるか，薬剤熱，深部臓器の膿瘍（肝膿瘍，腹腔内膿瘍など），高齢者などで疼痛を訴えない，NSAIDsやステロイドなどの薬剤で症状がマスクされている可能性を考慮する．

- 高齢者や免疫抑制薬使用患者は微熱程度で活気の低下がなくても菌血症のことがあり，積極的に血液培養を施行する．
- LDやsIL-2R高値でも画像検査で異常がないときは，血管内リンパ腫を考慮する．時折原因不明の酸素化低下や脳梗塞を引き起こすことがあり，ランダム皮膚生検で70％は診断できるという報告がある．
- わずかな関節炎は診察による認識が難しく，CRPも0.5〜1.0 mg/dL程度であり，関節エコーや造影MRI検査が必要となる．
- 近年，成人発症の家族性地中海熱などの自己炎症症候群や，VEXAS症候群など体細胞突然変異などによる発熱病態が明らかになってきている．
- まったく検査に異常がない場合は，無汗症や機能性高体温などを考慮する．

5 感染症

Check✔

〈診療の要点〉

投与する抗菌薬は一般的に初期治療に広域抗菌薬を使用し，培養検査で起因菌や薬剤感受性が判明したら狭域抗菌薬へ変更する（de-escalation）．培養検査で耐性菌検出などがあれば，使用抗菌薬をより広域のものに変更することがある（escalation）

1. 起因菌を早期に検出する
   - 検体が採取可能な場合は積極的に採取する
   - 培養検査，検体の塗抹染色，血液培養に加え，迅速検査も活用する
   - 検体摂取のポイントは，表5-1参照
2. 感染部位より起因菌を推定し，抗菌薬を投与する
   - 感染部位から想定される起因菌に対し，エンピリック治療を開始する
   - 近年市中感染のMRSA（メチシリン耐性黄色ブドウ球菌）菌血症も増加しており，血圧低下など患者の余力がない場合は初めからメロペネム（MPEM）＋バンコマイシン（VCM）の治療も検討する
3. 起因菌検出後，適切な抗菌薬に変更する
   - de-escalationを行い，標的治療に切り替える．抗菌薬の適正治療を目指す
4. 治療効果を判断する
   - 治療効果で最も重要なのは，患者の自覚症状・身体所見である．検査所見も加味し，総合的に治療効果を判定する
5. 抗菌薬の治療経過が思わしくない場合に考慮すべき点は以下のとおり
   - 内服抗菌薬であった場合には適切に服用がなされていたか，用量が適切であったか，投与経路が適切かどうかの確認（例：消化管吸収を妨げる要素の有無，臓器移行性など）
   - そもそも診断が間違っていた可能性
   - 耐性菌（例：MRSA）あるいは非典型的な微生物による感染症の可能性
   - 膿瘍形成または深部感染，尿管や胆管など管の閉塞，デバ

イス感染などの存在
- 治療反応性を阻む因子の存在（例：リンパ浮腫，静脈うっ滞）
- 感染は治癒しているものの炎症が残存している（薬剤熱や非感染性など）

6. デバイス（医療用カテーテルなど）があれば第一に抜去を検討する

表5-1　検体採取のポイント

共通	●培養検査は抗菌薬投与前に行う．投与中の場合は24時間ほど中止するのが望ましい ●現病歴から可能な限り起因菌を想起し，検査目的菌を検査室へ連絡する ●検体は病原体が死滅しないよう乾燥を避ける ●採取した検体は速やかに検査室へ輸送する ●長時間の室温保存は厳禁であり，冷蔵保存する（低温に弱い *Neisseria* 属，赤痢アメーバなどは除く）
喀痰	●採取前にうがいさせる ●唾液は採らず（口腔内嫌気性菌で汚染される），膿性痰でない場合は再採取する
尿	●中間尿や採尿ポートから採取する ●蓄尿やバッグ内の尿は用いない ●室温で保存されたものは2時間以内に検査室へ提出する
便	●入院後72時間以上経過した感染性腸炎疑い患者の便一般細菌検査は原則として施行しない ●普通便も原則として提出しない
皮膚	●表層部の創部をスワブで培養する際には先によく洗浄や清拭し，汚染菌を除去する ●閉鎖創や膿瘍はスワブでなく穿刺吸引検体を使用し，穿刺の際にはアルコールなどで適切に消毒する ●膿瘍や穿刺液は原則嫌気ポータに採取する
血液	●最低2セットを異なる部位より採取．各セット10〜20 mL ●感染性心内膜炎を疑う場合は3セットを採取する

I 咽頭炎

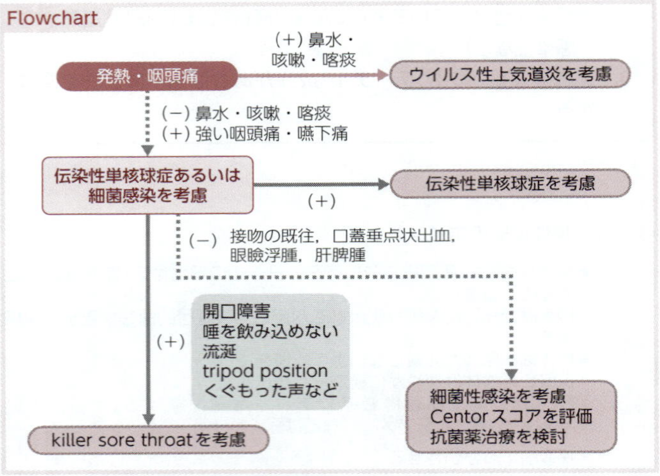
Flowchart
発熱・咽頭痛
(+) 鼻水・
咳嗽・喀痰
ウイルス性上気道炎を考慮
(−) 鼻水・咳嗽・喀痰
(+) 強い咽頭痛・嚥下痛
伝染性単核球症あるいは
細菌感染を考慮
(+)
伝染性単核球症を考慮
(−)
接吻の既往，口蓋垂点状出血，
眼瞼浮腫，肝脾腫
(+)
開口障害
唾を飲み込めない
流涎
tripod position
くぐもった声など
killer sore throatを考慮
細菌性感染を考慮
Centorスコアを評価
抗菌薬治療を検討

図5-1　咽頭炎の診療フローチャート

治療までのアプローチ

原　因

- 通常咽頭炎は一般的な感冒ウイルスによるものであるが，時にEpstein-Barrウイルス(EBV)，サイトメガロウイルス(CMV)，単純ヘルペスウイルス，ヒト免疫不全ウイルス(HIV)による.
- 約30%は細菌性で，A群β溶血性レンサ球菌(溶連菌［*Streptococcus pyogenes*］)(group A *S. pyogenes*［GAS］)が最も一般的．時に*Fusobacterium*属(10〜20%)，黄色ブドウ球菌，肺炎球菌，肺炎マイコプラズマ，および肺炎クラミジアが起因菌となる．まれに，百日咳，ジフテリア，梅毒，淋菌などがある.

症　状

- ウイルス性上気道炎による咽頭炎の場合は，鼻水や咳嗽が併存することが多い.
- 細菌性の場合は鼻水や咳嗽は原則としてなく，強い咽頭痛や嚥下痛がある.

表5-2　修正Centorスコア

①38℃の以上の発熱の既往（+1） ②扁桃の滲出液（白苔の付着）（+1） ③咳嗽がない（+1） ④圧痛を伴う前頸部のリンパ節腫脹（+1） ⑤年齢15歳未満（+1） ⑥年齢45歳以上（−1）
上記6項目でスコアリング 0〜1点：溶連菌感染の可能性が低く溶連菌迅速抗原検査は施行しない 2〜3点：溶連菌感染の可能性があり検査をする 4点：溶連菌感染の可能性が高く抗菌薬治療を始める

（Can Med Assoc J 158：75-83, 1998）

- 全身症状として高熱，倦怠感，頭痛がよくみられる．
- 扁桃炎の場合は扁桃が腫脹・発赤し，しばしば膿性滲出液を伴う．
- 圧痛を伴う頸部リンパ節腫脹を認めることがある．

診　断

- 溶連菌感染では，扁桃周囲膿瘍，リウマチ熱（3%），糸球体腎炎（2%）などに至ることがあり，抗菌薬による治療が必要となる．
- 修正Centorスコア（表5-2）を活用する．
- 伝染性単核球症でもしばしば修正Centorスコア高値となる．アモキシシリン（AMPC）を用いると高率に皮疹を呈するので注意を要する．接吻の既往があれば口蓋垂点状出血，眼瞼浮腫，肝脾腫，末梢血異型リンパ球の有無などを確認する．

Check

〈レッドフラッグサインの徴候〉
人生最大の痛み，開口障害，唾を飲み込めない，流涎，tripod position（三脚のように両手をついて顔を前に出した姿勢），くぐもった声などの症状があれば，killer sore throat（➡本項→MEMO）を疑い，帰宅させず診断を再検討する

急性期治療

- 対症療法に加え，溶連菌感染症に対して以下を処方する．

処方例

①アモキシシリン（サワシリン®）　500 mg/回　1日3回　10日間

↳リウマチ熱の予防として10日の投与を要する．

- その他，対症療法として以下の①～③のいずれかを処方する．

処方例

①桔梗湯　7.5 g/日 or 桔梗石膏　6 g/日　1日3回　食前
　うがいする
②アズノールうがい液®　5～7 適/回
　適量の水に溶かし1日数回うがいする
③ハチアズレ®　1包/回　適量の水に溶解し1日数回うがいする

MEMO　killer sore throat

- 咽頭痛を訴える患者のなかには致死的な疾患も紛れ込んでおり，注意深い診察が必要となる
- 見逃せない咽頭痛の原因となりうる疾患は以下のとおり
  - ・急性喉頭蓋炎，扁桃周囲膿瘍，咽後膿瘍/深頸部膿瘍，口蓋垂炎，Ludwig's angina（口腔底蜂窩織炎），Lemierre 症候群（頸静脈化膿性血栓症），心筋梗塞，動脈解離，亜急性甲状腺炎など
- 開口障害，唾を飲み込めない，流涎，tripod position，くぐもった声，強い嚥下時痛，嚥下困難，声の変化，stridorの聴取を認めた際には，まず killer sore throatとなりうる疾患を鑑別する．筆者は，通常のウイルス性咽頭炎と比較し，咽の症状ではあるが自身から積極的に発語しようとせず，静寂の診察室のなかで患者の活気が感じとれないときに想起するようにしている
- 急性喉頭蓋炎は嚥下痛，嗄声，前頸部圧痛，stridorで疑う
  - ・耳鼻咽喉科にコンサルトし，喉頭ファイバーで診断し，気管挿管を準備する
- 扁桃周囲膿瘍は，嚥下痛，開口障害，腫大した口蓋扁桃，対側へ偏位した口蓋垂で疑う
  - ・造影CTで診断し，耳鼻咽喉科にコンサルトし，排膿切開を行う
- 急性喉頭蓋炎やLudwig's anginaを疑う患者を診察する際は，無理にベッドに横にすると気道閉塞をきたす可能性があるので注意すること
- tripod positionは，気道閉塞寸前の可能性が高い．またSpO_2

は気道閉塞直前まで保たれていることが多いため，それだけで安全かどうか判断をしない

- 気道閉塞が予測された際には，緊急気道確保ができるように，ただちに応援の医師（麻酔科医など）や医療スタッフと気管挿管の物品の準備を行う
- 頸部の腫脹を伴う咽頭痛では，深頸部膿瘍をきたしている可能性があるため，敗血症に至っていないか，またドレナージを必要とするかなど十分に評価を行う
- 急性喉頭蓋炎，扁桃周囲膿瘍，咽後膿瘍/深頸部膿瘍には第3世代セフェム系，またはスルバクタム/アンピシリン（SBT/ABPC）の抗菌薬治療を行う
- 気道浮腫に対しては，以下のように補助的にステロイド（①）や抗ヒスタミン薬（②），アドレナリン筋注（③）などを処方する

処方例

①メチルプレドニゾロン 125 mg
生理食塩水 50 mL に溶解し 30〜60 分で静注
②ポララミン 5 mg　緩徐に静注
③アドレナリン 0.3 mg　筋注

参考文献

- Wessels MR et al：Clinical practice. Streptococcal pharyngitis. N Engl J Med 364：648-55, 2011
- Bisno AL：Acute pharyngiti. N Engl J Med 344：205-211, 2001
- 關　匡彦：Killer throat 見逃せない咽頭痛—鑑別すべき7つの原因疾患を概説する．Hospitalist 5：565-572, 2017

Ⅱ インフルエンザ

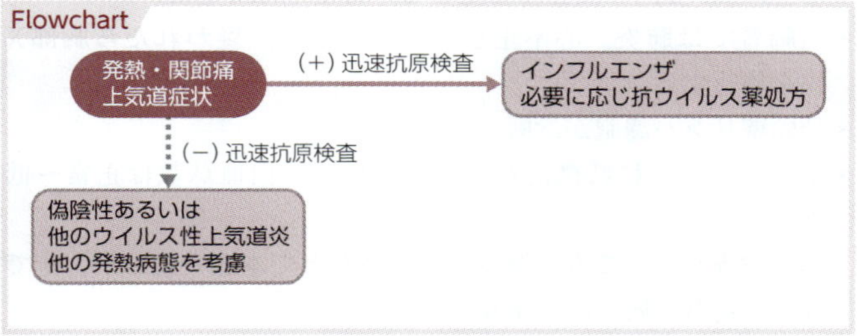

Flowchart
発熱・関節痛
上気道症状
（＋）迅速抗原検査
インフルエンザ
必要に応じ抗ウイルス薬処方
（－）迅速抗原検査
偽陰性あるいは
他のウイルス性上気道炎
他の発熱病態を考慮

図5-2　インフルエンザの診療フローチャート

治療までのアプローチ

症状・徴候

- 潜伏期は1～3日で平均48時間程度．14～50％で無症候性もありうる．
- 感染力の指標である基本再生産数（R_0）は1.3程度（COVID-19は2.7程度）．
- 高熱，悪寒，頭痛，倦怠感，関節痛などの全身症状，鼻汁，咽頭痛，咳などの呼吸器症状で急激に発症する．特に関節痛が前面に出やすい．悪心・嘔吐，下痢，腹痛を呈することがある．
- 多くは3～7日で解熱するが，咳嗽は2週間以上持続することが多い．
- 発症1週間後で一度解熱した後，再度発熱した場合は副鼻腔炎や肺炎の合併を考える．
- 小児では脳症，高齢者では肺炎を合併し，重症になることがある．
- 高齢者では発熱や咳嗽などは目立たず，倦怠感や悪心などが前面に出ることがある．
- 高齢者，心血管疾患，呼吸器疾患，糖尿病，腎疾患，妊娠中～後期は本症を発症しやすく，合併症も起こしやすい．

診　断

- 臨床診断が重要．インフルエンザ抗原迅速検査は感度70～90％である．12時間程度で感度は上がる．症状出現後数時間は偽陰性のことが多く，流行シーズンでそれらしい症状がある場合には，1回の検査で否定しない方が無難である．
- 高齢者では肺炎，心不全を合併しやすく，疑われたら胸部X線を施行する．
- 咽頭壁リンパ濾胞が診断の参考となる．
- 生化学データに特徴的なものはないが，白血球数は正常～低下．
- 迅速検査が陰性でも，濃厚な曝露歴などで本症の疑いが否定できない場合は総合的に本症としてよい．

急性期治療

- 発症48時間以内で抗インフルエンザ薬を投与.
- 48時間以内のオセルタミビルで約1日程度早く症状が改善し，中耳炎や下気道合併症，入院のリスクを減少させたというデータがある.
- 基礎疾患のない健常者すべてに抗ウイルス薬の投与は必要ではないが，インフルエンザによる入院例，重症，基礎疾患のある患者には積極的に投与を検討する.
- 通常は経口薬か吸入薬を投与する.

✕DON'T 10歳台の患者にはタミフル®は原則禁忌．吸入薬は気道攣縮の報告があり，喘息患者では使用に注意.

- 肺炎を合併した場合，起因菌として肺炎球菌，黄色ブドウ球菌を考える.
- 解熱2日，発症後5日を治癒の目安とし，就業可能とする.
- 以下の①～④のいずれかを処方する.
  - ▶ 解熱薬はアセトアミノフェンを使用.
  - ▶ 適時，対症療法としてうがい薬，鎮咳薬，去痰薬を使用する.

処方例

①イナビル® 吸入粉末 20 mg×2　単回吸入
②タミフル® カプセル　75 mg/回　1日2回　5日間
③ラピアクタ®　300 mg/回　15分以上かけて単回点滴静注
重症では5日間ほど
④ゾフルーザ®　40 mg/回　1日1回　単回投与
(体重≧80 kgでは80 mg)

↳予防投与はすべて自費診療となるが，5歳未満の子ども，65歳以上，妊婦，産後2週間以内，BMI＞40の病的肥満高齢者や心血管，気道，糖尿病など基礎疾患があれば積極的に予防投与を検討する.

Check✔

〈漢方薬投与の目安と注意〉
- 麻黄湯・葛根湯は太陽病期（超急性期）の無汗の時期の悪寒，全身痛，肩こりが投与の目安であり，発汗後は使用しない
- 麻黄湯や葛根湯など麻黄含有製剤は不眠・尿閉や，心血管疾患

を有する患者には注意して使用すること
- 発熱と悪寒を繰り返す少陽病期（亜急性期）は柴胡桂枝湯など柴胡剤を用いる

参考文献

- Uyeki TM et al：Influenza. Lancet 400：693-706, 2022

Ⅲ 急性副鼻腔炎

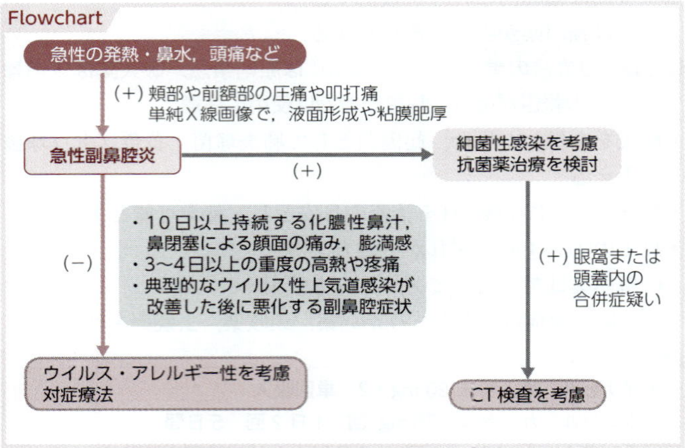

Flowchart
急性の発熱・鼻水，頭痛など
（＋）頬部や前額部の圧痛や叩打痛
単純X線画像で，液面形成や粘膜肥厚
急性副鼻腔炎
（＋）
細菌性感染を考慮
抗菌薬治療を検討
・10日以上持続する化膿性鼻汁，鼻閉塞による顔面の痛み，膨満感
・3〜4日以上の重度の高熱や疼痛
・典型的なウイルス性上気道感染が改善した後に悪化する副鼻腔症状
（−）
（＋）眼窩または頭蓋内の合併症疑い
ウイルス・アレルギー性を考慮
対症療法
CT検査を考慮

図5-3　急性副鼻腔炎の診療フローチャート

治療までのアプローチ

病　因

- 副鼻腔炎はウイルス，細菌，あるいは真菌性感染症またはアレルギー反応による副鼻腔の炎症である．
- 市中患者の急性副鼻腔炎は，90％以上がウイルス性である．ライノウイルス，インフルエンザウイルス，パラインフルエンザウイルスなどが代表的．0.5〜2％が細菌性副鼻腔炎に進展する．起因菌としてレンサ球菌，肺炎球菌，インフルエンザ菌，*Moraxella catarrhalis* やブドウ球菌が多い．
- その他，アレルギー性鼻炎，喫煙，副流煙も関連する．上顎洞炎の5～10％は歯根炎由来である．時に，上顎骨の根尖周囲膿瘍が副鼻腔に進展する．

- 危険因子として，副鼻腔の正常な排膿を妨げる因子（アレルギー性鼻炎，鼻茸，経鼻胃管など），易感染状態（糖尿病，HIV感染）などがある．

症状と徴候

- 4週未満の急性と3ヵ月以上の慢性に分類される．
- 鼻閉，鼻うっ血，膿性鼻汁，顔面痛または圧迫感，倦怠感，頭痛，発熱．嗅覚低下，口臭，特に夜間の湿性咳嗽をみることもある．
- 罹患した副鼻腔領域に圧痛，腫脹，紅斑が認められる．

診　断

- 頬部や前額部の圧痛や叩打痛などで臨床的に診断されるが，PA法とWaters法の単純X線画像で，液面形成や6 mm以上の粘膜肥厚があれば副鼻腔炎と診断できる．CT検査は，合併症を示唆する所見がみられる場合に行う．
- 膿性鼻汁があれば培養する．有効な培養検査は副鼻腔の内視鏡検査や穿刺が必要となる．エンピリック治療不成功例や易感染性患者，院内感染では培養を検討する．
- 眼窩または頭蓋内の合併症が疑われるときは画像検査を考慮する．

急性期治療

- 市中感染の急性副鼻腔炎の大半はウイルス性であり，85％は7～15日程度で自然に治癒する．急性副鼻腔炎に対する抗菌薬治療とプラセボ群のシステマティックレビューでは臨床的症状改善の差はわずかなものであり，不要な抗菌薬治療をしないことが大切である．
- 以下の状況では細菌性副鼻腔炎が疑われ，抗菌薬の開始を考慮する．
  - 10日以上持続する軽度から中等度の副鼻腔症状（化膿性鼻汁，鼻閉塞による顔面の痛み，膨満感など）．

- ► 3～4日以上の重度の症状（例：39℃以上の発熱，重度の疼痛）.
- ► 典型的なウイルス性上気道感染が改善した後に悪化する副鼻腔症状.

- クラブラン酸/アモキシシリン（CVA/AMPC）を第一選択薬とする．ドキシサイクリン（DOXY），ニューキノロン系抗菌薬も投与可能である．これら抗菌薬を5～7日間投与する.
- 対症療法としての漢方薬も以下の選択肢がある.

処方例

〈水様鼻汁が主なとき〉
①小青竜湯　1包/回　1日3回　食前（麻黄含有，甘草の量に注意）

処方例

〈膿様鼻汁が主なとき〉
②辛夷清肺湯 or 荊芥連翹湯　1包/回　1日3回　食前

処方例

〈鼻閉が強いとき〉
③葛根湯加川芎辛夷　1包/回　1日3回　食前（麻黄含有）

参考文献

- Rosenfeld RM et al：CLINICAL PRACTICE. Acute Sinusitis in Adults. N Engl J Med 375：962-970, 2016

Ⅳ 伝染性単核球症

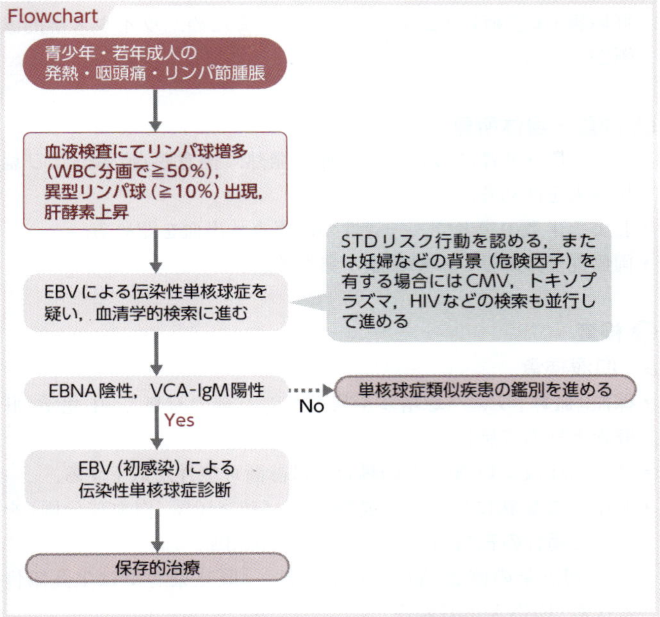
Flowchart
青少年・若年成人の
発熱・咽頭痛・リンパ節腫脹
血液検査にてリンパ球増多
（WBC分画で≧50%），
異型リンパ球（≧10%）出現，
肝酵素上昇
EBVによる伝染性単核球症を
疑い，血清学的検索に進む
STDリスク行動を認める，または妊婦などの背景（危険因子）を有する場合にはCMV，トキソプラズマ，HIVなどの検索も並行して進める
EBNA陰性，VCA-IgM陽性
No
単核球症類似疾患の鑑別を進める
Yes
EBV（初感染）による
伝染性単核球症診断
保存的治療

図5-4　伝染性単核球症の診療フローチャート

STD：性感染症.

治療までのアプローチ

原　因

- 伝染性単核球症（infectious mononucleosis：IM）は，EBVの初感染による.
- ＞90％の成人は35歳までにEBV感染を経験している.
- 無症候性であることもしばしばだが，10歳台の若者（好発年齢）におけるEBV初感染は最も高率に伝染性単核球症状を呈する.

症　状

- 好発年齢における咽頭炎（⊃本項→Ⅰ 咽頭炎）の鑑別疾患に含まれる.

- 好発年齢をはずれた（中年以降の）成人における伝染性単核球症では，（咽頭痛やリンパ節腫脹を欠いたまま）発熱，倦怠感，肝障害（± 黄疸）などが主徴となりうるため，ウイルス学的診断が遅れる．

❶ 問診・身体所見

- 9割以上の患者において咽頭痛，発熱，倦怠感/疲労および扁桃腫大を認める．
- およそ半数の患者で，一過性の口蓋点状出血を認める．
- 両側性後頸部リンパ節腫脹が典型的．

❷ 検査

a. 血液検査

- 採血（血算［リンパ球増多や異型リンパ球の有無］，生化学［肝酵素上昇の有無］）．
- リンパ球数＜4,000/μLの場合には診断可能性が低下する．
- 典型的な症状に加えて，異型リンパ球≧10％（白血球分画）を認めた場合のEBV-IM診断特異性は92.3％．
- EBV初感染の確認（VCA-IgM陽性，［既感染者では生涯陽性となる］EBNA-IgG陰性）．

b. 画像検査

- エコー検査（リンパ節腫大や脾腫の評価）．

c. その他

- EBV陰性伝染性単核球症の鑑別疾患のなかで最重要なもの（見逃したくない疾患の筆頭）は，急性HIV感染症である．病歴（STD［性感染症］リスク行動）に加えて，皮疹や口腔または陰部粘膜の潰瘍が目立つ場合には可能性を引き上げる（表5-3）．
- HIV抗原抗体検査陰性であっても急性HIV感染による伝染性単核球症症状をみている可能性が否定できないため，疑わしい場合にはHIV-1RNA定量検査まで行う．

表5-3　EBV感染による伝染性単核球症（EBV-IM）の鑑別疾患

疾患	咽頭炎	リンパ節腫脹	脾腫	異型リンパ球
EBV-IM	＋＋＋＋	＋＋＋＋	＋＋＋	＋＋＋
CMV	－	－	＋＋＋	＋＋
トキソプラズマ症	－	＋＋＋＋	＋＋＋	＋＋
急性HIV感染	＋	＋＋＋	－	＋＋

急性期治療

- 治療は通常保存的であって，抗ウイルス薬の有用性は証明されていない．
- 注意すべき合併症としては，①脾破裂（0.1〜0.5％），②上気道狭窄（〜5％），③免疫不全患者における劇症型EBV-IM．
- 扁桃腫大による上気道狭窄に際しては耳鼻咽喉科にコンサルトして，ステロイド治療を考慮する．

よくあるレジデントの疑問 Clinical Question

Q 脾破裂を避けるために，いつまで激しい運動を避けるようにお伝えするべきですか？

A 通常発症後3週間までは避けるように指導します．

Q 経過中に（細菌性咽頭炎疑いにて処方された）アモキシシリン（AMPC）にて発疹が出現したのですが，今後は同薬剤の服用は回避した方がよいですか？

A 伝染性単核球症の際に抗菌薬契機で出現する皮疹は真の薬剤アレルギーとは異なる機序で出現しているため，再使用を回避する理由とはなりません．

参考文献

- Sylvester JE et al：Infectious Mononucleosis：Rapid Evidence Review. Am Fam Physician 107：71-78, 2023

V 急性腎盂腎炎

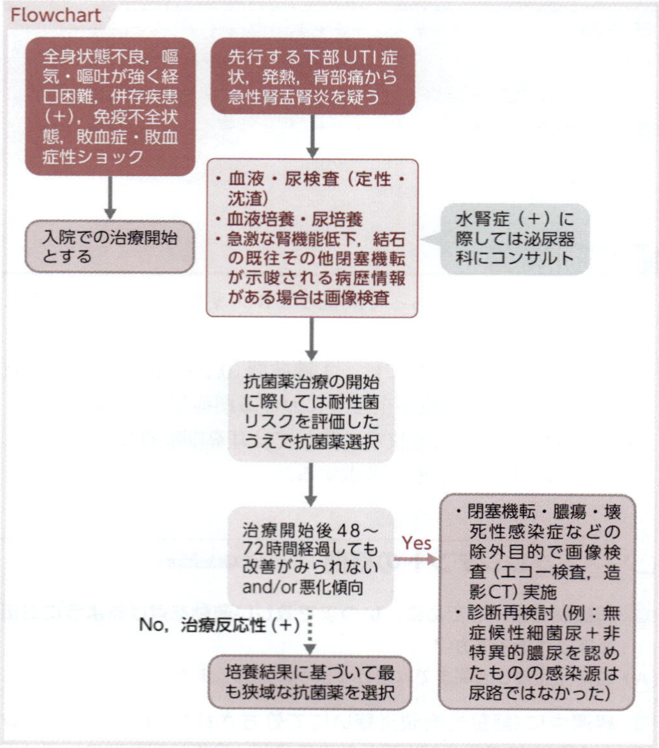

Flowchart
全身状態不良，嘔気・嘔吐が強く経口困難，併存疾患（＋），免疫不全状態，敗血症・敗血症性ショック
入院での治療開始とする
先行する下部UTI症状，発熱，背部痛から急性腎盂腎炎を疑う
・血液・尿検査（定性・沈渣）
・血液培養・尿培養
・急激な腎機能低下，結石の既往その他閉塞機転が示唆される病歴情報がある場合は画像検査
水腎症（＋）に際しては泌尿器科にコンサルト
抗菌薬治療の開始に際しては耐性菌リスクを評価したうえで抗菌薬選択
治療開始後48～72時間経過しても改善がみられないand/or悪化傾向
Yes
・閉塞機転・膿瘍・壊死性感染症などの除外目的で画像検査（エコー検査，造影CT）実施
・診断再検討（例：無症候性細菌尿＋非特異的膿尿を認めたものの感染源は尿路ではなかった）
No，治療反応性（＋）
培養結果に基づいて最も狭域な抗菌薬を選択

図5-5　急性腎盂腎炎の診療フローチャート

UTI：尿路感染症.

治療までのアプローチ

原　因

- 若年健康女性の急性腎盂腎炎における起因菌の＞90％は*Escherichia coli*（による上行性感染）であるが，男性や高齢女性または泌尿器科的問題を有する患者における起因菌では他のグラム陰性桿菌（GNR）や真菌などの頻度が上昇する.
- 若年女性の急性単純性腎盂腎炎以外の腎盂腎炎は，すべて複雑性として対応する.

表5-4　急性発症側腹部/腰背部痛±発熱の鑑別疾患

●急性胆嚢炎
●急性虫垂炎
●尿路結石
●筋骨格系（傍脊柱筋など）の問題
●腎静脈血栓症
●骨盤内炎症性疾患（➡本項→Ⅸ 骨盤内炎症性疾患（PID））

- 尿培養にて黄色ブドウ球菌を認めた場合には血行性感染の可能性を必ず検討する．

症　状

- 突然の高熱，悪寒，倦怠感などで発症する．
- 頻尿や尿意切迫，排尿困難などの下部UTI（尿路感染症）症状が先行する場合もある．
- 発熱＋軽度の腰背部痛のみから，敗血症性ショックを呈するまで症状・重症度には幅がある．
- 急性巣状細菌性腎炎（腎盂腎炎と腎膿瘍の中間に位置する病型）では，発熱に加えて高率に腹痛を呈する．

❶ 問診・身体所見

- 急性発症の悪寒戦慄を伴う高熱＋腰背部痛を典型例で認める（表5-4）．
- 発熱に加えて腹痛，嘔気・嘔吐，下痢などの消化管症状が前景に立つことがあるため，安易に急性胃腸炎などと診断しない．
- 「発熱＋膿尿＋細菌尿」を腎盂腎炎と即断しない（他臓器の感染症に非特異的膿尿および無症候性細菌尿を併発していた可能性もあるため）．

❷ 検査

a. 血液・尿検査

- 一般血液検査，尿検査（定性・沈渣）に加えて血液および尿培養は必須（菌血症を伴う頻度が高い）．
- 尿培養で10^5 CFU/mL以上の菌が認められれば有意であって診

断確定の根拠となるが，すでに抗菌薬が入っている，尿pHが非常に低い（酸性尿）または尿路閉塞存在下では菌量低下を認める．

b. 画像検査

- 敗血症/敗血症性ショックをきたしている，尿路結石の既往，腎機能低下進行などを認めている場合には，尿路閉塞などの泌尿器科緊急病態を除外する目的で画像検査を急ぐ．

急性期治療

- 敗血症/敗血症性ショックをきたしている，免疫不全患者，全身状態不良，消化器症状が強く安定した経口摂取が困難などに際しては入院．
- 治療の柱は，①必要があればドレナージ・ステントなどの感染源介入，②抗菌薬，③輸液．
- 腎盂腎炎治療において問題となる耐性菌は，ESBL産生またはキノロン耐性大腸菌（最近の入院歴・抗菌薬投与歴や，過去に同定された既往がある場合には要注意）．
- 状況に応じて，以下の①，②のいずれか，または③を処方する．

処方例

〈若年女性の急性単純性腎盂腎炎—感受性良好な大腸菌を想定〉
①セフトリアキソン 1 g　1 日 1 回　点滴静注
②（キノロン耐性大腸菌が否定されていれば）レボフロキサシン 500 mg　1 日 1 回

処方例

〈耐性菌（ESBL 産生菌）が過去に同定されている，または敗血症性ショックをきたしている〉
③メロペネム 1 g　8 時間ごと

❶ 検査

- 治療が適切に行われた場合，48〜96時間以内に治療反応性を認めるのが通常であり，治療開始後72時間を経過しても反応性を認めない場合には画像検査（尿路閉塞機転，腎/腎周囲膿瘍，気腫性腎盂腎炎の除外）を考慮する．

❷ 治療期間

- 起因菌ならびに感受性が判明したらde-escalation行い，10〜14日間の治療を行う.

よくあるレジデントの疑問 Clinical Question

Q 膿尿がなければ，UTIは否定できますか？

A できません．急性巣状細菌性腎炎や腎膿瘍（などの解剖学的要因），または白血球減少患者では膿尿を認めないことがあります.

参考文献

- Johnson JR at al：Acute Pyelonephritis in Adults. N Engl J Med 378：48-59, 2018

Ⅵ 急性腸炎

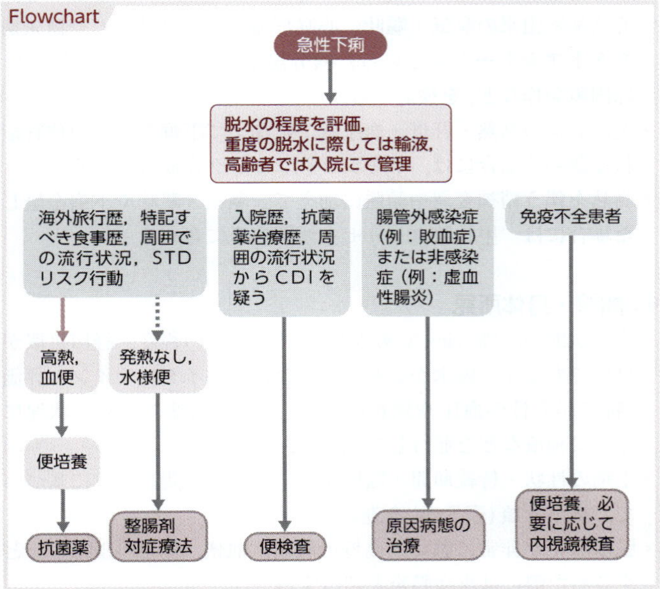

Flowchart
急性下痢
脱水の程度を評価，重度の脱水に際しては輸液，高齢者では入院にて管理
海外旅行歴，特記すべき食事歴，周囲での流行状況，STDリスク行動
高熱，血便
便培養
抗菌薬
発熱なし，水様便
整腸剤 対症療法
入院歴，抗菌薬治療歴，周囲の流行状況からCDIを疑う
便検査
腸管外感染症（例：敗血症）または非感染症（例：虚血性腸炎）
原因病態の治療
免疫不全患者
便培養，必要に応じて内視鏡検査

図5-6 急性腸炎の診療フローチャート

CDI：*Clostridioides difficile*感染症，STD：性感染症.

治療までのアプローチ

原　因

- 急性下痢の90%は感染症由来であって，残り10%の原因は薬剤性や毒素または虚血性腸炎など．
- 感染性急性下痢の最多原因はノロウイルスなどのウイルス性，血便などの炎症性下痢をきたす場合には細菌性（*Salmonella* 属，*Campylobacter* 属，*Shigella* 属など）である．
- 旅行者下痢症の最多原因は腸管毒素原性大腸菌（ETEC）である．

症　状

- 下痢に加えて発熱や嘔気，腹痛などを呈する患者の診療に際しては，感染性腸炎などの消化管由来の問題を疑うのと並行して消化管外の問題の可能性（例：妊娠可能年齢女性の悪阻，急性心筋梗塞由来の嘔気・嘔吐，心窩部痛，副腎クリーゼや糖尿病性ケトアシドーシスといった内分泌緊急症などの消化管症状，緑内障発作など）を検討する．
- 突然発症の高熱・紅斑・血圧低下に加えて下痢などの消化管症状を認める場合には，トキシックショック症候群を疑う．
- 高熱を伴う精神変調や頻脈に加えて，嘔気・嘔吐や下痢を呈した場合には，甲状腺クリーゼも鑑別疾患に含める．

❶ 問診・身体所見

- 全身状態の評価（sickであるか），体重減少の程度，経口摂取が可能であるか，脱水が疑われる場合にはバイタルサインの評価（特に起立性の血圧や脈拍の変動）などを迅速に進め，状況に応じて補液などを並行して進める．
- 下痢の性状・持続期間・随伴症状についての問診などに基づいて，病型分類（表5-5）を進める．
- 脱水所見が非常に強い，高度の腹痛，血便，発熱＞38.5℃などを認めた際には重症腸炎と判断する．

表5-5 急性腸炎の病型分類

	小腸型	大腸型
便の性状	水様	粘血便
便の量	多い	少量
排便回数	頻回	非常に頻回
発熱・腹痛	軽度	高熱＋強い腹痛
便中白血球	—	＋

❷ 検査

a. 血液・便検査

- **一般血液検査**：持続する血便に加えて，血液検査にて細小血管障害性溶血性貧血が示唆される場合には腸管出血性大腸菌O157を，院内発症の下痢をきたした患者の血算にて類白血病反応を認めた場合には偽膜性腸炎を疑う．
- 大部分の市中発生急性下痢症の評価においては，便培養は必須ではない．
- 前述した重症腸炎が示唆される場合，（ステロイド±免疫抑制薬治療中，または担癌患者などの）免疫不全要素を有する患者における大腸型下痢は便培養実施を考慮する．
- 重症腸炎患者，免疫不全患者において*Salmonella*菌血症が疑われる状況下などでは血液培養を実施．
- 院内発生の下痢に際しては，便培養ではなく*Clostridioides difficile*（CD）トキシン検査を行う．

b. 画像検査

- 急性腸炎の診療において各種画像検査は必須ではないが，腹膜刺激症状を伴う強い腹痛を認める際には合併症検索目的で造影CTを，免疫不全患者の炎症性下痢においてはCMV腸炎などの日和見感染症検索目的で大腸内視鏡検査を考慮する．

急性期治療

- 脱水の補正に努める．
- 止痢薬の使用は回避する．
- 急性腸炎（小腸型）では，抗菌薬治療は原則回避．

- 急性腸炎（大腸型）において，重症腸炎（前述）や高齢その他の免疫不全要素を有する患者では*Campylobacter*属や*Salmonella*属を標的とした経験的抗菌薬治療を考慮する（以下の①～④のいずれかを処方する）．

処方例

〈点滴静注〉
①セフトリアキソン 2g　1日1回

処方例

〈経口〉
②アジスロマイシン 500 mg　1日1回
③シプロフロキサシン　500 mg/回　1日2回
④レボフロキサシン 500 mg　1日1回

よくある **レジデントの疑問** Clinical Question

Q 便のグラム染色は有用ですか？

A 便中WBCの確認に加えて，特徴的ならせん状形態を呈する菌を認める場合には*Campylobacter*腸炎の診断に有用です．

参考文献

- Ferris A et al：Approach to Diarrhea. Prim Care 50：447-459, 2023

Ⅶ 蜂窩織炎

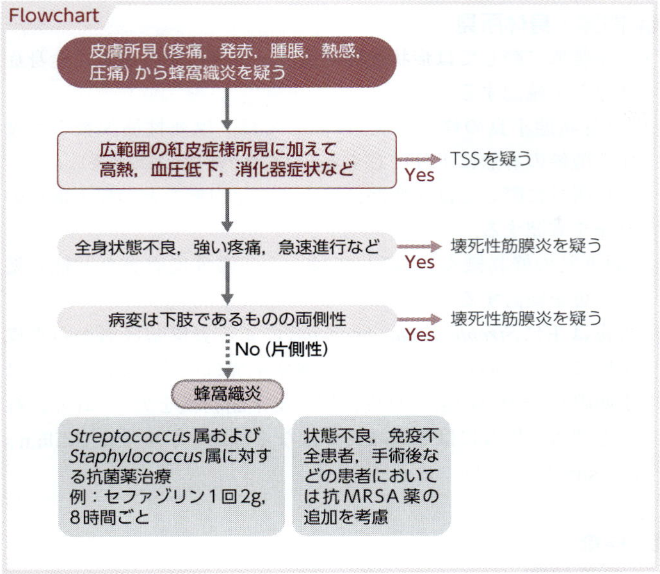

Flowchart
皮膚所見（疼痛，発赤，腫脹，熱感，圧痛）から蜂窩織炎を疑う
広範囲の紅皮症様所見に加えて高熱，血圧低下，消化器症状など
Yes
TSSを疑う
全身状態不良，強い疼痛，急速進行など
Yes
壊死性筋膜炎を疑う
病変は下肢であるものの両側性
Yes
壊死性筋膜炎を疑う
No（片側性）
蜂窩織炎
*Streptococcus*属および*Staphylococcus*属に対する抗菌薬治療
例：セファゾリン1回2g，8時間ごと
状態不良，免疫不全患者，手術後などの患者においては抗MRSA薬の追加を考慮

図5-7　蜂窩織炎の診療フローチャート

TSS：トキシックショック症候群.

治療までのアプローチ

原　因

- 蜂窩織炎は真皮深層から皮下脂肪組織にかけての感染症を指しており，主に*Streptococcus*属（レンサ球菌）または*Staphylococcus*属（ブドウ球菌）（時にMRSAを含む）による.
- 糖尿病患者その他の免疫不全患者ではGNR由来の可能性が上昇する.

症　状

- 境界不明瞭な紅斑，腫脹，熱感，疼痛などが主に下肢（通常片側性）に出現する.
- 臨床症状のみに基づいた深部静脈血栓症の除外は困難.

- リンパ管炎ならびに局所リンパ節腫脹を伴うことがある.

❶ 問診・身体所見

- 病歴聴取に際しては症状進展の速度，併存疾患の有無，全身症状などを確認する.
- 「全身状態不良の蜂窩織炎」に際しては，壊死性筋膜炎を示唆する徴候の有無に十分注意する（➲本項→Ⅷ 壊死性筋膜炎）.
- 身体所見に際しては病変部に加えて，足白癬などの侵入部位の有無を確認する.
- 「両下肢の蜂窩織炎」に際しては，うっ滞性皮膚炎など他の鑑別疾患を検討する.
- 丹毒は主に*Streptococcus pyogenes*による表皮基底層から真皮深層にかけての炎症であって，病変境界は明瞭（蜂窩織炎では不明瞭）でやや隆起，（真皮深層～皮下脂肪織を欠く）耳介に紅斑を認める場合には蜂窩織炎ではなく丹毒を示唆する（Milian's ear sign）.

❷ 検査

a. 血液検査

- 一般採血.
- 血液培養は<5%でしか陽性にならないが，陽性であった場合には有用.

b. 画像検査

- 壊死性感染症や骨髄炎など，より深部の感染症を疑っている状況でなければ画像検査は不要.
- 深部静脈血栓症が疑われる場合には，リスク評価とともにDダイマーの測定や血管エコー検査などを考慮.

急性期治療

- 経験的抗菌薬治療（以下の①～③のいずれかを処方する）に加えて，患肢の安静・冷却・圧迫・挙上，必要に応じて切開排膿.

処方例

①セファゾリン　2 g/回　8時間ごと
②（セフェム系アレルギーでセファゾリンが使えない場合）
クリンダマイシン　600 mg/回　8時間ごと

処方例

〈経口〉
③セファレキシン　500 mg/回　1日4回

- 治療期間は多くの場合，5〜6日間で十分であるが，重症・改善緩徐例に際しては14日間近い治療期間にわたることもある．
- 免疫不全患者，潰瘍化または異物に関連，動物曝露，糖尿病性足病変（足壊疽）に伴う蜂窩織炎などに際してはMRSA，GNRなどもカバーする．
- 蜂窩織炎の原因微生物の最多を占める*Streptococcus*属は抗菌薬治療により速やかに死ぬものの，その際に毒素を放出することで反応性に炎症が生じる結果，いかにも蜂窩織炎が悪化したようにみえることがある．
- 抗菌薬による治療経過が思わしくない場合には，①内服抗菌薬であった場合には適切に服用がなされていたか，用量は適切であったか，吸収を妨げる要素の有無，②そもそも診断が違っていた可能性，③耐性菌（例：MRSA）または非典型的な微生物による感染症の可能性，④膿瘍形成またはより深部の感染症の可能性，⑤治療反応性を阻む因子の存在（例：リンパ浮腫，静脈うっ滞），⑥感染症は治癒しているものの炎症が残存している可能性を考慮する．

よくあるレジデントの疑問　Clinical Question

Q　蜂窩織炎を疑う患者では皮膚科診察は必須ですか？

A　蜂窩織炎と暫定診断されている患者のおよそ3割で，皮膚科診察の結果，診断が覆った報告もありますので有用です．

Q 関節近傍の蜂窩織炎様の皮膚変化をみた場合に化膿性関節炎や結晶性関節炎の影響なのか蜂窩織炎なのか判断に迷うものの，蜂窩織炎が疑われる場合には関節穿刺は避けるべきなのでしょうか？

A 穿刺部位の皮膚感染症が疑われる場合は関節穿刺は原則禁忌とされていますが，化膿性関節炎の診断に際しては関節穿刺が必須であるため，同病態をより強く疑う際には（関節エコー検査にて関節液貯留を確認したうえで）関節穿刺を行います．

参考文献

- Rrapi R et al：Cellulitis：A Review of Pathogenesis, Diagnosis, and Management. Med Clin North Am 105：723-735, 2021

MEMO 劇症型溶血性レンサ球菌感染症

- GASは咽頭炎や皮膚軟部組織感染の起因菌として有名であるが，まれに重症の深部感染（壊死性軟部組織感染，妊娠関連，菌血症，気道感染）を引き起こし，その約30％が劇症型溶血性レンサ球菌感染症（streptococcal toxic shock syndrome：STSS）へ進展する．一方で，45％でSTSSの侵入門戸が発見できなかったという報告もある
- どの年齢でも発症するが，疫学的に50歳以上と1歳未満に多く，そのほとんどは免疫能正常者であった
- 危険因子は十分に明らかになっていないが，外傷，最近の手術，ウイルス感染（インフルエンザなど），静注薬の使用，ホームレス，熱傷，肥満，末梢血管疾患，悪性腫瘍，ステロイド使用，糖尿病や免疫抑制状態，心疾患などが想定されている
- GASはスーパー抗原として作用する外毒素を放出し，これらの毒素は直接免疫系を活性化し，大量の炎症性サイトカインが放出される．その結果，突発的な敗血症性ショックから数時間単位でDIC，急性呼吸窮迫症候群（ARDS），多臓器不全に陥り，死亡率は30～80％に及ぶ
- 敗血症性ショックの臨床像（意識障害が約50％）に加え，インフルエンザ様症状（発熱，悪寒，全身筋肉痛，悪心・嘔吐，下痢）が20％，猩紅熱様紅斑が10％にみられる．疼痛部位での乏しい他覚的所見に比して，強烈な疼痛を訴えるのが特徴的である
- 血液培養検査は60％で陽性になるとされる
- 治療は敗血症性ショックの管理，抗菌薬治療，必要に応じ外科

的デブリドマンを追加する
- 抗菌薬はエンピリックにはバンコマイシン（VCM），クリンダマイシン（CLDM）などを選択し，起因菌が判明すればアモキシシリン（AMPC）などのペニシリン系と，毒素の産生を抑えるためのクリンダマイシンの併用を検討する．静注用免疫グロブリン製剤（IVIG）も選択肢となる
- 治療期間の定説はないが，最低でも14日は抗菌薬を投与すべきである
- GASは濃厚接触で容易に保菌者となり，強毒株のアウトブレイク防止のため標準予防策に加え飛沫感染，接触感染予防を心掛ける

Ⅷ 壊死性筋膜炎

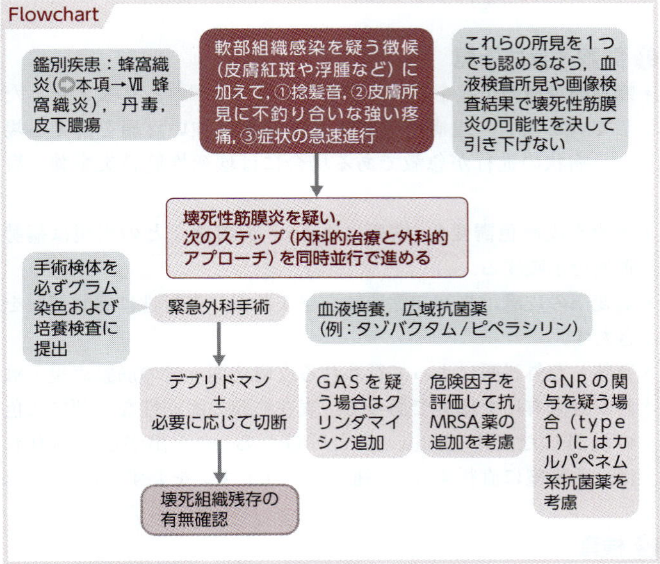
Flowchart
鑑別疾患：蜂窩織炎（◯本項→Ⅶ 蜂窩織炎），丹毒，皮下膿瘍
軟部組織感染を疑う徴候（皮膚紅斑や浮腫など）に加えて，①捻髪音，②皮膚所見に不釣り合いな強い疼痛，③症状の急速進行
これらの所見を1つでも認めるなら，血液検査所見や画像検査結果で壊死性筋膜炎の可能性を決して引き下げない
壊死性筋膜炎を疑い，次のステップ（内科的治療と外科的アプローチ）を同時並行で進める
手術検体を必ずグラム染色および培養検査に提出
緊急外科手術
血液培養，広域抗菌薬（例：タゾバクタム/ピペラシリン）
デブリドマン ± 必要に応じて切断
GASを疑う場合はクリンダマイシン追加
危険因子を評価して抗MRSA薬の追加を考慮
GNRの関与を疑う場合（type 1）にはカルバペネム系抗菌薬を考慮
壊死組織残存の有無確認

図5-8　壊死性筋膜炎の診療フローチャート

治療までのアプローチ

原 因

- 表在筋膜・皮下脂肪および深部筋膜の感染ならびに壊死.
- 健常者でも罹患しうるが糖尿病患者, 末梢血管疾患患者, 大酒家, 免疫不全患者, 肝硬変患者でリスク上昇.
- (糖尿病患者などにおける) 嫌気性菌を含む多菌種由来のI型と, GASまたは市中MRSAなどの単独菌種由来のII型に分類される.

症 状

- 四肢, 腹壁または会陰部における浮腫(75%), 発赤(72%), 激痛(72%), 圧痛(68%), 発熱(60%), 皮膚水疱または皮膚壊死(38%) などを呈する.

❶ 問診・身体所見

- 蜂窩織炎様の炎症を認める患者でバイタルサインの変調をきたしている場合, 皮膚所見に比して非常に強い疼痛を訴える場合, 病状の進行が急激である場合には壊死性筋膜炎を強く疑う.
- 水疱や皮膚色調変化(壊死による), 握雪感などの出現は病勢進展を示唆する.
- 病変部の皮膚は当初知覚過敏を呈するが, 進行性に感覚鈍麻をきたす.
- 習熟した外科医によって行われる皮膚切開下での筋膜直視・触診が最も有用で確実であって, 表在筋膜の脆弱性ならびに灰色の混濁した液体(dishwaterと呼ばれる)の流出が認められれば, 手術室に直行する(迅速なデブリドマンを要する).

❷ 検査

a. 血液検査

- 採血(CK上昇の有無).
- LRINECスコア (Laboratory Risk Indicator for Necrotizing Fasciitis score) (表5-6) 6点以上で壊死性筋膜炎を疑い, 8点

表5-6 LRINECスコア

検査項目		スコア
CRP (mg/dL)	<15	0点
	≧15	4点
WBC (/μL)	<15,000	0点
	15,000〜25,000	1点
	>25,000	2点
Hb (g/dL)	>13.5	0点
	11.0〜13.5	1点
	<11.0	2点
Na (mEq/L)	≧135	0点
	<135	2点
Cr (mg/dL)	≦1.59	0点
	>1.59	2点
Glu (mg/dL)	≦180	0点
	>180	1点

以上で非常に可能性が高い（最大13点）が，臨床的判断が優先される．

b. 画像検査

- 単純CTが選択されるが，画像検査の実施のために治療を遅らせてはならない．

c. その他

- 壊死部からの穿刺液のグラム染色，培養．

急性期治療

- 外科的なデブリドマンが行われなかった場合には，死亡率はほぼ100%．
- 6時間以内に外科介入が行われることで生存率は上昇する．
- 本疾患における経験的抗菌薬治療はグラム陽性球菌（GPC）・GNRならびに嫌気性菌にわたる広範囲のカバーを目指す．

処方例

〈点滴静注〉

① ● クリンダマイシン　600 mg/回　8 時間ごと
　● メロペネム　1 g/回　8 時間ごと
　● バンコマイシン　1 g/回　12 時間ごと

よくある レジデントの疑問 Clinical Question

Q IVIGの投与は有用ですか？

A GASによる壊死性筋膜炎治療に際して，GASによって産生されるトキシンの中和に役立つため推奨しているエキスパート・オピニオンがあります．

参考文献

- Stevens DL et al：Necrotizing Soft Tissue Infections. Infect Dis Clin North Am 35：135-155, 2021

Ⅸ 骨盤内炎症性疾患（PID）

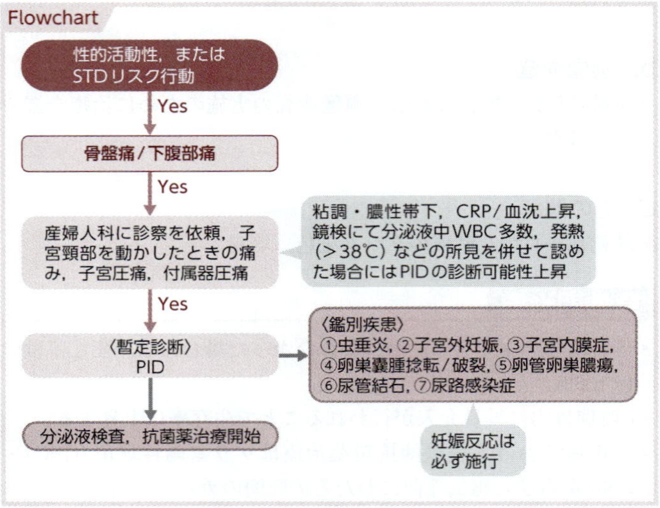

Flowchart
性的活動性，または
STDリスク行動
Yes
骨盤痛／下腹部痛
Yes
産婦人科に診察を依頼，子宮頸部を動かしたときの痛み，子宮圧痛，付属器圧痛
粘調・膿性帯下，CRP／血沈上昇，鏡検にて分泌液中WBC多数，発熱（>38℃）などの所見を併せて認めた場合にはPIDの診断可能性上昇
Yes
〈暫定診断〉
PID
〈鑑別疾患〉
①虫垂炎，②子宮外妊娠，③子宮内膜症，④卵巣嚢腫捻転／破裂，⑤卵管卵巣膿瘍，⑥尿管結石，⑦尿路感染症
分泌液検査，抗菌薬治療開始
妊娠反応は
必ず施行

図5-9　骨盤内炎症性疾患（PID）の診療フローチャート

治療までのアプローチ

原　因

- 女性の上部生殖器における上行性・急性感染症を指しており，閉経前の性的活動性の高い若年女性における骨盤内炎症性疾患（pelvic inflammatory disease：PID）の主要病原微生物は*Neisseria gonorrhoeae*および*Chlamydia trachomatis*である．
- PIDの大部分はSTDまたは細菌性腟炎に由来する．

症　状

- 子宮頸管炎由来の各症状（腟分泌）に加えて，PID患者では発熱，下腹部痛，腰背部痛，嘔気・嘔吐などの症状を呈する．
- 肝周囲炎（Fitz-Hugh-Curtis症候群）による右季肋部痛をきたした場合には，急性胆嚢炎と間違えられる．
- 診断が見逃された場合，または不適切な治療に際しては卵管狭窄から不妊や子宮外妊娠などの合併症・後遺症が問題となる．

❶ 問診・身体所見

- PID危険因子（例：STD高リスク行動，PIDまたは他のSTDの既往，パートナーのSTD罹患）の有無について評価する．
- 身体診察（内診）につき産婦人科にコンサルトする．
- STDリスクを有する若年女性が下腹部痛を呈しており，双手診による骨盤臓器の圧痛を認めた際には暫定的にPIDと診断して治療に進む．

❷ 検査

a. 血液検査

- 採血（CRP/血沈上昇）．
- HIVや梅毒など他のSTDスクリーニング検索．

b. 画像検査

- 経腟エコー検査やMRIなどは，膿瘍などの合併症検索やその他の鑑別診断に有用．

c. その他

- 妊娠反応検査は必須.

急性期治療

- 経口抗菌薬治療への反応性不良，妊婦，嘔気・嘔吐が強いまたは高熱などの全身状態不良，他の急性腹症（例：虫垂炎）が除外できていない，卵管卵巣膿瘍をきたしているなどの状況では外来治療ではなく入院.
- 経験的抗菌薬治療に際しては，淋菌とクラミジアをカバーする.

処方例

〈点滴静注＋経口〉

①
- セフトリアキソン 1 g　1日1回
- ドキシサイクリン　100 mg/回　経口 or 点滴静注 12時間ごと
- メトロニダゾール　500 mg/回　経口 or 点滴静注　12時間ごと

②
- セフメタゾール　2 g/回　8時間ごと
- ドキシサイクリン　100 mg/回　経口 or 点滴静注 12時間ごと

↳臨床的改善が明らかであれば上記の治療開始後24～48時間以内に経口治療（ドキシサイクリン［DOXY］100 mg/回，1日2回＋メトロニダゾール［MTZ］500 mg/回，1日2回）へ切り替え可能，全治療期間は14日間.

よくあるレジデントの疑問 Clinical Question

Q PID診断に直腸診は有用ですか？

A 下腹部の圧痛に加えて，直腸診でDouglas窩や子宮頸部の圧痛を認めた場合はPID診断に有用です.

参考文献

- Shroff S：Infectious Vaginitis, Cervicitis, and Pelvic Inflammatory Disease. Med Clin North Am 107：299-315, 2023

Ⅹ COVID-19

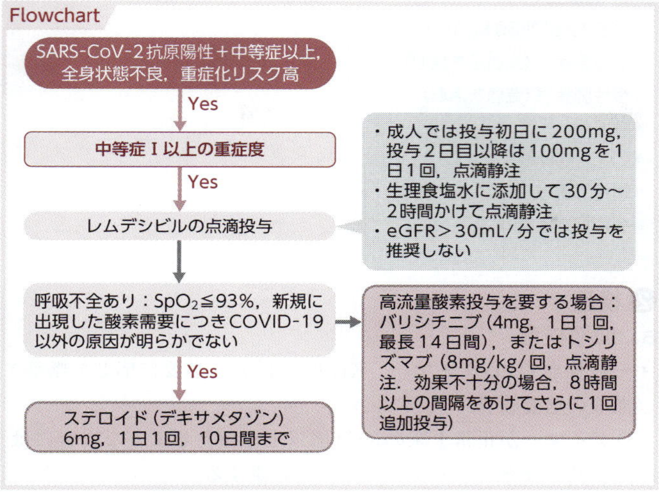

Flowchart
SARS-CoV-2抗原陽性＋中等症以上，全身状態不良，重症化リスク高
Yes
中等症Ⅰ以上の重症度
Yes
レムデシビルの点滴投与
・成人では投与初日に200mg，投与2日目以降は100mgを1日1回，点滴静注
・生理食塩水に添加して30分〜2時間かけて点滴静注
・eGFR＞30mL/分では投与を推奨しない
呼吸不全あり：SpO2≦93%，新規に出現した酸素需要につきCOVID-19以外の原因が明らかでない
高流量酸素投与を要する場合：バリシチニブ(4mg，1日1回，最長14日間)，またはトシリズマブ(8mg/kg/回，点滴静注．効果不十分の場合，8時間以上の間隔をあけてさらに1回追加投与)
Yes
ステロイド(デキサメタゾン)6mg，1日1回，10日間まで

図5-10　COVID-19の診療フローチャート

治療までのアプローチ

原　因

- 重症急性呼吸器症候群コロナウイルス2(SARS-CoV-2)による急性呼吸器感染症．

症　状

- 潜伏期間は2〜7日．
- 主要な感染経路は飛沫感染だが，ウイルスを含んだ飛沫が残った環境表面に触れた手指で目や鼻を触ることでも感染する．

❶ 問診・身体所見

- 問診に際しては発症時期や周囲の流行状況，ワクチン接種回数の確認などに加えて重症化リスク因子(表5-7)を確認する．
- 重症度分類に際しては，呼吸器症状と酸素化(軽症：SpO_2≧96％，中等症Ⅰ：93％＜SpO_2＜96％，中等症Ⅱ：SpO_2≦93％)に注意する．

表5-7　COVID-19の重症化リスク因子

●50歳以上
●肥満（≧BMI 30 kg/m^2）
●心血管疾患（高血圧を含む）
●慢性肺疾患（喘息を含む）
●糖尿病
●CKD（透析患者を含む）
●慢性肝疾患
●免疫抑制状態

❷ 検査

a. 血液検査

- 一般採血（含Dダイマー，KL-6）・採尿，必要に応じて喀痰や血液の培養検査.
- Dダイマーが正常上限の3～4倍以上を超えるような場合には，ヘパリンなどによる抗凝固療法を考慮する.
- 血清KL-6値は肺病変の評価に有用.

b. 画像検査

- 肺炎の有無を確認するために胸部CTを考慮する.

c. その他

- COVID-19が強く疑われる患者において上記の重症化リスク因子を有している場合には，積極的に病原体検索（核酸検出検査または抗原検査）を行う.

急性期治療

- 中等症Ⅰ以上の重症度において抗ウイルス薬レムデシビルの投与を考慮する（3日間の投与とするが，肺炎を認める場合には5日間の投与を考慮）.
- 呼吸不全を認める場合には，レムデシビルとの併用下でステロイド薬の投与を考慮する（ステロイド薬の単独使用は推奨されていない）.
- 等価換算：デキサメタゾン6 mg＝メチルプレドニゾロン

32 mg＝プレドニゾロン40 mg.

- 高流量酸素を要する場合には，バリシチニブやトシリズマブの投与を考慮する（いずれもデキサメタゾンと併用）.
- バリシチニブとトシリズマブの併用は行わないように推奨されている.
- 細菌感染の合併を疑う場合には培養検査後，適宜経験的抗菌薬治療を併用する.

よくあるレジデントの疑問 Clinical Question

Q 個室隔離が必要な期間はどれくらいですか？

A 発症後5日間経過かつ症状軽快後24時間経過し，感染性がなくなったと判断されれば隔離解除可能です．なお，血液悪性腫瘍などの免疫不全患者ではより長期の隔離を要します．

おさえておきたい資料（ガイドライン等）

- **新型コロナウイルス感染症（COVID-19）診療の手引き 第10.1版 2024/4/23**：令和5年度厚生労働行政推進調査事業費補助金 新興・再興感染症及び予防接種政策推進研究事業 一類感染症等の患者発生時に備えた臨床対応及び行政との連携体制の構築のための研究（研究代表者 加藤康幸）．https://www.mhlw.go.jp/content/001248424.pdf（2024年8月閲覧）

6 敗血症

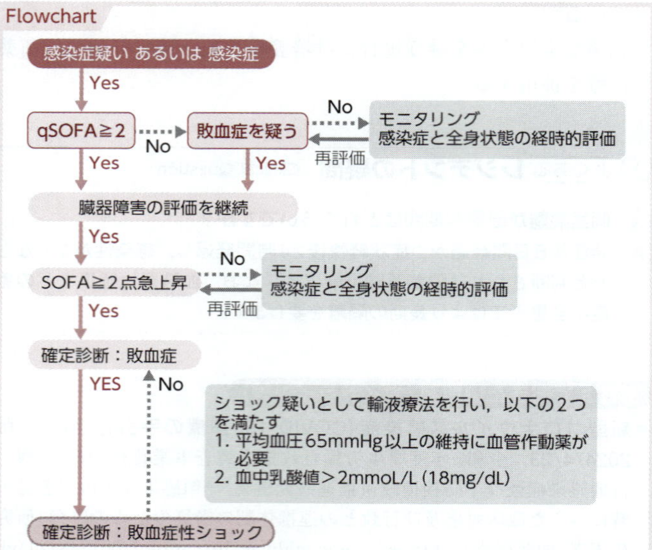
Flowchart
感染症疑い あるいは 感染症
Yes
qSOFA≧2
No
敗血症を疑う
No
モニタリング
感染症と全身状態の経時的評価
再評価
Yes
Yes
臓器障害の評価を継続
Yes
SOFA≧2点急上昇
No
モニタリング
感染症と全身状態の経時的評価
再評価
Yes
確定診断：敗血症
YES
No
ショック疑いとして輸液療法を行い，以下の2つを満たす
1. 平均血圧65mmHg以上の維持に血管作動薬が必要
2. 血中乳酸値＞2mmoL/L (18mg/dL)
確定診断：敗血症性ショック

(JAMA 315：801-810, 2016より改変)

Check✔

敗血症を疑った場合には，ただちに以下を開始する

①微生物検査：血液培養2セット，感染巣（疑い）からの検体採取

②抗菌薬：適切な経験的治療（empiric therapy）

③初期蘇生：初期輸液，ショックを伴う場合はノルアドレナリンの投与

図6-1　敗血症診療の流れ

治療までのアプローチ

定義・診断

- 敗血症：感染症に対する生体反応が調整不能な状態となり，重篤な臓器障害が引き起こされる病態
- 敗血症性ショック：敗血症のなかでも，急性循環不全により細胞障害・代謝異常が重度となり，致死率が高い状態．敗血症性ショックの診断は，平均血圧≧65 mmHg以上を保つために輸液療法に加えて血管作動薬を必要とし，かつ血中乳酸値が2 mmol/L (18 mg/dL) を超える場合とする

- 敗血症診断に至るプロセスは，救急外来，一般病棟における場合と，集中治療室に分けて行う．救急外来，一般病棟では，感染症あるいは感染症が疑われる場合には，敗血症のスクリーニングとしてquick SOFA (qSOFA) スコア (表6-1) を用い，集中治療室ではSOFAスコア (表6-2) を用いる．
- qSOFAスコア2点以上で敗血症を疑い，SOFAスコアが2点以上急上昇していれば敗血症と診断する (図6-1)．

想起・モニタリング

- 急激に悪化する致死的病態のため，決して見落としてはならない．そのためには，患者のわずかな変化から敗血症を想起できるようになること，一度敗血症を疑ったら，最後まで疑ってモニタリングし続けることが重要である．
- 特に高齢者の場合，以下のような非特異的症状を呈することも多い．わずかな変化を察知できるよう，日々の診察で患者のベースラインを把握しておくことが重要である．家族やコメディカルのいう「なんとなくいつもと違う」を軽視してはならない．

表6-1 quick SOFA (qSOFA) スコア

意識変容
呼吸数≧22回/分
収縮期血圧≦100 mmHg

(JAMA 315：801-810, 2016)

表6-2 SOFAスコア

スコア	0	1	2	3	4
意識 Glasgow coma scale	15	13～14	10～12	6～9	<6
呼吸 PaO_2/FiO_2 (mmHg)	≧400	<400	<300	<200および呼吸補助	<100および呼吸補助
循環	平均血圧≧70 mmHg	平均血圧<70 mmHg	ドパミン<5 μg/kg/分あるいはドブタミンの併用	ドパミン5～15 μg/kg/分あるいはノルアドレナリン≦0.1 μg/kg/分あるいはアドレナリン≦0.1 μg/kg/分	ドパミン>15 μg/kg/分あるいはノルアドレナリン>0.1 μg/kg/分あるいはアドレナリン>0.1 μg/kg/分
肝 ビリルビン値 (mg/dL)	<1.2	1.2～1.9	2.0～5.9	6.0～11.9	≧12.0
腎 Cr値 (mg/dL) 尿量 (mL/日)	<1.2	1.2～1.9	2.0～3.4	3.5～4.9 <500	≧5.0 <200
凝固 PLT (×万/μL)	≧15	<15	<10	<5	<2

(Care Med 22：707-710, 1996)

敗血症を疑うポイント

- 元気がない
- 体動困難，脱力
- 倦怠感
- 目がうつろ，傾眠，視線が合わない
- 不穏/訴えの多様化
- 食思不振，悪心

- 診断項目に体温・WBC・CRPがないことからわかるように，

デバイス
中心/末梢静脈路の刺入部
尿道カテーテルのバッグ

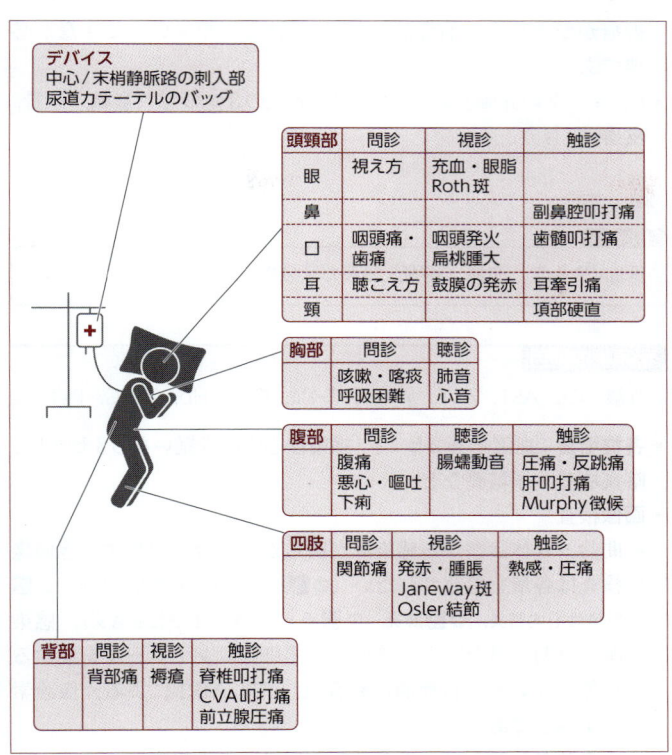

頭頸部	問診	視診	触診
眼	視え方	充血・眼脂 Roth斑	
鼻			副鼻腔叩打痛
口	咽頭痛・歯痛	咽頭発火 扁桃腫大	歯髄叩打痛
耳	聴こえ方	鼓膜の発赤	耳牽引痛
頸			項部硬直

胸部	問診	聴診
	咳嗽・喀痰 呼吸困難	肺音 心音

腹部	問診	聴診	触診
	腹痛 悪心・嘔吐 下痢	腸蠕動音	圧痛・反跳痛 肝叩打痛 Murphy徴候

四肢	問診	視診	触診
	関節痛	発赤・腫脹 Janeway斑 Osler結節	熱感・圧痛

背部	問診	視診	触診
	背部痛	褥瘡	脊椎叩打痛 CVA叩打痛 前立腺圧痛

図6-2 Top to bottomアプローチ

「平熱」,「炎症反応陰性」を理由に敗血症を否定してはならない.

問診・身体診察

- 「感染源の同定」と「ショックの評価」を目的とし,網羅的かつスピーディーな診察を心がける.
- 「感染源の同定」には,いわゆる"Top to bottom"アプローチが有用である(図6-2).深部感染でない限り,体表上から炎症所見(痛み,発赤,熱感,腫脹)を捉えることができるはずなので,全身をくまなくみて,触ることが重要である.特に普段隠れている箇所(ドレッシングされている創部,管類の刺入部,褥瘡ができやすい仙骨部など）は見落としやすいので注意が必要である．

- 「ショックの評価」は，いわゆる“灌流の3つの窓”（意識，尿量，皮膚）で行う．

検　査

Check

採血（生化学，血算，凝固，血液ガス分析）

必須採血項目

乳酸，Cr，AST，ALT，γ-GT，T-Bil，CRP，Hb，WBC，PLT

- **各種培養**：血液培養2セット（感染性心内膜炎疑いなら3セット），喀痰培養，尿培養など．
- **画像検査**
  - 問診・身体診察から感染源が明らかな場合，追加すべき画像検査は各章を参照されたい（➡ 5 感染症→V 急性腎盂腎炎，➡ 22 感染性心内膜炎，➡ 26 肺炎，➡ 30 胆・膵疾患→I 急性胆管炎）．感染源が不明な場合でも，後述する感染源コントロールを要する病態がないか，積極的に超音波，CT，MRIによる画像詮索をすべきである．
  - 感染源のコントロールが必要な疾患と画像検査
    - 脳膿瘍：造影CT，MRI．
    - 頸部膿瘍：超音波，造影CT．
    - 膿胸：超音波，単純X線，造影CT．
    - 感染性心内膜炎：超音波（経食道心臓超音波），心臓CT，^{18}F-FDG PET/CT．
    - 腹膜炎：超音波，CT．
    - 胆管炎・胆嚢炎：超音波，CT，MRI．
    - 閉塞性尿路感染：超音波，CT．
    - 壊死性軟部組織感染症：CT，MRI．
  - ショックを合併している場合は，今後の循環管理の指標となるため，胸部X線・心電図・経胸壁心エコーまでルーチンで行うべきである．特に心エコーを行う際は，「敗血症の“原因”に感染性心内膜炎がないか」,「敗血症の“結果”として二次的な心機能低下（敗血症性心筋障害［sepsis-induced myocardial dysfunction：SIMD］）・たこつぼ型心筋症を合併していないか」という視点を大事にしたい.

▶ 敗血症性ショックでは，SIMDと呼ばれる心機能障害が約40％の患者に合併すると報告されている.

急性期治療

- 敗血症性ショックは内科的エマージェンシーであり，「感染制御」と「ショックの是正」をいかに速く行えるかが命運を分ける．網羅的な診察や診療録の記載に固執し，初期治療が遅れることのないよう注意したい.

❶ 感染制御

- 感染制御に重要なのは，可及的早期の抗菌薬開始と適切かつ迅速な感染源コントロールである（外科手術，膿瘍ドレナージ，胆道/胆嚢ドレナージ，カテーテル類の抜去，壊死組織の外科的デブリドマンなど）．後者に共通するのは「物理的に除去できる感染源は除去しよう」という“感染源コントロール”のコンセプトである.
- 抗菌薬はあくまで“外さない”ことが重要のため，想定される微生物をもれなくカバーするような広域から開始する（empiric therapy）．起因菌の感受性が判明したら，可能な限り狭域な抗菌薬にde-escalationすることを検討する.
- empiric therapyとして，市中感染であればセフトリアキソン（CTRX）やスルバクタム/アンピシリン（SBT/ABPC），院内感染であればタゾバクタム/ピペラシリン（TAZ/PIPC）が頻用される.
- 敗血症あるいは敗血症性ショックと認知した後，抗菌薬は可及的早期に開始する.

❷ ショックの是正

①敗血症による組織低灌流と血管内容量減少のある患者に対し，十分な初期輸液を行う．通常，3時間以内に細胞外液 30 mL/kg

を投与することが多いが，心機能・肺うっ血などを指標に過剰な輸液負荷を避けることも重要である．

②初期輸液に反応せず平均血圧<65 mmHgが持続する場合は，カテコラミンサポートを開始する．第一選択はノルアドレナリンであり，0.2～0.3 γまで増量しても平均血圧>65 mmHgを保てない場合，バソプレシンの併用を開始する．

処方例

①ノルアドレナリン（1 mg/1 mL）5 A＋生理食塩水 45 mL〔計 50 mL〕
1.0～3.0 mL/時で開始（50 kg で 0.03～0.1 γ相当）
②バソプレシン（ピトレシン®）（20 U/1 mL）2A
＋生理食塩水 38 mL　1.2 mL/時で開始（0.02 U/分相当）

- 血管作動薬のなかで，ノルアドレナリンはドパミンより血管収縮作用が強く，敗血症性ショック患者における低血圧からの回復に効果的であることや，ドパミンと比較して頻脈や不整脈を起こしにくいことから第一選択となっている．
- 敗血症性ショックに対して強心薬（ドブタミン，アドレナリン）を第一選択として用いることは推奨されていないが，心機能低下合併例では血行動態維持のため，併用が検討される．
- カテコラミンへの反応が不良なときは，相対的副腎不全がショックに関与している可能性があるため，ハイドロコルチゾン（ハイドロコートン®）200 mg/日の持続静注も検討する（生命予後改善のエビデンスはないが，早期にショックを離脱できる可能性がある）．

よくある**レジデントの疑問** Clinical Question

Q 初期輸液として膠質液（アルブミン製剤）を用いることは妥当ですか？

A 細胞外液に対する優位性を示したエビデンスはなく，高価なため，ルーチンでの使用は控えるべきです．ただし，初期輸液で多量の細胞外液を必要とする場合や，低Alb血症が認められる場合には，使用を考慮してもよいでしょう．

Q 細胞外液（初期輸液）として生理食塩水とリンゲル液のどちらを用いる方がよいですか？

A 生理食塩水の大量投与で高Cl性代謝性アシドーシスによる急性腎障害を引き起こす可能性があります．したがって，pHが生体内に近しいリンゲル液（ラクテック®，ソルアセト，ソルラクト，ヴィーン®，フィジオ®）を使用することを推奨します．

おさえておきたい資料（ガイドライン等）

- **日本版敗血症診療ガイドライン2020**：日本版敗血症診療ガイドライン2020特別委員会，日集中医誌 28（Suppl）：S1-S411，2021/日救急医会誌 32（S1）：S1-S411，2011〔https://www.jsicm.org/pdf/jjsicm28Suppl.pdf（2024年8月閲覧）〕
- **日本版敗血症診療ガイドライン2024**：日本版敗血症診療ガイドライン2024特別委員会，日集中医誌 doi：10.3918/jsicm.2400001/日救急医会誌 doi：10.1002/jja2.S0025（2024年8月閲覧）

7 意識障害

Flowchart

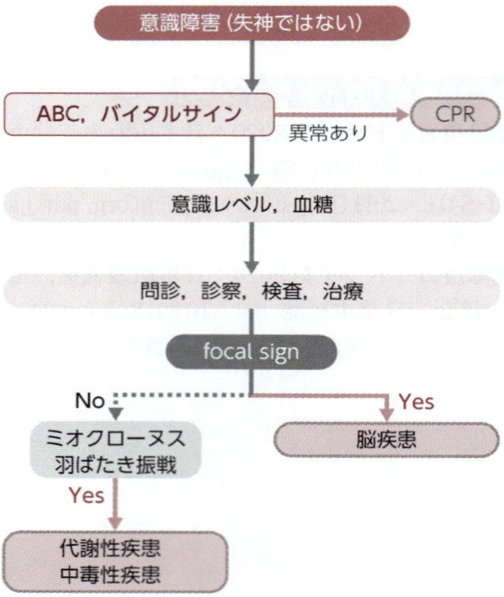
意識障害（失神ではない）
ABC，バイタルサイン
異常あり
CPR
意識レベル，血糖
問診，診察，検査，治療
focal sign
No
Yes
ミオクローヌス
羽ばたき振戦
脳疾患
Yes
代謝性疾患
中毒性疾患

図7-1　意識障害診療フローチャート
CPR：心肺蘇生.

診断のポイント

- 失神を鑑別する（➡ 11 失神）.
  - ▶ 意識障害は持続時間が長く，回復に時間を要する.
  - ▶ 失神は通常，1分以内に回復する.
- **意識障害の原因**
  - ▶ 代謝性疾患・中毒性疾患（60%），脳疾患（30%），その他（10%）とされる（表7-1, 2）.
  - ▶ その他には，精神疾患（心因性含む），原因不明などがある.

表7-1　代謝性疾患・中毒性疾患の原因

●糖尿病（低血糖，高血糖）
●肝疾患（肝性脳症）
●腎疾患（尿毒症）
●肺疾患（CO_2ナルコーシス）
●心停止（低酸素脳症）
●電解質異常（Na，Ca，P，Mg）
●アシドーシス，アルカローシス
●甲状腺機能亢進症・低下症
●急性アルコール中毒
●アルコール離脱（振戦せん妄）
●ビタミンB_1欠乏（Wernicke脳症）
●薬物中毒（向精神薬，麻薬，過量内服）
●体温異常（熱中症，低体温症）

表7-2　脳疾患の原因

●頭部外傷（急性硬膜外血腫，急性硬膜下血腫，慢性硬膜下血腫）
●脳血管障害（くも膜下出血，脳出血，脳梗塞）
●感染性疾患（髄膜脳炎，脳炎）
●脳腫瘍（原発性，転移性）
●脱髄性疾患（多発性硬化症，視神経脊髄炎）
●後方可逆性脳症症候群（posterior reversible encephalopathy syndrome：PRES）
●てんかん

初期対応のポイント

- A（airway［気道］），B（breathing［呼吸］），C（circulation［循環］）を確認．
- バイタルサインを確認．
  - ▶ 異常があれば，心肺蘇生法（CPR）を実施．
- 血管確保，モニター装着などを行う．
- 意識レベルを評価．
  - ▶ JCS（Japan Coma Scale）（表7-3）やGCS（Glasgow Coma Scale）（表7-4）を用いる．

表7-3　JCS (Japan Coma Scale)

Ⅰ：刺激しないでも覚醒している状態	
1	だいたい意識清明だが，今ひとつはっきりしない
2	時・人・場所がわからない (見当識障害がある)
3	名前，生年月日が言えない
Ⅱ：刺激すると覚醒する状態	
10	呼びかけで容易に開眼する
20	大きな声または体をゆさぶることにより開眼する
30	痛み刺激でかろうじて開眼する
Ⅲ：刺激しても覚醒しない状態	
100	痛み刺激に対し，払いのける動作をする
200	痛み刺激で少し手足を動かしたり，顔をしかめる
300	痛み刺激にまったく反応しない

表7-4　GCS (Glasgow Coma Scale)

開眼 (E)	自発的に	4
	音により	3
	痛みにより	2
	なし	1
最良言語反応 (V)	見当識あり	5
	混乱した会話	4
	不適切な会話	3
	意味不明の発声	2
	なし	1
最良運動反応 (M)	命令に従う	6
	疼痛部へ	5
	屈曲：逃避	4
	屈曲：異常	3
	伸展	2
	なし	1

軽症：3〜8点，中等症：9〜12点，重症：13〜15点．

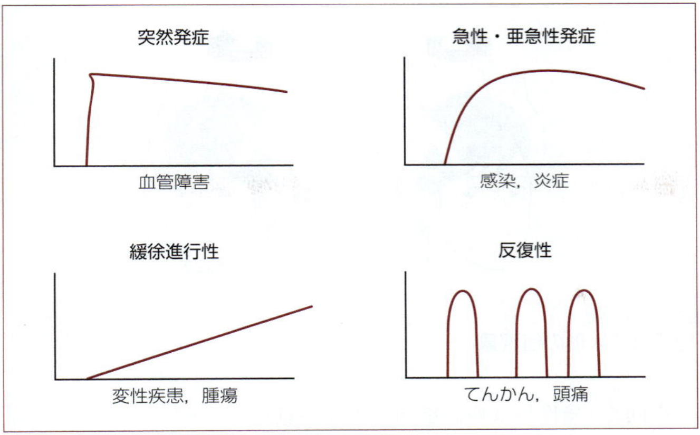
突然発症
血管障害
急性・亜急性発症
感染，炎症
緩徐進行性
変性疾患，腫瘍
反復性
てんかん，頭痛

図7-2　発症様式による分類

- 低血糖を除外.
  - ▶ 頻度が高く，持続すると不可逆的な脳障害をきたす.
  - ▶ 簡易血糖測定器を用いて，血糖測定を行う.

処方例

〈低血糖の場合〉
① 50%ブドウ糖 2 A（40 mL） 静注

問診のポイント

- 問診，診察，検査，治療を同時並行で行う.
- 目撃者を通じて，なるべく多くの情報を入手する.
- 発症様式から病態を推測する（図7-2）.

診察のポイント

- 神経診察でfocal sign（脳の局所病変を示唆する所見）を確認.
  - ▶ focal signがなければ代謝性疾患・中毒性疾患を疑う.
- ミオクローヌス，羽ばたき振戦を確認.
  - ▶ 代謝性疾患・中毒性疾患を示唆する重要所見である.

神経診察

❶ 眼位

- **共同偏視**：脳梗塞・脳出血では病側を向き，てんかんでは健側

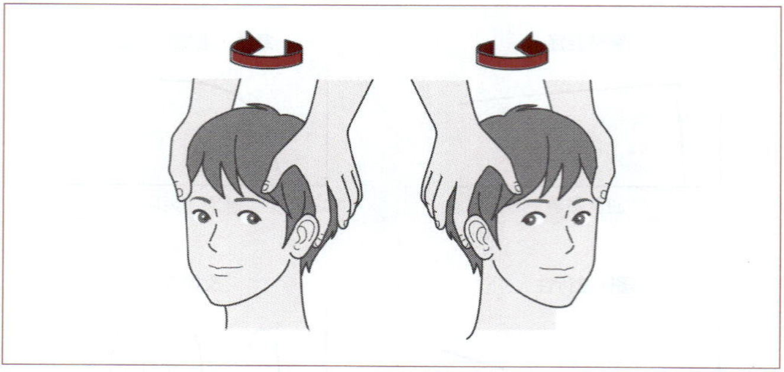

図7-3　人形の目現象

を向く（発作後は病側を向くので注意）.
- **片眼の偏位**：動眼神経麻痺，外転神経麻痺など，脳幹障害を示唆.
- **眼球彷徨**（roving eye movement）：眼球が水平方向に自発的に動く．脳幹機能が保たれていることを示唆.
- **人形の目現象**（doll's eye phenomenon）（図7-3）：頭位変換眼球反射（oculocephalic reflex：OCR）とも呼ぶ．この現象が欠如し，頭部とともに眼球が動く場合は，脳幹障害を示唆.

❷ 瞳孔
- **瞳孔不同**：脳幹障害を示唆.
- **散瞳**：末期の脳ヘルニアなどでみられる.
- **縮瞳**：CO_2ナルコーシス，麻薬中毒，橋出血などでみられる.
- **対光反射**：消失は脳幹障害を示唆する．白内障術後では緩慢となることに注意.

❸ 視野
- **半盲**：患者の目に向かって，手を動かし，瞬きの有無で半盲の有無を判断する（図7-4）.

❹ 運動系
- **肢位**：片麻痺では，麻痺側の足が外旋する．大脳病変では頭位・眼位は病側を向く（図7-5）.
- **腕落下試験，膝落下試験**：麻痺側はすぐに落下する（図7-6）.

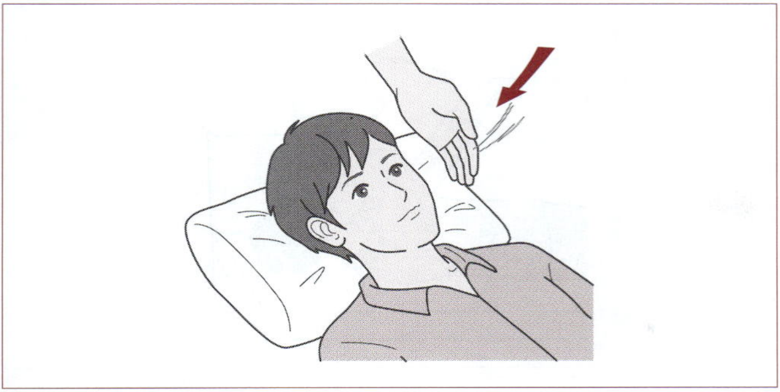

図7-4　視野検査

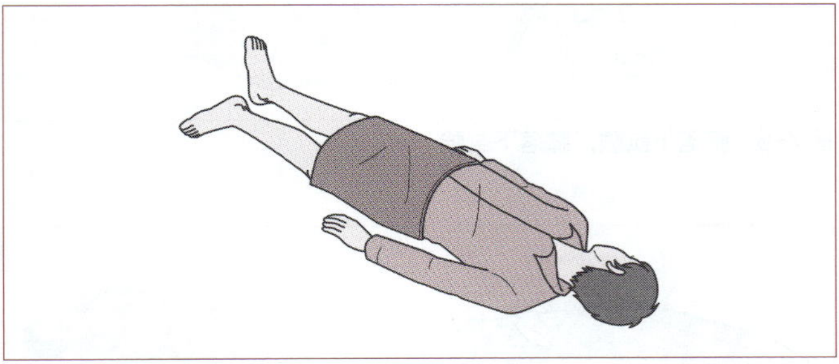

図7-5　片麻痺の肢位

- **除皮質硬直**：大脳皮質の広範な障害を示唆（図7-7a）.
- **除脳硬直**：脳幹を含む脳全体の障害を示唆（図7-7b）.

❺ 感覚系

- **痛み刺激**：逃避反応があれば，感覚が保たれていることを示唆.

❻ 腱反射，病的反射

- 意識障害では腱反射は低下—消失する.
  - ▶ Babinski 反射，Chaddock 反射は陽性となる.
  - ▶ 左右差がある場合，錐体路障害を示唆.

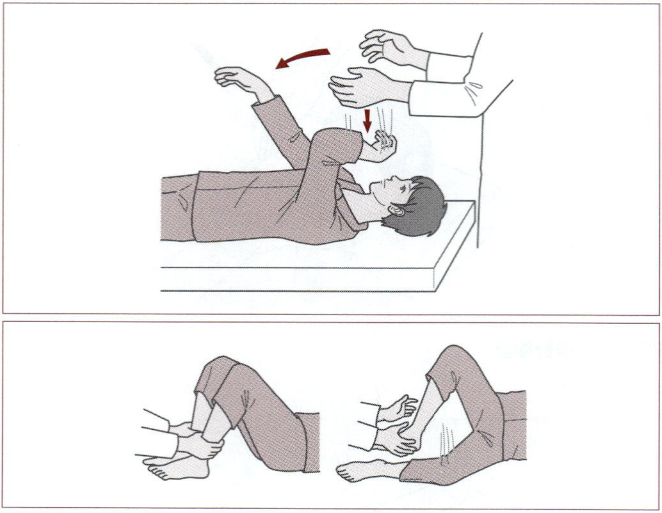

図7-6　腕落下試験，膝落下試験

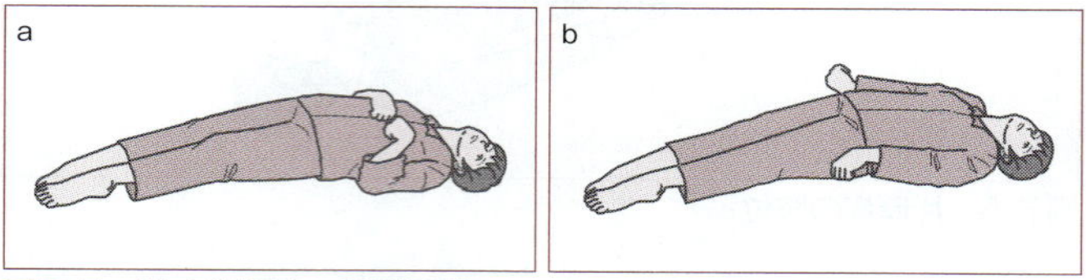
a
b

図7-7　除皮質硬直，除脳硬直

❼ 髄膜刺激徴候

- **項部硬直，Kernig徴候**：くも膜下出血，髄膜脳炎など．

❽ ミオクローヌス，羽ばたき振戦

- 代謝性疾患・中毒性疾患を示唆する重要所見（図7-8）．

検査のポイント

- ルーチンの血液検査，尿検査，心電図，胸部X線，頭部CTなどに加え，血液検査では，動脈血液ガス分析，血糖，NH_3，甲状腺機能，ビタミンB_1，B_{12}，Mg，エタノール，血中薬物濃度

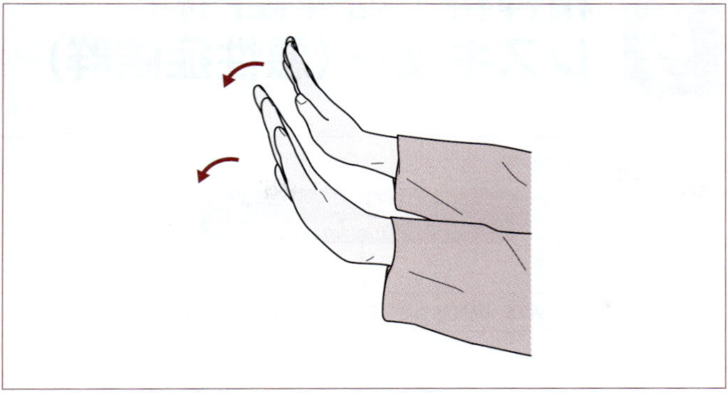

図7-8　羽ばたき振戦

などを追加する.

- 尿検査では，簡易薬物スクリーニングキット（トライエージ DOA®）も検討する.
  - ▶ トライエージ DOA® は，薬物中毒，麻薬中毒の検出に優れる.
- 必要に応じて全身CT，頭部MRI，髄液検査，脳波などを行う.

治療・応急対応

- ビタミンB_1欠乏が疑われる場合（栄養失調，偏食，アルコール依存症など）や，外眼筋麻痺や小脳失調を伴っている場合には，Wernicke脳症を疑い，すぐにビタミンB_1を点滴静注する.
- その他，原病に応じて，治療を行っていく.
- Wernicke脳症を疑う場合は，以下の①，②のいずれかを処方する.

処方例

①ビタミンB_1（アリナミン®F100 注）　1 A（100 mg）
主管のボトルに混注
②ビタミンB_1，B_6，B_{12}（ビタメジン® 静注用）　1 V
主管のボトルに混注

↳必ず，ビタミンB_1の検体を提出してから，治療を行う.

8 精神科・脳神経内科レスキュー（悪性症候群）

Flowchart

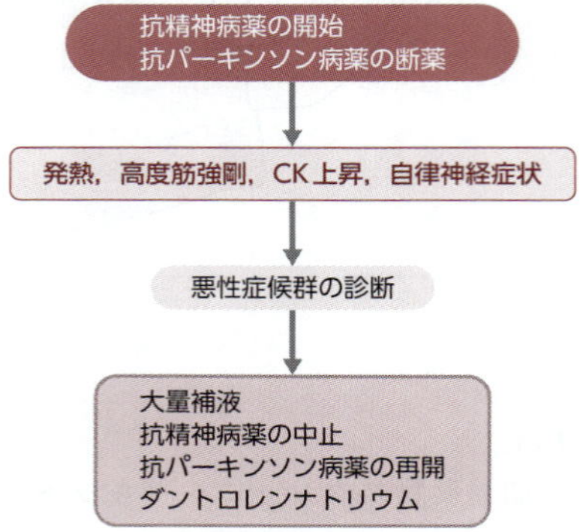
抗精神病薬の開始
抗パーキンソン病薬の断薬
発熱，高度筋強剛，CK 上昇，自律神経症状
悪性症候群の診断
大量補液
抗精神病薬の中止
抗パーキンソン病薬の再開
ダントロレンナトリウム

図 8-1　悪性症候群診療のフローチャート

表 8-1　悪性症候群の診断基準

- 最近の抗精神病薬の使用，または抗パーキンソン病薬の中断
- 発熱
- 高度筋強剛
- 意識レベルの変化
- CK 上昇
- 交感神経系の異常（頻脈，頻呼吸）
- 他疾患の鑑別

表 8-2　悪性症候群の鑑別診断

- 内分泌疾患（甲状腺機能亢進症，褐色細胞腫）
- 脱水症，熱中症
- 脳炎，髄膜脳炎
- アルコール離脱
- 横紋筋融解症
- セロトニン症候群

治療までのアプローチ

診　断

- 薬物使用，断薬の有無を確認．
- ドパミンの急激な低下によるパーキンソニズムの急性の出現，または悪化が病態である（表8-1）．
- 意識障害，急性腎不全，DICから死亡する場合もある．
- 他疾患の鑑別が必要（表8-2）．
- セロトニン症候群は，選択的セロトニン再取り込み阻害薬（SSRI）などのセロトニン作動薬の開始により，悪性症候群と類似の症状をきたす．
  - ▶ 悪性症候群に比して症状は軽度であるが，鑑別は難しく，薬物から鑑別する．

急性期治療

- 抗精神病薬が原因となっている場合には，薬剤を速やかに中止する．
- 抗パーキンソン病薬の中断が原因の場合は，速やかに再開する．
  - ▶ 内服困難となっている場合が多く，経鼻胃管を用いて投与する．
- 発熱に対しては，十分な補液，氷枕，氷嚢を用いて全身の冷却を行う．
- 循環動態，呼吸状態をモニタリングしながら，全身管理を行う．
- 筋強剛やCK上昇が顕著な場合には，ダントロレンナトリウムを用いる．

処方例

①ダントロレンナトリウム（ダントリウム® 静注用 20 mg）　40 mg 緩徐に静注（15分以上かけて）

↳症状の改善が認められない場合には，20 mgずつ追加投与（最大200 mg/日）．

↳強アルカリ製剤のため，混注を避ける．

↳血管漏出部位壊死の可能性があるため，単独ルートから投与する．

- 感染症，急性腎不全，DICに対する治療も行う．

よくある レジデントの疑問 Clinical Question

Q 内服困難なパーキンソン病患者に対する薬物療法は？

A 周術期などで抗パーキンソン病薬の投与が困難な場合は，悪性症候群を予防するために点滴製剤に置換します（レボドパ配合錠100 mgあたり，レボドパ注射液50〜100 mgに置換）．例えば，レボドパ配合錠を1錠/回，1日3回毎食後で内服している場合は，レボドパ注射液を1日3回投与することになります．

処方例

〈レボドパ配合錠 100 mg あたり〉
①レボドパ注射液（ドパストン® 静注 50 mg）50〜100 mg
＋生理食塩水 100 mL　1〜2 時間かけて点滴静注

↳ドパストン®静注の添付文書では1日あたり50 mgが最大量となっていますが，実際にはこれでは用量不足であり，ガイドラインでは上記の用量が推奨されています．

おさえておきたい資料（ガイドライン等）

- **パーキンソン病診療ガイドライン2018**：日本神経学会（監），「パーキンソン病診療ガイドライン」作成委員会（編），医学書院，2018〔https://www.neurology-jp.org/guidelinem/parkinson_2018.html（2024年8月閲覧）〕

9 頭 痛

Flowchart

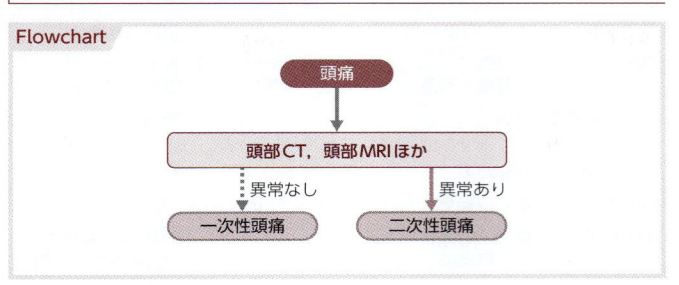

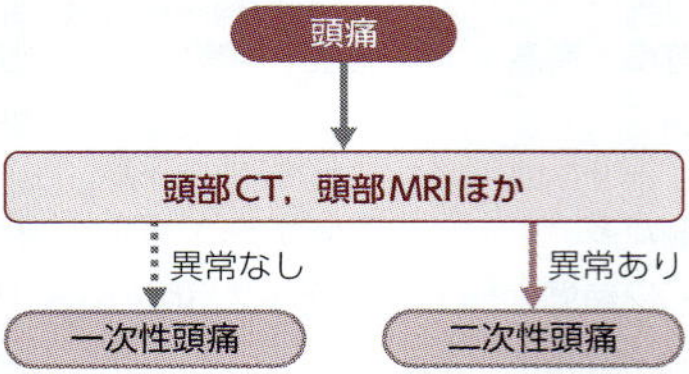
頭痛
頭部CT，頭部MRIほか
異常なし
異常あり
一次性頭痛
二次性頭痛

図9-1 頭痛診断の流れ

診断のポイント

- 一次性頭痛と二次性頭痛の鑑別が重要である（表9-1，2）.
- 二次性頭痛は他疾患に起因する頭痛であり，重篤な疾患が多い.
- 高齢初発の頭痛は，二次性頭痛を強く疑う.
- 頭痛の原因は脳疾患とは限らない．緑内障，副鼻腔炎など頭蓋外疾患を見逃さない.

問診のポイント

- **同様の頭痛の経験の有無**
  - ▶ 一次性頭痛があっても，頭痛の性状が普段と異なる場合には，二次性頭痛が併発した可能性を考える.
  - ▶ 経験したのことのない激しい頭痛では，くも膜下出血を疑う.
- **頭痛の性状**
  - ▶ 一側性か，両側性か.
  - ▶ 拍動性か，頭重感か.
  - ▶ 持続時間，頻度，疼痛部位，誘因，増悪・寛解因子，1日のうちどの時間帯に多いか.
- **前兆（aura）の有無**
  - ▶ 閃輝暗点（キラキラした帯状の光）があれば，片頭痛を考える.
- **随伴症状**：発熱，悪心・嘔吐，視力・視野障害，光・音・にお

表9-1　一次性頭痛

	片頭痛	緊張型頭痛	群発頭痛
有病率	8.4%	22.4%	0.1%
性別	男<女	男<女	男>女
好発年齢	20〜40歳台	多くは成人	20〜40歳台
頭痛の特徴	拍動性 中等度〜重度	圧迫感/締め付け感 軽度〜中等度	非拍動性 眼窩部の激痛
生活の支障度	高い	低い (受診は低頻度)	非常に高い
片側/両側	片側が多い	両側が多い	片側
持続時間	4〜72時間	30分〜7日間	15〜180分間
随伴症状	悪心・嘔吐 光・音過敏	—	頭部自律神経症状 (結膜充血，流涙)

表9-2　二次性頭痛

1. くも膜下出血
2. 脳出血
3. 髄膜炎
4. 脳動脈解離
5. 後方可逆性脳症症候群 (PRES)
6. 可逆性脳血管攣縮症候群 (RCVS)
7. 脳静脈洞血栓症
8. 脳脊髄液漏出症
9. 肥厚性硬膜炎
10. 巨細胞性動脈炎 (側頭動脈炎)
11. 緑内障
12. 副鼻腔炎
13. 薬剤性

い過敏など.

診察のポイント

- **バイタルサイン**：意識レベル，血圧，脈拍，体温.
- **髄膜刺激徴候**：項部硬直，Kernig徴候，jolt accentuation（1秒間に2〜3回の周期で頸を横に振ってもらう）.

- 神経診察でfocal sign（脳の局所病変を示唆する所見）があれば，二次性頭痛を疑う．

検査のポイント

❶ 頭部CT，頭部MRI

- 二次性頭痛を見逃さない目的で行う．

❷ 血液検査

- 巨細胞性動脈炎（側頭動脈炎）の鑑別に行う．高齢者では必須．

❸ 腰椎穿刺

- 髄膜炎・脳炎を疑う場合に行う．
- くも膜下出血の確定診断のために行う場合がある．
- 検査前に頭部CTまたはMRIを行う（頭蓋内占拠性病変の否定のため）．

✕DON'T 頭蓋内圧亢進が疑われる場合は行わない．

鑑別・治療

❶ 一次性頭痛

a．片頭痛

- 典型的には，「中等度以上のズキズキとした痛み」が半日～3日持続する．
- 若年の女性に多く，中年以降で減弱する．
- 前兆として閃輝暗点（5～60分間続く）が頭痛に先行する場合がある．
- ストレス，ストレスからの解放，睡眠の過不足，月経周期，天候の変化（梅雨・台風），光・音・におい，アルコールなどが誘因となる．
- **治療**：必要に応じ，以下の1）～3）を組み合わせる．
  - ▶ 難治性の場合，内服薬やCGRP関連抗体薬などの片頭痛予防薬を検討する．

1）軽度～中等度の頭痛

- 以下の①，②のいずれかを処方する．

処方例

①アセトアミノフェン（カロナール®） 300～1,000 mg/回
1日4回まで 経口
②ロキソプロフェン（ロキソニン®） 60 mg/回 1日3回まで 経口

2) 中等度～重度の頭痛

- **トリプタン製剤**：頭痛を生じてからできるだけ早期（発症から1時間程度まで）に内服する（状況に応じて，以下の①～⑦のいずれかを処方する）.

処方例

①スマトリプタン（イミグラン） 50 mg/回 1日4回まで 経口
②ゾルミトリプタン（ゾーミッグ®） 2.5 mg/回 1日4回まで 経口
③エレトリプタン（レルパックス®） 20 mg/回 1日2回まで 経口
④リザトリプタン（マクサルト®） 10 mg/回 1日2回まで 経口
⑤ナラトリプタン（アマージ） 2.5 mg/回 1日2回まで 経口

↳効果不十分な場合は，2時間以上あけて追加投与可（ナラトリプタンのみ4時間）.

処方例

⑥スマトリプタン（イミグラン®） 0.1 mL（20 mg）/回
1日2回まで 点鼻
⑦スマトリプタン（イミグラン®） 3 mg/回 皮下注

↳効果発現速度：皮下注＞点鼻＞経口（非経口薬：内服困難時によい適応となる）.

↳点鼻：効果不十分な場合は2時間以上あけて追加投与可（1日総投与量：40 mg以内）.

↳皮下注：効果不十分な場合は1時間以上あけて追加投与可（1日総投与量：6 mg以内）.

✕DON'T 血管収縮作用を有するため，虚血性心疾患，脳血管障害，末梢動脈疾患，コントロール不良の高血圧，特殊な片頭痛（片麻痺性片頭痛，脳幹性前兆を伴う片頭痛）では禁忌.

- **ジタン製剤**：トリプタン製剤と異なり，血管収縮作用を有さないという特徴があるが，傾眠，めまい，倦怠感などの副作用が多い.

処方例

①ラスミジタン（レイボー®） 100 mg/回 1日1回まで 経口

3) 悪心・嘔吐

- 以下の①，②のいずれかを処方する．

処方例

①ドンペリドン（ナウゼリン®） 10 mg/回 1日3回まで 経口
②メトクロプラミド（プリンペラン®） 5 mg/回 経口
or 10 mg/回 静注

b. 緊張型頭痛

- 典型的には，「軽度の両側性の締め付け感」が持続する．
- 有病率は高いが，軽症であり，受診に至ることは少ない．
- 片頭痛の前段階であるという仮説が提唱されている．
- 急性期治療は片頭痛の「軽度～中等度の頭痛」と同様．
- 予防療法として，以下の①～⑤の治療薬を単独または併用で処方する．
- ストレス，同一姿勢，運動不足が誘因となりうるため，生活習慣の改善も必要．

処方例

〈抗うつ薬〉
①アミトリプチリン（トリプタノール®） 10 mg/回
1日1回（10～75 mg/日） 経口

処方例

〈抗不安薬〉
②アルプラゾラム（ソラナックス®） 0.4 mg/回 1日3回 経口
③エチゾラム（デパス®） 0.5 mg/回 1日1回 経口

処方例

〈筋弛緩薬〉
④エペリゾン（ミオナール®） 50 mg/回 1日3回 経口
⑤チザニジン（テルネリン®） 1 mg/回 1日3回 経口

c. 群発頭痛

- 典型的には，「1時間程度の片目の激痛」を毎晩同じ時間に繰り返す．
- 頭痛の群発期が数週～数ヵ月続き，その間の寛解期は通常数ヵ月～数年間続く．

- 頭部の自律神経症状(結膜充血, 流涙など), 落ち着きのない興奮した様子が特徴.

1) 急性期治療

処方例

①スマトリプタン(イミグラン®) 3 mg/回 1日2回まで 皮下注
②高濃度酸素フェイスマスク 7 L/分×15分間

2) 予防療法

処方例

①ベラパミル(ワソラン®) 40 mg/回 1日3回 経口

❷ 二次性頭痛

a. くも膜下出血 (➡ 13 脳血管障害)

b. 脳出血 (➡ 13 脳血管障害)

c. 髄膜炎 (➡ 14 髄膜炎)

d. 脳動脈解離

- 若年者に多く, わが国では頭蓋内椎骨動脈に好発する.
- 虚血発症(椎骨動脈解離[Wallenberg症候群]), 出血発症(くも膜下出血), 頭痛・頸部痛のみの発症がある.
- 内頸動脈解離では前頸部痛, 椎骨動脈解離では後頸部痛をきたす.
- 交通事故, 医原性, スポーツ, 整体, 頸部の運動, 咳・くしゃみなどが誘因となる.

e. 後方可逆性脳症症候群(PRES)

- 後方可逆性脳症症候群(posterior reversible encephalopathy syndrome:PRES)は, 頭部MRIのFLAIRでびまん性脳浮腫と後頭葉白質の高信号を認める. 一方で拡散強調画像では異常が目立たないことが特徴.
- 可逆性後部白質脳症症候群(reversible posterior leukoencephalopathy syndrome:RPLS)とも呼ばれる. 従来の高血圧性脳症とほぼ同義である.

- 全身状態が不良な場合が多く，全身管理を要する．

f. 可逆性脳血管攣縮症候群（RCVS）

- 可逆性脳血管攣縮症候群（reversible cerebral vasoconstriction syndrome：RCVS）の好発年齢は20～50歳で，女性に多く発症する．
- 突然発症の雷鳴頭痛が特徴．
- 診断には，頭部MRAで脳血管の多発性，分節状の血管攣縮を確認する必要がある．
- 急性期に攣縮する血管は末梢血管である．時間をおいて主幹動脈に移行する．
- 数日から数週間以内に，脳出血，くも膜下出血，脳梗塞，PRESなどを合併しうる．
- 血管拡張作用を持つベラパミル，ロメリジンを投与することが多い．

処方例

①ベラパミル（ワソラン®） 40～80 mg/回 1日3回 経口

✕DON'T トリプタン製剤，ステロイドは増悪因子である．

g. 脳静脈洞血栓症

- 脳静脈の閉塞に伴い，静脈性梗塞や頭蓋内出血を発症する．
- 頭痛で初発することが多く，けいれんをきたす場合もある．
- 頭部MRI T2強調画像でflow void消失，T2*強調画像で静脈内血栓，磁気共鳴静脈造影（MRV）で静脈洞閉塞を認める．
- 頭部CTで高吸収域の脳静脈血栓を検出できる場合もある．
- 急性期にはヘパリンを用いた抗凝固療法が第一選択となる．

処方例

①ヘパリン1万単位/10 mL＋生理食塩水38 mL
2 mL/時で側管より持続静注を開始し，適宜増減（APTT値：約2倍程度が目標）

h. 脳脊髄液漏出症

- 特徴的な起立性頭痛を生じる．
- 追突事故，転倒，スポーツ外傷，腰椎穿刺を契機に発症する．

- **頭部造影MRI**：びまん性硬膜肥厚，下垂体腫大，静脈・静脈洞の拡張など.
- **脊髄造影MRI**：floating dural sac sign.
- 安静，経口水分摂取，補液(1～2 L/日)による保存的治療を行う.
  - ▶ 保存的治療を1～2週間施行しても改善しない場合には，硬膜外腔自家血注入療法（ブラッドパッチ療法）を検討する.

i. 肥厚性硬膜炎

- 脳・脊髄硬膜の部分的な肥厚により，頭痛のほか，多彩な神経症状を呈する.
- 頭部造影MRIが必須である．脳脊髄液漏出症と画像所見が類似するが，頭痛の性状などから鑑別する.

j. 巨細胞性動脈炎（側頭動脈炎）

- 50歳以上の高齢者に多く発症する，こめかみの拍動性頭痛である.
- 浅側頭動脈の発赤，圧痛，索状肥厚を伴う.
- 血沈が高値を示す(血液検査は必須).
- 失明に至る可能性があり，診断後にはステロイド治療を速やかに開始する.
- リウマチ性多発筋痛症を合併することが多い.

k. 薬物乱用頭痛

- 慢性的な鎮痛薬の使用過多が頭痛の原因となる.
- 治療の原則は，原因薬剤の中止である.

おさえておきたい資料（ガイドライン等）

- **頭痛の診療ガイドライン2021**：日本神経学会，日本頭痛学会，日本神経治療学会(監)，「頭痛の診療ガイドライン」作成委員会(編)，医学書院，2021〔https://www.jhsnet.net/pdf/guideline_2021.pdf (2024年8月閲覧)〕
- **国際頭痛分類 第3版**：国際頭痛学会・頭痛分類委員会(著)，日本頭痛学会・国際頭痛分類委員会(訳)，医学書院，2018〔https://www.jhsnet.net/kokusai_2019/all.pdf (2024年8月閲覧)〕

10 めまい

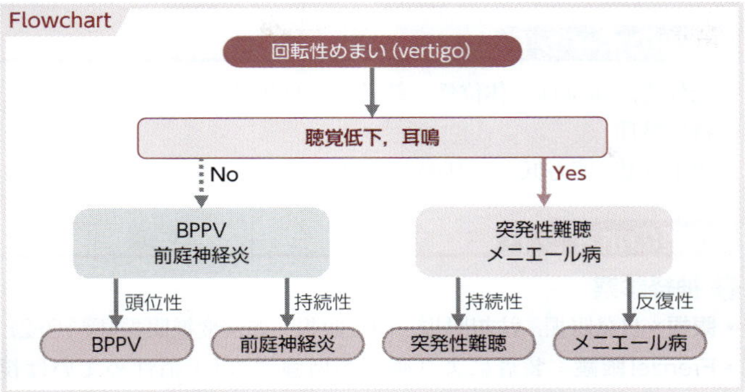
Flowchart
回転性めまい (vertigo)
聴覚低下，耳鳴
No
Yes
BPPV
前庭神経炎
突発性難聴
メニエール病
頭位性
持続性
持続性
反復性
BPPV
前庭神経炎
突発性難聴
メニエール病

図10-1　末梢性めまい

BPPV：良性発作性頭位めまい症.

診断のポイント

- 末梢性めまい（耳性めまい），中枢性めまい（脳血管障害），その他のめまい（内科疾患，精神疾患など）の鑑別を要する.
- 回転性めまい（vertigo），浮動性めまい（dizziness）のいずれかを判断する.
- その他，平衡障害（歩行時のふらつき），前失神（眼前暗黒感）などを含む.
- 回転性めまいであれば，末梢性めまいと考えて診療を行う.
- 末梢性めまいでは，水平回旋性眼振が特徴的である（水平性のみ，回旋性のみもある）.
- 典型的な末梢性めまいの所見であっても，中枢性めまいは否定できないため，頭部MRIの撮像が望ましい.
- 末梢性めまいの患者が，浮動性めまいで来院することも多い.
- 突然発症の浮動性めまい，平衡障害では，脳血管障害を疑う.
- 慢性的な浮動性めまいの場合，心因性を含む精神疾患の頻度が高い.

Check

- 最も重要なことは，中枢性めまいを見逃さないことである
- 点滴で治療しても歩けない場合は中枢性めまいが否定できないため，入院を勧める

問診のポイント

- 発作性，頭位性，体位性，持続性，反復性.
- 持続時間.
- 蝸牛症状（聴力低下，耳鳴，耳閉感）.

診察のポイント

❶ 神経診察

- **眼振**：自発眼振，注視眼振，頭位眼振，頭位変換眼振（図10-2）.
- **Frenzel眼鏡**：装着により眼振が増強する（末梢性めまいは視覚抑制がかかるため）.
- 聴力.
- **focal sign**：麻痺，感覚障害，小脳失調，複視，構音障害，嚥下障害，失語などがあれば，中枢性めまいを疑う.

❷ Schellong test

- 前失神が疑われる場合に，起立性低血圧の有無を確認するために行う.
- 仰臥位で血圧，脈拍を測定し，その後，起立して3分後まで血圧，脈拍を測定する.
- 起立後3分以内に収縮期血圧（SBP）20 mmHg以上低下，SBPの絶対値が90 mmHg未満に低下，拡張期血圧（DBP）10 mmHg以上低下のいずれかの所見があれば，起立性低血圧ありと判断する.
- 起立後に代償性脈拍増加がみられない場合，自律神経障害を考える（パーキンソン病，多系統萎縮症，家族性アミロイドポリニューロパチーなど）.

検査のポイント

- 血液検査，心電図，頭部CT，頭部MRI・MRA.

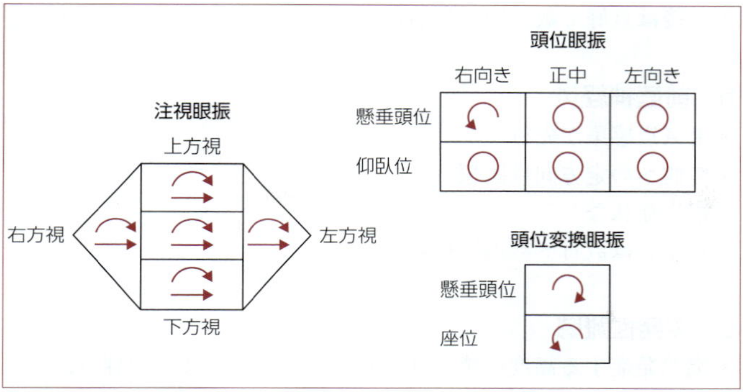
注視眼振
上方視
右方視
左方視
下方視
頭位眼振
右向き
正中
左向き
懸垂頭位
仰臥位
頭位変換眼振
懸垂頭位
座位

図10-2　眼振検査

注視眼振の所見は，前庭神経炎，突発性難聴，メニエール病の典型的な所見である．頭位眼振，頭位変換眼振の所見は，BPPVの典型的な所見である．

► めまいの中枢病変は，脳幹，小脳などの病変であり，特に急性期の脳幹梗塞では，頭部MRI拡散強調画像でも病変が検出されない場合がある．脳梗塞が疑わしい場合には，翌日に再検する必要がある．

► 頭部MRI拡散強調画像は3方向（水平断，冠状断，矢状断）で撮像すると，より病変が検出しやすい．

鑑別

❶ 末梢性めまい

a. 良性発作性頭位めまい症（BPPV）

- 良性発作性頭位めまい症（benign paroxysmal positional vertigo：BPPV）は，末梢性めまいの半分以上を占める．50歳以上の女性に多い．
- 卵形嚢斑に存在する耳石が半規官に迷入したり（半規管結石症），半規管膨大部の感覚器（クプラ）に付着したりする（クプラ結石症）．
- 頭位変換により数秒の潜時をおいてめまいが出現し，数秒～2分以内持続する．
- 頭位により，眼振の向きが逆転するのが特徴的である（図10-2）．

- 予後は良好で数週間で自然軽快するが，再発も多い．

b. 前庭神経炎

- 上気道感染が先行．
- 健側への定方向性眼振．
- 蝸牛症状なし．
- めまいは数日～数週間持続．

c. 突発性難聴

- 突然発症する高度の感音性難聴．約半数にめまいを伴う．
- 健側への定方向性眼振．
- 蝸牛症状あり．
- めまいは数日～数週間持続．
- 蝸牛症状を訴えない場合もまれにあるため，耳鼻科で検査し，見逃さないようにする．

d. メニエール病

- 内耳の特発性内リンパ水腫．
- 再発性，めまいは数分～数日間持続，発作間隔は数日～数年間．
- 蝸牛症状あり．
- 患側への定方向性眼振．
- 病期の進行とともに低音域感音性難聴が進行．
- 反復する精神的なめまいを，メニエール病と誤診されている場合も多い．

❷ 中枢性めまい

a. 脳血管障害

1) Wallenberg症候群（延髄外側梗塞）

- 患側顔面の温痛覚低下，対側半身の温痛覚低下，患側のHorner症候群，健側への定方向性眼振，嚥下障害，患側の小脳失調がみられる．
- 椎骨脳底動脈解離に続発して起こることも多い．

2) 小脳梗塞

- 後下小脳動脈（PICA）の閉塞では，嘔吐を伴う激しいめまいが生じるが，四肢失調が目立たないことが多い．体幹失調により，立位困難な場合が多い．

- 前下小脳動脈（AICA）の閉塞では，前庭神経炎と区別が困難な場合がある．

3）椎骨脳底動脈解離

- 突然発症の片側の後頭部～後頸部痛を伴う．
- 動脈解離が中膜の断裂を起こすと脳梗塞，外膜に及ぶと，くも膜下出血になる．

4）椎骨脳底動脈循環不全症（VBI）

- 椎骨脳底動脈系の血行力学的な虚血と考えられる．
- 頻度はまれである．
- MRAで椎骨脳底動脈の高度の動脈硬化を認める．
- 頸部の回旋，過伸展，体位変換が誘因となる．
- めまい（眼前暗黒感）は数分間続く．

b．聴神経腫瘍

- 一側性の耳鳴，感音性難聴が先行することが多い．
- 回転性めまいは比較的少ない．
- Bruns眼振（患側注視時に振幅が増大する注視眼振）がみられる．

❸ 前失神

- 脱水，貧血，消化管出血など．
- 起立性低血圧，血管迷走神経反射など．
- 心原性（洞不全症候群，房室ブロック，大動脈弁狭窄症など）．

治療・応急対応

❶ 注射薬

- 末梢性めまいや原因がはっきりしないめまいの場合は，以下の①～③のいずれかを単剤または併用で使用する．

処方例

①ヒドロキシジン（アタラックス®-P注射液）25 mg
＋生理食塩水 50 mL　15分で点滴静注

処方例

②炭酸水素ナトリウム（メイロン静注 7%）40 mL
　＋ソルデム 3A 200 mL　1 時間かけて点滴静注

↳心負荷，高 Na 血症に注意して使用する．

✕DON'T メイロン静注7% 250 mL製剤は，心負荷，高Na血症の懸念から避ける．

処方例

〈悪心・嘔吐に対して〉
③メトクロプラミド（プリンペラン® 注射液）10 mg
　側管から静注 or 上記に混注

❷ 内服薬

- 経口摂取可能であれば，以下の①〜⑤のいずれかを単剤または併用で使用する．

処方例

〈抗めまい薬〉
①ベタヒスチン（メリスロン®） 6〜12 mg/回　1 日 3 回　経口

処方例

〈抗ヒスタミン薬〉
②トラベルミン® 配合錠（ジフェンヒドラミン 40 mg,
　ジプロフィリン 26 mg） 1 錠/回　頓用（1 日 3 回まで） 経口
③ジフェニドール（セファドール®） 25〜50 mg/回　1 日 3 回　経口

処方例

〈内耳循環改善薬〉
④ ADP（アデホスコーワ）顆粒 10%　100 mg/回　1 日 3 回　経口

処方例

〈制吐薬〉
⑤メトクロプラミド（プリンペラン®） 5〜10 mg/回　1 日 3 回　経口

経過観察のポイント

- 末梢性めまいの場合，なるべく耳鼻科に相談する．聴力検査，Frenzel眼鏡や赤外線CCDカメラによる眼振の観察などにより，より正確に診断できる．

11 失　神

Flowchart

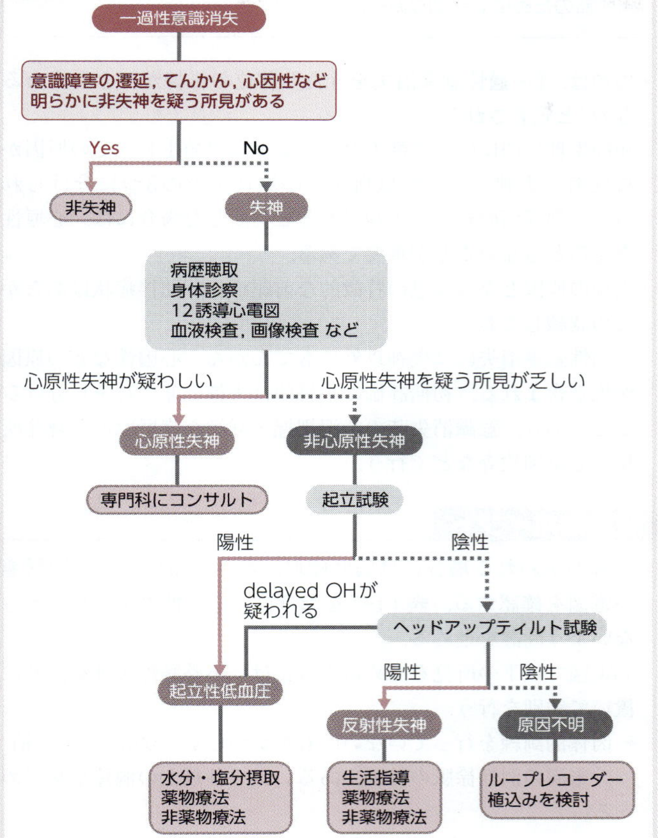

一過性意識消失
意識障害の遷延，てんかん，心因性など
明らかに非失神を疑う所見がある
Yes
No
非失神
失神
病歴聴取
身体診察
12誘導心電図
血液検査，画像検査 など
心原性失神が疑わしい
心原性失神を疑う所見が乏しい
心原性失神
非心原性失神
専門科にコンサルト
起立試験
陽性
陰性
delayed OHが
疑われる
ヘッドアップティルト試験
陽性
陰性
起立性低血圧
反射性失神
原因不明
水分・塩分摂取
薬物療法
非薬物療法
生活指導
薬物療法
非薬物療法
ループレコーダー
植込みを検討

図11-1　失神診療の流れ

診断のポイント

Check✓

- 失神と非失神を見分ける
- 心原性失神を見逃さない
- 診断のためには詳細な問診が重要

- 失神は，「一過性意識消失をきたし体位の維持ができなくなるもの」と定義される．
- 病態生理学的には一過性の全般性脳虚血で発生し，その原因から反射性失神，起立性低血圧，心原性失神の3つに分けられる．初期評価の結果，失神であると判断した場合には，心原性を見落とさないことが重要である．
- 失神の原因となる疾患の特徴的な前駆症状，随伴症状はあらかじめ認識しておく．
- 一過性意識消失には失神以外にもてんかん，心因性などの原因疾患が含まれる．初期評価の主目的は失神と非失神を見分けることであり，意識消失時の状況把握・詳細な病歴聴取・身体所見・心電図検査などで行う．

問診のポイント

- 失神が疑われる場合には病歴聴取，身体診察に加え，12誘導心電図を確認する．表11-1を参考に，心原性失神を見落とさないよう問診を進める．
- 心電図で以下の所見を認める場合には，不整脈性失神を念頭に置いて鑑別を行う．
  - ▶ 肉体的訓練を行っていないにもかかわらず，覚醒時に40拍/分未満の洞性徐脈の持続，あるいは3秒以上の洞停止を認める．
  - ▶ Mobitz II型2度あるいは3度房室ブロック．
  - ▶ 右脚と左脚の交代性脚ブロック．
  - ▶ 心室頻拍あるいは心拍数の非常に早い発作性上室頻拍(PSVT)．
  - ▶ 非持続性多形性心室頻拍およびQT延長・短縮．

表11-1　失神患者における特徴

心原性失神に多い特徴
●高齢者（60歳以上） ●男性 ●既知の虚血性心疾患，弁膜症，不整脈疾患，左室機能低下 ●動悸などの短時間の前駆症状，または前駆症状を伴わない突然の意識消失 ●労作時の失神 ●仰臥位での失神 ●失神エピソードの数が少ない（1～2回程度） ●循環器検査の異常 ●遺伝性疾患または若年（50歳未満）での心臓突然死の家族歴 ●既知の先天性心疾患の存在
非心原性失神に多い特徴
●若年 ●心疾患の既往なし ●立位時のみの失神 ●臥位，座位から立位になったときの失神 ●嘔気・嘔吐などの前駆症状 ●特定の誘因の存在（脱水，疼痛，不快な刺激，医療環境など） ●状況による誘因（咳嗽，笑い，排尿，嚥下など） ●長期にわたって頻回に再発する同様の性状の失神

► 心停止を伴うペースメーカや植込み型除細動器（ICD）の機能異常.

診察・検査のポイント

- **身体診察**
  - ► 胸部聴診：心雑音，心音の整/不整など.
  - ► 基本的な神経診察.
  - ► 臥位，座位，立位直後，3分間の立位保持後の血圧と心拍数の測定.
- **検査**
  - ► 心電図検査.
  - ► 血液検査：Hb，電解質，BNPなど.
  - ► 心エコー検査：大動脈弁狭窄症，肥大型心筋症，左室機能低下など.
  - ► 心臓CT検査，心臓MRI検査.
  - ► トレッドミル運動負荷試験：労作時の失神の精査に用いられる.
  - ► ヘッドアップティルト試験.

表11-2　入院による精査治療を検討する病態

病態	疾患
不整脈	●持続性または症候性の心室頻拍 ●症候性のMobitz Ⅱ型房室ブロック，高度房室ブロック，完全房室ブロック ●症候性徐脈，洞停止 ●症候性の上室性頻拍 ●ペースメーカ/ICDの故障 ●不整脈を起こしやすい遺伝性心血管疾患
不整脈以外の心血管疾患	●虚血性心疾患 ●重症大動脈弁狭窄症 ●心タンポナーデ ●肥大型心筋症 ●重度の人工弁機能不全 ●肺塞栓症 ●急性大動脈解離 ●急性心不全 ●中等度～重度の左室機能不全
非心血管疾患	●重度の貧血，消化管出血 ●失神による重度の外傷 ●持続するバイタルサインの異常

- 心原性失神が疑われる場合や，表11-2の病態に該当する場合には，入院精査を推奨する．
- 表11-3に起立性低血圧，反射性失神の基準を示す．表11-3の基準を満たす典型的な症状ではないものの，心原性失神を疑わせる所見がない場合には，血管迷走神経性失神あるいは起立性低血圧の可能性を考慮する．

ヘッドアップティルト試験[1)]

- 仰臥位から立位への姿勢変化に対する血管迷走神経反応の感受性を評価する起立負荷試験である．失神の前駆症状や，失神を伴う血圧低下と徐脈を認めた場合に陽性とする．Type 1：混合型（mixed type），Type 2：心抑制型（cardioinhibitory type），Type 3：血管抑制型（vasodepressor type）に分類される
- 血管迷走神経性失神が疑われる患者（Class Ⅱa），delayed OH（表11-3）が疑われる患者（Class Ⅱa），けいれん性失神とてんかんの鑑別を要する患者（Class Ⅱa），心因性偽失神が疑われる患者（Class Ⅱa）の評価に適している．一方で血管迷走神経性失神の治療効果の評価に用いることは推奨されていない（Class Ⅲ）

表11-3　起立性低血圧および反射性失神の診断基準

起立性低血圧 (orthostatic hypotension：OH)	起立試験で有意な血圧低下（SBP 20 mmHg以上またはDBP 10 mmHg以上の低下）を認める．立位時に失神し，起立試験で有意な血圧低下を認める場合には，起立性低血圧による失神と診断される
initial OH	起立後15秒以内の血圧低下を認める
classic OH	起立後3分以内の血圧低下を認める
delayed OH	起立後3分以上経ってから血圧の低下を認める
neurogenic OH	環境要因（脱水や内服薬の影響など）のみでなく，自律神経系の機能不全に起因する
反射性失神	血管拡張，徐脈を引き起こす反射による失神
血管迷走神経性失神 (vasovagal syncope：VVS)	基礎疾患のない健常者に発生する失神で，典型的な前駆症状（発汗，熱感，嘔気，顔面蒼白など）を伴う．脱水，立位負荷，痛み，恐怖，飲酒などが誘因となる
頸動脈洞症候群	頸動脈洞の刺激時に3秒以上のpauseおよび/またはSBPの50 mmHg以上の低下が生じる
状況失神	失神が特異的な要因（咳嗽，排尿，排便，嚥下，食後，運動後）時，あるいはその直後に発生する
体位性起立性頻拍症候群 (postural orthostatic tachycardia syndrome：POTS)	通常の場合，下記の特徴を満たす ①立位時に頻回に症状が起こる（ふらつき，動悸，全身脱力感，振戦，目のかすみ，運動不耐性，疲労感など） ②仰臥位から立位への体位変換時の，心拍数の30 bpm以上の増加（12～19歳の場合は40 bpm以上） ③起立性低血圧（SBP＞20 mmHgの低下）がない POTSに関連する症状には，起立時に起こるもの（ふらつき，動悸），特定の姿勢に関連しないもの（腹部膨満感，嘔気，下痢，腹痛），全身性のもの（疲労感，睡眠障害，片頭痛）がある．立位時の心拍数は多くの場合，120 bpmを超える
けいれん性失神	急速に起こる電撃的で不規則なミオクローヌスを認める．けいれんが持続する症例では時にてんかんとの鑑別が困難
心因性偽失神	脳灌流障害や脳機能障害がないにもかかわらず，明らかな意識消失が起こる．ティルト試験において，発作中の閉眼，一過性の意識消失と思われる時間が長いこと，心拍数と血圧の上昇がみられることなどが特徴

SBP：収縮期血圧，DBP：拡張期血圧．

治療・応急対応，経過観察のポイント

❶ 心原性失神が疑われる場合

- 専門的な治療を要することが多いため，循環器内科にコンサルト．

❷ 反射性失神が疑われる場合

- 患者への病態の説明・生活指導（誘因を避ける，前駆症状が出たときの回避方法）．
- 原因となりうる薬剤の中止・減量（α遮断薬，硝酸薬，利尿薬など）．
- **薬物療法**

処方例

〈ミネラルコルチコイド〉
①フルドロコルチゾン（フロリネフ®）0.1〜0.2 mg/回　1日1回

処方例

〈α刺激薬〉
②塩酸ミドドリン（メトリジン®）2 mg/回　1日2回（クラスⅡa）

処方例

〈β遮断薬〉
③プロプラノロール 10〜20 mg/回　1日3回　など

↳ヘッドアップティルト試験でType2 心抑制型の診断がついている患者では，β遮断薬によって症状が増悪しうる．

- その他，選択的セロトニン再取り込み阻害薬（SSRI）が用いられることもある．
- **非薬物療法**
  - ▶ counter-pressure maneuvers（失神しそうになったときに体血管抵抗を上げ，脳血流を確保する手技）．例：蹲踞の姿勢をとる，利き手でボールを強く握る，両手を組んで引っ張り合う，足を交差して腹部・臀部・足の筋肉に力を入れる，など．
  - ▶ 塩分・水分摂取．
  - ▶ 起立調節訓練（ティルトトレーニング）．
  - ▶ ペースメーカ植込み（dual-chamber）．

❸ 起立性低血圧が疑われる場合

- 脱水が原因と思われる場合は，急速な水分補給，塩分摂取．
- 薬剤が原因と思われる場合は，内服薬の減量・中止．
- neurogenic OHが疑われる場合は，弾性ストッキング着用，塩分・水分摂取，counter-pressure maneuvers，薬剤投与（塩酸ミドドリン，ドロキシドパ，フルドロコルチゾン，オクトレオチド，ピリドスチグミン）など．

経過観察・モニタリングのポイント

- 入院中は心電図モニターを装着する．
- 長期的なモニタリングは，ホルター心電図（24〜72時間のモニタリング），ウェアラブル心電計（1週間のモニタリング），植込み型ループ式心電計（バッテリー寿命2〜3年）などで行う．

植込み型ループ式心電計（ILR）

心原性を疑う高リスク所見を有する患者や，低リスクでも失神を繰り返す場合，各種循環器系および反射性失神の検査を行っても原因が不明な場合は，ILRを早期から考慮すべきである

- 心原性失神を疑う臨床的特徴はないが，反射性失神あるいは起立性低血圧などの非心原性失神であることが否定的で，発作が不定期あるいはまれな原因不明の再発性失神患者の場合，初期段階での評価にILRを使用する（Class Ⅰ）
- 心原性失神を疑う臨床的特徴を有するが，包括的な評価でも失神原因を特定できない，あるいは特定の治療法を決定できなかった場合にILRを使用する（Class Ⅰ）
- 頻回に再発するか，外傷を伴う失神歴を有する反射性失神の疑いのある患者で，徐脈に対するペースメーカ治療が考慮される場合，評価目的でILRの使用を考慮する（Class Ⅱa）

（日本循環器学会/日本不整脈心電学会合同ガイドライン 2022年改訂版 不整脈の診断とリスク評価に関するガイドライン（2024年8月閲覧）より）

おさえておきたい資料（ガイドライン等）

- **日本循環器学会/日本不整脈心電学会合同ガイドライン 2022年改訂版 不整脈の診断とリスク評価に関するガイドライン**：https://www.j-circ.or.jp/cms/wp-content/uploads/2022/03/JCS2022_Takase.pdf（2024年8月閲覧）

文献

1）Shen WK et al：2017 ACC/AHA/HRS Guideline for the Evaluation and Management of Patients With Syncope：A Report of the American College of Cardiology/American Heart Association Task Force on Clinical Practice Guidelines and the Heart Rhythm Society. Circulation 136：e60-e122, 2017

12 けいれん，てんかん

I けいれん

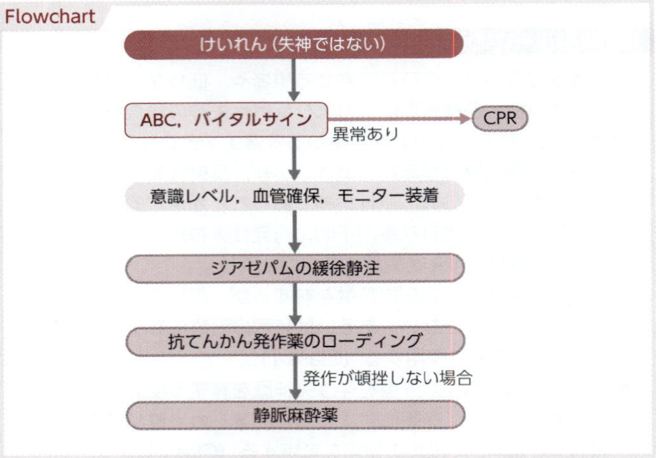
Flowchart
けいれん（失神ではない）
ABC，バイタルサイン
異常あり
CPR
意識レベル，血管確保，モニター装着
ジアゼパムの緩徐静注
抗てんかん発作薬のローディング
発作が頓挫しない場合
静脈麻酔薬

図12-1　けいれん診療の流れ
CPR：心肺蘇生.

診断のポイント

- けいれんの原因は意識障害の原因とほぼ同じである（➡ 7 意識障害）.
- 多くは，代謝性疾患・中毒性疾患，脳疾患である.
- 脳疾患の一部にてんかんがある.
- 原因検索はけいれんを止めてから行う.

検査のポイント

- **血液検査**：けいれん発作後に，CK，NH_3，乳酸などの上昇が認められる．抗てんかん発作薬を内服している場合には，血中薬物濃度も提出する.
- **頭部MRI**：大脳皮質，海馬，視床枕，脳梁，小脳などに，拡散強調画像やT2強調画像で淡い高信号を呈する場合がある．特徴的な所見であり，診断に有用である．脳梗塞と異なり血管支配域に合致せず，ADC（apparent diffusion coefficient）map低下も目立たない．

失神との鑑別 （➡ 11 失神）

- 失神では手足をばたつかせる動きがみられる．それをけいれんと訴える場合がある．
- 失神は1分以内に意識が回復する．けいれんは発作後もうろう状態があるなど，意識障害が5分以上続く．
- 失神は意識消失とともに転倒する．けいれんは意識消失の後に転倒する．

治療・応急対応

- A（airway［気道］），B（breathing［呼吸］），C（circulation［循環］）を確認．
- バイタルサインを確認．
  - 異常があれば，心肺蘇生（CPR）を実施．
- 意識の評価，血管確保，モニター装着などを行う．
- 外傷予防のため，周囲から物を遠ざける．
- 誤嚥しないよう側臥位にする．
- 発作が頓挫せず，5分以上発作が続く場合，けいれん発作重積状態として治療を開始する．
- 30分以上持続する場合には，脳に損傷が起き，後遺症が残りうるため，静脈麻酔薬が必要となる．

❶ 第一段階―ジアゼパムの緩徐静注

- ジアゼパムを緩徐に静注する．
- 呼吸抑制をきたすため，必ず補助換気ができる状態で投与する．
- 頓挫しない場合は投与を繰り返しつつ，第二段階の治療に移る．
- 頓挫した場合でも，効果は15分程度しか続かないため，やはり第二段階の治療に移る．

処方例

①ジアゼパム（セルシン®）0.5～1 A（5～10 mg）
1～2 分以上かけて緩徐に静注
発作が止まるまで 10 分ごとに繰り返す

↳呼吸抑制に注意（補助換気を準備）.

❷ 第二段階―抗てんかん発作薬のローディング

- 発作の頓挫の有無にかかわらず，第二段階の治療に移行する.
- 抗てんかん発作薬の静注製剤のうち，以下の①～③のいずれかを選択し，ローディングする.
  - ▶ レベチラセタムは副作用が少なく，第一選択薬として推奨される.

処方例

①レベチラセタム（イーケプラ®）点滴静注 500 mg
2～6 A（1,000～3,000 mg）
＋生理食塩水 50～100 mL　10 分以上かけて点滴静注

↳腎機能障害がある場合，半量で投与.

処方例

②ホスフェニトイン（ホストイン®）静注 750 mg
1.5 V（1,125 mg）
＋生理食塩水 50～100 mL　10 分以上かけて点滴静注

✕DON'T 心伝導障害を有する場合は避ける.

✕DON'T 中心静脈から投与しない（不整脈が誘発される）.

処方例

③フェノバルビタール（ノーベルバール®）静注用 250 mg
3 A（750 mg）
＋生理食塩水 50～100 mL　10 分以上かけて点滴静注

↳呼吸抑制に注意（補助換気を準備）.

↳しばらく覚醒が得られないことに留意.

❸ 第三段階―静脈麻酔薬

- 第一段階，第二段階の治療で，多くの場合，発作は頓挫する.
- 完全に頓挫しなくても，持続しなければ，抗てんかん発作薬を胃管から投与することでコントロールできる.

- 持続する難治性の場合，静脈麻酔薬を使用する．
  - ► 気管挿管，人工呼吸器装着も必要となる．
- 以下の静脈麻酔薬でも頓挫しない場合は，より強力なチオペンタールを用いる（麻酔科の協力が必須）．
- 以下の①，②のいずれかを処方する．

処方例

①ミダゾラム注射液（ドルミカム®）5 A（50 mg）
＋生理食塩水 50 mL
- 5 mL を緩徐に静注，2 mL/時から持続静注を開始，止まるまで増量
- 0.1～0.3 mg/kg を緩徐に静注，その後，0.05～4 mg/kg/時で持続静注

処方例

②プロポフォール注射剤（ディプリバン®）500 mg（50 mL）
原液で使用
- 50 mg（5 mL）を緩徐に静注，2 mL/時から持続静注を開始，止まるまで増量
- 1～2 mg/kg を緩徐に静注，その後，2～5 mg/kg/時で持続静注

✕DON'T 小児には使用しない．

II てんかん

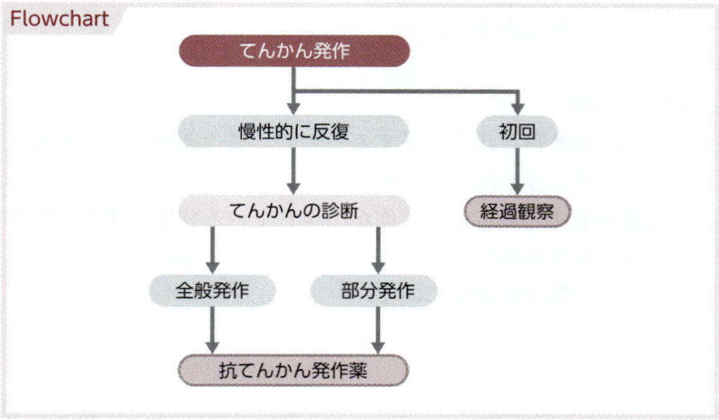
Flowchart
てんかん発作
慢性的に反復
初回
てんかんの診断
経過観察
全般発作
部分発作
抗てんかん発作薬

図12-2　てんかん診療の流れ

治療までのアプローチ

定　義

- 脳の神経細胞のうち過剰に興奮する異常な神経細胞が形成されている.
- 大量の電気信号が脳内で伝播し，てんかん発作を起こす.
- 明らかなけいれんがあれば，てんかんの可能性は高い.
- てんかんは脳の慢性的な病気であり，同じ発作が繰り返しみられる.
  - ▶ 通常，1回の発作のみでは，てんかんと診断はしない.
  - ▶ けいれんを含むてんかん発作は代謝性疾患・中毒性疾患，脳疾患などさまざまな疾患で，一時的にみられるためである(➡本項→I けいれん).

分　類

- 全般発作と部分発作に分類される.
- 部分発作は焦点を有する発作であり，全般発作は焦点を同定できない発作である.
  - ▶ 部分発作の二次性全般化は全般発作と発作の区別が難しいが，部分発作として扱う.
- 若年の場合，全般発作の頻度が高い.
- 成人の場合，部分発作の頻度が高い．特に高齢者では，側頭葉てんかんの頻度が高い.

問診・診察

- てんかんは多彩な症状を呈する一方で，発作間欠期には無症状となるため，専門医でも診断が難しい(表12-1).
  - ▶ 救急外来は，てんかん発作が出現している状態，または発作後もうろう状態を診察できる貴重な機会である.
- 診断には，問診が重要である.

表12-1　主要なてんかん発作

分類			臨床症状	
全般発作		ミオクロニー発作*	上肢を中心とする瞬間的なピクツキ
		欠神発作	突然の意識消失，突然の回復
		強直間代発作	全身の強直→間欠的なけいれん→発作後もうろう状態
部分発作	複雑部分発作	前頭葉てんかん	短時間に群発する突然の激しい運動
		側頭葉てんかん	凝視→口部自動症→発作後もうろう状態
	単純部分発作*	前頭葉てんかん	頭部向反（頭部の強直性の回旋）
		側頭葉てんかん	上腹部不快感，既知感，未知感，異臭
		後頭葉てんかん	閃光，幻視
	部分発作の二次性全般化		部分発作→強直間代性けいれん→発作後もうろう状態

*：ミオクロニー発作，単純部分発作では意識が保たれる．

問診・診察のポイント

- 発作中の状態（意識の有無，開眼か閉眼か，頭位・眼位の偏位，どのような発作か，左右差，発作の変化，Todd 麻痺の有無）
- 発作前の状態（何をしているときに発作が生じたか，光刺激，過換気，睡眠，睡眠不足，飲酒などが誘因になっていないか，前兆の有無）
- 発作の持続時間
- 外傷，舌咬傷，尿失禁の有無
- 普段の発作の頻度
- 常用している抗てんかん発作薬
- 怠薬の有無

- 全般発作でも，ある程度の左右差はみられる．

CHECK☑ てんかん発作中は開眼している．閉眼している場合は他疾患を考える．

急性期治療

❶ 応急対応

- けいれんの治療に準じる（➲本項→I けいれん）．

表12-2　抗てんかん発作薬の第一選択薬

全般発作	
ミオクロニー発作	バルプロ酸（デパケン®R），クロナゼパム（リボトリール®），レベチラセタム（イーケプラ®），トピラマート（トピナ®）
強直間代発作	バルプロ酸（デパケン®R）
部分発作	
	カルバマゼピン（テグレトール®），ラモトリギン（ラミクタール®），レベチラセタム（イーケプラ®），ラコサミド（ビムパット®）

❷ 初回発作

- 通常，1回のみの発作では抗てんかん発作薬を開始する必要はない．
  - ただし，神経学的異常，脳波異常，てんかんの家族歴がある場合，また高齢者では，再発率が高いとされており，初回発作であっても，抗てんかん発作薬の開始を考慮する．
- 精査のために入院することが望ましいが，専門医がいない場合には，速やかに専門医のいる病院へ紹介する．

❸ 治療薬の選択（表12-2）

- 抗てんかん発作薬は，全般発作か部分発作かで選択する薬剤が異なる．ただし，緊急時では分類するための十分な情報が得られない場合も多い．その場合，全般発作，部分発作のどちらにも有効で，副作用が少ない薬剤を選択する（レベチラセタムを推奨）．

処方例

①レベチラセタム（イーケプラ®）500 mg/回　1日2回　朝夕食後

- 内服困難な場合，以下の①，②のいずれかの点滴製剤を用いる．

処方例

①レベチラセタム（イーケプラ®）点滴静注 500 mg　1 A（500 mg）
　＋生理食塩水 50〜100 mL　1日2回　15分かけて点滴静注

処方例

②ラコサミド（ビムパット®）点滴静注 100 mg　0.5 A（50 mg）
　＋生理食塩水 50〜100 mL　1日2回　30〜60分かけて点滴静注

- カルバマゼピン，ラモトリギンは重症薬疹の副作用がある．添付文書に従って少量から漸増する．

×DON'T バルプロ酸，カルバマゼピンは催奇形性を有する．妊娠可能年齢の女性にはレベチラセタム，ラモトリギンが推奨されている．

よくある レジデントの疑問 Clinical Question

Q 「けいれん」，「てんかん」の違いは？

A 「けいれん」は「てんかん発作」でみられる一部の症状で，「てんかん」は疾患名です．てんかんの症状は焦点の部位に依存しており，運動野ではけいれん，言語野では失語，側頭葉では記憶障害や感情障害，後頭葉では視覚症状が出現します．また，焦点から脳内に電気信号が伝播するため，症状は多彩となります．

おさえておきたい資料（ガイドライン等）

- **てんかん診療ガイドライン2018**：日本神経学会（監），「てんかん診療ガイドライン」作成委員会（編），医学書院，2018〔https://www.neurology-jp.org/guidelinem/tenkan_2018.html（2024年8月閲覧）〕

13 脳血管障害

Ⅰ 一過性脳虚血発作（TIA）

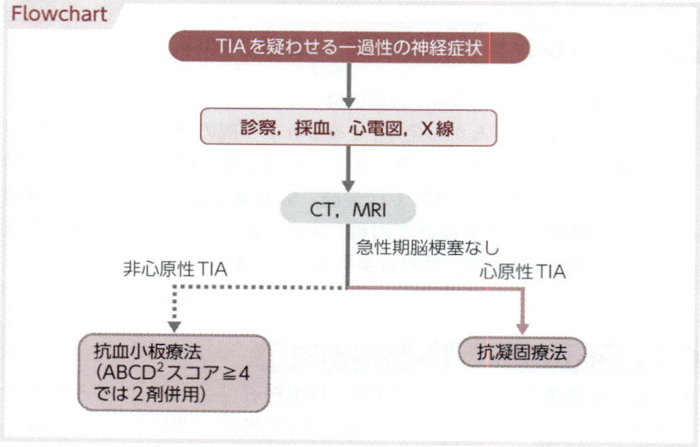
Flowchart
TIAを疑わせる一過性の神経症状
診察，採血，心電図，X線
CT，MRI
急性期脳梗塞なし
非心原性TIA
心原性TIA
抗血小板療法（ABCD²スコア≧4では2剤併用）
抗凝固療法

図13-1　TIAの診療の流れ

治療までのアプローチ

診　断

❶ 問診（症状，持続時間）

- 一過性脳虚血発作（transient ischemic attack：TIA）は，一過性（24時間以内に消失）の局所神経症状があり，急性期脳梗塞の画像所見がないものをいう．
- 原則入院を検討する．特に，脳梗塞発症リスクをABCD²スコア（表13-1）で評価し，4点以上かつ発症48時間以内の場合は高リスクであるため，緊急入院が妥当である．
- 片麻痺や言語障害のほかに，同名半盲または単眼の視野障害（一過性黒内障）もTIAの可能性が高い症状である．

表13-1　ABCD^{2}スコア

年齢 (Age)	●60歳以上	1点
血圧 (Blood Pressure)	●SBP≧140またはDBP≧90 mmHg	1点
臨床症状 (Clinical Features)	●片麻痺 ●運動麻痺を伴わない言語障害	2点 1点
持続時間 (Duration)	●60分以上 ●10～59分	2点 1点
糖尿病 (Diabetes)	●糖尿病あり	1点
合計		7点

48時間以内に脳梗塞を発症する確率　0～3点：1.0%
4～5点：4.1%
6～7点：8.1%

SBP：収縮期血圧，DBP：拡張期血圧．

❷ 検査

- 脳梗塞に準じて血液検査や画像検査などを行う（➲本項→Ⅱ 脳梗塞）．

急性期治療

- 非心原性TIAか心原性TIAかを判断したうえで治療する．

❶ 非心原性TIA

処方例

①アスピリン（バイアスピリン®）200 mg/回　1日1回　経口

処方例

〈高リスク（ABCD^{2}スコア≧4）の場合〉

②
- ●アスピリン　100 mg/回　1日1回　経口
- ●クロピドグレル（プラビックス®）75 mg/回　1日1回　経口
  （初日のみ：300 mg/回　1日1回）

↳1～2週の急性期治療後は，通常の脳梗塞再発予防に準じ，単剤治療へ切り替える．

❷ 心原性TIA

- 心原性脳塞栓症に準じて治療する（➲本項→Ⅱ 脳梗塞→心原性脳塞栓症）．

II 脳梗塞

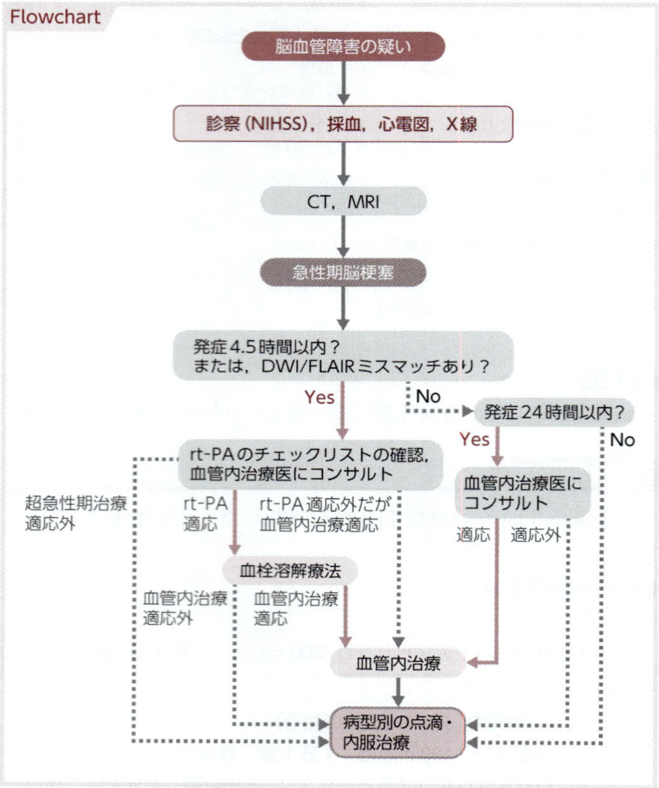
Flowchart
脳血管障害の疑い
診察(NIHSS)，採血，心電図，X線
CT，MRI
急性期脳梗塞
発症4.5時間以内？
または，DWI/FLAIRミスマッチあり？
Yes
No
発症24時間以内？
Yes
No
rt-PAのチェックリストの確認，
血管内治療医にコンサルト
血管内治療医に
コンサルト
超急性期治療
適応外
rt-PA
適応
rt-PA適応外だが
血管内治療適応
適応
適応外
血栓溶解療法
血管内治療
適応外
血管内治療
適応
血管内治療
病型別の点滴・
内服治療

図13-2　脳梗塞診療の流れ
NIHSS：National Institute of Health Stroke Scale，DWI：拡散強調画像，rt-PA：静脈血栓溶解．

治療までのアプローチ

診　断

❶ 問診(発症様式，発症時間，症状)

- 発症時刻(または最終健常確認時刻)を確認し，超急性期治療の適応が検討される場合は，ただちに静注血栓溶解(rt-PA)療法のチェックリスト(表13-2)の確認を開始し，検査オーダー

表13-2　rt-PA療法のチェックリスト

適応外（禁忌）	
●発症から4.5時間超 ●4.5時間以内だがDWI/FLAIRミスマッチなし，または未評価 ●非外傷性頭蓋内出血既往 ●1ヵ月以内の脳梗塞（症状が短時間に消失している場合は含まない） ●3ヵ月以内の重篤な頭部・脊髄の外傷・手術 ●21日以内の消化管・尿路出血 ●14日以内の大手術，頭部以外の重篤な外傷 ●rt-PAに対する過敏症 ●くも膜下出血（疑） ●急性大動脈解離の合併 ●出血（頭蓋内，消化管，尿路，後腹膜，喀血）の合併 ●降圧後もSBP≧185 mmHg，またはDBP≧110 mmHg	●重篤な肝障害 ●急性膵炎 ●感染性心内膜炎 ●補正後も血糖<50 mg/dL，または>400 mg/dL ●PLT≦10万/μL ●PT-INR>1.7 ●APTTの延長（40秒が目安） ●DOAC内服4時間以内（ダビガトラン内服中でイダルシズマブを用いる場合は適応外ではない） ●CT/MRI上の広範囲な早期虚血性変化や圧排所見 ●アルツハイマー病抗アミロイド抗体治療薬（レカネマブなど）投与中でMRI上ARIAあり
慎重投与	
●81歳以上 ●最終健常確認から4.5時間超，かつ発見から4.5時間以内に治療開始可能でDWI/FLAIRミスマッチあり ●10日以内の生検・外傷 ●10日以内の分娩・流早産 ●1ヵ月以上経過した脳梗塞（特に糖尿病合併例） ●蛋白製剤アレルギー ●NIHSS 26点以上 ●軽症 ●症候の急速な軽症化	●けいれん（てんかんの可能性が高ければ適応外） ●脳動脈瘤，頭蓋内腫瘍，脳動静脈奇形，もやもや病 ●腹部大動脈瘤 ●消化管潰瘍・憩室炎，大腸炎 ●活動性結核 ●糖尿病性出血性網膜症・出血性眼症 ●血栓溶解薬，抗血栓薬投与中（特に経口抗凝固薬投与中） ●月経期間中 ●重篤な腎障害 ●コントロール不良の糖尿病

DOAC：直接経口抗凝固薬，ARIA：Amyloid-related imaging abnormalities.

や血管内治療医へのコンサルトを行う．

- 脳梗塞の危険因子（高血圧症，脂質異常症，糖尿病，喫煙・飲酒歴，副腎皮質ステロイドや女性ホルモン薬の薬剤使用歴）を聴取する．
- てんかん後の片麻痺（Todd麻痺）の可能性がないか確認する（➡12けいれん，てんかん）．

❷ バイタルサイン

- **意識状態**：JCS（Japan Coma Scale），GCS（Glasgow Coma Scale）で評価する（➡7 意識障害→表7-3，4）．
- **血圧，脈拍**：血圧は上昇することが多い．上肢血圧の左右差があれば急性大動脈解離を疑う．心房細動の有無も確認．
- **呼吸状態**：脳幹の障害により，Cheyne-Stokes呼吸（間脳），過換気（中脳〜橋），失調性呼吸（延髄）を呈する．

❸ 一般身体所見

- 頸動脈雑音，心雑音などに注意．

❹ 神経学的所見

- NIHSS（National Institute of Health Stroke Scale）（表13-3）のスコアを確認し，重症度を評価する．
  - ► 超急性期治療の適応の判定や，治療後の経過確認のために必須．
  - ► 軽度の運動麻痺や異常感覚（しびれ），体感失調などの得点にならない症状があることに注意（➡10 めまい）．
- 瞳孔径，対光反射，麻痺・感覚障害の分布（顔面と上下肢で同側性か交代性か）も確認する．

❺ 検査

Check✔

- 採血
- 心電図
- 胸部X線
- 頭部CT，MRI

採血必須項目

血算，血糖，HbA1c，LDL-C，BNP/NT-proBNP，PT，APTT，Dダイマー

表13-3 NIHSS (National Institute of Health Stroke Scale)

1. 意識水準 0) 完全覚醒　1) 軽い刺激で覚醒　2) 繰り返し刺激で覚醒　3) 無反応
2. 質問：今月は何月？　年齢は？ 0) 両方とも正解　1) 一方のみ正解　2) 両方とも不正解
3. 口頭命令：開閉眼，手の開閉 0) 両方とも可能　1) 一方のみ可能　2) 両方とも不可能
4. 水平方向の注視 0) 正常　1) 注視が不完全　2) 完全注視麻痺
5. 視野 0) 視野欠損なし　1) 部分的半盲　2) 完全半盲　3) 両側性半盲
6. 顔面筋：歯を見せるか，目を閉じるよう命じる 0) 正常　1) 鼻唇溝の左右差　2) 顔面下半分の完全麻痺 3) 顔面の完全片麻痺
7. 上肢：座位で水平挙上，背臥位で45°挙上を保つ (左右別々に評価) 左0) 10秒保持可能　1) 10秒以内に下垂　2) 挙上不十分 3) ベッドに落ちる　4) 完全麻痺 右0) 10秒保持可能　1) 10秒以内に下垂　2) 挙上不十分 3) ベッドに落ちる　4) 完全麻痺
8. 下肢：背臥位から30°挙上を保つ (左右別々に評価) 左0) 5秒保持可能　1) 5秒以内に下垂　2) 落下 3) 即座に落下　4) 完全麻痺 右0) 5秒保持可能　1) 5秒以内に下垂　2) 落下 3) 即座に落下　4) 完全麻痺
9. 運動失調：指鼻試験，踵膝試験を両側で行う (麻痺がある場合は0とする) 0) 正常　1) 1肢に存在　2) 2肢に存在
10. 感覚 (痛覚刺激で評価) 0) 正常　1) 軽度～中等度の障害　2) 高度の障害
11. 言語 0) 正常　1) 軽度の失語　2) 高度の失語　3) 無言または全失語
12. 構音障害 0) 正常　1) 軽度～中等度の障害　2) 高度の障害
13. 消去現象と無視 0) 正常　1) 軽度～中等度の障害　2) 高度の障害
各項目のスコアを合計する　　総得点　/42

a. 頭部CT

- 早期虚血性変化の有無に注意する (図13-3).
- 超急性期治療の適応判断のため，梗塞サイズの評価に，前方循環の脳梗塞の場合はASPECTS (Alberta Stroke Program Early CT Score) (図13-4)，後方循環の脳梗塞の場合はPC (posterior

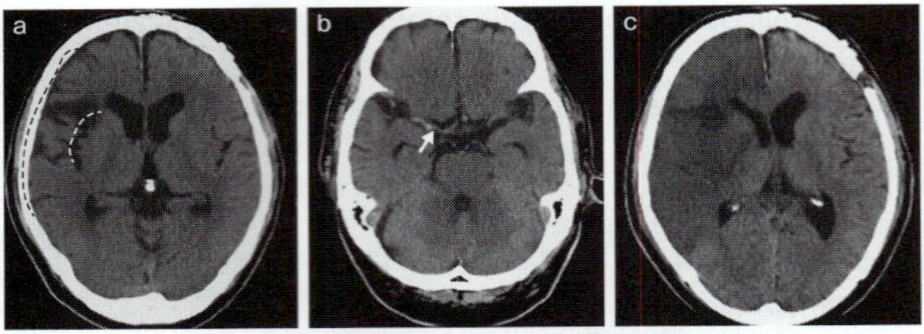
a
b
c

図13-3　脳梗塞（心原性脳塞栓症）のCT—早期虚血性変化

a，b：発症第1日．c：第2日．
発症第1日の段階で，中大脳動脈（MCA）水平部の高吸収化（hyperdense MCA sign）（矢印）や島皮質や皮髄境界の不明瞭化（破線）がみられる．

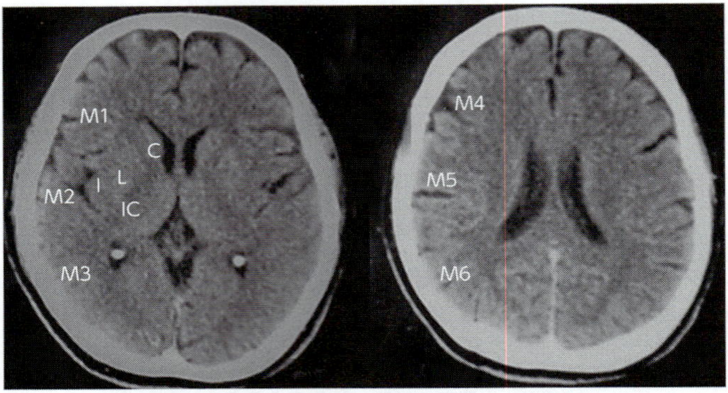
M1
C
L
I
M2
IC
M3
M4
M5
M6

図13-4　ASPECTS

CTでC：尾状核，I：島皮質，L：レンズ核，IC：内包後脚，M1：MCA前方領域，M2：MCA側方領域，M3：MCA後方領域，M4：M1頭側，M5：M2頭側，M6：M3頭側の計10ヵ所に虚血性変化があれば，10点満点から各1点ずつ減点する（1ヵ所も異常がない場合は10点）．MRI拡散強調画像（DWI）で評価する場合（DWI-ASPECTS）は，10点法ではASPECTSと同様だが，11点法では深部白質（放線冠）の1点を加え11点満点とする．

circulation）-ASPECTS（図13-5）を用いる．

- MRIができない場合は，血管内治療の適応の判断のため，CTAを追加し，主幹動脈の閉塞や狭窄を評価する．

b．頭部MRI

- 超急性期脳梗塞の場合，拡散強調画像（DWI），MRA，FLAIR（比較的早期の梗塞巣や閉塞血管の検出），T2*強調画像（微小出血やsusceptibility vessel signの検出）を優先して評価し，治

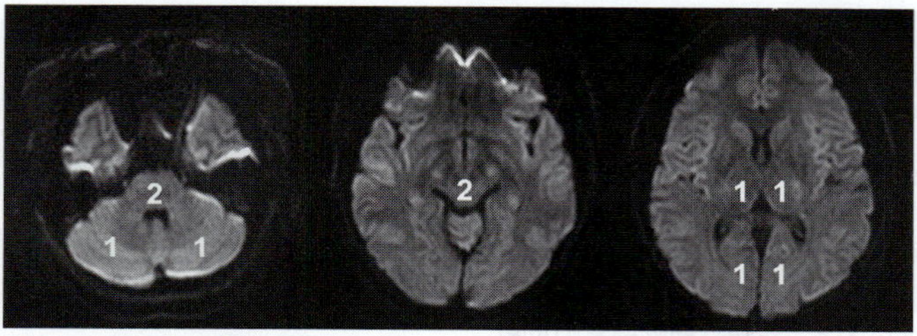
2
1
1
2
1 1
1 1

図13-5　PC-ASPECTS
CTおよびMRI DWIで，橋，中脳，左右の小脳半球，視床，後頭葉の8ヵ所の虚血性変化を評価する．10点満点から，橋，中脳は各2点，他部位は各1点ずつ減点する．

療方針を決定する．

- 超急性期治療の適応判断のため，梗塞サイズの評価に，前方循環の脳梗塞の場合はDWI-ASPECTS（図13-4），後方循環の脳梗塞の場合はPC-ASPECTS（図13-5）を用いる．
- 脳幹梗塞などの小梗塞を疑った場合は，DWI冠状断も加えると検出しやすい．

c. 胸部単純X線

- rt-PA療法を行う場合は，急性大動脈解離の合併の除外が必要．

d. 12誘導心電図

- 心房細動の有無を含め確認．

急性期治療

❶ 超急性期治療

a. rt-PA療法

- NIHSS 5点以上，ASPECTS 6点以上の場合，投与を検討する．NIHSS 4点以下の軽症例やNIHSS 26点以上の重症例などの場合は慎重投与となる（表13-3）．

処方例

①アルテプラーゼ（グルトパ®）0.6 mg/kg のうち 10%を急速静注，残りを 1 時間かけて持続静注（体重 50kgの場合，総量 29.0 mL のうち 2.9 mL を急速静注し，26.1 mL を持続静注）

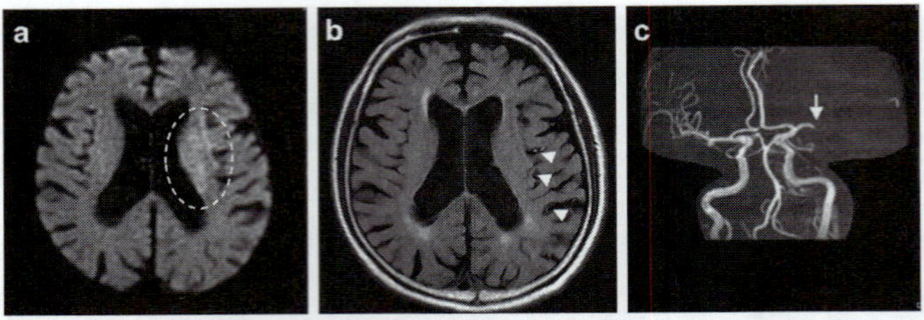
a
b
c

図13-6　超急性期脳梗塞のMRI

a：DWI，b：FLAIR，c：MRA．
DWIでは左放線冠に淡い高信号域（点線○）を認めるが，FLAIRでは同部位の信号変化を認めない（DWI/FLAIRミスマッチあり）．また，FLAIRでは閉塞血管の高信号（矢頭），MRAでは左MCA（M1）の閉塞（矢印）を認める．

- 発症時刻が不明の場合は，最終健常確認時刻をもって発症時刻とする．
- 発症時刻が不明でも，MRIでDWI/FLAIRミスマッチ（図13-6）を認める場合は，rt-PAの投与を検討する．
- 適応外（禁忌）項目がないかを確認し（表13-2），迅速な投与（来院1時間以内）を目指す．
- 投与後は，血圧を180/105 mmHg未満にコントロールし，経時的にNIHSSを評価する．症状の増悪があれば，頭部CTを撮影する．

b．血管内治療（機械的血栓回収療法）

- 原則として発症8時間以内の急性期梗塞が対象である．
- 特に，発症6時間以内の内頸動脈またはMCA（M1）の急性閉塞で，NIHSS 6点以上かつASPECTS 6点以上の場合は，よい適応である．
- 内頸動脈またはMCA（M1）の急性閉塞でASPECTS 3～5点以上，もしくは脳底動脈の急性閉塞でNIHSS 10点以上かつPC-ASPECTS（図13-5）6点以上の場合は，発症24時間以内の急性期梗塞まで適応が検討されるため，血管内治療医にコンサルトする．

❷ 血圧管理

- 過度の降圧が脳灌流圧を低下させ，梗塞巣周辺の可逆性の機能不全領域（ペナンブラ）を障害するため，服薬中の降圧薬は原則中止する．

✕DON'T 特に血行力学性機序の場合は，過度な降圧を行わないように注意．

- 収縮期血圧（SBP）220 mmHg以上，または拡張期血圧（DBP）120 mmHg以上が持続する場合や，大動脈解離，急性心筋梗塞，腎不全を合併している場合は，降圧を開始する．投与前値の15％程度の降圧が目安となる．
- 血栓溶解療法の適応がある場合は，経静脈的な降圧を行い，SBP 185 mmHg以下，DBP 110 mmHg以下を目指す．

処方例

①ニカルジピン（ペルジピン®）注　10 mg/10 mL＋生理食塩水 40 mL　0.5～6 μg/kg/分（γ）持続静注　0.5 γから開始し，0.5～1.0 γずつ増量（体重50 kgの場合，0.5 γ＝7.5 mL/時間）

↳静脈炎を起こしやすいため，2～5倍希釈で使用するのが望ましい．

❸ 脳梗塞病型別の治療

a．心原性脳塞栓症

- 小梗塞や早期再開通の場合など，出血リスクが高くない場合は，発症当日を含めた早期からヘパリン持続静注を検討する．非弁膜症性心房細動を伴う場合は，直接経口抗凝固薬（DOAC）から開始してもよい．
- 以下の①～⑤のいずれかを処方する．

処方例

①ヘパリン 1万単位/10 mL＋生理食塩水 38 mL
2 mL/時で側管より持続静注を開始し，適宜増減
②エドキサバン（リクシアナ®）60 mg/回　1日1回　経口
③アピキサバン（エリキュース®）5 mg/回　1日2回　経口
④リバーロキサバン（イグザレルト®）15 mg/回　1日1回　経口
⑤ダビガトラン（プラザキサ®）150 mg/回　1日2回　経口

- 腎機能低下などによりDOACの使用が難しい場合や，非弁膜症性心房細動によらない場合は，ワルファリンの投与を検討する．ヘパリン持続静注から開始することが望ましい．

- 大梗塞などの出血リスクが高い場合は，早期からの抗凝固薬投与は行わず，エダラボンや高張グリセロールの投与のみを検討する．
- 意識障害を伴う大梗塞（NIHSS＞15点かつ梗塞サイズがMCA領域の50％以上など）や，脳幹部圧迫による重度の意識障害を伴う小脳梗塞の場合は，減圧開頭術の適応を脳神経外科にコンサルトする．

b. 非心原性脳梗塞（アテローム血栓性脳梗塞，BAD，ラクナ梗塞）

- 非心原性脳梗塞の急性期の標準治療は，抗血小板薬2剤併用療法（DAPT）であり，アスピリンとクロピドグレルによるDAPTを検討する．内服ができない場合は経鼻胃管で投与する．

処方例

①
- アスピリン　100 mg/回　1日1回　経口
- クロピドグレル　75 mg/回　1日1回　経口（初日のみ300 mg，1日1回）

- BAD（branch atheromatous disease）は穿通枝の入口部のアテローム血栓による脳梗塞であり，好発部位は，レンズ核線条体動脈（図13-7）と傍正中橋動脈（図13-8）である．病初期はラクナ梗塞と鑑別困難なことがあるが，症状が進行しやすいため，アテローム血栓性脳梗塞に準じた治療を行う．
- アテローム血栓性脳梗塞やBADの場合は，発症時間にかかわらず，ヘパリンが併用可能である．発症48時間以内であれば，アルガトロバンが併用可能である．

処方例

①ヘパリン1万単位/10 mL＋生理食塩水38 mL
　2 mL/時で側管より持続静注を開始し，適宜増減
②アルガトロバン（スロンノン®）60 mg/日　持続静注2日間（第1～2日）
　➡アルガトロバン10 mg＋5%ブドウ糖液200 mL
　　1日2回　3時間かけて点滴静注（第3～7日）

↳心原性脳塞栓症との鑑別が困難な場合も，ヘパリンを併用する．

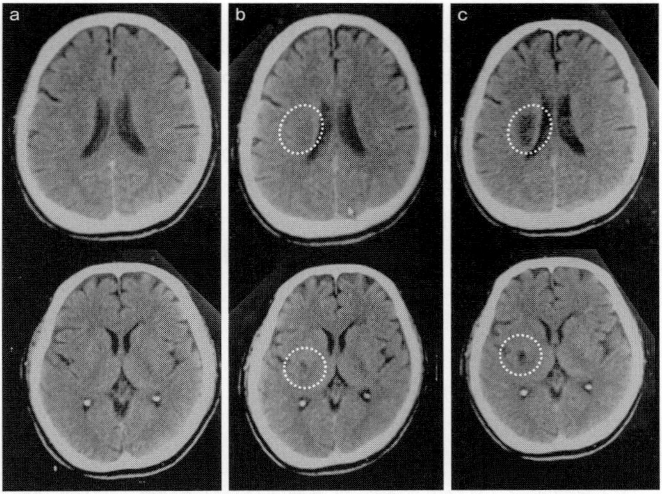
a
b
c

図13-7　レンズ核線条体動脈領域のBAD

a：第2病日（NIHSS 3点），b：第4病日（同6点），c：第7病日（同8点）．
基底核から放線冠にかけて梗塞巣（点線○）が経時的に拡大している．

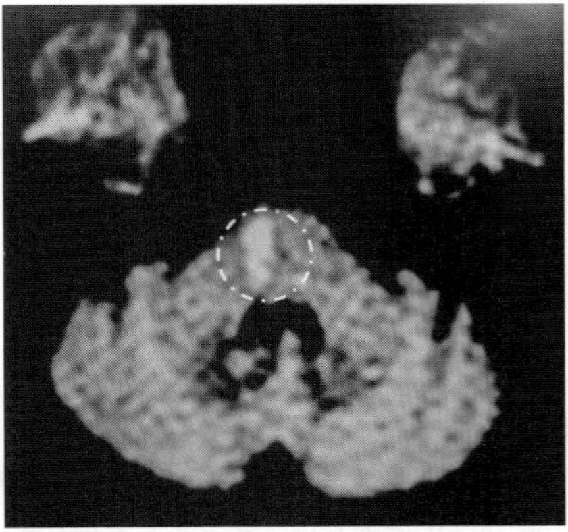

図13-8　傍正中橋動脈のBAD

橋腹側から背側にかけて楔状に進展する梗塞巣（点線○）を認める．

処方例

〈アテローム血栓性脳梗塞や BAD における処方例〉
①アスピリン＋クロピドグレル＋ヘパリン（or アルガトロバン）
＋エダラボン＋スタチン＋PPI

- 血圧220/120 mmHgで降圧を考慮するが，強力な抗血栓療法を行う場合は，SBP 200 mmHgを目安として降圧する．
- 多数の微小出血や脳出血既往など，脳出血誘発のリスクが高い場合は，抗血栓薬を使用せず，補液と血圧管理のみで対応する．

C. 各病型に共通するその他の治療

- 発症24時間以内の場合は，脳保護薬のエダラボンを用いる．重篤な腎機能障害では禁忌．

処方例

①エダラボン（ラジカット®）点滴静注バッグ 30 mg　100 mL/回
1日2回　30分かけて点滴静注（7～14日間）

- 梗塞サイズが大きく頭蓋内圧亢進を伴う場合は，抗脳浮腫療法を行う．

処方例

①高張グリセロール（グリセオール®）100～200 mL/1～2時
1日2～6回　点滴静注

▶ 心不全や糖尿病の増悪に注意が必要であり，腎機能障害や高齢者の場合は慎重に適応を判断する．

- 消化管出血予防にはPPIを導入する（以下の①，②のいずれかを処方する）．

処方例

①オメプラゾール（オメプラール®）静注 20 mg
＋生理食塩水 50 mL/回　1日2回　点滴静注
②ランソプラゾール（タケプロン®）15 mg/回　1日1回　経口

- LDL-C≧100 mg/dLであれば，スタチンの投与を検討する（以下の①，②のいずれかを処方する）．

処方例

①ロスバスタチン（クレストール®）2.5 mg/回　1日1回　経口
②アトルバスタチン（リピトール®）10 mg/回　1日1回　経口

Ⅲ 脳出血

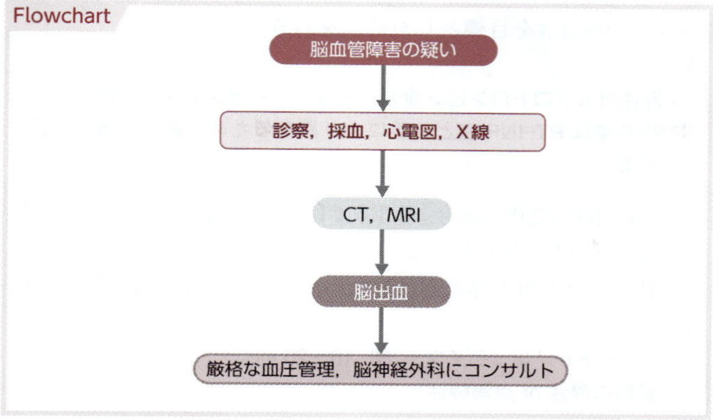
Flowchart
脳血管障害の疑い
診察，採血，心電図，X線
CT，MRI
脳出血
厳格な血圧管理，脳神経外科にコンサルト

図13-9　脳出血診療の流れ

治療までのアプローチ

- 高血圧性脳出血が約8割を占め，好発部位には被殻，視床，橋，小脳，大脳皮質下がある．
- 血腫量が10 mL未満の小出血や軽症，深昏睡（JCS 300）の場合は手術適応がない．
  - ▶ 血腫量（mL）≒長径（cm）×短径（cm）×高さ（cm）×1/2として推定．

急性期治療

- 厳格な血圧管理を行う．

処方例

①ニカルジピン（ペルジピン®）注 10 mg/10 mL＋生理食塩水 40 mL 0.5〜6 μg/kg/分（γ）　持続静注　0.5 γから開始し，0.5〜1.0 γずつ増量（体重 50kgの場合，1 γ＝15 mL/時間）

↳SBP 110〜140 mmHgにコントロールする．

- 血腫が大きい場合は，抗脳浮腫療法を行う．

処方例

①高張グリセロール（グリセオール®）100〜200 mL/1〜2 時 2〜6 回/日　点滴静注

- 頭蓋内圧亢進例では，頭部上半身の30°挙上を維持する．
- ワルファリン内服中でPT-INR≧2.0の場合は，同薬を中止し，PT-INR<1.3を目標とした拮抗を行う．

処方例

①静注用人プロトロンビン複合体製剤（ケイセントラ®） 静注
投与量はPT-INR値と体重により異なるため，添付文書で確認する

↳PT-INR<2.0の場合，>1.6では20 IU/kg，≦1.6では15 IU/kgでの投与を考慮する．

↳PT-INRの再上昇を避けるため，ビタミンK製剤を併用する．

処方例

①メナテトレノン（ケイツー®N）10～20 mg
緩徐に静注 or 点滴静注

- DOAC内服中の患者では，トロンビン阻害薬（ダビガトラン）または第Xa因子阻害薬（アピキサバン，リバーロキサバン，エドキサバン）に対する中和剤を使用する．

処方例

〈ダビガトラン内服中の場合〉
①イダルシズマブ（プリズバインド®）5 g（2 V）
5～10分で点滴静注 or 急速静注

処方例

〈アピキサバン，リバーロキサバン，エドキサバン内服中の場合〉
②アンデキサネット（オンデキサ®）
急速静注後，残りを2時間かけて持続静注
＊用法・用量にはA法とB法があるが，DOACの投与量と最終投与時間により異なるため，添付文書で確認する

- 以下の場合は手術が検討されるため，脳神経外科に相談する．

〈被殻出血〉
- 血腫量31 mL以上で圧迫所見が高度
- JCS 20～30程度の意識障害

〈視床出血・橋出血〉
- 脳室穿破による閉塞性水頭症

〈小脳出血〉
- 最大径が3 cm以上で進行性の神経症状

● 脳幹の圧迫による閉塞性水頭症
〈皮質下出血〉
● 脳表からの深さが 1 cm 以下

Ⅳ くも膜下出血

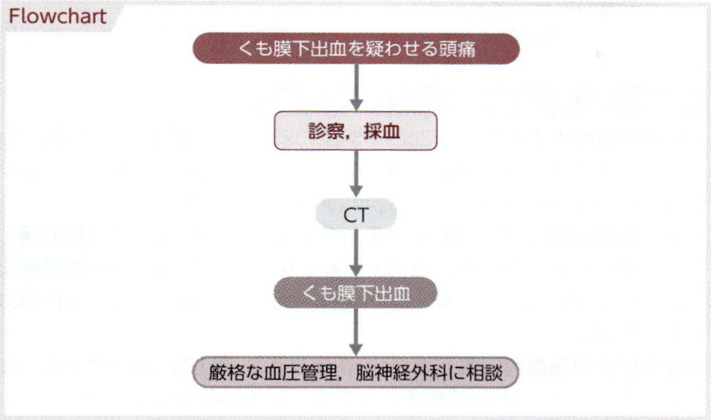
Flowchart
くも膜下出血を疑わせる頭痛
診察，採血
CT
くも膜下出血
厳格な血圧管理，脳神経外科に相談

図 13-10　くも膜下出血診療の流れ

治療までのアプローチ

- 突然発症の激しい頭痛が特徴だが，微小出血による軽度の頭痛が先行することがある.
- 髄膜刺激徴候（項部硬直など）は発症24時間以内には明らかでないことがある.
- 頭部CTで診断できない場合に，MRI（FLAIRやT2*強調画像）で診断できる場合がある.
- 頭部MRIでも診断が確定できない場合は，腰椎穿刺を行い血性髄液やキサントクロミー（黄色調の髄液）の有無を確認する.

急性期治療

- 高血圧性脳出血に準じて積極的な降圧を行う.
- 脳神経外科に専門的な治療を依頼する.

よくあるレジデントの疑問 Clinical Question

Q 非心原性梗塞の急性期治療におけるアスピリンとクロピドグレルのDAPTはどのくらいの期間必要ですか？

A 症状の増悪がない場合は，1～2週間で単剤にして多くの場合は問題ありません．症状の増悪がある場合などで，それ以上継続する場合でも，1ヵ月以上の2剤投与は大出血のリスクが上昇するため，1ヵ月未満の投与にとどめます．

おさえておきたい資料（ガイドライン等）

- **脳卒中治療ガイドライン2021〔改訂2023〕**：日本脳卒中学会 脳卒中ガイドライン委員会（編），協和企画，2023〔https://www.jsts.gr.jp/img/guideline2021_kaitei2023.pdf（2024年8月閲覧）〕
- **静注血栓溶解（rt-PA）療法 適正治療指針 第三版 2023年9月追補**：日本脳卒中学会 脳卒中医療向上・社会保険委員会 静注血栓溶解療法指針改訂PT．https://www.jsts.gr.jp/img/rt-pa03_supple.pdf（2024年8月閲覧）
- **経皮経管的脳血栓回収用機器 適正使用指針 第5版 2023年8月**：日本脳卒中学会，日本脳神経外科学会，日本脳神経血管内治療学会．http://www.jstage.jst.go.jp/article/jstroke/46/2/46_11203/_pdf/-char/ja（2024年8月閲覧）

14 髄膜炎

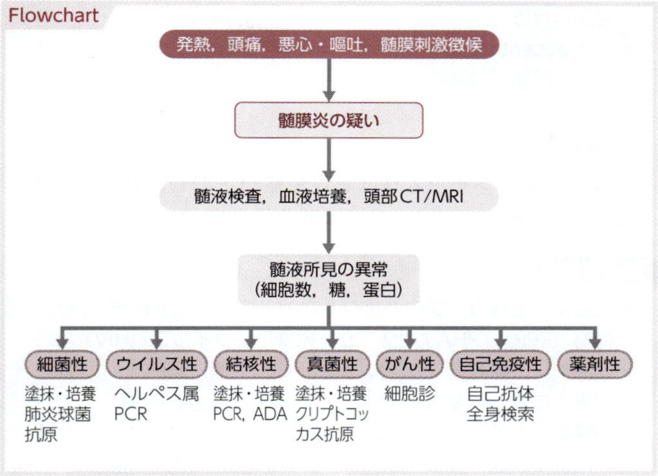
Flowchart
発熱，頭痛，悪心・嘔吐，髄膜刺激徴候
髄膜炎の疑い
髄液検査，血液培養，頭部CT/MRI
髄液所見の異常
(細胞数，糖，蛋白)
細菌性
塗抹・培養
肺炎球菌
抗原
ウイルス性
ヘルペス属
PCR
結核性
塗抹・培養
PCR，ADA
真菌性
塗抹・培養
クリプトコッカス抗原
がん性
細胞診
自己免疫性
自己抗体
全身検索
薬剤性

図14-1　髄膜炎診療のフローチャート

治療までのアプローチ

問　診

- 髄膜炎の3徴（発熱，頭痛，悪心・嘔吐）を訴える場合，髄膜炎を疑う（必ずしも3徴すべてがそろうケースばかりではないことに留意する）.
- 通常の鎮痛薬が無効の頭痛の場合，より髄膜炎を疑う.
- **誘因**：中耳炎，副鼻腔炎，心臓弁膜症，歯科治療，頭部外傷，脳外科手術，免疫能低下など.

診　察

- 髄膜刺激徴候の有無を確認する.

髄膜刺激徴候

- 項部硬直：他動的に頭部を前屈させるときに，抵抗および疼痛

を生じる
- Kernig徴候：下肢を股関節で90°屈曲し，次いで膝を伸展させようとすると，抵抗および大腿後面の疼痛が生じる
- Brudzinski徴候：頭部を他動的に前屈させると，股関節と膝を屈曲させる
- Jolt accentuation：頭部を2〜3回/秒の速さで水平回旋した場合に頭痛が増強する

検　査

- 細菌性およびウイルス性は急性発症（1〜3日），結核性および真菌性，高齢者のリステリアは亜急性発症（2〜4週）である.

髄膜炎共通

- 血液：一般検査，プロカルシトニン，血糖（髄液検査と同時），梅毒（RPR，TPHAなど），ヒト免疫不全ウイルス（HIV）
- 髄液：圧，細胞数（分画），蛋白，Cl，乳酸，細胞診
- 培養：血液，髄液（塗抹含む），喀痰（塗抹含む），尿
- 髄膜炎マルチスクリーニング検査：大腸菌，インフルエンザ菌，リステリア菌，髄膜炎菌，B群レンサ球菌，肺炎球菌，サイトメガロウイルス，エンテロウイルス，単純ヘルペスウイルス（HSV1，HSV2），ヒトヘルペスウイルス6型，パレコウイルス，水痘・帯状ヘルペスウイルス（VZV），クリプトコッカス

細菌性髄膜炎

- 髄液肺炎球菌抗原

ウイルス性髄膜炎

- 血液・髄液抗体価（HSV，VZV），髄液PCR（HSV，VZV）

結核性髄膜炎

- 血液・髄液ADA，髄液結核菌PCR，胃液培養，ツベルクリン反応，QuantiFERON® TB-2G，T-スポット®. TB

真菌性髄膜炎

- 血液・髄液：β-D グルカン，クリプトコッカス抗原，カンジダ

抗原，アスペルギルス抗原

- 頭部CT，頭部MRI，頸胸腹部CT，心エコーなど，感染源の検索を行う．
- **髄液検査（腰椎穿刺）**（表14-1）
  - ▶ 腰椎穿刺は，頭部CT確認後に実施する．

✕DON'T 頭蓋内占拠性病変がある場合，脳ヘルニアをきたす可能性があるため，腰椎穿刺は避ける．

  - ▶ 髄液検査では，塗抹，培養検査，PCRなどの検出感度を上げるため，十分量の髄液を採取する．
  - ▶ 腰椎穿刺の合併症として，脳脊髄液漏出症がある（➡ 9 頭痛→脳脊髄液漏出症）．

急性期治療

- 細菌性髄膜炎や結核性髄膜炎を疑った場合，培養結果を待たず，治療を開始する．

❶ 細菌性髄膜炎

- 成人の致死率は約20％で，後遺症が約30％にみられる（感音性難聴，認知機能障害，片麻痺など）．
- 年齢，宿主の状態，塗抹検査（グラム染色）の結果などを参考として，ただちに抗菌薬治療を開始する（empiric therapy）．
- 頻度の高い起因菌は，年齢層により差異がみられる（表14-2）．

〈16～50歳〉

- 起因菌として最多の肺炎球菌で，ペニシリン非感受性が増えている
- 以下のいずれかを選択する
  - ・メロペネム（MEPM）
  - ・パニペネム/ベタミプロン（PAPM/BP）

〈50歳～〉

- 肺炎球菌が最多で，メチシリン耐性黄色ブドウ球菌（MRSA）やリステリアの想定も必要

表14-1　髄膜炎における髄液所見

外観	細菌性[3]	ウイルス性	結核性	真菌性
	混濁，膿性	水様	水様～キサントクロミー	水様
細胞 (/μL)[1]	↑↑ (>1,000) (多形核球[4])	↑ (<1,000) (リンパ球)	↑ (<1,000) (リンパ球)	↑ (<1,000) (リンパ球)
蛋白	↑	→～↑	↑	↑
糖[2]	↓	→[5]	↓	↓
Cl	↓	→	↓↓	↓

*1：ウイルス性・結核性・真菌性髄膜炎の初期は多形核球優位に，また，細菌性でも他院で抗菌薬投与を受けてきた場合，リンパ球優位となることがある．
*2：正常は血糖の1/2～2/3，40％以下で明らかな低下といえる．
*3：マイコプラズマによる髄膜炎は，ウイルス性と同様の髄液所見を呈する．
*4：リステリアでは，リンパ球優位となることがある．
*5：HSV1，ムンプスでは，病期によって糖が低下することがある．

表14-2　年齢による起因菌の特徴（新生児・乳幼児は除く）

年齢	主な起因菌
～16歳	インフルエンザ菌，肺炎球菌
16～50歳	肺炎球菌，インフルエンザ菌
50歳～	肺炎球菌ほかブドウ球菌やリステリアも要想定
免疫不全・消耗性疾患	レンサ球菌（肺炎球菌含む），ブドウ球菌ほか緑膿菌も要想定

- 以下のいずれかを選択する
  - ・アンピシリン（ABPC）＋セフトリアキソン（CTRX）＋バンコマイシン（VCM）
  - ・メロペネム＋バンコマイシン

〈免疫不全状態，あるいは消耗性疾患を有する例〉

- 緑膿菌まで想定した対応が望ましい
- 以下のいずれかを選択する
  - ・アンピシリン＋セフタジジム（CAZ）＋バンコマイシン
  - ・メロペネム＋バンコマイシン

- 起因菌が判明した場合，感受性検査の結果を確認のうえ，初期治療で投与していた抗菌薬から，適切な抗菌薬へ変更する（表

表14-3 起因菌が判明した場合の主な抗菌薬選択（成人）

起因菌	抗菌薬
肺炎球菌	①(CTRX, CTX) +VCM　②MEPM, PAPM/BP
MRSA	①VCM　②LZD
B群レンサ球菌	①ABPC　②CTRX, CTX
髄膜炎菌	ABPC, CTRX, CTX
リステリア	ABPC
インフルエンザ菌	ABPC, CTRX
緑膿菌	①CAZ　②MEPM
大腸菌	①CTRX, CTX　②MEPM

CTRX：セフトリアキソン，CTX：セフォタキシム，VCM：バンコマイシン，MEPM：メロペネム，PAPM/BP：パニペネム/ベタミプロン，LZD：リネゾリド，ABPC：アンピシリン，CAZ：セフタジジム．

表14-4 髄膜炎における主な抗菌薬の投与量

抗菌薬	1日投与量	投与間隔
ABPC（ビクシリン®）	12 g	4時間
CTRX（ロセフィン®）	4 g	12時間
CTX（クラフォラン®）	8〜12 g	4〜6時間
CAZ（モダシン）	6 g	8時間
PAPM/BP（カルベニン®）	4 g	6時間
MEPM（メロペン®）	6 g	8時間
VCM（塩酸バンコマイシン®）	2〜3 g	8〜12時間
LZD（ザイボックス®）	1,200 mg	12時間

14-3, 4）．

- 抗菌薬投与直前から副腎皮質ステロイドを投与することで，死亡率が低下する．

処方例

> **①デキサメタゾン（デキサート®）0.15 mg/kg/回　1日4回**
> **6時間おきに4日間静注（初回は抗菌薬投与10〜20分前に開始）**

DON'T 頭部外傷や手術に伴う細菌性髄膜炎の場合は，使用を避ける．

❷ ウイルス性髄膜炎

- 病原ウイルスとして，エンテロウイルスが大多数を占め，特にエコーウイルスとコクサッキーウイルスが多い．その他，ムンプスウイルス，アデノウイルス，HSV，VZV，EBウイルスなどが多い．
- 通常，対症療法で改善するが，HSV，VZVを疑った場合，PCRの結果を待つことなく，以下の治療を開始する．

処方例

> ①アシクロビル（ゾビラックス）10 mg/kg/回　1日3回
> 8時間おきに投与（30 mg/kg/日）

↳腎機能に応じて投与量を調整する．

❸ 結核性髄膜炎

- 亜急性発症（2週～3ヵ月）の髄膜炎で，特に脳神経麻痺や，他臓器に結核を示唆する所見をみた場合，結核性髄膜炎の可能性を考える．
- 疑わしい場合は，患者にはサージカルマスクを装着させ，入院は大部屋を避ける．
- 喀痰培養で排菌を確認したら，陰圧個室管理とする．医療者はN95マスク装着が必要．必要に応じて，結核病棟のある病院へ転院を打診する．
- 培養検査は結果の判明に時間がかかり，髄液の塗抹でも感度は高くない．
- 培養結果を待たず，抗結核薬（4剤併用療法）を投与する．

処方例

> ＊投与開始から2ヵ月間は以下の4剤を併用
> ＊その後10ヵ月間（3～12ヵ月目）はイソニアジド，リファンピシンの2剤のみ投与
> ①イソニアジド（イスコチン®）300 mg/日
> ＋リファンピシン（リファジン®）
> 体重50 kg未満：450 mg/日，50 kg以上：600 mg/日
> ②ピラジナミド（ピラマイド®）
> 体重50 kg未満：1.5 g/日，50 kg以上：2.0 g/日
> ＋エタンブトール（エサンブトール®）15 mg/kg/日

- 副腎皮質ステロイドの併用は，死亡率および後遺症を減少させる．

処方例

①デキサメタゾン（デキサート®）0.4 mg/kg/日　静注
　1 週ごとに 0.1 mg/kg/日ずつ減量し，経口投与に変更

❹ 真菌性髄膜炎

- 免疫不全例に生じることが多く，予後不良である．
- クリプトコッカスによるものが最多で，カンジダ，アスペルギルスなどが多い．
- 髄液墨汁染色での菌体検出は半数程度とされ，培養は結果の判明に数日を要する．

a. クリプトコッカス

- クリプトコッカスに対する導入療法としては，アムホテリシンBリポソーム製剤（L-AMB）＋フルシトシン（5-FC）が基本である．

処方例

①アムホテリシン B リポソーム製剤（アムビゾーム®）
　3～4 mg/kg/日　1 日 1 回　2 時間で点滴静注
　＋フルシトシン（アンコチル®）25 mg/kg/回　1 日 4 回　経口

↳アムホテリシンBリポソーム製剤はアムホテリシンB（AMPH-B）をリポソーム化することで，殺菌効果を維持したまま腎毒性などの副作用を軽減している．

b. カンジダ

- 消化管から粘膜血管内への侵入などのほか，脳外科手術後や中心静脈カテーテルを経由した感染などがありうる．初期治療はアムホテリシンBリポソーム製剤が第一選択である．

処方例

● アムホテリシン B リポソーム製剤（アムビゾーム®）
　2.5～5 mg/kg/回　1 日 1 回　点滴静注

CHECK☑ カンジダ眼内炎の併発の有無を確認する．

c. アスペルギルス

- 脳膿瘍形成や脳血管障害も多い．初期治療はボリコナゾール（VRCZ）が第一選択である．

処方例

①ボリコナゾール（ブイフェンド®）
- 初日：6 mg/kg/回　1日2回（12時間おき）　点滴静注
- 第2日以降：4 mg/kg/回　1日2回（12時間おき）　点滴静注

よくあるレジデントの疑問 Clinical Question

Q もともと首が硬い人と項部硬直の見分け方は？

A 項部硬直では，頸部の前屈時に強い抵抗がありますが，左右の回旋に対しては抵抗がありません．

Q 腰椎穿刺の禁忌事項は？

A 頭蓋内圧亢進を示唆する所見，穿刺部位の感染，抗凝固薬の内服，血液凝固障害（PTL＜5万/μL，PT-INR＞1.5）．

おさえておきたい資料（ガイドライン等）

- **細菌性髄膜炎診療ガイドライン2014**：日本神経学会，日本神経治療学会，日本神経感染症学会（監），「細菌性髄膜炎診療ガイドライン」作成委員会（編），南江堂，2015〔https://www.neurology-jp.org/guidelinem/zuimaku_2014.html（2024年8月閲覧）〕
- **単純ヘルペス脳炎診療ガイドライン2017**：日本神経感染症学会，日本神経学会，日本神経治療学会（監），「単純ヘルペス脳炎診療ガイドライン」作成委員会（編），南江堂，2017〔https://www.neurology-jp.org/guidelinem/hse/herpes_simplex_2017.pdf（2024年8月閲覧）〕
- **標準的神経治療：結核性髄膜炎**：日本神経治療学会治療指針作成委員会（編），神経治療 32：513-532，2015〔https://www.jsnt.gr.jp/guideline/img/kekkakuseizuimakuen.pdf（2024年8月閲覧）〕

15 胸痛，呼吸困難

I 胸　痛

診断のポイント

- 命に関わる胸痛から鑑別していく（表15-1）．

急性心筋梗塞・大動脈解離・心タンポナーデ・肺塞栓症→
緊張性気胸→食道破裂など

- 外傷後は，特に外科医との連携が大切である．
- 胸痛を呈する疾患のなかには，容態が急変し，心肺停止や心室細動などの重篤な状態となるものがある．
- 重篤な疾患を見逃さないために，的確な問診に加え，心電図，X線検査，血液検査，エコー検査，CT検査などを遅延なく行う．
- 緊急性が高い疾患の場合，あるいはバイタルサインが変動する場合には，ただちに除細動を含めた緊急処置が可能な集中治療室へ移動させる．
- 表15-1のほか，心不全も念頭に置く．
- X線写真をみるときは骨折，骨融解，浸潤陰影にも注意．

問診・診察・検査のポイント

- 問診と診察を行いながら緊急性を予測する．
  - ► いつから痛いか，急に痛くなったのか，あるいは徐々に痛くなったのか．
  - ► どのような痛みか．痛みの程度（ペインスケール）．
  - ► 痛みは持続的か，間欠的か．
  - ► 他の症状を伴っているか（意識障害，発熱，悪心・嘔吐，吐血・喀血，背部痛など）．
  - ► 痛みの場所は移動しているか，広がっているか．
  - ► 食事内容と最終飲食時刻．
  - ► 既往歴，基礎疾患（高血圧，糖尿病，脂質異常症など）の確

表15-1 胸痛をきたす疾患と緊急性

	緊急性		
	高い	中程度	低い
心疾患	急性心筋梗塞，心タンポナーデ	不安定狭心症，たこつぼ型心筋症，心筋炎	安定狭心症，心膜炎，発作性上室頻拍，僧帽弁逸脱症など
大動脈疾患	大動脈解離，大動脈瘤破裂		
肺疾患	肺塞栓症，緊張性気胸，血気胸	重症肺炎，縦隔炎	肺炎，胸膜炎，肺癌など
食道疾患	特発性食道破裂	食道異物	食道炎，食道癌など
胸壁・筋・骨疾患	フレイルチェスト		肋骨骨折，肋間神経痛，帯状疱疹，肋鎖関節炎，頸椎症など
上腹部疾患	胃・十二指腸潰瘍穿孔	急性膵炎，胆嚢炎	胃・十二指腸潰瘍など
心因性			うつ病，パニック障害，過換気症候群など

認，外傷の有無.

► 生活歴（飲酒歴，喫煙歴），内服薬の確認.

- 胸痛を伴う疾患のなかには，短時間で病態が悪化し，早期の診断・治療を要するものがある.
- 救急外来で検査可能な，血液検査，心電図，胸部X線，心エコーで診断に至るケースもあり，迅速な対応を常に心がける.

❶ 緊急性が高い疾患

- **急性心筋梗塞**：心電図でST上昇・異常Q波・陰性T波，心エコーで梗塞部位の壁運動の低下，血液検査でWBC・LD・AST・CK/CK-MB・トロポニンI/Tの上昇.

  ► 対応：緊急冠動脈造影.

- **大動脈解離・瘤破裂**：背部痛，移動する痛み，血圧の左右差，胸部X線にて縦隔の拡大→心エコー（偽腔，フラップ，大動脈弁閉鎖不全，心嚢水など）.

  ► 対応：緊急造影CT，循環器外科医にコンサルト.

- **心タンポナーデ**：急性心筋梗塞や大動脈解離などが原因，ショック，頸静脈怒張，心音減弱に注意．胸部X線で心陰影拡大，心エコーで心嚢水貯留，右室・右房虚脱．
► 対応：心嚢穿刺，心嚢切開．

- **肺塞栓症**：深部静脈血栓の有無，病歴（術後，担癌，経口避妊薬使用の有無，長期臥床から立ち上がった直後の胸痛，呼吸困難，過換気）など→動脈血液ガス（低酸素血症，A-aDO_2開大），心電図でSIQⅢTⅢ・右心負荷，心エコーで右心系負荷，LD上昇，Dダイマー上昇．
  ► 対応：緊急造影CT，肺換気血流シンチグラフィ．
- **特発性食道破裂**：激しい嘔吐後の胸痛，胸部X線で胸水貯留，血液検査でWBC・CRP上昇，穿刺で褐色の胸水．
  ► 対応：緊急CT，食道造影（ガストログラフイン®使用）．
  ✕DON'T 上部消化管内視鏡検査．
- **緊張性気胸**：呼吸で増強する痛み，皮下気腫．胸部X線で肺紋理の消失，外傷，人工呼吸器管理中では緊張性気胸を疑う．
  ► 対応：胸腔ドレナージ．血胸を合併した場合（血気胸）には輸血，手術．
- **フレイルチェスト**：多発肋骨骨折のため胸郭が不安定となり，奇異性呼吸となる．
  ► 対応：胸部X線，緊急CT（3D再構成画像），外科医にコンサルト．
- **胃・十二指腸潰瘍穿孔**：突然の心窩部・上腹部痛，胸部X線でfree air．
  ► 対応：緊急CT，外科医にコンサルト．

❷ 緊急性が中程度の疾患

- **不安定狭心症**：新規発症，増悪する労作性狭心症あるいは安静時胸痛，心電図にてST低下．
  ► 対応：入院下での薬物療法の開始．場合により心筋梗塞に準じ，緊急冠動脈造影．
- **たこつぼ型心筋症**：ストレス後に虚血性心疾患に似た症状，心電図変化を起こす．
  ► 対応：緊急冠動脈造影，左室造影．
- **心筋炎**：ST上昇，CK上昇，先行する感冒様症状，心エコーでびまん性壁運動低下あるいは浮腫状肥厚，心嚢水貯留．

► 対応：原因検索のための血液検査，心臓MRI，心筋生検を検討.

- **重症肺炎**：胸部X線で肺炎所見，血液検査でWBC・CRPの上昇，低酸素血症.

► 対応：抗菌薬の投与，酸素投与，場合により気管挿管.

❸ 緊急性が低い疾患

a. 心疾患

- **狭心症**：労作時の胸部圧迫感・胸痛，硝酸薬で症状軽快，症状発現時ST低下.
- **心膜炎**：来院時には心嚢水貯留がないことがある.
- **発作性上室頻拍，僧帽弁逸脱症**：労作と関係ない不定な胸痛.

b. 肺疾患

- **胸膜炎**：胸部X線で胸膜肥厚，胸水など．肺炎，膠原病，結核，がんが原因となる.
- **肺癌**：胸部X線で異常陰影.

► 対応：CT，気管支鏡など.

c. 食道疾患

- **食道炎，がん**：胸骨後部のしみ入るような疼痛，嚥下困難など.

d. 胸壁・筋・骨疾患

- **肋骨骨折，筋肉痛，肋間神経痛**：体動痛，局所圧痛の有無をチェック.
- **帯状疱疹**：神経分布に沿った体の片側の疼痛（皮疹出現前に来院する場合あり）.

e. 上腹部疾患

- **胃・十二指腸潰瘍**：心窩部の焼けるような痛み，悪心・嘔吐など.

f. 心因性疾患

- **過換気症候群，パニック障害など**：過換気症候群の背景に重篤な疾患がないか留意する（心因性と診断するのは最後に）.

II 呼吸困難

診断のポイント

- 呼吸困難は自覚症状の1つであり，呼吸運動に際して，努力感や空気不足感などの不快であるという主観的な体験である．低

表15-2　呼吸困難の原因疾患

	突発性・発作性	急性・亜急性	慢性
呼吸器疾患	気胸，気管支喘息発作，刺激性ガス吸入，外傷(肋骨骨折)	COPD急性増悪，胸水貯留，肺炎，間質性肺炎急性増悪，急性呼吸窮迫症候群	COPD，間質性肺疾患，無気肺，原発性肺癌，腫瘍による気道圧迫
上気道疾患	気道異物，気道熱傷	急性喉頭蓋炎，喉頭浮腫，急性声門下喉頭炎	頭頸部腫瘍，声帯麻痺，アレルギー性鼻炎，多系統萎縮症
循環器疾患	急性冠症候群，肺塞栓症	心筋梗塞，心原性肺水腫，致死的不整脈，心タンポナーデ	慢性心不全，心弁膜症，不整脈，肺高血圧症，安定狭心症
神経筋疾患	脊髄損傷(C1～4)	Guillain-Barré症候群，急性散在性脳脊髄炎，重症筋無力症クリーゼ，脳梗塞，脳炎	サルコペニア，廃用症候群，筋萎縮性側索硬化症，重症筋無力症，筋ジストロフィー，横隔神経麻痺
全身疾患	アナフィラキシー	糖尿病性ケトアシドーシス，中毒(シアン，有機リン，CO)	貧血，肥満，腹水，甲状腺機能亢進症，代謝性アシドーシス，非心原性肺水腫
心因性疾患	過換気症候群，パニック障害	不安神経症	MUS

突発性：発症時間が特定可能，発作性：急性症状を間欠的に繰り返す，急性：数分から数時間の間，亜急性：数時間から数週間の間，慢性：数週間以上前から．
MUS：medically unexplained symptoms.

酸素血症という客観的病態である呼吸不全と同義ではない．

- 急性呼吸困難には，致死的となる重症例もしばしば混在するため，問診・診察を行いながら緊急度を評価する．
- 呼吸困難の原因は，肺疾患以外の多岐にわたる病態が含まれることを念頭に置いて鑑別を進める．

問診のポイント

- 発症様式は，突発性・発作性なのか，急性～亜急性もしくは慢性なのか．時間軸に分類し考える(表15-2)．
- 発症状況はどうであったのか(誘因なし，反復性，食事中や嘔吐後，術後や長期臥床中，外傷後，災害・火災)．
- 他の症状を伴っているか(咳・痰，発熱，喘鳴，胸痛，咽頭痛，発疹や悪心・嘔吐，チアノーゼ，下腿浮腫，頸動脈怒張，血圧低下）．
- 既往歴・併存疾患（COPD，間質性肺炎，担癌状態）と薬剤使用歴（抗がん剤，経口避妊薬など）・服薬状況（新規薬剤や変更・中断）．
- 生活歴（喫煙歴，飲酒歴，職業曝露歴）．

診察のポイント

- 短時間で病態が悪化し，早期診断・治療を必要とする疾患がある．
  - ▶ バイタルサインは緊急性評価に重要である．意識レベル，血圧，脈拍，呼吸数（24回/分以上，8回/分以下は緊急性高い），SpO_2．
  - ▶ 呼吸状態はどうか（努力呼吸，陥没呼吸，起座呼吸，奇異呼吸，呼気・吸気の延長）．
  - ▶ 咽頭視診・頸部触診による上気道狭窄の除外（扁桃腺炎，頭頸部腫瘍）．
  - ▶ 聴診所見に異常はないか．呼気時喘鳴（wheeze, rhonchi），吸気時喘鳴（stridor），断続性ラ音（crackles）．

検査のポイント

初期検査

- 血算，血液像，CRP，腎機能，肝機能，TP，Alb，血糖，心原性酵素，BNP，Dダイマー
- 動脈血液ガス分析：呼吸不全の評価，アシドーシス評価
- 胸部単純X線：肺野，気管・気管支，骨軟部，縦隔，横隔膜の評価（図15-1）
- 心電図：虚血性心疾患，不整脈，肺塞栓症の鑑別
- 胸部CT：確定および除外診断．肺塞栓症疑いは造影が必須
- 心エコー：心機能評価（心不全，肺高血圧症），弁膜症，心嚢液貯留の鑑別
- 肺エコー：致死的呼吸不全状態で胸部X線を待てない場合，緊張性気胸の除外が最優先であり，ベッドサイドで迅速に行える

鑑別検査―必要に応じて追加を考慮すべき項目

- 呼吸機能検査：換気障害，フローボリューム曲線の評価

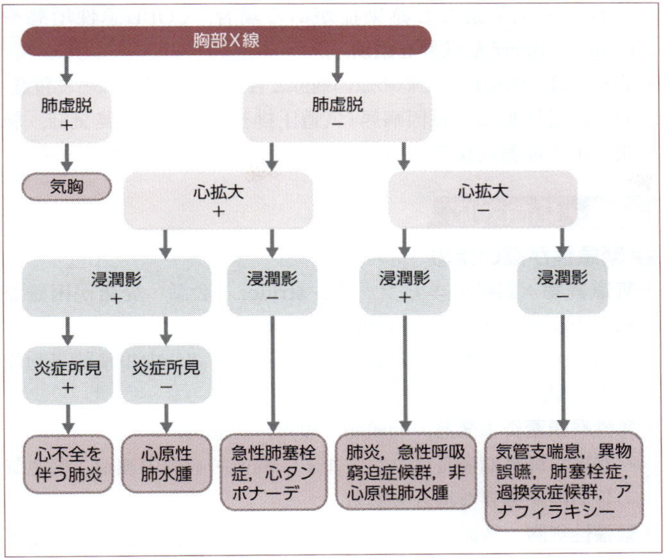
胸部X線
肺虚脱 +
気胸
肺虚脱 −
心拡大 +
心拡大 −
浸潤影 +
浸潤影 −
浸潤影 +
浸潤影 −
炎症所見 +
炎症所見 −
心不全を伴う肺炎
心原性肺水腫
急性肺塞栓症，心タンポナーデ
肺炎，急性呼吸窮迫症候群，非心原性肺水腫
気管支喘息，異物誤嚥，肺塞栓症，過換気症候群，アナフィラキシー

図15-1 胸部X線による鑑別

- 肺換気血流シンチグラフィ：肺塞栓の診断，換気血流ミスマッチの評価
- 気管支鏡検査：下気道狭窄の鑑別，気管支・肺疾患の確定診断
- 冠動脈造影検査：虚血性心疾患の診断
- 咽頭・喉頭内視鏡：上気道疾患の鑑別（腫瘍，喉頭蓋炎，声帯麻痺，球麻痺）
- 血液特殊検査：KL-6，SP-D，各種自己抗体（抗アセチルコリン抗体，筋特異的チロシンキナーゼ抗体，抗ガングリオシド抗体，TRAb，抗サイログロブリン抗体，抗 TPO 抗体），TSH，FT_3，FT_4，COHb
- 脳・脊髄 MRI：脳神経疾患の鑑別・確定診断，脊髄損傷の鑑別
- 筋電図・神経伝導検査：神経筋疾患の鑑別

- Ⅱ型呼吸不全（$PaCO_2$＞45 Torr）の場合，急性であれば気道狭窄，亜急性〜慢性であれば神経筋疾患が疑われる．
- 呼吸器系，循環器系に異常を認めない場合，神経筋疾患を疑う．

- 先行する上気道など感染症がある場合，COPD急性増悪やGuillain-Barré症候群を鑑別.
- 心不全は，感染症など他の原因病態と合併頻度が高いことに留意.
- 胸部悪性腫瘍は，原因病態（気道圧排狭窄，胸水，無気肺，肺炎，上大静脈症候群）を複数同時に引き起こす可能性がある.

治療・応急対応

❶ 緊急性が高い疾患

- **気道異物**：誤嚥のエピソード，stridor．会話・発語が困難な場合やuniversal choke signは緊急度が高い.
  - ▶ 対応：咽頭・喉頭内視鏡，CTで異物確認．内視鏡的異物除去．緊急時はハイムリック法など.
- **急性喉頭蓋炎**：発熱，咽頭痛，嗄声，stridor.
  - ▶ 対応：耳鼻咽喉科にコンサルト．喉頭・咽頭内視鏡．緊急気管切開が必要な場合もある.
- **緊張性気胸**：誘因のない突発性，胸痛あり，頸静脈怒張，皮下気腫．患側の呼吸音消失と胸郭拡大，胸部X線で虚脱肺と縦隔の健側偏位.
  - ▶ 対応：胸腔ドレナージ．循環動態が不安定な場合は緊急脱気（➲24気胸）.
- **急性冠症候群**：心電図でST上昇・異常Q波・陰性T波，心エコーで梗塞部位の壁運動の低下，WBC・LD・AST・CK/CK-MB・トロポニンTの上昇.
  - ▶ 対応：循環器内科にコンサルト（➲16急性冠症候群）.
- **アナフィラキシー**：誘因後に発症，随伴症状（嗄声，皮疹，悪心・嘔吐，喘鳴，血圧低下，呼吸不全）.
  - ▶ 対応：➲3アレルギー.
- **心タンポナーデ**：原因は心筋梗塞，大動脈解離，外傷のほか，亜急性では胸部悪性腫瘍や結核性心膜炎など．頻脈，血圧低下，胸部X線で心陰影拡大，心エコー・胸部CTで心嚢水.
  - ▶ 対応：心嚢穿刺・排液を要する.
- **気道熱傷，刺激性ガス吸入や中毒**：発症状況から疑われたら急激に呼吸状態が悪化することがあるため，高次救命救急センターへの搬送を考慮する.

❷ 緊急性が中程度の疾患

- **気管支喘息発作**：発症様式，既往歴から推察，wheeze聴取．
  - ► 対応：➲ 25 気管支喘息，COPD．
- **重症肺炎**：発熱，喀痰・咳嗽，呼吸不全，炎症反応高値．胸部X線・CTで浸潤影，スリガラス影など多彩な陰影をとりうる．
  - ► 対応：酸素投与，起因菌迅速検査（肺炎球菌，レジオネラ，マイコプラズマなど），抗菌薬治療．
- **間質性肺炎急性増悪，急性呼吸窮迫症候群，薬剤性肺障害**：呼吸不全，胸部X線で片側・両側の広範な浸潤影，胸部CTで浸潤影やスリガラス影など多彩な陰影．鑑別に時間を要することも多い．心原性肺水腫の除外．
  - ► 対応：酸素投与，エンピリックにそれぞれの治療を並行して実施する．呼吸器内科にコンサルト．
- **大量胸水貯留**：患側呼吸音消失・胸郭拡大，胸部X線で患側透過性低下と縦隔の健側偏位．
  - ► 対応：持続胸腔ドレナージ．胸水急速排液や気胸治療時は，再膨張性肺水腫に注意が必要．
- **神経筋疾患（重症筋無力症クリーゼ，Guillain-Barré症候群）**：Ⅱ型呼吸不全，急速に呼吸状態が悪化することがある．
  - ► 対応：人工呼吸管理．専門医にコンサルト．
- **心不全（心原性肺水腫）**：➲ 17 心不全．
- **不整脈**：➲ 18 不整脈．
- **肺塞栓症**：➲ 20 急性肺血栓塞栓症．

❸ 緊急性が低い疾患

- 慢性発症（経過が4週間を超える）では，救急外来で確定診断にたどり着くことは難しい．鑑別診断を進め，原因疾患を特定した後に必要な治療介入を行う．
- **過換気症候群**：頻呼吸，随伴症状（不安，錯感覚，末梢テタニーなど），呼吸不全なし，聴診所見・胸部X線で異常なし，呼吸性アルカローシス．
  - ► 対応：除外診断が重要．

16 急性冠症候群

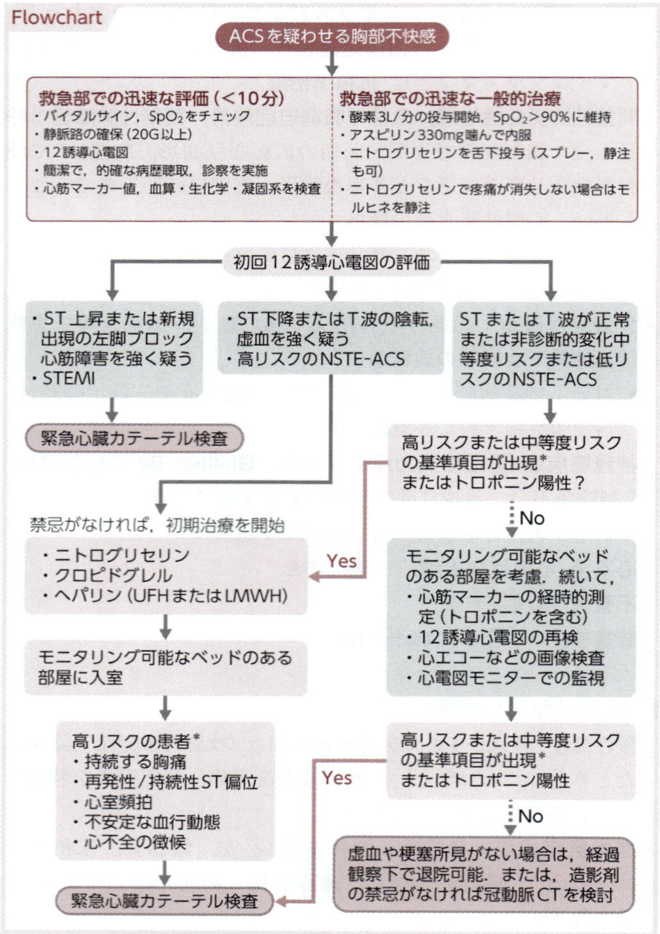
Flowchart
ACSを疑わせる胸部不快感
救急部での迅速な評価（<10分）
・バイタルサイン，SpO2をチェック
・静脈路の確保（20G以上）
・12誘導心電図
・簡潔で，的確な病歴聴取，診察を実施
・心筋マーカー値，血算・生化学・凝固系を検査
救急部での迅速な一般的治療
・酸素3L/分の投与開始，SpO2>90%に維持
・アスピリン330mg噛んで内服
・ニトログリセリンを舌下投与（スプレー，静注も可）
・ニトログリセリンで疼痛が消失しない場合はモルヒネを静注
初回12誘導心電図の評価
・ST上昇または新規出現の左脚ブロック心筋障害を強く疑う
・STEMI
緊急心臓カテーテル検査
・ST下降またはT波の陰転，虚血を強く疑う
・高リスクのNSTE-ACS
STまたはT波が正常または非診断的変化中等度リスクまたは低リスクのNSTE-ACS
高リスクまたは中等度リスクの基準項目が出現*またはトロポニン陽性？
No
Yes
禁忌がなければ，初期治療を開始
・ニトログリセリン
・クロピドグレル
・ヘパリン（UFHまたはLMWH）
モニタリング可能なベッドのある部屋に入室
モニタリング可能なベッドのある部屋を考慮．続いて，
・心筋マーカーの経時的測定（トロポニンを含む）
・12誘導心電図の再検
・心エコーなどの画像検査
・心電図モニターでの監視
高リスクの患者*
・持続する胸痛
・再発性/持続性ST偏位
・心室頻拍
・不安定な血行動態
・心不全の徴候
緊急心臓カテーテル検査
高リスクまたは中等度リスクの基準項目が出現*またはトロポニン陽性
Yes
No
虚血や梗塞所見がない場合は，経過観察下で退院可能．または，造影剤の禁忌がなければ冠動脈CTを検討

図16-1　急性冠症候群（ACS）診療の流れ

*：リスク分類表（表16-2，3）を参照．

STEMI：ST上昇型心筋梗塞，NSTE-ACS：非ST上昇型急性冠症候群，UFH：未分画ヘパリン，LMWH：低分子ヘパリン．

治療までのアプローチ

診 断

❶ 問診，身体所見

- 症状の持続時間・種類，強さの変化を確認する．
- 急性冠症候群（acute coronary syndrome：ACS）の診断は問診で行うといっても過言ではない．
- 胸痛の性質は，「締め付けられる」，「息がつまる」，「焼けるような」という表現が多い．
- ACSを疑う患者が搬入されたら，10分以内に問診，身体診察，12誘導心電図記録を行う．

❷ 検査

Check✓

- 心電図
- 採血（血算，生化学，凝固，血液ガス）
- 胸部X線
- 心エコー

必須採血項目

心筋逸脱酵素（CK, CK-MB, トロポニンI/T），BNP/NT-proBNP，乳酸

a. 心電図

- 以前の心電図と比較する（異常Q波，ST-T変化など）．
- 心電図が正常でもACSは否定できない．

b. 血液生化学検査

- 心筋生化学マーカーには，CK，CK-MB，ミオグロビン，H-FABP，トロポニンT（トロポニンI），ミオシン軽鎖などがある．このうち発症超急性期診断としては，トロポニンT（トロポニンI）が有用．
- トロポニンTは発症から3時間後より陽性となり，10〜12時間でピークとなり，10〜14日間は持続する．ACSの除外のため

表16-1　不安定狭心症の分類―Braunwald分類

重症度
ClassⅠ：新規発症の重症または増悪型狭心症 ●最近2ヵ月以内に発症した狭心症 ●1日に3回以上発作が頻発するか，軽労作でも発作が起きる増悪型狭心症，安静狭心症は認めない ClassⅡ：亜急性安静狭心症 ●最近1ヵ月以内に1回以上の安静狭心症があるが，48時間以内に発作を認めない ClassⅢ：急性安静狭心症 ●48時間以内に1回以上の安静時発作を認める
〈臨床状況〉
Class A：二次性不安定狭心症（貧血，発熱，低血圧，頻脈などの心外因子により出現） Class B：一次性不安定狭心症（Class Aに示すような心外因子のないもの） Class C：梗塞後不安定狭心症（心筋梗塞発症後2週間以内の不安定狭心症）
〈治療状況〉
1）未治療もしくは最小限の狭心症治療中 2）一般的な安定狭心症の治療中（通常性のβ遮断薬，長時間持続硝酸薬，Ca拮抗薬） 3）ニトログリセリン静注を含む最大限の抗狭心症薬による治療中

（Braunwald，1989）

には最長発症後6時間後までフォローアップを行う．

- 胸部X線や経胸壁心エコーで心不全の合併の有無，心機能やその他弁膜症などを評価する．
- 不安定狭心症（UA）は臨床徴候に基づいた分類（Braunwald分類）（表16-1）がされている．
- 乳酸値は，重症度判定および治療効果判定に有用である．

状態の把握

- 身体所見，胸部X線，心エコー，採血（動脈血）から循環呼吸状態を把握する．

❶ 重症度

- 急性心筋梗塞における心不全合併による重症度分類を示す．

Killip分類

●class Ⅰ：肺野に湿性ラ音なし，かつⅢ音聴取せず

- class Ⅱ：全肺野の50%以下の領域で湿性ラ音を聴取，または Ⅲ音聴取
- class Ⅲ：全肺野の50%を超える領域で湿性ラ音を聴取（肺水腫）
- class Ⅳ：心原性ショック

❷ 合併症の有無

- 僧帽弁閉鎖不全症（乳頭筋断裂），心室中隔穿孔，心破裂などの重篤な合併症がないか確認する（➡本項→合併症）．

急性期治療

❶ 初期緊急処置

Check✓

1. 静脈路の確保（20 G以上）
2. 心電図モニター
3. 酸素投与

a. 静脈路の確保

- 左手に20 G留置針で静脈路を確保する．

処方例

①主ライン：電解質輸液製剤（ソルデム1）500 mL　200 mL/時

↳心不全，高度の心機能低下例では輸液過剰に注意する．

↳近年，経橈骨動脈アプローチでのカテーテルが推奨されており，当院では右手を優先しているので，なるべく左手に静脈路を確保する．

b. 持続的に心電図モニターで監視

- 急性心筋梗塞（acute myocardial infarction：AMI）死亡例の50%は発症2時間以内の不整脈死である．
- 緊急心臓カテーテル検査，治療が適応となる症例では，可能な限り早くカテーテル室へ搬入する．
- 緊急心臓カテーテル治療の適応ではない症例では，冠動脈疾患集中治療室（CCU）へ収容し，モニター監視する．
- CCUがなく，緊急治療ができない施設では，迅速にCCUの設

備の整っている病院へ転送する.

c. 酸素投与

- SpO_2をモニタリングしながら，十分な酸素化を行う.
- 重症心不全で呼吸不全の場合は，気管挿管し，呼吸管理を行う.
- SpO_2 90%以上の患者に対するルーチンの酸素投与は推奨されない.

❷ 再灌流療法

a. ST上昇型心筋梗塞（STEMI）

- STEMIの場合，可能な限り早く，再灌流療法の適応があるかどうかを判断する．第一選択はプライマリーPCI（経皮的冠動脈インターベンション）である.
- 来院から初回バルーン拡張までの時間（door-to-balloon［D2B］time）を90分以内にするように緊急心臓カテーテル検査を開始する.
- 組織プラスミノゲン活性化因子（t-PA）（アルテプラーゼ［アクチバシン®］）やmutant t-PA（モンテプラーゼ［クリアクター®］）を用いた血栓溶解療法も適応となるときがある．来院後30分以内の薬物投与開始（door to needle time）が目標となる.

b. 非ST上昇型急性冠症候群（NSTE-ACS）

- NSTE-ACSは，TIMIリスクスコア（表16-2）やGRACEリスクスコア（表16-3）を用いて評価を行う.
- リスクスコアやその他の所見を参考にリスク分類を行い，プライマリーPCI施行のタイミングを決定する.

表16-2　TIMIリスクスコア

予測因子	点数
年齢（65歳以上）	1
3つ以上の冠危険因子（家族歴，高血圧，糖尿病，喫煙）	1
既知の冠動脈有意狭窄（>50%）	1
心電図におけるST変化（≧0.5 mm）	1
24時間以内に2回以上の狭心症症状の存在	1
7日間以内のアスピリンの服用	1
心筋障害マーカーの上昇	1

リスクスコア	14日後イベント率（死亡，心筋梗塞，緊急血行再建）
0 or 1	4.7%
2	8.3%
3	13.2%
4	19.9%
5	26.2%
6 or 7	40.9%

（JAMA 284：835，2000）

表16-3　GRACEリスクスコア

Killip分類	点数	収縮期血圧(mmHg)	点数	心拍数(bpm)	点数	年齢(歳)	点数	血清Cr(mg/dL)	点数
Class Ⅰ	0	≦80	58	≦50	0	≦30	0	0~0.39	1
Class Ⅱ	20	80~99	53	50~69	3	30~39	8	0.4~0.79	4
Class Ⅲ	39	100~119	43	70~89	9	40~49	25	0.8~1.19	7
Class Ⅳ	59	120~139	34	90~109	15	50~59	41	1.2~1.59	10
		140~159	24	110~149	24	60~69	58	1.6~1.99	13
		160~199	10	150~199	38	70~79	75	2.0~3.9	21
		≧200	0	≧200	46	80~89	91	≧4.0	28
						≧90	100		

その他の因子	点数
入院時心停止	39
ST異常	28
心筋逸脱酵素の上昇	14

合計点	≦60	70	80	90	100	110	120	130	140	150
院内死亡率（%）	≦0.2	0.3	0.4	0.6	0.8	1.1	1.6	2.1	2.9	3.9

合計点	160	170	180	190	200	210	220	230	240	≧250
院内死亡率（%）	5.4	7.3	9.8	13	18	23	29	36	44	≧52

（BMJ 333：1091，2006）

Very-High-risk criteria ― 2時間以内の施行

1. 血行動態が不安定，もしくは心原性ショック
2. 強力な薬物療法下でも再発する狭心症状や心電図変化（ST上昇など）
3. 心室頻拍（VT）や心室細動（VF）などの致死的不整脈
4. 心筋梗塞による機械的合併症
5. 急性心不全

〈High-risk criteria ― 24時間以内の施行〉
1. GRACEリスクスコア＞140
2. 心筋トロポニンの上昇
3. 新規のST低下などのST変化

〈Intermediate-risk criteria ― 72時間以内の施行〉
1. 糖尿病
2. 腎機能障害（eGFR＜60 mL/分/1.73 m^2）
3. 左室収縮障害（駆出率［EF］＜40%）
4. PCIや冠動脈バイパス術（CABG）の既往あり
5. GRACEリスクスコア＞109かつ＜140

〈Low-risk criteria ―非侵襲的検査での評価〉
上記以外

❸ 初期薬物療法

a. 抗血小板薬

処方例

①アスピリン・ダイアルミネート（バファリンA）330 mg 咀嚼服用
➡PCIを施行する際は以下のいずれかを追加する
- プラスグレル（エフィエント®）20 mg　経口
- クロピドグレル（プラビックス®）300 mg　経口
- チカグレロル（ブリリンタ®）180 mg　経口

b. ニトログリセリン

- 心筋虚血による胸部症状のある患者に対してはニトログリセリ

ンを舌下またはスプレーの口腔内噴霧で投与する．

処方例

①ニトログリセリン（ニトロペン®）1T（0.3 mg） 舌下
②ニトログリセリン（ミオコール®）スプレー1噴霧（0.3 mg）

DON'T 収縮期血圧90 mmHg未満の患者には使用しない．

DON'T 勃起不全治療薬（シルデナフィル［バイアグラ®］，タダラフィル［シアリス®］，バルデナフィル［レビトラ®］）服用患者では硝酸薬で著しい低血圧をきたす．

DON'T 右室梗塞が強く疑われる患者には使用しない．

c. モルヒネ

- 胸痛が持続している患者には，以下を投与する．

処方例

①モルヒネ塩酸塩 5 mg 静注

↳胸痛が寛解しない場合，不安が強い場合，肺水腫の場合に有効．

↳副作用が出現しない限り，十分な鎮痛が得られるまで10分おきに5 mgずつ静注する．

DON'T 筋注はCKを上昇させるので基本的には行わない．

❹ CCUにおける一般療法

a. 輸液管理

- 急性期はヘパリンを使用し，脱水にならないように十分な輸液を継続する．Swan-Ganzカテーテルが留置されている場合は肺毛細血管楔入圧（PCWP）が10〜18 mmHgになるように輸液を行う．
- 脱水は再梗塞を起こすので注意を要する．
- PCI直後は造影剤の浸透圧利尿により利尿が亢進するため，尿量，圧データ，身体所見から適宜輸液量を変更する．

b. 血圧管理

1) 血圧が低下したとき

- 原因としては，脱水，出血，右室梗塞，左室自由壁破裂，薬剤効果（硝酸薬，ACE阻害薬など）などが考えられる．

- 細胞外液の輸液を行っても血圧が維持できない場合は，カテコラミンを使用する．

処方例

①ノルアドレナリン　0.05～0.3γ
- ノルアドレナリン（1 mg/1 mL）5 A＋生理食塩水 45 mL〔計 50 mL〕3 mL/時（0.1 γ）から開始

↳低左心機能の患者の場合は輸液量を調節する．

2) 血圧が高いとき

- 収縮期血圧 100～140 mmHg 程度にコントロールする．

処方例

①ニトログリセリン原液 0.5 mg/mL
3 mL/時から点滴静注（体重 50 kg で 0.5 γ）

↳もともと血圧が高く，腎動脈に動脈硬化のある患者では血圧を下げすぎると利尿不良となるので，利尿がつく範囲で降圧する．

c. 不整脈管理

- AMI では，頻脈性不整脈（心室性期外収縮［PVC］，VT，VF，心房細動［AF］，促進性心室固有調律），刺激伝導系の障害（洞不全症候群［SSS］，AV ブロック，脚ブロック）などが生じる．
- PVC が高率に認められるので，1 個/分以下では経過観察，それ以外では薬物療法を検討．アミオダロン（アンカロン®），ニフェカラント（シンビット®）を考慮するが，心筋障害のある急性期のみの使用は積極的に検討される（➡ 18 不整脈）．

d. 心不全管理

- 尿量や呼吸状態，胸部 X 線のモニタリングを行い，心不全増悪時は利尿薬を使用するなどの対応を行う（➡ 17 心不全）．
- 心筋梗塞による機械的合併症による心不全増悪がないか評価を行う．

e. 内服薬

1) 抗血小板薬

処方例

①アスピリン（バイアスピリン®）100 mg/回　1日1回　経口
⇒PCIを行い，ステントを留置した場合は以下のいずれかを併用する
- プラスグレル　3.75 mg/回　1日1回　経口
- クロピドグレル　75 mg/回　1日1回　経口
- チカグレロル　60 mg/回　1日2回　経口

↳非ステロイド性抗炎症薬（NSAIDs）潰瘍予防として，胃薬を考慮する.

↳AF合併例では直接経口抗凝固薬（DOAC）の併用を考慮する.

2) β遮断薬

- 以下の①，②のいずれかを処方する.

処方例

①ビソプロロール（メインテート®）2.5〜5 mg/回　1日1回　経口
②カルベジロール（アーチスト®）5〜20 mg/回　1日1回　経口

↳心事故発生抑制，長期予後の改善が認められている.

↳ACSにおいては，禁忌がない限りβ遮断薬を投与する.

↳重症心不全例では，少量のβ遮断薬（ビソプロロール 0.625 mg/カルベジロール 1.25 mg）から投与を開始する.

DON'T 房室伝導障害，喘息，急性左心不全，低血圧，徐脈，冠攣縮性狭心症では禁忌.

3) ACE阻害薬

- 以下の①，②のいずれかを処方する.

処方例

①イミダプリル（タナトリル®）2.5〜10 mg/回　1日1回　経口
②エナラプリル（レニベース®）2.5〜10 mg/回　1日1回　経口

↳左室駆出率（LVEF）40％未満の心筋梗塞，または心不全のみられる患者に適応される.

↳ACE阻害薬投与により，リモデリングを抑制し，再梗塞や心不全への移行を改善させる.

↳腎不全，高K血症，低血圧の患者には慎重に投与する．

↳空咳などで忍容性が悪いときは，アンジオテンシンII受容体拮抗薬（ARB）に変更する．

4）冠血管拡張薬

処方例

〈Ca拮抗薬〉
①ジルチアゼム（ヘルベッサー®R） 100 mg/回 1日1～2回 経口
②ベニジピン（コニール®） 4 mg/回 1日1～2回 経口

↳冠攣縮性狭心症の場合のみ第一選択となる．冠攣縮の予防として使用する．

✕DON'T ジルチアゼムは心不全患者には用いない方がよい．

処方例

〈硝酸薬〉
①一硝酸イソソルビド（アイトロール®） 20 mg/回 1日2回 経口
②硝酸イソソルビド（ニトロール®R） 20 mg/回 1日2回 経口

↳持続する狭心痛や心不全例で用いる．

処方例

〈その他の冠血管拡張薬〉
①ニコランジル（シグマート®） 5 mg/回 1日3回 経口

↳狭心症の二次予防に有効である．

5）HMG-CoA還元酵素阻害薬（スタチン）

処方例

①ロスバスタチン（クレストール®） 2.5～10 mg/回 1日1回 経口
②アトルバスタチン（リピトール®） 10～20 mg/回 1日1回 経口

↳二次予防としてLDL-C＜70 mg/dLを目指す．コントロール不十分な場合はエゼチミブ，ヒト型抗PCSK9モノクローナル抗体（PCSK9阻害薬）の併用も検討する．

↳家族性高コレステロール血症（FH）の合併がないか，家族歴の聴取やアキレス肥厚の評価を行う．FHの場合はさらに厳密なコントロールを要する．

6）新規抗心不全薬

術後の心機能，心不全の状況に応じて，SGLT2阻害薬，アンジオテンシン受容体ネプライシン阻害薬（ARNI），イバブラジンの導入も検討する．

f. 機械的補助法

- 薬物療法や輸液療法での循環動態が維持できない場合は大動脈内バルーンパンピング（IABP），補助循環用ポンプカテーテル（IMPELLA），体外式膜型人工心肺（V-A ECMO）の使用を検討する．
- 重症心原性ショックでは，IMPELLAとV-A ECMOの組み合わせが循環維持に有効である可能性があるため考慮すべきである．

×DON'T IABPは大動脈弁閉鎖不全や大動脈解離では禁忌．

×DON'T IMPELLAは機械弁，大動脈弁閉鎖不全症では禁忌．

合併症

- 病状に変化があった場合は速やかに診察と心電図検査を行い，合併症を見逃がさないようにする．僧帽弁閉鎖不全症，心室中隔穿孔，左室自由壁破裂などでは緊急手術を要することが多い．

❶ 僧帽弁閉鎖不全症

- 下壁梗塞に合併することが多く，収縮期雑音の出現と著しい左心不全をきたす．

❷ 心室中隔穿孔

- こまめに聴診し，収縮期雑音の出現を見逃さない．
- Swan-Ganzカテーテルからの採血や心エコーで診断をつける．

❸ 左室自由壁破裂

- 心筋梗塞の死亡の10%を占め，発症すると救命しえないことが多い．
- 発症後1週間以内に起こることが多い．
- 領域の小さな心筋梗塞にしばしば合併する（例えば対角枝のみの梗塞）．

❹ 右室梗塞

- 下壁梗塞でショックなら右室梗塞を考える.
- 右側胸部誘導でのST上昇のほか，中心静脈圧の上昇と肺動脈圧の低下を認める.
- 血圧が維持できるように十分な輸液を行いつつ，カテコラミンやIABPを用いる.

❺ 心外膜炎

- 発症2〜6日後に起こり，発熱，咳嗽によって増強する胸痛，心摩擦音を認める.
- 心電図上ST上昇を広範に認め，再梗塞との鑑別を要する．心嚢水の貯留を伴う.
- 急性期の心膜炎に対しては，少量アスピリンやコルヒチンを使用する.

慢性期へのアプローチ

- 慢性期で重要なことは，ACSの再発予防，心不全のコントロールである.
- 食事指導（特に食塩制限 6 g/日），禁煙，節酒，運動療法に加えて，薬物療法の重要性を認識する.
- **体重管理**：BMI＞25の肥満患者は3〜6ヵ月間で3％以上の体重減少を指導する.
- 血圧管理.
- **脂質管理**：HMG-CoA還元酵素阻害薬（スタチン）でもLDL-C 70 mg/dL以上であれば，エゼチミブ，PCSK9阻害薬の追加を検討する.
- **糖尿病治療**：➡ 31 糖尿病.

退院に向けてのアプローチ

退院までに行うこと

- **食事指導**：特に食塩制限（6 g/日未満）.
- **禁煙指導**：禁煙困難な場合は，禁煙外来への誘導.
- **ワクチン接種の指導**：季節性インフルエンザ，高齢者，高リスク患者の肺炎球菌ワクチンの推奨.

よくある レジデントの疑問 Clinical Question

Q 抗血小板薬の投与期間は？　AF合併例での抗血小板薬の対応は？

A ACSでは，ステント治療後の抗血小板薬2剤投与（DAPT）が推奨されており，投与期間の推奨は3〜12ヵ月ですが，出血リスクが高い場合は1〜3ヵ月に短期化することが推奨されています．現在，出血リスクの観点からShort DAPTの流れになっており，1ヵ月間のDAPTや抗血小板薬単剤の臨床試験も進行中です．

AF症例では，抗凝固薬の内服が推奨されており，出血リスクに応じて投与期間が推奨されています．また，1年以降は抗凝固薬単剤のレジメが推奨されています．

Q 抜歯，内視鏡，手術の際は，抗血小板薬は中止していいの？

A 手技の出血リスクに応じて，抗血小板薬の休薬を検討してください．抜歯や内視鏡検査は基本的には抗血小板薬継続で行います（➡ 43 術前の循環器管理）．

おさえておきたい資料（ガイドライン等）

- **2017-2018年度活動 急性冠症候群ガイドライン（2018 年改訂版）**：https://www.j-circ.or.jp/cms/wp-content/uploads/2018/11/JCS2018_kimura.pdf（2024年8月閲覧）
- **2013 ACCF/AHA guideline for the management of ST-elevation myocardial infarction：executive summary：a report of the American College of Cardiology Foundation/American Heart Association Task Force on Practice Guidelines**：O'Gara PT, et al, J Am Coll Cardiol 61：485-510, 2013
- **2023 ESC Guidelines for the management of acute coronary syndromes**：Byrne RA, et al, Eur Heart J 44：3720-3826, 2023

17 心不全

Flowchart

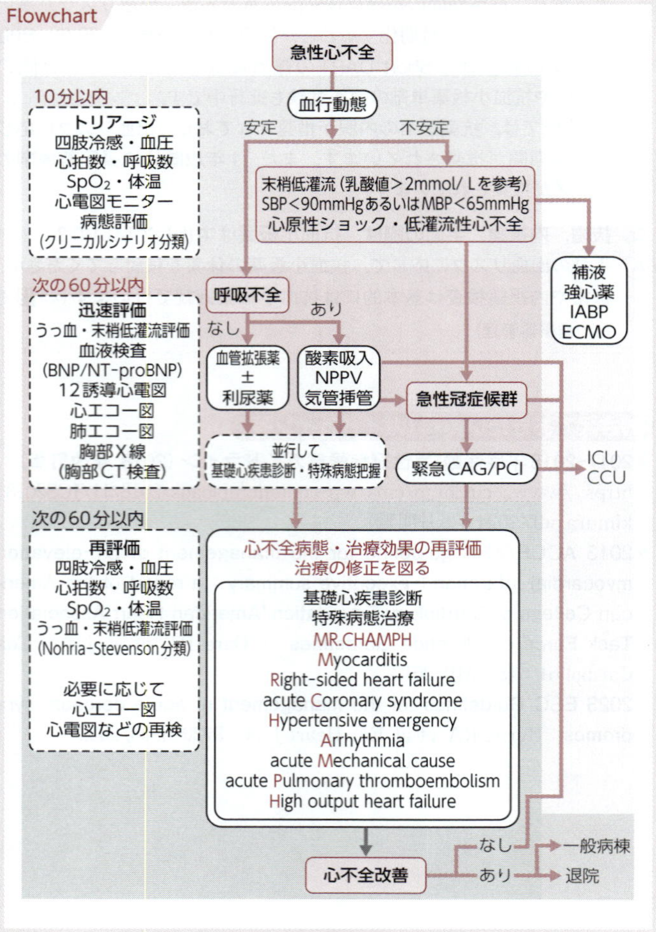
急性心不全
10分以内
トリアージ
四肢冷感・血圧
心拍数・呼吸数
SpO_2・体温
心電図モニター
病態評価
(クリニカルシナリオ分類)
血行動態
安定
不安定
末梢低灌流 (乳酸値＞2mmol/Lを参考)
SBP＜90mmHgあるいはMBP＜65mmHg
心原性ショック・低灌流性心不全
補液
強心薬
IABP
ECMO
次の60分以内
迅速評価
うっ血・末梢低灌流評価
血液検査
(BNP/NT-proBNP)
12誘導心電図
心エコー図
肺エコー図
胸部X線
(胸部CT検査)
呼吸不全
あり
なし
血管拡張薬
±
利尿薬
酸素吸入
NPPV
気管挿管
急性冠症候群
並行して
基礎心疾患診断・特殊病態把握
緊急CAG/PCI
ICU
CCU
次の60分以内
再評価
四肢冷感・血圧
心拍数・呼吸数
SpO_2・体温
うっ血・末梢低灌流評価
(Nohria-Stevenson分類)
必要に応じて
心エコー図
心電図などの再検
心不全病態・治療効果の再評価
治療の修正を図る
基礎心疾患診断
特殊病態治療
MR.CHAMPH
Myocarditis
Right-sided heart failure
acute Coronary syndrome
Hypertensive emergency
Arrhythmia
acute Mechanical cause
acute Pulmonary thromboembolism
High output heart failure
心不全改善
なし
あり
一般病棟
退院

図17-1　急性心不全に対する初期対応から急性期対応のフローチャート

(日本循環器学会/日本心不全学会．急性・慢性心不全診療ガイドライン(2017年改訂版)．https://www.j-circ.or.jp/cms/wp-content/uploads/2017/06/JCS2017_tsutsui_h.pdf (2024年8月閲覧))

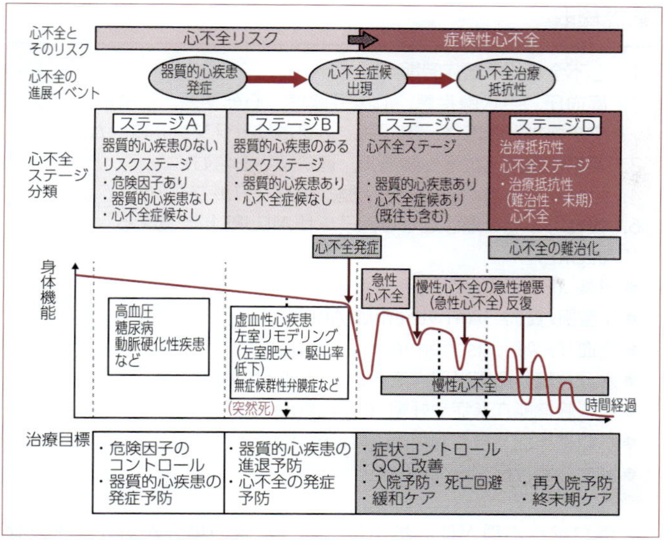

心不全とそのリスク
心不全リスク
症候性心不全
心不全の進展イベント
器質的心疾患発症
心不全症候出現
心不全治療抵抗性
心不全ステージ分類
ステージA
器質的心疾患のないリスクステージ
・危険因子あり
・器質的心疾患なし
・心不全症候なし
ステージB
器質的心疾患のあるリスクステージ
・器質的心疾患あり
・心不全症候なし
ステージC
心不全ステージ
・器質的心疾患あり
・心不全症候あり（既往も含む）
ステージD
治療抵抗性心不全ステージ
・治療抵抗性（難治性・末期）心不全
心不全発症
心不全の難治化
身体機能
急性心不全
慢性心不全の急性増悪（急性心不全）反復
高血圧
糖尿病
動脈硬化性疾患
など
虚血性心疾患
左室リモデリング（左室肥大・駆出率低下）
無症候群性弁膜症など
（突然死）
慢性心不全
時間経過
治療目標
・危険因子のコントロール
・器質的心疾患の発症予防
・器質的心疾患の進退予防
・心不全の発症予防
・症状コントロール
・QOL改善
・入院予防・死亡回避
・再入院予防
・緩和ケア
・終末期ケア

図 17-2　心不全の進展ステージ

（厚生労働省，2017より改変）

治療までのアプローチ

定義・症状

なんらかの心臓機能障害，すなわち，心臓に器質的および/あるいは機能的異常が生じて心ポンプ機能の代償機転が破綻した結果，呼吸困難・倦怠感や浮腫が出現し，それに伴い運動耐容能が低下する臨床症候群

- 心不全とは臨床症状に基づく病態である．以下の症状を認めた際に心不全を疑う．
  - うっ血症状：労作時呼吸困難（増悪すると安静時にも出現），起座呼吸，下腿浮腫など．
  - 低心拍出症状：疲労感，四肢冷感，食欲低下，乏尿など．

病歴聴取

1. 心不全症状の発症時期
2. 高血圧，甲状腺疾患，心臓弁膜症，心筋梗塞，不整脈，リウマチ熱などの既往，糖尿病，メタボリックシンドローム
3. 薬剤使用歴（抗悪性腫瘍薬，違法薬物も含む）
4. 冠動脈疾患や心筋症の家族歴，喫煙，アルコール歴
6. 慢性心不全を増悪させる因子：「FAILURE」で覚える

〈FAILURE〉
- 怠薬（Forgot meds）
- 不整脈/貧血（Arrhythemia/Anemia）
- 虚血/感染症（Ischemia/Infection）
- 水分・塩分過剰摂取，ストレス（Lifestyle）
- 甲状腺機能亢進症や妊娠（Upregulators）
- リウマチ性を含む弁疾患（Rhumatic）
- 肺血栓塞栓症（Embolism）

► 倦怠感や不穏が低心拍出量に伴う症状の場合があり，また食欲低下や腹部膨満感が右心不全症状の場合があるので，注意を要する．

- 重症度分類をニューヨーク心臓協会（NYHA）の機能分類（表17-1）に基づいて行う．
- Framingham criteria（表17-2）を参考に，病歴聴取や身体診察を行う．

身体所見

バイタルサイン，全身の視診，四肢冷感や頸静脈怒張の確認，心臓の聴診，肺の聴診，肝腫大や浮腫の確認など

- 心音ではⅢ，Ⅳ音，弁膜症による心雑音の有無を確認する．
- 肺うっ血が軽度の場合，湿性ラ音は後下肺野で，高度になれば全肺野で聴取される．気管支に浮腫を生じると乾性ラ音を聴取し，喘息やCOPDの急性増悪と間違われる場合もある．気管支拡張薬やステロイドにより症状が改善することもあり，注意が必要である．

表17-1 NYHAの機能分類（心不全）

Ⅰ度	心疾患があるが，身体活動には制約がないもの．日常生活により，疲労動悸，呼吸困難，狭心痛などの愁訴が生じない
Ⅱ度	心疾患があり，身体活動が軽度に制約されるもの．比較的強い労作によって，上記の愁訴が発現する
Ⅲ度	心疾患があり，身体活動が著しく制約されるもの．比較的軽い労作によって，上記の愁訴が発現する
Ⅳ度	安静時にも症状が発現するもの

表17-2 うっ血性心不全の診断基準—Framingham criteria

大症状２つか，大症状１つおよび小症状２つ以上を心不全と診断する
大症状
●発作性夜間呼吸困難または起座呼吸　●頸静脈怒張　●肺ラ音　●心拡大 ●急性肺水腫　●拡張早期性ギャロップ（Ⅲ音） ●静脈圧上昇（16 cmH_2O以上）　●循環時間延長（25秒以上） ●肝頸静脈逆流
小症状
●下腿浮腫　●夜間咳嗽　●労作性呼吸困難　●肝腫大　●胸水貯留 ●肺活量減少（最大量1/3以下）　●頻脈（120/分以上）
大症状あるいは小症状
●5日間の治療に反応して4.5 kg以上の体重減少があった場合，それが心不全治療による効果ならば大症状1つ，それ以外の治療ならば小症状1つとみなす

初期検査

- 血算，PT，APTT，Dダイマー，（高感度）トロポニンI/T，Alb，電解質，肝機能，腎機能，CRP，CK，CK-MB，NT-proBNP/BNP，甲状腺機能，脂質，HbA1cなど
- 動脈血液ガス分析
- 12誘導心電図
- 胸部X線
- 心エコー

- トロポニンは可能な限り高感度トロポニンを測定する．
- 心電図では虚血，不整脈などの評価を行う．
- **胸部X線**
  - ► 心陰影の拡大：撮影条件によるが，PA像なら心胸郭比50%

以上，AP像なら心胸郭比60%以上で心陰影の拡大ありと判断する．過去のデータとの比較も重要．可能な限り立位か座位で評価する．

► 肺血流分布異常：通常立位での下肺野優位から上肺野優位への肺血管陰影拡大.

► 間質性肺水腫：Kerley A，B，C line，bronchial cuffing，vascular cuffing.

► 肺胞性浮腫：butterfly shadow，air-bronchogram.

- 心エコーにて左室駆出率（LVEF），肥大，拡大，弁狭窄・逆流，心嚢水，下大静脈径/呼吸性変動の有無を評価する．局所壁運動異常があれば虚血を疑う．三尖弁逆流から収縮期肺動脈圧を推定する．

急性期治療

❶ 各患者共通の基本的な対応

- 急性期治療の目的は，①呼吸困難などの症状の改善や，②末梢循環・臓器灌流の維持であり，不必要に心臓を働かせることではない．

Check✓

1. 安静，起座位，食事・飲水管理
   - 急性期には食事の水分や塩分量を管理する．高齢者では不要な絶食を避ける
2. 酸素投与
   - 鼻カニューレ，酸素マスク，リザーバーバック付き酸素マスクによる酸素投与
   - 酸素化，努力呼吸の改善に乏しければ，非侵襲的陽圧換気（noninvasive positive pressure ventilation：NPPV）や気管挿管を考慮する
3. 静脈ラインの確保，尿道カテーテルの挿入

❷ 基礎疾患と増悪因子の整理および病態把握（図17-3）

- 患者の循環動態をイメージし，治療介入できる点を検討する．

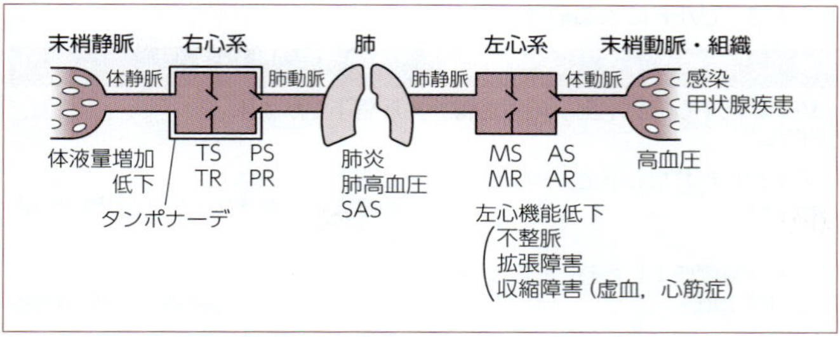
末梢静脈
右心系
肺
左心系
末梢動脈・組織
体静脈
肺動脈
肺静脈
体動脈
感染
甲状腺疾患
体液量増加
低下
TS
TR
PS
PR
タンポナーデ
肺炎
肺高血圧
SAS
MS
MR
AS
AR
高血圧
左心機能低下
不整脈
拡張障害
収縮障害（虚血，心筋症）

図 17-3　心不全の基礎疾患―増悪因子となりうる病態

TS：三尖弁狭窄症，TR：三尖弁閉鎖不全症，PS：肺動脈弁狭窄症，PR：肺動脈弁逆流症，SAS：睡眠時無呼吸症候群，MS：僧帽弁狭窄症，MR：僧帽弁閉鎖不全症，AS：大動脈弁狭窄症，AR：大動脈弁逆流症.

❸ 特殊な対応が必要な病態（MR.CHAMPH）の評価

- 以下の疾患では判断の時期を逸すると致命的になることがあるので，常に念頭に置いておく必要がある.

MR. CHAMPH

1. 心筋炎（Myocarditis）：心筋生検やステロイド治療，補助循環などを検討する
2. 右心不全（Right-sided heart failure）：肺高血圧症などの右心不全の原因検索を行う
3. 急性冠症候群（acute Coronary syndrome）：➲ 16 急性冠症候群
4. 高血圧緊急症（Hypertensive emergency）：血管拡張薬での速やかな降圧を目指す
5. 不整脈（Arrhythmia）：頻脈に対して抗不整脈薬や除細動，徐脈に対してペーシングを検討する
6. 機械的合併症（acute Mechanical cause）：➲ 16 急性冠症候群
7. 急性肺血栓塞栓症（acute Pulmonary thromboembolism）：➲ 20 急性肺血栓塞栓症
8. 高拍出性心不全（High output heart failure）：感染症，甲状腺中毒症，貧血，脚気心，短絡性心疾患などの原因検索と対応を検討する

表17-3　LVEFによる心不全の分類

定義	LVEF	説明
LVEFの低下した心不全(HFrEF)	40%未満	●収縮不全が主体
LVEFの保たれた心不全(HFpEF)	50%以上	●拡張不全が主体 ●同様の症状をきたす他疾患の除外が必要
LVEFが軽度低下した心不全(HFmrEF)	40%以上，50%未満	●境界型心不全 ●治療選択は個々の病態に応じて判断する
LVEFが改善した心不全(HFrecEF)	40%以上	●LVEFが40%未満から治療過程で改善した患者群

HFrEF：heart failure with reduced ejection fraction，HFpEF：heart failure with preserved ejection fraction，HFmrEF：heart failure with mid-range ejection fraction，HFrecEF：heart failure with recovered EF.

(Eur J Heart Fail 18：891-975, 2016)

❹ 心不全の分類とそれに基づいた治療

a. 心不全の分類(表17-3)

- 心不全はLVEFによって分類する.

b. Forrester分類(図17-4)

- Swan-Ganzカテーテルで推定された心係数と肺動脈楔入圧による血行動態の評価．もともとは急性心筋梗塞に伴う心不全の分類である.

c. Nohria-Stevenson分類(図17-5)

- 身体所見などをもとに組織灌流をcold/warmで，うっ血をwet/dryで分類する.

d. 心不全分類に基づいた急性期治療

1) 酸素投与

- 鼻カニューレ，酸素マスク，リザーバーバック付き酸素マスクによる酸素投与で酸素化や呼吸困難(努力呼吸)が改善しなければNPPVを用いる.
- NPPVを用いても酸素化が改善しない場合，二酸化炭素が貯留する場合，呼吸数や呼吸努力の改善に乏しい場合，肺炎や喀痰の多い場合は気管挿管を躊躇しない.

►ショック，意識障害，心室頻拍，心室細動では初めから気管

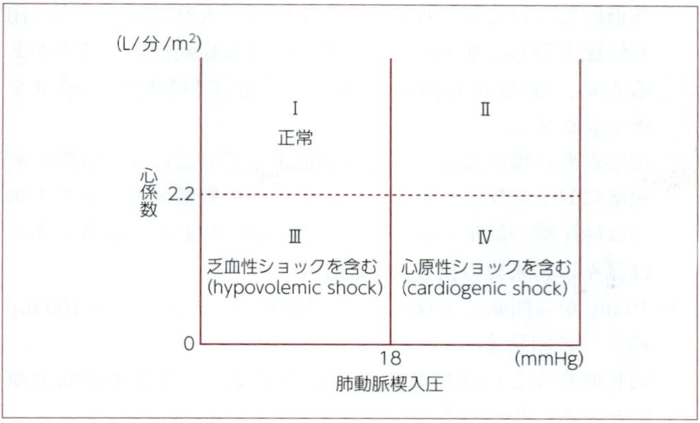
(L/分/m²)
Ⅰ
正常
Ⅱ
心係数
2.2
Ⅲ
乏血性ショックを含む
(hypovolemic shock)
Ⅳ
心原性ショックを含む
(cardiogenic shock)
0
18
(mmHg)
肺動脈楔入圧

図17-4　Forrester分類

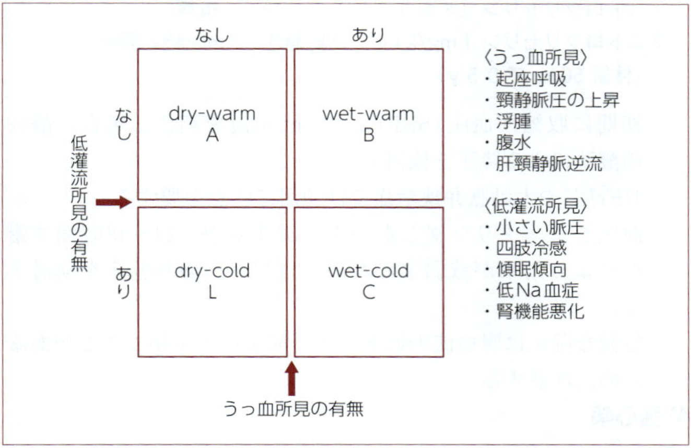
なし
あり
なし
dry-warm
A
wet-warm
B
低灌流所見の有無
あり
dry-cold
L
wet-cold
C
うっ血所見の有無
〈うっ血所見〉
・起座呼吸
・頸静脈圧の上昇
・浮腫
・腹水
・肝頸静脈逆流
〈低灌流所見〉
・小さい脈圧
・四肢冷感
・傾眠傾向
・低Na血症
・腎機能悪化

図17-5　Nohria-Stevenson分類

挿管，人工呼吸器による呼吸管理を行う．

2) 利尿薬

処方例

①フロセミド（ラシックス®）　10～20 mg/回　静注

↳体液貯留に対してフロセミドを用いる．大動脈弁狭窄症，閉塞性肥大型心筋症の患者では低心拍出量症候群のリスクがあるため，少量から開始する．必ず静注1時間後の尿量をチェックする．

↳反応が悪い場合には，腎血流が低下しているのか，腎臓の利尿薬に対する反応が低下しているのかを判断する．前者の場合は降圧薬の減量やドブタミンの開始を検討し，後者であれば徐々に利尿薬の投与量を増やす．

↳10 mgから開始して反応が悪い場合，10→20→40→100 mgのように増量する．

↳低K血症などの電解質異常に注意する．心室性不整脈の原因となることがある．

3) 血管拡張薬

処方例

①ニトログリセリン（ミオコール®）スプレー　噴霧
②ニトログリセリン 1 mg/2 mL　持続静注　3 mL/時で開始
（体重 50 kg で 0.5 γ）

↳初期に収縮期血圧（SBP）が140 mmHgを超える場合，静注硝酸薬による降圧を検討する．

↳HFrEFや大動脈弁狭窄症では使用に注意を要する．

↳血圧をモニタリングしながら増減するが，24～48時間で耐性により効果が減弱するため，他剤への切り替えを検討する．

↳急激な降圧は腎血流の低下による尿量低下を招くことがあるため，注意する．

4) 強心薬

処方例

①ドブタミン 0.6%シリンジ　1.5 mL/時で開始
（体重 50 kg で 3 γ）

↳ドブタミンの反応が悪い場合はドパミンの併用も考慮する．減量は緩徐に行う．

↳カテコラミンは催不整脈作用があるため，注意深くモニタリングする必要がある．

5) 機械的補助循環治療

- 大動脈内バルーンパンピング（IABP）.
- 体外式膜型人工肺（ECMO）.
- 補助循環用ポンプカテーテル（IMPELLA）.
  ► 低拍出状態でカテコラミンの効果が不十分な場合に用いる.

✕DON'T IABPは大動脈弁閉鎖不全症や腹部大動脈瘤では禁忌である.

❺ 心不全管理の指標

心不全管理の指標

- 血圧，心拍数
- 肺動脈楔入圧，心拍出量，中心静脈圧
- 尿量，体重
- SpO_2 モニター，動脈血液ガス分析
- ラ音や浮腫などの身体所見
- 胸部X線
- 食欲

- 心不全の病態は時々刻々と変化する．上記の指標がどのように変化しているかを常に観察し，増悪傾向があればすばやく対応する．
- 急性心筋梗塞や心筋炎など，左心機能が変化する例では，心エコーによる経時的左室機能評価を適宜加えて指標とする．

慢性期へのアプローチ

- 心不全は急性増悪を繰り返すうちに徐々に病態が悪化しながら慢性的に経過し，5年生存率はおよそ50～60％程度と悪性腫瘍に匹敵する予後不良の疾患である．急性心不全を脱した後には，慢性心不全の厳重な管理が必須である．
- 急性期を脱した心不全は，薬物療法を中心とした慢性期の予後を改善する治療への移行を要する（図17-6）.
- HFrEFの場合，アンジオテンシン受容体ネプリライシン阻害薬（ARNI），β遮断薬，ミネラルコルチコイド受容体拮抗薬（MRA），SGLT2阻害薬を可能な限り導入する．
- HFpEFの場合は，予後改善のエビデンスがあるSGLT2阻害薬

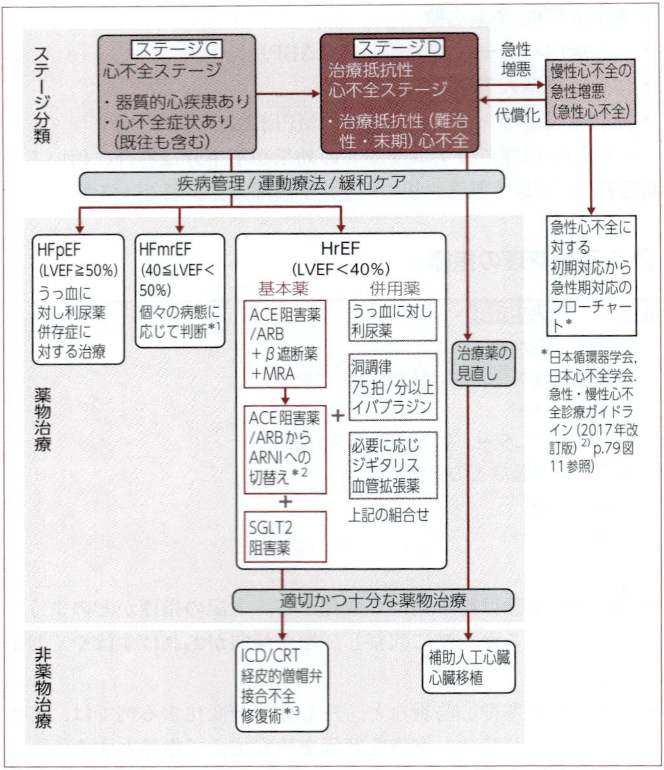
ステージ分類
ステージC
心不全ステージ
・器質的心疾患あり
・心不全症状あり
(既往も含む)
ステージD
治療抵抗性
心不全ステージ
・治療抵抗性(難治性・末期)心不全
急性増悪
代償化
慢性心不全の急性増悪(急性心不全)
疾病管理/運動療法/緩和ケア
急性心不全に対する初期対応から急性期対応のフローチャート*
*日本循環器学会, 日本心不全学会. 急性・慢性心不全診療ガイドライン(2017年改訂版)2) p.79図11参照)
薬物治療
HFpEF
(LVEF≧50%)
うっ血に対し利尿薬
併存症に対する治療
HFmrEF
(40≦LVEF<50%)
個々の病態に応じて判断*1
HrEF
(LVEF<40%)
基本薬
ACE阻害薬/ARB
+β遮断薬
+MRA
ACE阻害薬/ARBからARNIへの切替え*2
+
SGLT2阻害薬
+
併用薬
うっ血に対し利尿薬
洞調律
75拍/分以上
イバブラジン
必要に応じ
ジギタリス
血管拡張薬
上記の組合せ
治療薬の見直し
適切かつ十分な薬物治療
非薬物治療
ICD/CRT
経皮的僧帽弁接合不全修復術*3
補助人工心臓
心臓移植

図17-6 心不全治療アルゴリズム

*1：ACE阻害薬/ARB投与例でARNIへの切替えを考慮可.
*2：ACE阻害薬/ARB未使用で入院例への導入も考慮(ただし，保険適用外).
*3：機能性，重症僧帽弁逆流，EF≧20%.
(日本循環器学会/日本心不全学会合同ガイドライン 2021年 JCS/JHFSガイドライン フォーカスアップデート版 急性・慢性心不全診療. https://www.j-circ.or.jp/cms/wp-content/uploads/2021/03/JCS2021_Tsutsui.pdf (2024年8月閲覧))
ICD：植込み型除細動器，CRT：心臓再同期療法.

(ジャディアンス®，フォシーガ®など)を中心に薬物療法を行う.

- 治療と並行して急性心不全の発症原因，慢性心不全の増悪因子を精査する.
- 初発の心不全の場合，必ず虚血性心疾患の評価をする．患者背景に応じて冠動脈造影，冠動脈CT，心筋シンチグラフィなどを行う.

- 収縮能低下，拡張能低下，心拡大，心肥大の原因として，サルコイドーシス，アミロイドーシスなどの二次性心筋症の精査を行う.

❶ ACE阻害薬，ARB，ARNI

- 状況に応じて，以下の①～③のいずれかを処方する.

処方例

①イミダプリル（タナトリル®） 2.5～10 mg/回 1日1回 経口

処方例

②エナラプリル（レニベース®） 2.5～10 mg/回 1日1回 経口

↳慢性心不全の予後を改善する．少量より開始し，漸増する.

↳投与後，腎機能低下，血清K値上昇，血圧低下に注意する.

↳咳嗽など忍容性が低い場合は，アンジオテンシンII受容体拮抗薬（ARB）に変更を検討する.

処方例

③サクビトリルバルサルタン（エンレスト®） 50 mg/回 1日2回 経口

↳ARBのバルサルタンとネプリライシン阻害薬のサクビトリルの合剤．ネプリライシンを阻害することで生理活性を有するNa利尿ペプチドの作用が増大し，血管拡張，利尿，尿中Na排泄，交感神経系抑制，心肥大抑制および線維化抑制などの多面的な作用を示す.

↳1回50 mgから開始し，1回50→100→200 mgと増量する.

↳HFrEFで他の薬剤を投与しても改善が乏しい場合は，ARNIへの切り替えを検討する.

↳症候性低血圧が多いため，導入後は注意して観察する.

❷ β遮断薬

- 状況に応じて，以下の①，②のいずれかを処方する.

処方例

①カルベジロール（アーチスト®） 1.25～20 mg/回 1日1回 経口
②ビソプロロール（メインテート®） 0.625～5 mg/回 1日1回 経口

↳HFrEFに対して予後改善効果がある．HFpEFの場合は運動耐容能を低下させたという報告もあり，頻脈や不整脈に対するメリットと比較して適応を判断する．

↳急性心不全，慢性心不全の急性増悪の場合，もともと内服していたβ遮断薬は可能な限り継続する．内服していなかった場合，急性期の導入は避けてうっ血が解除できてから開始する．

↳HFrEFの場合は，カルベジロール1.25 mgで開始．心不全の悪化と血圧の低下がなければ倍に増量していく（1.25→2.5→5→10→20 mg）．

↳ビソプロロールは脈拍数をより低下させる特徴があり，頻脈性不整脈合併例では優先される．0.625 mgから開始し，カルベジロールと同様に増量していく．

❸ MRA

- 状況に応じて，以下の①，②のいずれかを処方する．

処方例

①スピロノラクトン（アルダクトン®A）　25～50 mg/回　1日1回　経口
②エプレレノン（セララ®）　25～50 mg/回　1日1回　経口

↳腎機能障害患者やACE阻害薬と併用時の高K血症に注意する．エプレレノンはスピロノラクトンと比較して女性化乳房の副作用が少ない．

❹ SGLT2阻害薬

- 状況に応じて，以下の①，②のいずれかを処方する．

処方例

①エンパグリフロジン（ジャディアンス®）　10 mg/回　1日1回　経口
②ダパグリフロジン（フォシーガ®）　10 mg/回　1日1回　経口

↳腎臓の近位尿細管においてNaと糖を尿細管から血管内へ再吸収するナトリウム・グルコース共役輸送体（SGLT2）を阻害する．尿中の糖が増えて浸透圧が上がることで水分の再吸収を阻害し，尿量が増える．

↳尿中の糖が増えるため，尿路感染症が増加する．内服中に尿路感染症が生じた場合は中止する．ケトアシドーシスのリスクがあるため，絶食時は中止する．

❺ 利尿薬

- 状況に応じて，以下の①，②のいずれかを処方する．

処方例

①フロセミド（ラシックス®） 20 mg/回 1日1回から適宜増減 経口
②アゾセミド（ダイアート®） 30 mg/回 1日1回から適宜増減 経口

↳症状が改善してきたら，利尿薬は静注から経口に切り替える．
↳長期予後の改善効果は証明されていないが，症状の改善には有効であることが多い．

処方例

③トルバプタン（サムスカ®） 3.75 mg/回 1日1回から適宜増減 経口

↳腎臓の集合管においてバソプレシンのV2受容体への結合を阻害し，尿中から血中への水分の再吸収を減少させ，Naなどの電解質排泄に直接の影響を与えずに水分のみを体外へ排出する．
↳ループ利尿薬での反応の乏しい，体液貯留のある心不全患者において使用を検討する．
↳急激な利尿と高Na血症を惹起する可能性があるため，経口は3.75 mgなどの少量から開始し，尿量や電解質を注意深く観察する．

❻ 経口強心薬

処方例

①ピモベンダン（ピモベンダン®） 1.25〜2.5 mg/回 1日2回 経口

↳ホスホジエステラーゼⅢ（PDEⅢ）阻害作用とCa感受性増強作用を持つ．
↳運動耐容能の改善には効果があるが，予後改善効果は証明されていない．

↳カテコラミン離脱困難例や左心不全症状が他剤で改善しない場合に用いる.

❼ I_fチャネル阻害薬

処方例

①イバブラジン（コララン®） 2.5 mg/回　1日2回　経口

↳洞調律のHFrEF患者で，最大用量のβ遮断薬を用い，ACE阻害薬/ARB，MRAなどの適切な薬物療法を行っても安静時心拍数が70回/分未満にならない患者が適応となる.

↳上記用量から開始し，段階的に増減する.

❽ 非薬物療法

a. 心臓リハビリテーション

- 可能な限り早期に導入し，退院後も継続する.
- 運動療法のみではなく，看護師による患者指導や，薬剤師による服薬指導，管理栄養士による栄養指導など包括的な介入が必要である.

b. 植込み型除細動器（ICD）

- HFrEF患者では致死的不整脈の合併が多く，年間約3.5%が突然死している.
- 駆出率（EF）≦35%の低心機能で，非持続性心室頻拍や原因不明の失神がある場合などは，植込み型除細動器（implantable cardiac defib：ICD）の適応となる．最新のガイドラインより，適応を判断する.

c. 心臓再同期療法（CRT）

- 心臓の収縮における同期障害が心不全の病態に寄与していると予想され，薬物療法抵抗性の場合に，心臓再同期療法（cardiac resynchronization therapy：CRT）の施行を検討する.
- HFrEF患者では致死的不整脈の合併が多いため，CRTに除細動機能（ICD）を付加したCRT-Dが使われることが多い.

d. 僧帽弁経カテーテル的edge-to-edge修復術（MitraClip®，PASCAL®），経カテーテル的大動脈弁留置術（TAVI）

- 弁膜症が心不全の原因となっている場合に，僧帽弁経カテーテル的edge-to-edge修復術（MitraClip®，PASCAL®），経カテーテル的大動脈弁留置術（transcatheter aortic valve implantation：TAVI）を検討する．患者背景次第で外科的手術，カテーテル手術のどちらが推奨されるかは異なる．

e. カテーテルアブレーション

- 心房細動などの不整脈が原因となる心不全で検討される．

退院に向けてのアプローチ

退院までに行うこと

- 食事指導，塩分制限．
- 心不全手帳を渡し，毎日のバイタル測定，体重測定を行うよう指示する．
- 退院後に体重増加がある場合は，早期の病院受診を指示する．

よくある レジデントの疑問 Clinical Question

Q 心不全の治療薬はどういう順序で導入すればいいですか？

A 薬の導入順序は諸説ありますが，古典的にはACE阻害薬/ARB，β遮断薬を導入してからMRA，SGLT2阻害薬を導入していました．しかし，近年では順序にかかわらず，必要な薬物療法を早期に導入することの方が重要とされています．患者のバイタルサイン，うっ血の程度，電解質などの状態とそれぞれの薬剤の特性を考慮し，個々の患者に合うものを優先的に導入します．

Q 退院後も利尿薬は必要ですか？

A 退院後は食事や飲水の管理が疎かになる可能性があります．入院中に改善したからといって利尿薬を終了してしまうと退院後にすぐ体重が増加してしまう可能性があるため，基本は継続します．退院後の体重変化をみて，用量を調節します．

おさえておきたい資料（ガイドライン等）

- **日本循環器学会/日本心不全学会合同ガイドライン 2021年 JCS/JHFSガイドライン フォーカスアップデート版 急性・慢性心不全診療**：https://www.j-circ.or.jp/cms/wp-content/uploads/2021/03/JCS2021_Tsutsui.pdf（2024年8月閲覧）

18 不整脈

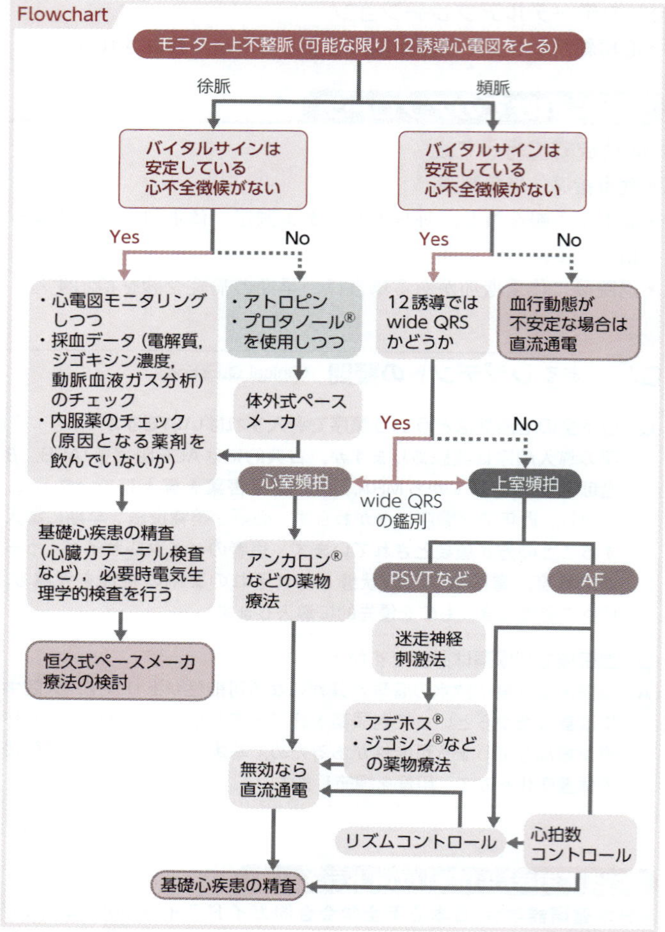
Flowchart
モニター上不整脈（可能な限り12誘導心電図をとる）
徐脈
頻脈
バイタルサインは
安定している
心不全徴候がない
バイタルサインは
安定している
心不全徴候がない
Yes
No
Yes
No
・心電図モニタリング
しつつ
・採血データ（電解質，
ジゴキシン濃度，
動脈血液ガス分析）
のチェック
・内服薬のチェック
（原因となる薬剤を
飲んでいないか）
・アトロピン
・プロタノール®
を使用しつつ
12誘導では
wide QRS
かどうか
血行動態が
不安定な場合は
直流通電
体外式ペース
メーカ
Yes
No
心室頻拍
上室頻拍
wide QRS
の鑑別
基礎心疾患の精査
（心臓カテーテル検査
など），必要時電気生
理学的検査を行う
アンカロン®
などの薬物
療法
PSVTなど
AF
恒久式ペースメーカ
療法の検討
迷走神経
刺激法
・アデホス®
・ジゴシン®など
の薬物療法
無効なら
直流通電
リズムコントロール
心拍数
コントロール
基礎心疾患の精査

図18-1　不整脈診療の流れ

PSVT：発作性上室頻拍，AF：心室細動．

治療までのアプローチ

- 確認すべき項目を以下に挙げる.
  - ► バイタルサイン.
  - ► モニター所見.
  - ► 胸部聴診所見：心雑音，ラ音の有無.
  - ► 不整脈の種類：可能な限り 12 誘導心電図を施行.
  - ► QT 延長の有無.
  - ► 血清学的検査：K 値，Ca 値，Mg 値，甲状腺機能.
  - ► 動脈血液ガス分析：PaO_2，酸塩基平衡.
  - ► 心エコー.
  - ► 基礎疾患，使用薬剤.
  - ► 薬物血中濃度：ジゴキシン，ピルシカイニド，アミオダロンなど.

Check

洞性頻脈でないか，必ず注意を払う．洞性頻脈の場合は，以下の確認を行う

- ●脱水がないか（エコーでの下大静脈径など）
- ●発熱や炎症，疼痛がないか
- ●貧血がないか
- ●甲状腺機能異常がないか

上記が代表的な注意項目である．例えば，心機能が保たれ脱水が示唆される場合は補液を考慮するなど，洞性頻脈の場合には以下に示す不整脈とは対応が異なってくる

- 血行動態が不安定な場合は，必要ならば心肺蘇生（CPR）を行いつつ処置を行う．除細動の適応となる不整脈かをすばやく判断する.
- 血行動態が比較的安定していても，薬物療法を行う場合，薬物の静注に際しては心電図と血圧をモニターし，低血圧，ショック，新たな危険な不整脈の出現に注意しながら行う．CPR，直流除細動器の準備もしておく.
- 電解質異常，低酸素血症，酸塩基平衡異常（特にアシドーシス）があれば，これらを補正する.

危険な不整脈

1. 出現後ただちにCPRを含めた緊急治療を要するもの
   - 心室細動（ventricular fibrillation：VF），血圧の低下した心室頻拍（ventricular tachycardia：VT），極端な徐脈
2. 致死的ではないが血行動態が不安定となりうるため，早期の治療が必要なもの
   - 血圧の安定したVT，頻脈性心房細動（atrial fibrillation：AF），頻脈性心房粗動（atrial flatter：AFL）発作性上室頻拍（paroxysmal supraventricular tachycardia：PSVT）

- これらの不整脈が認められた場合には，治療の迅速さが要求されるため，診断と治療を同時に行う．

❶ 心室性不整脈

a. 心室細動（VF），無脈性心室頻拍（pulseless VT）

- モニター波形から速やかに判断することが必要．頸動脈で脈の触知有無を必ず確認する．
- VF，pulseless VTと判断した場合は速やかに治療へ移る．

b. 持続性心室頻拍（sustained VT）

- 3発以上の心室性期外収縮（premature ventricular contraction：PVC）が連なるものをVT（図18-2）と称する．ただし100 bpm未満のものはPVC short runであり，VTと呼ばない．
- 30秒以上持続するもの，もしくはそれ以内でも停止処置を必要とするものをsustained VTと定義し，30秒未満で自然停止するものを後述する非持続性心室頻拍（non-sustained VT：NSVT）とする．
- 血行動態が安定しているか，不安定かを見極めることが重要である．
- 意識レベルや血圧などのバイタルサインを確認する．

c. 心室性期外収縮（PVC），非持続性心室頻拍（NSVT）

- 原因がない特発性であることが最多だが，器質的心疾患について評価が必要である．特にVTを認める場合には血液検査での

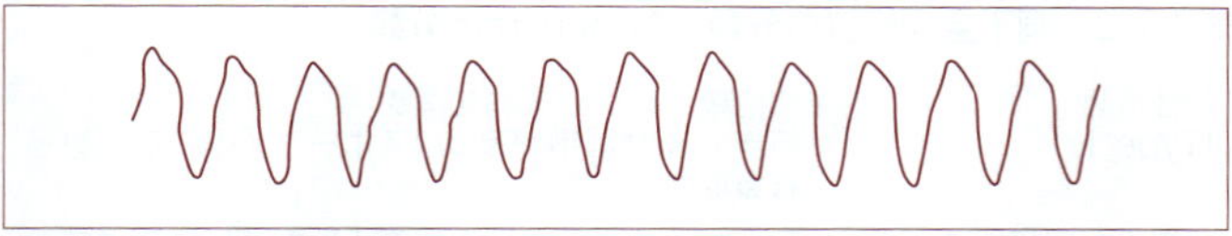

図 18-2　VTの心電図

表 18-1　AFの病型と定義

初めて診断された心房細動 (first diagnosed AF)	過去に診断されたことがないAF．初めて心電図で確認されたもの
発作性心房細動 (paroxysmal AF)	薬物・非薬物療法の有無にかかわらず7日以内に洞調律に復するAF
持続性心房細動 (persistent AF)	持続が7日を超えるAF
長期持続性心房細動 (long-standing persistent AF)	1年以上持続しているAF．洞調律維持療法を考慮しうるもの
永続性心房細動 (permanent AF)	薬理学的，電気的に除細動困難なAF

電解質チェックや心エコーでの心機能評価を行いつつ，循環器内科にコンサルトを検討する．

❷ 上室性不整脈

a．心房細動（AF）

- AFは日常診療で最も遭遇する不整脈の1つである．他の上室性不整脈との鑑別にはQRSが不整，明確なP波を認めない，がAFの診断の重要な着目点である．
- 初めてAFが指摘された場合，真に初発であるかは問わず経過によって発作性，持続性，長期持続性，永続性のいずれかに分類される（表18-1）．発作性からやがて頻度と持続時間を増して持続性および永続性へと移行する．

b．心房粗動（AFL）

- 心房の規則正しく早い興奮を示す上室頻拍の一種．250～350回/分の速さで心房が興奮するのが一般的．心電図では特徴的

表18-2　洞不全症候群の分類—Rubenstein分類

洞性徐脈 (Type Ⅰ)	●心拍数50回/分未満を指す ●若年で運動習慣が多い"スポーツ心臓"でもみられる場合がある
洞停止・洞房ブロック (Type Ⅱ)	●洞結節からの刺激が突然停止，あるいは洞結節からの刺激が心房に伝わらない
徐脈頻脈症候群 (Type Ⅲ)	●AF・AFLなどの頻脈性不整脈の停止時にみられることが一般的．動悸後のめまいなどの病歴が典型である

な鋸歯状波を認める．

- 房室伝導が2：1になると，心拍数は150〜160回/分となる．その際には後述するPSVTとの鑑別が必要になる．AFに比べ心拍数のコントロールが難しい．

c. 発作性上室頻拍（PSVT）

- 房室結節リエントリー性頻拍（atrioventricular nodal reentrant tachycardia：AVNRT），副伝導路を介した房室リエントリー性頻拍（atrioventricular reciprocating tachycardia：AVRT），心房頻拍（atrial tachycardia：AT）に大別される．
- PSVTは血行動態が安定している場合が多いが，大部分は自覚症状を有し，また長時間の頻拍により心不全をきたす場合もあり，早急に停止すべき不整脈である．

❸ 徐脈性不整脈

- 一般的に心拍数50回/分未満を徐脈と定義する．
- 刺激伝導系のなかで，洞結節の機能障害による洞不全症候群（sick sinus syndrome：SSS）（表18-2）と，房室結節以下の障害による房室ブロック（表18-3）に大別される．
- 徐脈により十分な心拍出量が担保できないと失神（Adams-Stokes症候群），めまい，心不全徴候などさまざまな症状が生じることがある．
- 有症候性のときは緊急での対応が必要になる場合がある．
- β遮断薬や抗不整脈薬など，薬剤性徐脈の可能性がないかについても必ず確認する．

表18-3　房室ブロックの分類

第Ⅰ度房室ブロック	PR時間＞0.20秒と延長を認めるが，QRS波の脱落は認めない
第Ⅱ度房室ブロック	①Wenckebach型 PR時間が徐々に延長しQRS波が脱落する ②Mobitz型 PR時間が延長することなく突如QRS波が脱落する
高度房室ブロック	P波からQRS波への伝導が悪く，多くがブロックされ3：1以上の伝導になる．2：1伝導比の場合は高度房室ブロックとは呼ばない
第Ⅲ度房室ブロック	心房から心室への伝導が途絶え，心房と心室の興奮は無関係に生じている（房室解離）

❹ その他の不整脈

a.　QT延長症候群（図18-3，表18-4）

- QT延長にR on Tを認めると，多形性心室頻拍（Torsades de Pointes：TdP）により突然死を起こしうる．先天性（遺伝性，まれ）と二次性（後天性）に分けられる．二次性QT延長症候群は，通常では明らかなQT間隔の延長がないが，薬剤や徐脈などを誘因として発症するタイプを指す．
- QTがR-R間隔の半分を超えている場合，QT延長を疑いcorrected QT*を計算する．

  *：通常，QT延長はBazettの式で心拍数補正されたcorrected QT（$QTc = QT/\sqrt{RR}$）が男性450 msec以上，女性460 msec以上の場合を指す．

b.　Brugada症候群

- Naチャネルの異常によりTdPやVFをきたし，突然死を起こしうる．
- 臨床症状としては失神やめまいや動悸，胸部不快感などが挙げられる．
- 失神は神経調節性失神との鑑別が重要であり，前駆症状や出現様式などの病歴聴取が重要である．
- 失神時の心電図記録があるか否かも確認する．
- 若年から中年男性に好発し，夜間あるいは安静時の発症が多いが，まれに運動中に発症する場合もある．

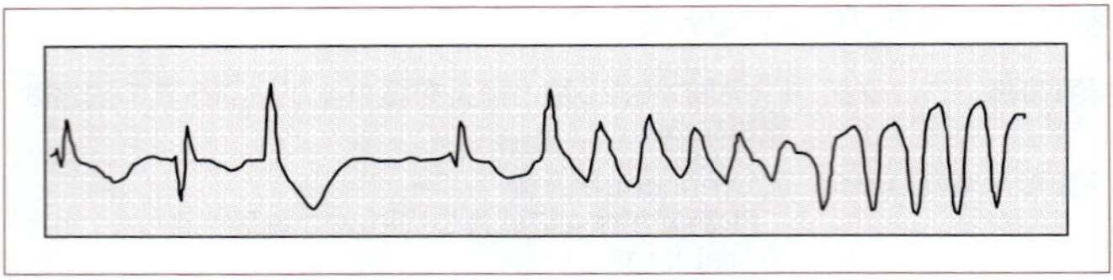

図 18-3　TdPの心電図

（ECG library．https://www.ecglibrary.com（2024年8月閲覧））

表 18-4　QT延長症候群の原因

1. 先天性（congenital）
   1）Jervell and Lange-Nielsen syndrome（先天性聾を伴う）
   2）Romano-Ward syndrome（先天性聾を伴わない，QT延長症候群の多くを占める）

2. 後天性
   1）急性心筋梗塞（AMI）
   2）徐脈（bradycardia）
   3）薬剤（drug：5つの"抗……"）
      ①抗不整脈薬（キニジン，プロカインアミド，ジソピラミドなど）
      ②抗アレルギー薬
      ③抗精神病薬（フェノチアジン系，クロルプロマジン系）
      ④抗うつ薬（三環系［イミプラミン，アミトリプチリン］・四環系［ミアンセリン］，SSRI）
      ⑤抗菌薬（マクロライド系，ニューキノロン系），抗真菌薬（アゾール系）
   4）電解質異常（electrolytes）：低K血症，低Ca血症，低Mg血症
   5）その他（everything else）：HIV感染症（プロテアーゼ阻害薬での薬剤性を含む），神経性無食欲症，飢餓状態など

これらを"abcde"と記憶する方法もある．
SSRI：選択的セロトニン再取り込み阻害薬，HIV：ヒト免疫不全ウイルス．

- V_1～V_3誘導のJ点が2 mm（0.2 mV）以上の上昇を占めすことが心電図の特徴であり，ST上昇の様式により3つのtypeに分類される（図18-4）．
- 第2肋間上までの高位肋間記録を含めたV_1～V_2（V_3）の1誘導以上において，自然発生ないしはNaチャネル遮断薬による薬物負荷によりtype 1（coved型）心電図を認めることが診断に必要である．
- 心電図に加えて，以下の主所見のうち1つ以上を満たすものを有症候性Brugada症候群と診断する．

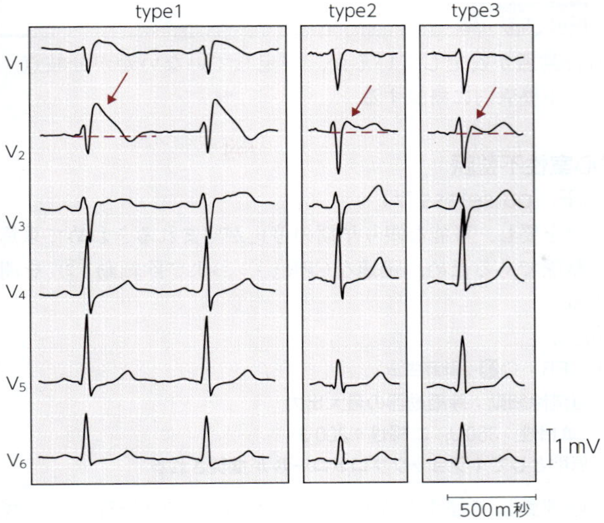
type1
type2
type3
V1
V2
V3
V4
V5
V6
1 mV
500 m秒

図18-4　Brugada症候群の心電図

（Eur Heart J 23：1648-1654, 2002）

主所見

1. 原因不明の心停止あるいはVFまたは多形性VTが確認されている
2. 夜間苦悶様呼吸
3. 不整脈原性が疑われる失神
4. 機序や原因が不明の失神

- 前述したようにBrugada症候群の診断にはtype1心電図が必須条件であるが，リスク層別化においては，心肺停止の既往や右側胸部誘導心電図のQRS棘波などが重要である．
- type2あるいはtype3のみの場合にはBrugada症候群とは診断されないが，時間経過とともにtype1心電図が出現する場合があるため，主所見出現時には必ず受診するよう説明する．

急性期治療

- 血行動態が安定しているか，安定していないかが分岐点．以下，不整脈別に概説する．

❶ 心室性不整脈

a. VF，pulseless VT

- 緊急を要し，可能な限り早期の停止が望まれるきわめて重篤な不整脈であるため，迅速なCPR（①）および除細動（②）を開始する．

処方例

① CPR：➡ 1 心肺蘇生法
②直流除細動：除細動器の最大出力
（単相性：360 J，二相性：200 J）
原則として1ショックプロトコールが推奨される

↳除細動にて停止しない場合には，CPRを2分行い，リズムチェックにて心拍再開を認めなければ除細動，以後CPRを継続しながら3〜5分ごとにアドレナリン1 mgを静脈投与する．

↳初回の除細動から次の除細動を行うまではアドレナリンを投与しない．

↳アドレナリン投与後のリズムチェックでも停止しない場合には，アミオダロン300 mgを静脈投与する．

↳アミオダロンの初回投与量は125〜150 mgの方が効果や副作用低減の面で優れていることを示唆するデータがあるが，現状では300 mgで据え置かれている（「AHAガイドライン 2020」）．

- **薬物療法**：症例に応じて，以下の①〜③のいずれかを処方する．

処方例

①アミオダロン 125 mg＋5%ブドウ糖 100 mL
点滴静注（急速投与，600 mL/時）
急速投与後，最初の6時間はアミオダロン 750 mg＋5%ブドウ糖 500 mL を 33 mL/時で点滴静注
その後は 17 mL/時で維持投与とする

②ランジオロール 50 mg＋生理食塩水 50 mL　3 mL/時から開始
心拍数および血圧などに十分注意し，用量を調整する
③ニフェカラント 50 mg＋生理食塩水 50 mL（1 mg/mL）
ニフェカラント 0.4 mg/kg/時で点滴静注

↳アミオダロンを使用する際には副作用として甲状腺機能異常や間質性肺炎が起こりうるため，ベースラインの甲状腺機能や間質性肺炎マーカー（KL-6，SP-Dなど）を確認する．

↳β遮断薬は血圧低下の際でも中止すると速やかに薬効が消失するので，比較的使用しやすい．

- 虚血性心疾患の除外は必須であり，緊急冠動脈造影検査の適応も考慮する（循環器内科にコンサルト）．

b. sustained VT

1) 血行動態が不安定で緊急を要する場合や各種薬剤に反応しない場合

- 直流通電の適応である．

処方例

①直流通電：二相性を 100 J から
効果がなければ 150 J へ出力を上げる

↳意識がないケースを除いて静脈麻酔（チオペンタール［ラボナール®］5 mg/kg以下，またはジアゼパム［セルシン®］5～10 mg）を行う．その場合，呼吸抑制に対する準備も必要である．

↳原則は同期通電を行う．同期する余裕がない場合やQRSが感知されない場合にはVF/pulseless VTと同様に非同期で最大エネルギーを用いる．

2) 血行動態が安定している場合

- 薬物療法が第一選択となる．
- **基礎心疾患がある場合（不明の場合も含む）**

処方例

①アミオダロン 125 mg＋5%ブドウ糖 100 mL
600 mL/時で点滴静注
これが有効なら持続投与を検討する（前述した持続用量と同様）

②ニフェカラント 50 mg＋生理食塩水 50 mL（1 mg/mL）
ニフェカラント 0.3 mg/kg/回　静注（5 分かける）
これが有効なら 0.4 mg/kg/時で点滴静注を検討する
＊心筋梗塞急性期の VT
③プロカインアミド（アミサリン®）200〜400 mg
＋生理食塩水 50 mL　50 mg/分程度で静注
④リドカイン（キシロカイン®）50 mg　静注
これが有効であれば続けて，リドカイン（オリベス®）200 mL
6〜8 mL/時　点滴静注（6 mL/時＝1 mg/分）

↳①から基本的には考慮する．①〜④で効果不十分の場合は，⑤の薬剤を併用する．

処方例

⑤ランジオロール 50 mg＋生理食塩水 50 mL　3 mL/時から開始
心拍数および血圧などに十分注意し，用量を調整する

- **基礎心疾患がない場合**
  - ► 最も多い完全左脚ブロック，右軸偏位を示す VT は流出路起源 VT と分類され，β遮断薬や非ジヒドロピリジン系 Ca 拮抗薬が主に用いられる．
  - ► 完全右脚ブロック，左軸偏位を呈するものは左脚後枝領域の Purkinje 線維におけるリエントリー性頻拍が考えられる．その場合にはベラパミルにより停止が可能であるため，ベラパミル感受性の有無を確認する必要がある．

処方例

①ベラパミル 5 mg＋5％ブドウ糖 50 mL　5 分以上かけて点滴静注

c. PVC，NSVT

- 単発ないしは2連続までのPVCであれば基本的には経過観察することが多いが，電解質異常など介入可能な部分には介入し補正を行う．
- NSVTの場合も基本的には同様だが，頻回に認める場合には急変のリスクも高く集中管理ができる病棟への移動，厳重なモニター管理，薬物介入を考慮する．

❷ 上室性不整脈

a. AF

- AFの治療は，以下のように分けて考える必要がある．
  - ► レートコントロール．
  - ► リズムコントロール．
  - ► 血栓塞栓症予防の抗凝固薬投与．

1) 頻拍のため血行動態が悪化している場合

- 直流除細動の適応である．

処方例

①直流除細動：二相性を100 Jから
効果がなければ出力を上げていく

↳DCパッドないしパドルは心房を挟むように．実際には150 Jや200 Jなどより高エネルギーが必要になることも多く，最初から150 Jなどで開始してもよい．

↳通電にあたっては，静脈麻酔下（チオペンタール5 mg/kg以下，またはプロポフォール0.5 mg/kg/10秒）に除細動を行う．

- **除細動に伴う塞栓予防のための抗凝固療法の期間**
  - ► 発症＜48時間の場合：抗凝固療法は不要．
  - ► 発症＞48時間，もしくは発症不明な場合：可能であれば経食道心エコーなどで心臓内血栓のチェックを行ったうえで，ヘパリン投与を行い，APTT 1.5〜2倍とした後に除細動を行う．

2) 血行動態が安定している場合

- 心拍数のコントロールを目的として治療を行う（後述する内容に留意しつつ，症例に応じて，以下の①〜④のいずれかを処方する）．

処方例

①ランジオロール50 mg＋生理食塩水50 mL　2 mL/時から開始
心拍数および血圧などに十分注意し，用量を調整する
②ジルチアゼム150 mg＋5%ブドウ糖50 mL
点滴静注（5分以上かける）
③ジゴキシン（ジゴシン®）0.25 mg＋5%ブドウ糖20 mL
点滴静注（5分以上かける）

④ベラパミル 5 mg＋5%ブドウ糖 50 mL　点滴静注（5 分以上かける）

↳目標心拍数に到達した場合，投与を中止もしくは維持量へ切り替える．

↳すでにジゴキシンが投与されている場合には，血中濃度を測定してから投与量を調節する．年齢，腎機能などに応じた投与量の調節が必要である．

↳ベラパミルはジゴキシンの血中濃度を高める作用があるので，両者を併用する際には注意を要する．

► Ca チャネル遮断薬は陰性変力作用があるため，必ず心機能を確認し，安易には使用しない．

3) WPW 症候群における心房細動の場合

- WPW（Wolff-Parkinson-White）症候群に AF を合併すると，QRS 幅の広い頻拍発作（偽性 VT［pseudo VT］）を起こし，VT との鑑別が必要になる．副伝導路（kent 束）の順行性有効不応期が短い（一般的には 250 msec 未満）場合，心室の頻回応答から VF に移行する例もあり，注意を要する．

✕DON'T ジゴキシン，ベラパミル，プロプラノロールは副伝導路を介した伝導を促進させ，心拍数の増加，VF への移行をきたすことがあり，AF を合併した WPW 症候群には禁忌である．

- **薬物療法**

処方例

①プロカインアミド（アミサリン®）200～400 mg
＋生理食塩水 50 mL　50 mg/分程度で静注

- 血行動態が不安定な場合は，直流除細動の適応である．

処方例

①直流除細動：二相性を 100 J から

↳除細動後は，副伝導路に対するカテーテルアブレーションを検討する．

b. AFL

- 薬物療法については AF と基本的には同様である．抗凝固薬については AF に準じて使用する．
- AF と比べ，レートコントロールが難しい．通常型（Ⅱ，Ⅲ，

aV_F 誘導に下向きの鋸歯波，V_1 誘導に上向きの粗動波）の AFL はカテーテルアブレーションにより約90％で根治が得られる．薬物での再発予防は難しく，カテーテルアブレーションを積極的に検討する．AFLを有する症例ではAFを併存する確率が高いとされる．

c. PSVT

1）迷走神経刺激法

- まず試みられるのは，迷走神経刺激法である．
  - Valsalva 法（深吸気後に息こらえをする）．
  - その他（冷水を飲む，冷水に顔をつける）．

✕DON'T 眼球圧迫は眼球障害をきたす危険があり，行わない．

✕DON'T 頸動脈洞マッサージは脳塞栓の危険があり，行わない．

2）薬物療法

処方例

① ATP 5～20 mg　急速静注　保険適用はない

↳数十秒以内に頻拍停止しなければ無効である．

↳高頻度で悪心，胸部不快感が出現するが，一般的に秒単位で消失する．

↳効果がなければ，5 mg，10 mg，20 mg，40 mg と増量していく．

✕DON'T 喘息では禁忌．

処方例

②ベラパミル 5 mg＋5％ブドウ糖 20 mL　静注（5 分以上かける）

↳ ATP投与にて再発する場合には心機能に留意し，Ca拮抗薬を投与する．

3）頻拍により血行動態が不安定な場合や薬物抵抗性の場合

- 直流通電の適応となる．

処方例

①直流通電：50～100 J

↳難治性または再発性のものは，カテーテルアブレーションを検討する．

❸ 徐脈性不整脈

a. 緊急治療の対象

1. Adams-Stokes 発作があるもの（例：眼前暗黒感，前失神）
2. 心不全，血圧低下があるもの
3. QT 時間延長
4. 急性心筋梗塞に伴う MobitzⅡ型房室ブロック，高度房室ブロック

b. 薬物療法

- 上記の場合，一時的ペーシングを積極的に検討する必要があり，薬物療法はそれまでのつなぎで行うことが多い．

処方例

①アトロピン 0.5 mg　静注

↳無効例には0.5 mgずつ追加する．投与総量は3.0 mgまでとする．

✕DON'T 緑内障，前立腺肥大症，麻痺性イレウスには禁忌．

処方例

②イソプロテレノール（プロタノール®）0.2 mg
+5%ブドウ糖 200 mL　点滴静注（30 mL/時=0.01 μg/kg/分）で 0.01〜0.03 μg/kg/分から使用

↳アトロピンが無効の場合に用いることがあるが，長時間にわたる使用は避ける．

↳無効例には0.1 μg/kg/分まで増量可能である．心室性不整脈の出現に注意する．

✕DON'T 肥大型心筋症，大動脈弁狭窄症に対しては禁忌である．

c. 一時的ペーシング

- X線透視下で，経静脈的に一時的ペーシング電極を挿入するのが一般的である．
- 緊急時には経皮的ペーシングを用いる．
- 徐脈の原因となる薬剤や電解質異常，虚血性心疾患などがなければ恒久的ペースメーカ留置を検討する．

❹ その他の不整脈

a. QT延長症候群

- 血行動態不良例：TdPとなっている場合は電気的除細動二相性（200 Jから）.
- 血行動態安定例：TdPを予防するためにはQT間隔を正常化させる.

処方例

①硫酸マグネシウム（マグネゾール®）2 g
+ブドウ糖 50 mL　静注（1～2 分かける）
必要であれば 15 分後に再度投与
その後 3～20 mg/分での持続投与が有効な場合もある
②徐脈が原因の場合は，一時的ページング（100 回/分）

↳（場合により②の前に）イソプロテレノール0.01 μg/kg/分から点滴静注を開始し，80～100回/分程度に保つ.

慢性期へのアプローチ

- 急性期を脱した後もモニター管理や定期的な心電図や電解質のフォローアップが必要である.

❶ 心室性不整脈

a. VT

- 器質的心疾患に伴うVTの予防には，発症を未然に防ぐ一次予防と再発を予防する二次予防に分類される.
  - ▶ 頻拍の原因が心筋虚血の場合には血行再建を積極的に予防する．薬剤で発作予防を試みる場合には長期投与が必要となる.

処方例

①ビソプロロール（メインテート®）1.25～5 mg/回　1 日 1 回　経口
②アミオダロン（アンカロン®）100 mg/回　1 日 2 回　経口

↳症例によっては併用を要する.

- 血行動態が安定していても低心機能心不全をはじめとした器質的心疾患がある場合には，血行動態の破綻をきたす頻拍発作が生じうるリスクが高く，デバイス治療としての植込み型除細動器（ICD）が考慮される．適応などはより高度な検討が必要であり，本項では割愛する.

b. PVC

- 着目点は以下が挙げられる.

1) 症状

- 無症状であることが多いが，動悸（脈とび感など）を自覚する患者も一定数いる.
- 症状とPVCが関連しているかはホルター心電図などで評価が可能である.

2) 頻度

- 1日の総心拍数のうち，どれだけPVCが占めるかを評価する. PVCの数が少ない場合（厳密な閾値はないが，1万回/日未満など）は医学的には問題となる頻度は少ない. ホルター心電図での精査が望ましい.

3) 心機能

- PVCにより心機能が低下してくる場合が一定数存在する. そのため心エコーでの心機能評価や，血液検査でのNT-proBNP/BNP値のフォローアップが必要である.
- 上記も踏まえ，背景心疾患を検索しつつ，慢性期の治療を行う（状況に応じて，①，②および①，③は併用することもある）.

処方例

①ビソプロロール（メインテート®）1.25〜5 mg/回　1日1回　経口
②メキシレチン（メキシチール®）100 mg/回　1日3回　経口

処方例

〈PVCによる心機能低下が疑われる場合〉
③アミオダロン（アンカロン®）100 mg/回　1日2回　経口

- 回数が非常に多い場合や，症状が強い，心機能が経時的に低下する場合には，根本的な治療としてカテーテルアブレーションも検討される.

❷ 上室性不整脈

a. AF，AFL

1) 洞調律維持のための薬剤

- Sicilian Gambit分類を参考にするとよい. 抗不整脈薬を選択する場合は，心機能や腎機能，糖尿病の既往などを考慮して判断する.

- **心機能・腎機能ともに正常な場合**：以下の①〜③のいずれかを処方する．

処方例

①フレカイニド（タンボコール®）50 mg/回　1日2回　経口
②ベプリジル（ベプリコール®）50 mg/回　1日2回　経口
③ピルジカイニド（サンリズム®）50 mg/回　1日3回　経口

✕DON'T ピルジカイニドなどNaチャネルへの結合解離速度が遅い（抗不整脈作用が強く，副作用が強い）薬剤は，虚血性心疾患の症例には使用しない．他疾患による心機能低下例にも使用を避ける．

- **心機能が中等度以上低下している場合**：陰性変力作用を有する抗不整脈薬があるために注意が必要である．

処方例

①アミオダロン（アンカロン®）100 mg/回　1日2回　経口

↳上記の処方は一例である．抗不整脈薬は心機能への影響やQT延長などのリスクがあり，用量の調整にも専門的な知識を要するため，基本的には循環器内科へのコンサルトでよい．

↳抗不整脈薬で洞調律が維持できていても，薬剤抵抗性により再燃するリスクも高い．根本的なリズムコントロールはカテーテルアブレーションである．

2) 心拍数調節のための薬剤

- 房室結節伝導を抑制することによりレートコントロールを図る．β遮断薬や非ジヒドロピリジン系Ca拮抗薬が基本的な薬剤である．

処方例

①カルベジロール（アーチスト®）2.5〜5 mg/回　1日2回　経口
②ビソプロロール（メインテート®）1.25〜2.5 mg/回　1日1回　経口
③ジルチアゼム（ヘルベッサー®）100 mg/回　1日2回　経口
④ジゴキシン（ハーフジゴキシン®）0.125 mg/回　1日1回　経口

↳症例によって併用を要する場合がある．

► Ca拮抗薬は陰性変力作用があるため，心機能低下例には使用してはならない．

► 洞不全症候群やブロックなどの伝導障害の既往を有するか確認することが望ましい．

表18-5　$CHADS_2$スコア

頭文字	危険因子		スコア
C	Congestive Heart failure	心不全	1
H	Hypertension	高血圧	1
A	Age	75歳以上	1
D	Diabetes mellitus	糖尿病	1
S_2	Stroke/TIA	脳卒中/TIA既往	2

TIA：一過性脳虚血発作.

（JAMA 285：2864-2870, 2001）

3) 抗凝固療法

- 心原性塞栓症のリスク評価のうえで抗凝固療法の要否を判断する．海外では$CHADS_2$-$VASC_2$スコアが使用されるが，わが国ではガイドライン上も$CHADS_2$スコア（表18-5）の使用がclass Iで推奨される．
- 非弁膜症性AFの場合，$CHADS_2$スコア1点以上の症例で直接経口抗凝固薬（DOAC）が推奨される（高度腎機能障害例ではワルファリン）．
- 僧帽弁狭窄症や機械弁の症例では，$CHADS_2$スコアによらずワルファリンが推奨される．
- 維持透析導入後の患者では，抗凝固薬の使用により出血リスクを上昇させるにとどまらず，塞栓症も増加させる可能性が指摘されており，原則は禁忌であるが，カテーテルアブレーションの前後では使用される．

4) 安定期に除細動を行う場合

- 薬物による除細動不成功例に対しては待機的に直流除細動を考慮する．
  - ► 発症＜48時間の場合：抗凝固療法は不要.
  - ► 発症＞48時間，もしくは発症不明な場合：除細動時から遡り3週間以上の抗凝固療法が望ましい．もしくは経食道心エコーで左心耳・左房内血栓がないことが確認できていれば，48時間経過していてもヘパリン投与後に除細動は可能とされる．
- **薬物による除細動の例**：以下の①，②のいずれかを処方する．

処方例

①ピルシカイニド（サンリズム®）50 mg
　＋5%ブドウ糖 20 mL　静注（10 分以上かける）
②ジソピラミド（リスモダン®）50 mg
　＋5%ブドウ糖 20 mL　静注（5 分以上かける）

↳ジソピラミドなど，抗コリン作用を持つ薬物は尿閉，緑内障悪化，頻脈などの合併症が起こる場合があるので注意する．

- AFLの場合も基本方針はAFと同様である．抗凝固療法も必要である．ただしAFと比較して薬物療法でのレートコントロールが難しいため，カテーテルアブレーションの適応についても検討する．

b. PSVT

- 発作時の症状や持続時間が方針に関与するため，病歴を十分に聴取する．カテーテルアブレーション治療も希望に応じ検討されるため，循環器内科にコンサルトする．
- 外来にてホルター心電図などでの評価が検討される．
- 発作予防は慢性期に必要であり，頻度が多くない場合や心機能正常例であれば発作時の頓用薬での対応でもよい．症状に応じて，β遮断薬など頻度や持続時間を減少させる目的で導入を検討する．

処方例

①ベラパミル（ワソラン®）40 mg/回　動悸時頓用
②ビソプロロール（メインテート®）1.25〜2.5 mg/回　1 日 1 回　経口

❸ 徐脈性不整脈

- 洞不全症候群に対しては，以下の①，②の薬剤が効果を発揮する場合がある．

処方例

①テオフィリン（テオドール®）100〜200 mg/回　1 日 2 回
　保険適用はない
②シロスタゾール（プレタール®）100 mg/回　1 日 2 回
　保険適用はない

- ペースメーカの適応については循環器内科にコンサルトする．

よくあるレジデントの疑問 Clinical Question

Q 頻脈の心電図の鑑別の仕方がわかりません

A 順番に鑑別を絞っていくことが大切です.

1. QRSはnarrowなのかwideなのか
2. regularなのかirregularなのか

〈key point〉

- P波はT波などに埋もれて同定しにくいケースも多いので，探しにいく気持ちで心電図をみます．洞調律の12誘導心電図があれば，そのときのPと同じ形か否かも参考になります.
- 鑑別にモニターのトレンドグラフは非常に有用です．洞調律であれば生理的に心拍数の変動があるはずであり，同じ心拍数が長時間続く（トレンドで一直線）場合には，洞調律でないなんらかの頻拍を疑います.

Q AFへのカテーテルアブレーションを積極的に考えるべき症例はどのような症例ですか？

A 再発性有症候性AFのアブレーションは積極的に適応を考慮するべきです．理由としては，

1. 早期リズムコントロールにより長期的に死亡・脳卒中・心血管疾患入院のリスクが低下する
2. 抗凝固薬を投与していたとしても塞栓症発症のリスクが常にある
3. アブレーションまでの時間が経過するほど再発リスクは高くなる（特に持続性AF）
4. アブレーションにより認知症発症を抑制する可能性が示唆されている

などが挙げられます.

特に低心機能心不全のAF症例においては，死亡率や心不全入院リスクなどを抑制する，心機能回復に寄与するなどアブレーションの有効性を示唆する，ランダム化比較試験を含めた数多くの臨床試験があります.

初発のAFは生活習慣を指導し，2回目以降の発症で考慮します．無症候性のAFはclassⅡbですが，症候性と同様のリスクがあるとされます．アブレーションを考慮するにあたり，以下は確認しておくことが望ましいです.

- 抗血小板薬の内服がないか，ある場合は休薬が可能なのか？
  例えばカテーテル治療でステント留置直後などはアブレーション治療が難しいため，抗凝固薬のみでのアブレーション治療が原則

となります．

- 最終洞調律がいつなのか？
  初診時にすでにAFである症例も非常に多いため，過去の健診受診歴やかかりつけ医の情報も大切で，可能であれば洞調律の12誘導心電図を取り寄せるのが望ましいです．AFの持続期間が長期であると，より根治しにくくなります．

おさえておきたい資料（ガイドライン等）

- **日本循環器学会/日本不整脈心電学会合同ガイドライン 2020年改訂版 不整脈薬物治療ガイドライン**：https://www.j-circ.or.jp/cms/wp-content/uploads/2020/01/JCS2020_Ono.pdf（2024年8月閲覧）
- **日本循環器学会/日本不整脈心電学会合同ガイドライン 不整脈非薬物治療ガイドライン（2018年改訂版）**：https://www.j-circ.or.jp/cms/wp-content/uploads/2018/07/JCS2018_kurita_nogami.pdf（2024年8月閲覧）
- **2016-2017年度活動 遺伝性不整脈の診療に関するガイドライン（2017年改訂版）**：https://www.j-circ.or.jp/cms/wp-content/uploads/2017/12/JCS2017_aonuma_h.pdf（2024年8月閲覧）

19 急性大動脈解離

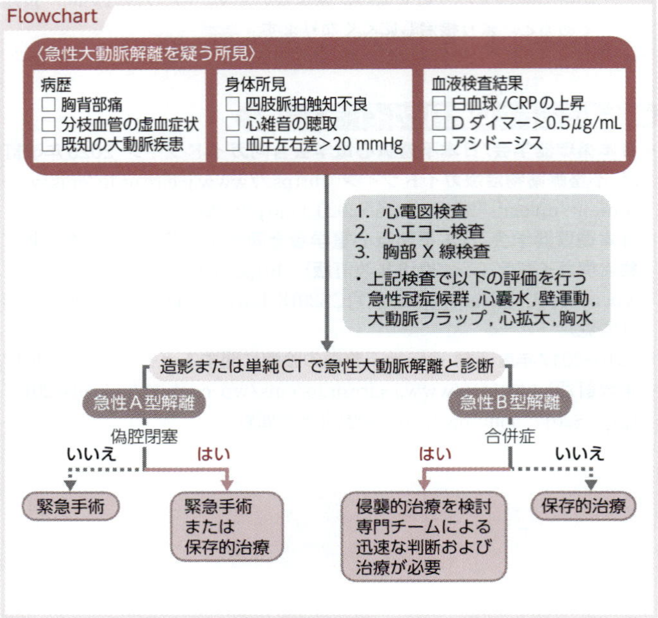
Flowchart
〈急性大動脈解離を疑う所見〉
病歴
☐ 胸背部痛
☐ 分枝血管の虚血症状
☐ 既知の大動脈疾患
身体所見
☐ 四肢脈拍触知不良
☐ 心雑音の聴取
☐ 血圧左右差＞20 mmHg
血液検査結果
☐ 白血球/CRPの上昇
☐ Dダイマー＞0.5μg/mL
☐ アシドーシス
1. 心電図検査
2. 心エコー検査
3. 胸部X線検査
・上記検査で以下の評価を行う
急性冠症候群，心嚢水，壁運動，
大動脈フラップ，心拡大，胸水
造影または単純CTで急性大動脈解離と診断
急性A型解離
偽腔閉塞
いいえ
はい
緊急手術
緊急手術
または
保存的治療
急性B型解離
合併症
はい
いいえ
侵襲的治療を検討
専門チームによる
迅速な判断および
治療が必要
保存的治療

図19-1　急性大動脈解離の診断・治療カスケード
（日本循環器学会/日本心臓血管外科学会/日本胸部外科学会/日本血管外科学会合同ガイドライン 2020年改訂版 大動脈瘤・大動脈解離診療ガイドライン. https://www.j-circ.or.jp/cms/wp-content/uploads/2020/07/JCS2020_Ogino.pdf（2024年8月閲覧））

治療までのアプローチ

急性大動脈解離を疑わせる徴候

- **症状**：突然発症の激しい胸痛または背部痛，失神など，無痛性は6%.
- **既往**：高血圧（特にコントロール不良の場合）.
- **身体所見**：大動脈弁逆流性雑音，血圧の左右差，四肢の脈の触知不良，Marfan体型（くも状指，高身長，胸郭変形若年者や女性では特に注意）.

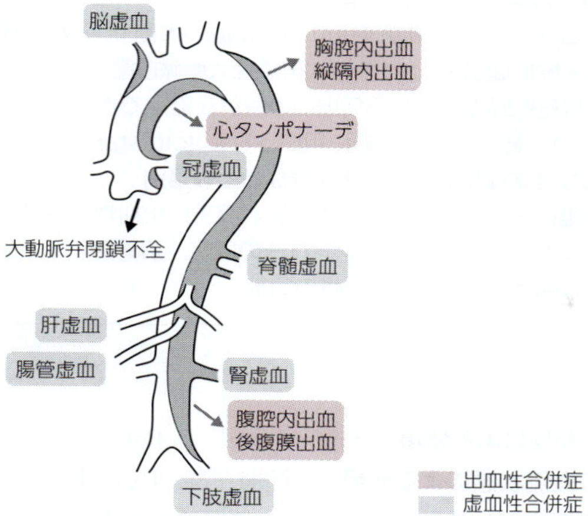
脳虚血
胸腔内出血
縦隔内出血
心タンポナーデ
冠虚血
大動脈弁閉鎖不全
脊髄虚血
肝虚血
腸管虚血
腎虚血
腹腔内出血
後腹膜出血
下肢虚血
出血性合併症
虚血性合併症

図19-2　大動脈解離の病態

（日本循環器学会/日本心臓血管外科学会/日本胸部外科学会/日本血管外科学会合同ガイドライン 2020年改訂版 大動脈瘤・大動脈解離診療ガイドライン．https://www.j-circ.or.jp/cms/wp-content/uploads/2020/07/JCS2020_Ogino.pdf（2024年8月閲覧））

病　態（図19-2）

- **破裂による出血性合併症**：心タンポナーデ，胸腔内出血，腹腔内出血など．
- **虚血性合併症**（malperfusion）：心筋虚血，脳虚血，腎虚血など．

検　査

- **血液検査**：白血球，CRP，LD，Dダイマーの上昇が認められる．特にDダイマー＞0.5 μg/mLをカットオフ値とすると特異度46.6％，感度96.6％と感度が高く，除外診断に有用である．ただし，偽腔閉塞型や若年者はDダイマーの上昇がみられないことがあり，注意を要する．
- **心電図**：心筋虚血の合併の評価に有用である．
- **胸部単純X線**：縦隔陰影の拡大が疑う契機となることがある．一方で20％の症例で異常所見を認めない．

Check✔

- 心エコー：上行大動脈のintimal flap，大動脈弁逆流の有無，心嚢水貯留はStanford分類A型急性大動脈解離を疑う所見である．壁運動異常により心筋虚血の合併を推定できる
- 造影CT：確定診断と分類に用いられるgold standard
  - ・肺血栓塞栓症や急性冠症候群などとの鑑別
  - ・解離の形態と伸展範囲および臓器障害，出血性合併症の判断
  - ・エントリーおよびリエントリーの同定，潰瘍突出（ulcer like projection：ULP）型解離の同定

分 類

- **解離の範囲による分類**：Stanford分類，DeBakey分類（図19-3）．
- **偽腔の血流状態による分類**：偽腔開存型，ULP型，偽腔閉塞型．
  - ► 偽腔閉塞型は偽腔開存型より比較的予後はよい．
  - ► 偽腔閉塞型がULP型，偽腔開存型へ移行することもある．
- **病期による分類**：急性期（2週間以内），亜急性期（2週間〜3ヵ月以内），慢性期（発症3ヵ月後）．

急性期治療

- 急性大動脈解離が疑わしいと判断した場合には，ただちに静脈ラインを確保し，造影CTによる診断や，ニカルジピンによる降圧療法や鎮痛薬の投与に備える．
- 緊急手術の適応かを判断する．

❶ 緊急手術の適応

Check✔

1. Stanford A型急性大動脈解離（偽腔閉塞型を除く）
2. complicated Stanford B型急性大動脈解離：破裂・切迫破裂，malperfusion（分枝灌流障害），持続する疼痛，コントロール不能の高血圧，大きな大動脈径，真性瘤と一致した部位の解離合併，急速拡大・伸展

❷ 保存的治療

- 偽腔閉塞型のStanford A型急性大動脈解離，uncomplicated

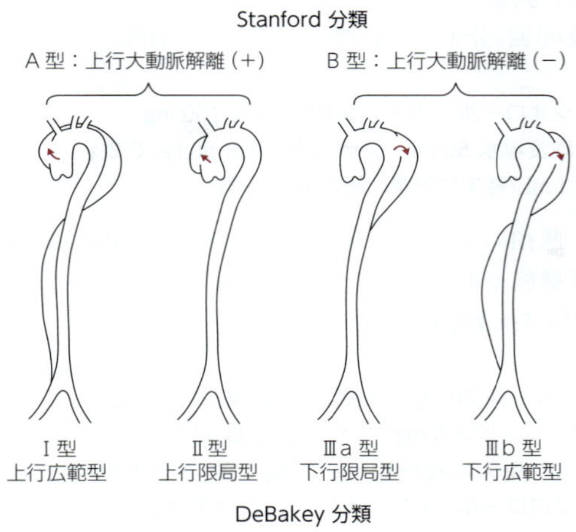
Stanford 分類
A 型：上行大動脈解離（＋）
B 型：上行大動脈解離（－）
Ⅰ型
上行広範型
Ⅱ型
上行限局型
Ⅲa 型
下行限局型
Ⅲb 型
下行広範型
DeBakey 分類

図19-3　Stanford分類，DeBakey分類
（Ann Thorac Surg 10：237-247, 1970，J Thorac Cardiovasc Surg 19：130-149, 1965）

Stanford B型急性大動脈解離は保存的治療の対象であり，鎮痛，血圧，心拍数のコントロールを行う．

- 集中治療室へ入室し，観血的持続血圧モニタリングを行い，発症24時間は床上安静とする．

a. 鎮痛

- 疼痛は降圧療法の妨げとなりうるため，十分行う．

処方例

①塩酸モルヒネ　5 mg/回
　or フェンタニル　0.05 mg/回　それぞれ 2 回まで

b. 降圧療法

- 100≦収縮期血圧（SBP）≦120 mmHgを目標に，速やかな降圧を行う．

処方例

①ニカルジピン（ペルジピン®）原液 20 mg/20 mL
　＋生理食塩水 20 mL　静脈炎予防のため希釈
　6 mL/時（体重 50 kg で 1 γ），適宜 2 mL/時ずつ増量，
　最大 20 mL/時

c. 心拍数調整

- 心拍数60回/分未満を目標に，徐拍化を行う．

処方例

①ランジオロール（オノアクト®） 1 V 150 mg
＋生理食塩水 50 mL 2 mL/時（体重 50 kg で 2 γ），
適宜 1 mL/時ずつ増量，最大 10 mL/時

- 血圧，脈拍の安定と疼痛の改善があれば，内服薬へ切り替える．腎機能や併存疾患に併せてCa拮抗薬やアンジオテンシンⅡ受容体拮抗薬（ARB）を選択する．

処方例

①ニフェジピン 20 mg 徐放錠 1錠/回 1日1回
or アムロジピン 5 mg 1錠/回 1日1回
②テルミサルタン 20〜40 mg 1錠1回 1日1回
③ビソプロロール 1.25〜2.5 mg/日 1日1回

↳喘息，COPDの患者においてはβ_1選択性の高いビソプロロールを優先する．

- 解離腔による腎虚血を疑う場合には，急性腎障害（AKI）や治療抵抗性高血圧を招くため，血管エコーで血流評価を行う．
- 低K血症や代謝性アルカローシスがあれば，腎動脈狭窄症や原発性アルドステロン症を疑い，過降圧によるAKIや薬剤選択に留意する．
- 発症1週間以内に再度CTのフォローアップが望ましい．初期診断でuncomplicated B型急性大動脈解離と診断された後に，数日から数週の経過で大動脈径の急激な拡大や，解離の伸展，再解離をきたすことがある．

❸ リハビリテーション（表19-1）

- 内科治療の対象となった急性大動脈解離は心拍数・血圧管理下のリハビリテーションプログラムに従った離床と日常生活への復帰を促進することを考慮する．
- 排便時のいきみは血圧上昇の原因となるため，あらかじめ下剤を投与し，排便コントロールを行う．

表19-1　大動脈解離の短期リハビリテーションプログラムの例

病日	安静度	排泄	清潔	食事
発症日	ベッドレスト	ベッド上	清拭（介助あり），洗顔（介助あり）	なし
2日	ベッド座位	ベッド上	清拭（介助あり），洗顔（介助なし）	介助あり
3日	ベッド周囲歩行	室内トイレ	清拭（介助あり），室内洗顔	↓
4日	↓	↓	清拭（介助なし），室内洗顔	介助なし
5日	病棟内歩行	病棟内トイレ	清拭（介助なし），病棟内洗面	↓
6日	↓	↓	↓	↓
7日	院内自由歩行	↓	↓	↓
8日	↓	↓	シャワー可	↓

（日本循環器学会/日本心臓血管外科学会/日本胸部外科学会/日本血管外科学会合同ガイドライン 2020年改訂版 大動脈瘤・大動脈解離診療ガイドライン．https://www.j-circ.or.jp/cms/wp-content/uploads/2020/07/JCS2020_Ogino.pdf（2024年8月閲覧））

慢性期へのアプローチ

Check✔

- 慢性期には血圧を130/80 mmHg未満に厳格に管理する
- 禁煙，スタチンによる脂質管理，糖尿病のコントロールを行う
- uncomplicated Stanford B型慢性大動脈解離に対してはβ遮断薬を長期投与する

- 亜急性期および慢性期において偽腔拡大の予防を目的とした胸部大動脈ステントグラフト内挿術（preemptive thoracic endovascular aortic repair：preemptive TEVAR）の適応を血管外科含めたチームで検討する（図19-4，表19-2）．
- Marfan症候群を含めた遺伝性大動脈疾患の関与を検索し，適宜専門施設へ紹介する．

CHECK☑ Marfan症候群の場合には，内科的治療としてβ遮断薬が第一選択薬である．

- 慢性期に定期的なサーベイランスを行い，侵襲的治療を検討する（図19-5）．

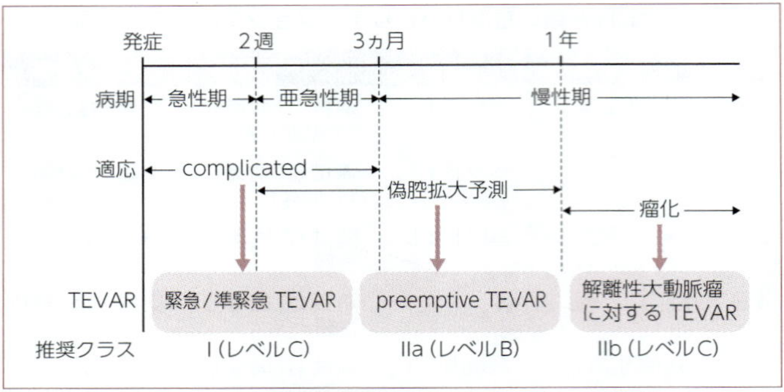
発症
2週
3ヵ月
1年
病期
急性期
亜急性期
慢性期
適応
complicated
偽腔拡大予測
瘤化
TEVAR
緊急/準緊急 TEVAR
preemptive TEVAR
解離性大動脈瘤に対する TEVAR
推奨クラス
I (レベルC)
IIa (レベルB)
IIb (レベルC)

図19-4　Stanford B型大動脈解離の病期とTEVARの適応
(日本循環器学会/日本心臓血管外科学会/日本胸部外科学会/日本血管外科学会合同ガイドライン 2020年改訂版 大動脈瘤・大動脈解離診療ガイドライン. https://www.j-circ.or.jp/cms/wp-content/uploads/2020/07/JCS2020_Ogino.pdf (2024年8月閲覧))

表19-2　Stanford B型大動脈解離急性期・亜急性期における慢性期偽腔拡大の予測因子

正の予測因子	負の予測因子
年齢＜60歳 心拍数≧60/min Marfan症候群と遺伝性大動脈疾患 フィブリン分解産物 (FDP) ≧20 μg/mL 大動脈径≧40 mm 楕円状の真腔/円形の偽腔 偽腔の開存 小弯側の偽腔やentry 偽腔の部分血栓閉塞 単独のentry 偽腔径≧22 mm large entry≧10 mm	心拍数≦60/min Ca拮抗薬の使用 大動脈径＜40 mm 円形の真腔/楕円状の偽腔 偽腔の完全血栓閉塞 多数のentry, re-entry

(日本循環器学会/日本心臓血管外科学会/日本胸部外科学会/日本血管外科学会合同ガイドライン 2020年改訂版 大動脈瘤・大動脈解離診療ガイドライン. https://www.j-circ.or.jp/cms/wp-content/uploads/2020/07/JCS2020_Ogino.pdf (2024年8月閲覧))

退院に向けてのアプローチ

- リハビリテーションにより日常生活への復帰が可能となること.
- CTのフォローアップによる解離腔の拡大・進行の評価.
- 家族歴の聴取による遺伝性大動脈疾患の検索.
- 亜急性期から慢性期でのTEVARの適応検討.

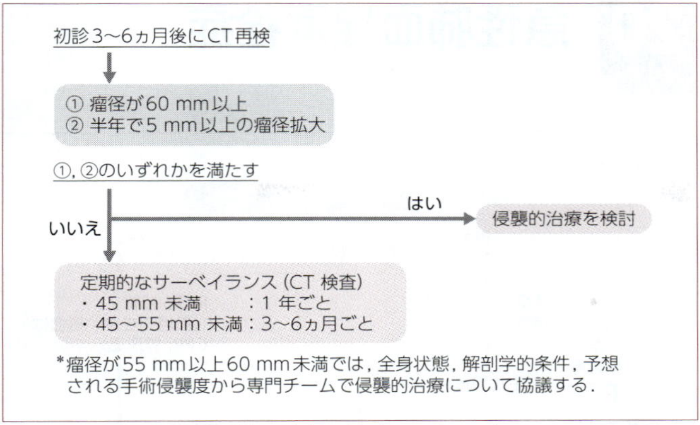
初診3〜6ヵ月後にCT再検
① 瘤径が60 mm以上
② 半年で5 mm以上の瘤径拡大
①, ②のいずれかを満たす
はい
侵襲的治療を検討
いいえ
定期的なサーベイランス (CT 検査)
・45 mm 未満　　　：1 年ごと
・45〜55 mm 未満：3〜6ヵ月ごと
*瘤径が55 mm以上60 mm未満では，全身状態，解剖学的条件，予想される手術侵襲度から専門チームで侵襲的治療について協議する．

図19-5　慢性大動脈解離の診断・治療カスケード

（日本循環器学会/日本心臓血管外科学会/日本胸部外科学会/日本血管外科学会合同ガイドライン 2020年改訂版 大動脈瘤・大動脈解離診療ガイドライン．https://www.j-circ.or.jp/cms/wp-content/uploads/2020/07/JCS2020_Ogino.pdf（2024年8月閲覧））

よくある**レジデントの疑問** Clinical Question

Q 退院後，どの程度の運動負荷ならば可能ですか？

A 慢性大動脈解離における運動に関するエビデンスは少ないですが，SBPの低下効果がより高いウォーキングや軽いランニング，自転車などの軽度から中等度の有酸素運動（3〜5 METs相当）を1日30分以上，週150分以上行うことが推奨されます．

おさえておきたい資料（ガイドライン等）

- **日本循環器学会/日本心臓血管外科学会/日本胸部外科学会/日本血管外科学会合同ガイドライン 2020年改訂版 大動脈瘤・大動脈解離診療ガイドライン**：https://www.j-circ.or.jp/cms/wp-content/uploads/2020/07/JCS2020_Ogino.pdf（2024年8月閲覧）

20 急性肺血栓塞栓症

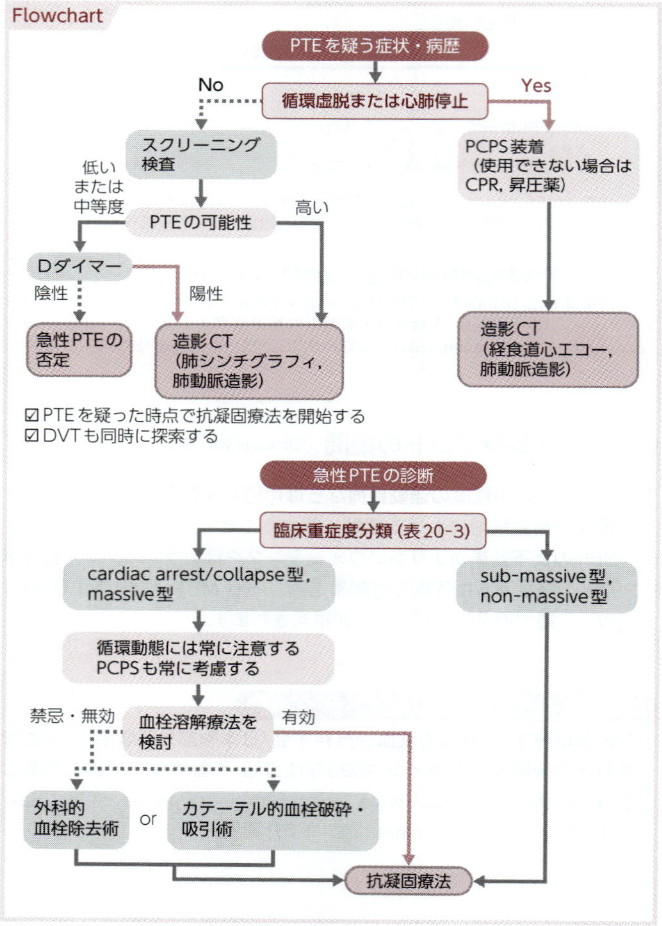

Flowchart
PTEを疑う症状・病歴
No
循環虚脱または心肺停止
Yes
スクリーニング検査
PCPS装着（使用できない場合はCPR，昇圧薬）
低いまたは中等度
PTEの可能性
高い
Dダイマー
陰性
陽性
急性PTEの否定
造影CT（肺シンチグラフィ，肺動脈造影）
造影CT（経食道心エコー，肺動脈造影）
☑PTEを疑った時点で抗凝固療法を開始する
☑DVTも同時に探索する
急性PTEの診断
臨床重症度分類（表20-3）
cardiac arrest/collapse型，massive型
sub-massive型，non-massive型
循環動態には常に注意する
PCPSも常に考慮する
禁忌・無効
血栓溶解療法を検討
有効
外科的血栓除去術
or
カテーテル的血栓破砕・吸引術
抗凝固療法

図20-1　急性肺血栓塞栓症（PTE）診療フローチャート
CPR：心肺蘇生，PCPS：経皮的心肺補助，DVT：深部静脈血栓症．

表20-1　急性PTEの原因

	後天性因子	先天性因子
血流停滞	長期臥床 肥満 妊娠 心肺疾患（うっ血性心不全，慢性肺性心など） 全身麻酔 下肢麻痺，脊椎損傷 下肢ギプス包帯固定 加齢 下肢静脈瘤 長時間座位（旅行，災害時） 先天性iliac band，web，腸骨動脈によるiliac compression	
血管内皮障害	各種手術 外傷，骨折 中心静脈カテーテル留置 カテーテル検査・治療 血管炎，抗リン脂質抗体症候群，膠原病 喫煙 高ホモシステイン血症 VTEの既往	高ホモシステイン血症
血液凝固能亢進	悪性腫瘍 妊娠・産後 各種手術，外傷，骨折 熱傷 薬物（経口避妊薬，エストロゲン製剤など） 感染症 ネフローゼ症候群 炎症性腸疾患 骨髄増殖性疾患，多血症 発作性夜間血色素尿症 抗リン脂質抗体症候群 脱水	アンチトロンビン欠乏症 PC欠乏症 PS欠乏症 プラスミノーゲン異常症 異常フィブリノーゲン血症 組織プラスミノーゲン活性化因子インヒビター増加 トロンボモジュリン異常 活性化PC抵抗性（第V因子Leiden*） プロトロンビン遺伝子変異（G20210A*） *日本人には認められていない

（肺血栓塞栓症および深部静脈血栓症の診断，治療，予防に関するガイドライン（2017年改訂版）．https://js-phlebology.jp/wp/wp-content/uploads/2019/03/JCS2017_ito_h.pdf（2024年8月閲覧））

治療までのアプローチ

❶ 原因（血栓素因）の検索（表20-1）

- 入院患者では静脈血栓塞栓症（venous thromboembolism：VTE）が生じやすい．入院生活に伴う活動量の低下，手術侵襲

表20-2　急性PTEの臨床症状

症状	長谷川ら(224人)	肺塞栓症研究会(579人)
呼吸困難	171(76%)	399/551(72%)
胸痛	107(48%)	233/536(43%)
発熱	50(22%)	55/531(10%)
失神	43(19%)	120/538(22%)
咳嗽	35(16%)	59/529(11%)
喘鳴	32(14%)	記載なし
冷汗	19(8%)	130/527(25%)
血痰	記載なし	30/529(6%)
動悸	記載なし	113/525(22%)

(J Clin Invest 42：982, 1963, Am J Respir Crit Care Med 159：864-871, 1999, 呼と循 41：773-777, 1993, Ther Res 22：1481-1486, 2001より作成)

自体が凝固能を亢進させる.

- 誘因やリスクが明らかでない場合，悪性腫瘍の併存には注意を要する.

❷ 臨床所見(表20-2)

- 急性肺血栓塞栓症(pulmonary thromboembolism：PTE)の診断の根拠となる特異的な症状はないが，失神は重要な症候であり，急性PTEは失神の鑑別疾患として忘れてはならない.
- 特徴的な発症状況として，安静解除後の最初の歩行時，排便・排尿時，体位変換時が挙げられる.

❸ スクリーニング検査

- **胸部X線**：診断に直接結びつく特異的所見はなく，呼吸困難を起こす他の心肺疾患の除外に有用.
- **12誘導心電図**：右側前胸部誘導の陰性T波(右室の虚血所見)，洞性頻脈が高頻度にみられ，SIQⅢTⅢ，右脚ブロック，ST低下，肺性Pも出現するが，中等度以上の急性PTEで右心負荷を示す場合に認める.
- **動脈血液ガス分析**：低酸素血症，低二酸化炭素血症，呼吸性アルカローシスが特徴的所見.

- **Dダイマー**：感度は高いが特異度が低いため，診断の除外に利用される．
- **経胸壁心エコー検査**：McConnell 徴候（右室拡大，心尖部の壁運動が保たれたまま右室自由壁運動が阻害される）が最も有用な所見である．

❹ 画像診断

- 画像診断の目的は，肺動脈内の塞栓子の証明による確定診断，右心負荷の評価，深部静脈血栓症（DVT）の検索である．
- **造影CT**：感度・特異度ともに優れており，PTEの確定診断のための画像検査として最も汎用されている．
- **肺シンチグラフィ（換気，血流）**：造影剤が不要のため，造影剤アレルギー例，心機能低下例，腎機能低下例，骨髄腫などの症例のほか，被曝量が少ないため，若年者，妊婦などに対する有用性がある．
- **肺動脈造影（デジタル肺動脈造影**［digital subtraction angiography：DSA］**を含む）と心臓カテーテル検査**：1～2 mm径の血栓まで診断可能であり，心臓カテーテル検査時に得られる肺動脈圧と心拍出量は重症度判定にも有用である．
- **MRI**：非侵襲的で検出精度も良好であるが，緊急検査として施行できない，長時間の息止めが必要である，重症例では多くの治療機器が装着されているため不向きである，などの理由から利用例は限定される．
- **経食道心エコー検査**：右心負荷の診断や肺動脈主幹部と右主肺動脈の血栓検出に役立つ．

❺ 重症度分類（表20-3）

- 重症度は，心エコーによる右心負荷所見と患者の血行動態を組み合わせた重症度分類が用いられ，早期死亡に影響を与える循環動態に重きを置いて評価される．
- cardiac arrest/collapse型とmassive型は死亡率も高いため，より積極的に肺動脈血流の再開を図ることが必要である．

表20-3　臨床重症度分類

	血行動態	心エコー検査で右心負荷所見の有無
cardiac arrest/collapse型	心停止あるいは循環虚脱	あり
massive型（広範囲）	不安定：ショックあるいは低血圧（定義：新たに出現した不整脈，脱水，敗血症によらず，15分以上継続するSBP＜90 mmHgあるいは≧40 mmHgの血圧低下）	あり
sub-massive型（亜広範囲）	血行動態安定（上記以外）	あり
non-massive型（非広範囲）	血行動態安定（上記以外）	なし

SBP：収縮期血圧.

急性期治療

❶ 治療戦略

a. cardiac arrest/collapse型とmassive型

- 死亡率が高く，特に発症1時間以内の死亡率がきわめて高いため，集中治療室での管理を要する.
- 循環動態を保てない場合は体外式膜型人工肺（V-A ECMO）を速やかに導入し，血栓溶解療法を行う.
- 内科的治療に抵抗性であれば外科的治療やカテーテル治療も検討する.

b. sub-massive型とnon-massive型

- 深部静脈血栓症のマネジメントを行い，深部静脈のさらなる塞栓で重症化しないようにモニタリングが必要である．そのうえで抗凝固療法を早期に導入する.

❷ 抗凝固療法

- 急性期を乗り切った状態での予後規定因子は再発であるため，早期から抗凝固療法が必要となる.
- 禁忌でない限り，重症度によらず診断され次第，速やかに投与を開始する.

表20-4　PTEに対するDOAC

一般名（商品名）	エドキサバン（リクシアナ®）	リバーロキサバン（イグザレルト®）	アピキサバン（エリキュース®）
初期導入量	30 mg/回，1日1回 または 60 mg/回，1日1回	開始21日まで 15 mg/回，1日2回	開始7日まで 10 mg/回，1日2回
維持量	導入量と同様	開始22日以降 15 mg/回，1日1回	開始8日以降 5 mg/回，1日2回
減量基準	・24 Ccr 30～50 mL/分 ・体重60 kg以下 ・P蛋白阻害薬併用 上記1つ以上で減量	患者背景による減量不要	患者背景による減量不要

1) 直接経口抗凝固薬（DOAC）（表20-4）

- 直接経口抗凝固薬（direct oral anticoagulants：DOAC）はワルファリンに比べ，再発率に関してはがん患者を含め非劣性であり，頭蓋内出血など出血性合併症が有意に少ない．
- 各DOACを直接比較したデータがないため，現時点ではDOACの使い分けの指標はない．

2) ヘパリンナトリウム

処方例

①ヘパリンナトリウム 80 単位/kg or 5,000 単位　単回静注

↳診断確定後に18単位/kg/時を目安にAPTTが対照値の1.5～2.5倍となるように持続静注．

3) フォンダパリヌクス

処方例

①フォンダパリヌクス（アリクストラ®）体重 50 kg 未満：5 mg，50 kg 以上 100 kg 未満：7.5 mg，100 kg 以上：10 mg　1 日 1 回　皮下注射

✕DON'T 重度の腎障害例（Ccr 30 mL/分未満）は禁忌．

4) ワルファリン

処方例

①ワルファリン（ワーファリン）1～5 mg/回　1 日 1 回　経口

↳投与開始から治療域にコントロールされるまでに少なくとも

表20-5 血栓溶解療法の禁忌

絶対禁忌
●活動性内出血（消化管出血，黒色便，出血性痔核，眼底出血など．ただし生理は除く）の既往 ●最近の頭蓋内出血の既往
相対禁忌
●大規模手術後急性期 ●出産直後 ●10日以内の臓器細胞診 ●圧迫不能な血管穿刺 ●2ヵ月以内の脳梗塞の既往 ●10日以内の消化管出血 ●15日以内の重症外傷 ●1ヵ月以内の脳神経外科手術あるいは眼科手術の既往 ●コントロール不良の高血圧（SBP＞180 mmHg以上またはDBP＞110 mmHg） ●最近の心肺蘇生術 ●PLT＜10万/mm^3，PT＜50% ●妊娠 ●細菌性心内膜炎 ●糖尿病性出血性網膜症

DBP：拡張期血圧.

4～5日間を要する.

↳また，開始時には一時的に過凝固となる可能性があることなどから，未分画ヘパリンやフォンダパリヌクスによる初期治療後に使用し，初期から単剤で用いることは避ける.

↳わが国では出血への危惧から，エビデンスはないもののPT-INR 1.5～2.5でのコントロールが推奨されている.

❸ 血栓溶解療法

- 血行動態が不安定な急性PTEに適応がある.
- 現在わが国で急性PTEの血栓溶解療法に保険適用があるのは遺伝子組換え組織プラスミノーゲンアクチベーター（tissue plasminogen activator：tPA）であるモンテプラーゼのみであり，急性PTEに対して1回投与のみ認められる.
- 保険適用はないが，ウロキナーゼを数日間用いる場合もある.
- 血栓溶解療法の重大な合併症は出血であり，禁忌（表20-5）を十分に検証したうえで使用する.
- 血栓溶解療法後は抗凝固療法に切り替えていく.

表20-6　抗凝固療法の治療期間

危険因子の種類	日本循環器学会	欧州心臓病学会(ESC)	米国胸部外科学会(ACCP)
発症素因が可逆性	少なくとも3ヵ月	少なくとも3ヵ月だが出血リスクが低の場合は延長を考慮	●出血リスク低〜中は延長を考慮 ●出血リスク高は3ヵ月
活動性癌	より長期間	少なくとも6ヵ月永続あるいはがんが治癒するまで継続を考慮	●できるだけ長期
再発症例	より長期間	永続を奨励	●出血リスク低〜中は長期 ●出血リスク高は3ヵ月

処方例

①モンテプラーゼ（遺伝子組換え）（クリアクター®）
13,750〜27,500単位/kg　約2分間　静注
②ウロキナーゼ（ウロナーゼ）24万〜96万単位/日　静注

↳PTEに対するウロキナーゼは保険適用外であるが，臨床治験ならびに使用経験報告が豊富であり，tPAと同様，早期血栓溶解作用や血行動態改善効果において，明確な有効性が確認されている．

慢性期へのアプローチ

- **抗凝固療法の治療期間**（表20-6）：急性PTEの急性期を過ぎても再発リスクがある．発症素因により再発リスクが異なり，治療期間も異なる．

よくある レジデントの疑問 Clinical Question

Q PTE/DVTの患者は，急性期は安静にすべきですか？

A 抗凝固療法を開始していれば，早期離床すべきです．
DVTの急性期には，抗凝固療法や歩行などの運動によって血栓の遊離を引き起こし，それによってPTEが発生する可能性が歴史的に考えられてきました．しかし抗凝固療法を施行していれば，ベッド上

安静でなく早期に歩行を行っても，新規のPTE発症は増加せず，DVTの血栓伸展は減少し，疼痛も改善した，と報告されています[1,2]．

おさえておきたい資料（ガイドライン等）

- **2016–2017年度活動 肺血栓塞栓症および深部静脈血栓症の診断，治療，予防に関するガイドライン（2017年改訂版）**：https://js-phlebology.jp/wp/wp-content/uploads/2019/03/JCS2017_ito_h.pdf（2024年8月閲覧）

文献

1）Liu Z et al：Bed rest versus early ambulation with standard anticoagulation in the management of deep vein thrombosis：a meta-analysis. PLoS One 10：e0121388, 2015

2）Blättler W et al：Leg compression and ambulation is better than bed rest for the treatment of acute deep venous thrombosis. Int Angiol 22：393-400, 2003

21 高血圧緊急症

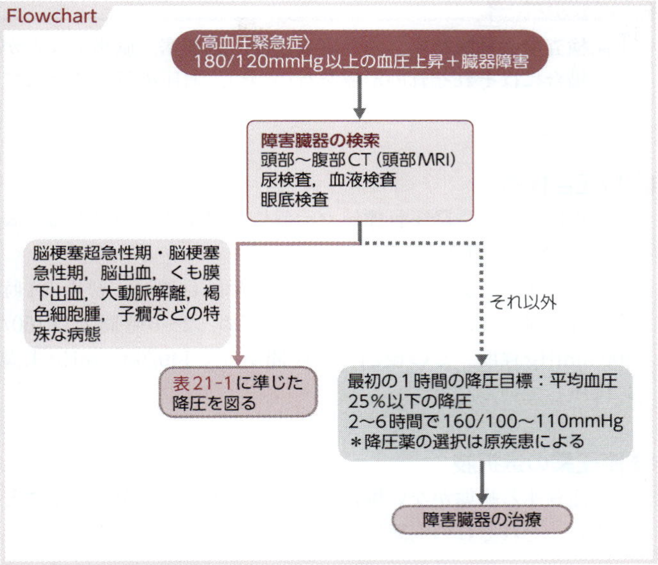
Flowchart
〈高血圧緊急症〉
180/120mmHg以上の血圧上昇＋臓器障害
障害臓器の検索
頭部～腹部CT（頭部MRI）
尿検査，血液検査
眼底検査
脳梗塞超急性期・脳梗塞急性期，脳出血，くも膜下出血，大動脈解離，褐色細胞腫，子癇などの特殊な病態
それ以外
表21-1に準じた降圧を図る
最初の1時間の降圧目標：平均血圧25％以下の降圧
2～6時間で160/100～110mmHg
＊降圧薬の選択は原疾患による
障害臓器の治療

図21-1　高血圧緊急症の検査と治療の流れ

治療までのアプローチ

診　断

- 高度の血圧上昇（目安として180/120 mmHg以上）によって，急性に心・腎・脳・大血管などの臓器障害が進行する病態のことであり，迅速に診断・対応を要する．

病歴の聴取と各種検査

- 高血圧の診断・治療歴，服薬中の薬剤（交感神経作動薬など），頭痛，視力障害，神経症状，悪心・嘔吐，胸・背部痛，心・呼吸器症状，乏尿，体重変化．

- 心電図，尿検査，血液ガス，生化学（BUN，Cr，電解質，糖，CK，LDなど）．
- 必要に応じて，頭部CTあるいはMRI，胸腹部CT．

急性期治療

- 上記検査で大動脈解離，急性冠症候群，脳梗塞，脳出血などがある場合にはそれぞれの治療を行いつつ，血圧の管理を行っていく．

❶ 降圧目標値

- 原疾患によって，降圧目標値や治療に使用する薬が異なる．表21-1を参考に降圧薬を選択する．
- 表21-1のような特殊な状況以外での降圧目標は，初めの1時間で平均血圧25％未満の降圧にとどめ，2〜6時間では160/100 mmHg程度，その後24〜48時間かけて140/90 mmHg未満に降圧していく．

❷ 降圧薬の選択肢

- 特に注意する病態がない場合には，ニカルジピンを用いることが多い．それぞれの病態に応じて表21-2を参考に用いる．

慢性期へのアプローチ

❶ 降圧薬の選択

- 高血圧に対する第一選択薬は，Ca拮抗薬，ACE阻害薬/アンジオテンシンⅡ受容体拮抗薬（ARB），利尿薬の3つである．それぞれを増量していくよりも併用した方がよりよい降圧効果を得ることができる．
  - ▶ 高血圧緊急症の病態ではレニン・アンジオテンシン・アルドステロン系（RAAS）が亢進するため，ACE阻害薬やARBもよい適応である一方，急性腎機能障害がある場合には注意深く使用する．
- その他MR拮抗薬，アンジオテンシン受容体ネプリライシン阻害薬（ARNI），β遮断薬，α遮断薬などが病態に応じて使用される．

表21-1　特殊な状況下での降圧目標と推奨薬剤

		治療対象	治療目標	推奨薬剤
超急性期脳梗塞（発症後4.5時間以内）		SBP≧185またはDBP110 mmHg（tPA適応）	24時間以内≦180/105 mmHg前値の85～90%	ニカルジピンなどのCa拮抗薬持続点滴
急性期（発症2週間以内）	脳梗塞	SBP≧220またはDBP≧120 mmHg	前値の85%	Ca拮抗薬持続点滴あるいは経口薬（Ca拮抗薬，ACE阻害薬，ARB，利尿薬）
	脳出血	SBP≧140 mmHg	SBP＜140 mmHg	
	くも膜下出血	SBP≧160 mmHg	前値の80%	
大動脈解離		右記以上の場合	●急性期：SBP 100～120 mmHg ●慢性期：SBP＜130 mmHg	ニカルジピン，ニトログリセリン，β遮断薬
急性心不全			10～15%程度の収縮期圧の低下	硝酸薬，カルペリチド，ニコランジル
褐色細胞腫クリーゼ			1時間以内にSBP＜140 mmHg	フェントラミン
妊娠高血圧			1時間以内にSBP＜140 mmHg	ニカルジピン，ニトログリセリン，ヒドララジン

・一過性の血圧上昇で臓器障害がみられない場合には，褐色細胞腫を除いて緊急降圧の対象にはならない．
・臓器障害を伴わないいわゆる高血圧切迫症では，急速な降圧による予後改善のエビデンスはない．
・アムロジピン，ニフェジピンは2022年に妊娠20週までの妊婦への投与は禁忌解除となり，妊娠初期の患者にも使用できる．
SBP：収縮期血圧，DBP：拡張期血圧，tPA：組織プラスミノゲン活性化因子．

❷ 二次性高血圧の鑑別

- 特に若年の高血圧，難治性の高血圧，低K血症を有する高血圧の場合には，二次性高血圧の鑑別が重要である．
  - ► 血圧が著明高値な状況や脳梗塞急性期などでは交感神経系やRAASが亢進するため，急性期の検査では評価困難であり，ある程度落ち着いてから評価を行う．

表21-2　降圧薬の使用量の目安

	薬品名	投与法	持続時間	適応疾患
血管拡張薬	ニカルジピン	持続静注 0.5～6 μg/kg/分 25 mgに100 mL生理食塩水で0.02%	60分	ほとんどの緊急症(頭蓋内圧亢進，急性冠症候群では注意)
	ジルチアゼム	持続静注 5～15 μg/kg/分	30分	HFrEFを除くほとんどの緊急症
	ニトログリセリン	持続静注 5～100 μg/分	5～10分	急性冠症候群
	ニトロプルシド	持続静注 0.25～2 μg/kg/分	1～2分	ほとんどの緊急症(頭蓋内圧亢進，腎障害では注意)
	ヒドララジン	静注 10～20 mg	3～6時間	子癇
交感神経遮断薬	フェントラミン	静注 1～10 mg 持続静注	3～10分	褐色細胞腫，カテコラミン過剰
	プロプラノロール	静注 2～10 mg (1 mg/分) →2～4 mg/4～6時間ごと		他薬による頻脈抑制

よくあるレジデントの疑問 Clinical Question

Q 慢性的な状態での血圧目標値は？

A 75歳以上の人でも積極的に降圧をすることのメリットが大規模試験の結果で明らかとなったことから，降圧目標値が下がってきており，現在のガイドラインでは以下のようになっています．

● 血圧目標値

	診察室血圧	家庭血圧
75歳未満*	130/80 mmHg未満	125/75 mmHg未満
75歳以上**	140/90 mmHg未満	135/85 mmHg未満

*：両側頸動脈狭窄や脳主幹動脈閉塞がある脳血管障害例やCKD(尿蛋白陰性)の場合には，診察室血圧140/90 mmHg未満(家庭血圧135/85 mmHg未満)．

**：両側頸動脈狭窄や脳主幹動脈閉塞がない脳血管障害例やCKD(尿蛋白陽性)の場合，冠動脈疾患のある場合，糖尿病のある場合，抗血栓薬服薬の場合には，診察室血圧130/80 mmHg未満(家庭血圧125/75 mmHg未満)．

おさえておきたい資料（ガイドライン等）

- **高血圧治療ガイドライン2019**：日本高血圧学会高血圧治療ガイドライン作成委員会（編），日本高血圧学会，2019〔https://www.jpnsh.jp/data/jsh2019/JSH2019_noprint.pdf（2024年8月閲覧）〕
- **脳卒中治療ガイドライン2021〔改訂2023〕**：日本脳卒中学会 脳卒中ガイドライン委員会（編），協和企画，2023〔https://www.jsts.gr.jp/img/guideline2021_kaitei2023.pdf（2024年8月閲覧）〕
- **日本循環器学会/日本心臓血管外科学会/日本胸部外科学会/日本血管外科学会合同ガイドライン 2020 年改訂版 大動脈瘤・大動脈解離診療ガイドライン**：https://www.j-circ.or.jp/cms/wp-content/uploads/2020/07/JCS2020_Ogino.pdf（2024年8月閲覧）

22 感染性心内膜炎

Flowchart

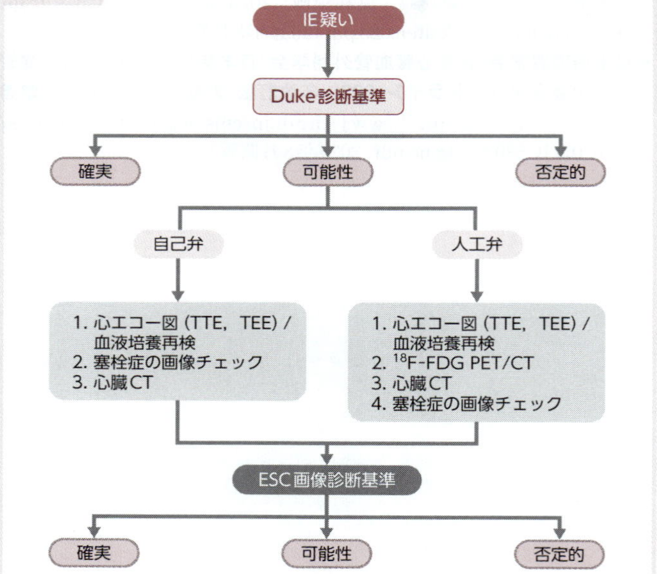
IE疑い
Duke診断基準
確実
可能性
否定的
自己弁
人工弁
1. 心エコー図（TTE，TEE）/
血液培養再検
2. 塞栓症の画像チェック
3. 心臓CT
1. 心エコー図（TTE，TEE）/
血液培養再検
2. 18F-FDG PET/CT
3. 心臓CT
4. 塞栓症の画像チェック
ESC画像診断基準
確実
可能性
否定的

図22-1　感染性心内膜炎（IE）の診断フローチャート

（感染性心内膜炎の予防と治療に関するガイドライン（2017年改訂版）．https://www.j-circ.or.jp/cms/wp-content/uploads/2020/02/JCS2017_nakatani_h.pdf（2024年4月閲覧））

IE：感染性心内膜炎，TTE：経胸壁心エコー図，TEE：経食道心エコー図，ESC：欧州心臓病学会．

表22-1　IEを疑う所見

● 発熱を合併した脳梗塞・心不全
● グラム陽性球菌菌血症
● 不明熱，不明炎症（原因が不明だが持続する発熱・全身倦怠感・体重減少）
● 新規の弁膜症

治療までのアプローチ

概　要

- 感染性心内膜炎（infective endocarditis：IE）は，菌血症から弁膜や心内膜に疣贅を形成し，弁膜症，血管塞栓（脳梗塞，腎梗塞など）などの合併症を起こす感染症である．
- IEは未治療，不完全治療では致命率の高い感染症で，迅速な診断，適切な抗菌薬投与，合併症の早期発見，外科的介入の検討が重要である．

診　断

- IEを疑う所見を表22-1に挙げた．特異的な症状，所見がないため診断に難渋することも多く，常に「IEの可能性を念頭に置く」ことが重要である．
- Duke診断基準（2023 Duke-ISCVID基準）（表22-2）に則り，的確に診断する．

❶ 症状・身体所見

- 感染症，心不全，塞栓症と膿瘍形成（脳梗塞，腎梗塞，脾梗塞，肺塞栓，椎体炎，椎間板炎など）などに起因する多彩な症状を呈するが，特異的なものはほとんどない．

❷ 問診・診察のポイント

- 発熱，悪寒戦慄，全身倦怠感，体重減少．
- 起座呼吸，労作性呼吸困難などの心不全症状や新たに出現した心雑音．
- 腹痛，背部痛，片麻痺，構音障害などの塞栓症状．
- 歯科治療，血液透析などの医療行為．
- 抗菌薬投与歴．
- Osler結節（手指末端の赤紫色の有痛性の結節，数日で消失），Janeway病変（5 mm以下の無痛性の紅斑）．
- 眼科診察にてRoth斑（眼球の硝子体の凝集した綿花状の病変）．

表22-2　IEの診断基準―2023 Duke-ISCVID基準

【確診】

病理学的基準

(1) 臨床的に心内膜炎を疑う状況で，疣贅や心臓組織，人工弁や心内デバイス，上行大動脈グラフト，動脈塞栓より微生物が検出される

(2) 心臓組織，人工弁や上行大動脈グラフト，心内デバイス，塞栓より検出された疣贅より，活動性の心内膜炎を示唆する所見が認められる

臨床的基準*

(1) 大基準２つ，または

(2) 大基準１つおよび小基準３つ，または

(3) 小基準５つ

【可能性】

(1) 大基準１つおよび小基準１つ，または

(2) 小基準３つ

*：基準の定義

[大基準]

A) 微生物学的基準

(1) 血液培養陽性

- IEに典型的な病原微生物が別々に採取された血液培養２セットで陽性
- 時折IEを起こす病原微生物が別々に採取された３セット以上で陽性

(2) 血清学的検査陽性

- *Coxiella burnetii*, *Bartonella*属，*Tropheryma whipplei*のPCRが陽性
- *Coxiella burnetii*のphase 1 IgG>1：800，または１回でも血液培養で陽性
- *Bartonella henselae*または*Bartonella quintana*のIgM，IgGが検出され，IgG>1：800

B) 画像基準

(1) 心エコー/心臓CT所見

- 疣贅，弁穿孔，弁瘤，膿瘍，仮性瘤，心内瘻孔
- エコーで新規の有意な弁逆流（既知の逆流の悪化や変化は有意ととらない）
- 以前と比較して新規の人工弁のdehiscence，弁周囲逆流がみられる

(2) ^{18}F-FDG PET/CT画像

- 自己弁，人工弁，上行大動脈グラフト，心内デバイスの異常な代謝信号を認める

C) 外科基準

(1) 心臓手術において，直接観察された心内膜炎所見を認める（画像基準やその後の組織所見，微生物学的基準を満たす必要はない）

[小基準]

A) 背景因子

心内膜炎の既往，人工弁，心臓弁手術の既往，先天性心疾患，中等度以上の弁逆流症や弁狭窄症，心血管植込み型電子デバイス，閉塞性肥大型心筋症，静注薬物濫用

B) 発熱

38.0℃以上の発熱

C) 塞栓所見/徴候

臨床的，画像的に認められる動脈塞栓，肺の敗血症性塞栓，脳膿瘍や脾膿瘍，細菌性動脈瘤，頭蓋内出血，眼球結膜出血，Janeway発疹，化膿性紫斑

D) 免疫学的現象

免疫複合体性糸球体腎炎，Osler結節，Roth斑，リウマチ因子陽性

E) 微生物学的所見

血液培養陽性であるが上記の大基準を満たさない場合

心臓組織，心内デバイス，塞栓以外の無菌部分から採取された培養より心内膜炎の起因菌となる細菌が検出される．または弁やワイヤーより，皮膚常在菌のPCRが１回のみ検出され，他に心内膜炎を示唆する証拠が認められない場合

F) 画像基準

人工弁，上行大動脈グラフト，心内デバイス留置後３ヵ月以内で，PET/CTにより異常な代謝信号が認められた

G) 身体所見基準

心エコーが困難な状況で，聴診により新規に弁逆流が認められた場合（以前に認められた心雑音の増悪や変化のみでは不十分）

(Fowler V, et al：The 2023 Duke-International Society for Cardiovascular Infectious Diseases Criteria for Infective Endocarditis：Updating the Modified Duke Criteria. Clin Infect Dis 77：518-526, 2023)

❸ 検査

a. 採血検査（血算，生化学［CRPなど］，血沈，血液培養）

- 血液培養は12時間以上間隔をあけたものを含め，3セット以上採取する．動静脈での検出率に差はなく，悪寒戦慄がない時期であっても採取する．
- 抗菌薬投与下では検出率が35〜40％に低下するため，病態が落ち着いているのであれば抗菌薬を48時間以上中止し培養をすべきである．
- 培養結果を受けた治療の開始が原則として望まれる．しかし重症例では結果を待たずに開始する場合もある．

b. 心エコー

- IEが疑われた症例はまず経胸壁心エコー（TTE）を実施する．
- TTEで診断に至らない場合や，人工弁や心内デバイスのある場合は経食道心エコー（TEE）が推奨される．また，初回のTEEでは診断に至らない場合も，臨床的にIEが強く疑われる場合は5〜7日以内にTEEの再検が好ましい．
- TTEで診断がついた場合も，膿瘍の有無や疣贅サイズの評価のためTEEが推奨される．

c. 体幹部造影CT

- 膿瘍の有無，肝臓や腎臓の塞栓の有無を確認する．

d. 頭部MRI・MRA

- 新規脳梗塞の有無，感染性動脈瘤の有無を確認する．特に，脳動脈瘤の形成は7〜10日かかるため，画像のフォローが必要である．

e. その他の検査

- 心臓CT，^{18}F-FDG PET/CTも有用である．

急性期治療

Check✔

- 診断が確定した時点で循環器科にコンサルトする
- 起因菌，合併症，治療経過によっては早期外科手術が必要になるため適応を確認する
- 治療抵抗性と判断された場合にも，循環器科および感染症科にコンサルトする

❶ 内科的治療

- 原則として起因菌同定後に抗菌薬治療を開始する.
- 重症例では起因菌同定前にエンピリック治療を開始する.
  - ► 起因菌，感受性，自己弁か人工弁かに基づき，抗菌薬を選択する.
  - ► バンコマイシン（VCM），ゲンタマイシン（GM）は腎機能低下をきたしやすいため，腎機能低下患者での使用には注意する.
  - ► ペニシリン系のアレルギーの場合は，ダプトマイシン（DAP）＋セフトリアキソン（CTRX）やバンコマイシン＋ゲンタマイシンを選択のこと.

a. エンピリック治療

- 重症例では臨床状況に応じて抗菌薬を投与する(表22-3).

b. 標的治療

- 血液培養より起因菌が判明したら，起因菌および自己弁・人工弁か否かに基づいて抗菌薬を変更する．抗菌薬のレジメンについては成書を参考とされたい(「感染性心内膜炎の予防と治療に関するガイドライン(2017年改訂版)」[2019年更新]).

❷ 治療の効果判定

- 治療効果，合併症を確認し，治療中も外科治療の適応を確認する.
  - ► 効果判定は，治療開始後48～72時間，さらに1週間を目安

表22-3 IEのエンピリック治療または血液培養陰性時の抗菌薬の推奨*とエビデンスレベル

	抗菌薬	投与量	推奨クラス	エビデンスレベル	備考
自己弁	SBT/ABPC	1回3.0g, 1日3～4回	Ⅱb	C	MRSAの可能性が低い場合 亜急性の臨床経過の場合
	+CTRX	+1回2.0g, 1日1回			
	DAP	1回8～10mg/kg, 1日1回	Ⅱb	C	ペニシリンアレルギーの場合
	+CTRX	+1回2.0g, 1日1回			
	DAP+	1回8～10mg/kg, 1日1回+	Ⅱb	C	MRSAを考慮
	SBT/ABPC, または PAPM/BP	1回3.0g, 1日3～4回 1回0.5g, 1日3～4回			
	VCM	1回1g, 1日2回, または 1回15mg/kg, 1日2回	Ⅱb	C	ペニシリンアレルギーの場合 腸球菌も考慮 腎機能低下例, 高齢者では注意
	+GM	+1回2～3mg/kg, 1日1回			
人工弁	DAP	1回8～10mg/kg, 1日1回	Ⅱb	C	CTRXはSBT/ABPCでも可
	+CTRX	+1回2.0g, 1日1回			
	DAP	1回8～10mg/kg, 1日1回	Ⅱb	C	MRSAを考慮
	+PAPM/BP	+1回0.5g, 1日3～4回			
	VCM	1回1g, 1日2回, または 1回15mg/kg, 1日2回	Ⅱb	C	GMは1回1mg/kg, 1日2～3回でもよい 腎機能低下例, 高齢者では注意
	+GM	+1回2～3mg/kg, 1日1回			

*原因菌が判明したら標的治療を行う.
IE：感染性心内膜炎.
(感染性心内膜炎の予防と治療に関するガイドライン(2017年改訂版). https://www.j-circ.or.jp/cms/wp-content/uploads/2020/02/JCS2017_nakatani_h.pdf (2024年8月閲覧))
MRSA：メチシリン耐性黄色ブドウ球菌, SBT/ABPC：スルバクタム・アンピシリン, CTRX：セフトリアキソン, DAP：ダプトマイシン, PAPM/BP：パニペネム・ベタミプロン, VCM：バンコマイシン, GM：ゲンタマイシン.

表22-4 治療の効果判定に用いられる検査

血液培養	●抗菌薬投与後3〜5日で陰性化しない場合は治療抵抗性の可能性あり
心エコー	●疣贅の増大，弁膜症の増悪，膿瘍形成を確認する（疣贅が残存することは異常ではない）
心電図	●伝導障害の有無を確認する
胸部X線	●心不全合併の有無を確認する
頭部MRI・MRA	●感染性動脈瘤の有無を確認する（動脈瘤の形成には7〜10日かかるのでフォローアップが必要） ●麻痺などが出現した場合，新規脳梗塞の有無を確認する
造影CT	●腎臓，肝臓などへ塞栓症状（腹痛，背部痛など）が出現した場合に検討する

に評価する．原則は血液培養の陰性化で，表22-4の検査を参照して判断する．

► 通常，抗菌薬投与後，3〜7日で解熱する．しない場合は投与量・方法が適正であるか，抗菌薬耐性，塞栓や膿瘍の存在，薬剤熱の可能性を考える．

❸ 外科的治療

- 主に心不全，塞栓症の合併，治療抵抗性が外科治療の適応となる（表22-5）．

予 防

- IEのリスクとなる背景疾患（❶）を有し，トリガーとなる処置（❷）を受ける予定の患者には，抗菌薬の予防的投与（❸）を行う．
- 当院では❶に該当する患者には「感染性心内膜炎ハイリスクカード」を渡し，特に歯科処置を受ける場合は❶について歯科へ申し出るように説明をしている．

❶ 背景疾患

- **高リスク群**：人工弁置換後，IEの既往，チアノーゼ性先天性心疾患．
- **中等度リスク群**：後天性弁膜疾患，閉塞性肥大型心筋症，逆流

表22-5　IEに対する早期手術についての推奨とエビデンスレベル

状況	適応，推奨など*1	緊急度	推奨クラス	エビデンスレベル
心不全	急性高度弁機能不全または瘻孔形成による難治性肺水腫・心原性ショック	緊急	I	B
	高度弁機能不全，急速に進行する人工弁周囲逆流による心不全	準緊急	I	B
難治性感染症	弁輪部膿瘍，仮性動脈瘤形成，瘻孔形成，増大する疣腫や房室伝導障害の出現	準緊急	I	B
	適切な抗菌薬開始後も持続する感染（投与開始2〜3日後の血液培養が陽性，3〜5日間以上下熱傾向を認めない）*2があり，ほかに感染巣がない	準緊急	IIa	B
	真菌や高度耐性菌による感染	準緊急/待機的	I	C
	抗菌薬抵抗性のブドウ球菌，非HACEKグラム陰性菌による人工弁IE	準緊急/待機的	IIa	C
	人工弁IEの再燃	準緊急/待機的	IIa	C
塞栓症予防	適切な抗菌薬開始後も1回以上の塞栓症が生じ，残存（>10 mm）または増大する疣腫	準緊急	I	B
	10 mmを超える可動性の疣腫および高度弁機能不全がある自己弁IE*3	準緊急	IIa	B
	30 mmを超える非常に大きい孤発性の疣腫	準緊急	IIa	B
	10 mmを超える可動性の疣腫*4	準緊急	IIb	C
脳血管障害合併時の手術時期*5	脳梗塞合併時にも，適応があればIE手術を延期すべきではない 注）昏睡やヘルニア，脳出血合併例，大きな中枢性病変を除く	—	IIa	B
	新規の頭蓋内出血を認めた場合，4週間は開心術を待機することを提案する 注）微小出血を除く	—	IIa	B

*1 とくに断りのない場合には自己弁IE，人工弁IEの両方についての記載である．
*2 感染症状の評価は下熱の程度や白血球数，CRPの炎症マーカーだけにとらわれず，血液培養の陰性化を基本として総合的に判断する．
*3 とくに手術リスクが低い場合には早い手術が望ましい（「CQ2：大きな疣腫のある場合には早期手術を行うべきか？」参照）．
*4 とくに人工弁の場合，自己弁で僧帽弁前尖が関与する場合，ほかに相対的な手術適応がある場合．
*5 「CQ3：中枢神経合併症が生じたときにIE手術は早期に行うべきか？」参照．
IE：感染性心内膜炎．
（感染性心内膜炎の予防と治療に関するガイドライン（2017年改訂版）．https://www.j-circ.or.jp/cms/wp-content/uploads/2020/02/JCS2017_nakatani_h.pdf（2024年8月閲覧））

表22-6　歯科処置前の抗菌薬の標準的予防投与法（成人）

投与方法	βラクタム系抗菌薬アレルギー	抗菌薬	投与量	投与回数	備考
経口投与可能	なし	AMPC	2 g[*1,*2]	単回	処置前1時間
	あり	CLDM	600 mg	単回	処置前1時間
		AZM	500 mg		
		CAM	400 mg		
経口投与不可能	なし	ABPC	1〜2 g	単回	手術開始30分以内に静注，筋注，または手術開始時から30分以上かけて点滴静注
		CEZ	1 g		
		CTRX	1 g		手術開始30分以内に静注，または手術開始時から30分以上かけて点滴静注
	あり	CLDM	600 mg	単回	手術開始30分以内に静注，または手術開始時から30分以上かけて点滴静注

*1 または体重あたり30 mg/kg.

*2 なんらかの理由でAMPC 2 gから減量する場合は，初回投与5〜6時間後にAMPC 500 mgの追加投与を考慮する.

（感染性心内膜炎の予防と治療に関するガイドライン（2017年改訂版）．https://www.j-circ.or.jp/cms/wp-content/uploads/2020/02/JCS2017_nakatani_h.pdf（2024年8月閲覧））

AMPC：アモキシシリン，CLDM：クリンダマイシン，AZM：アジスロマイシン，CAM：クラリスロマイシン，ABPC：アンピシリン，CEZ：セファゾリン，CTRX：セフトリアキソン.

を伴う僧帽弁逸脱，非チアノーゼ性先天性心疾患（単独二次孔型心房中隔欠損症を除く）.

❷ トリガーとなる処置

- 歯科処置（抜歯や歯槽膿漏の切開など，出血の多い処置）.
- 扁桃摘出，アデノイド切除.

❸ 抗菌薬の予防的投与

- 表22-6を参照し，抗菌薬を選択する.

おさえておきたい資料（ガイドライン等）

- **2016-2017年度活動 感染性心内膜炎の予防と治療に関するガイドライン（2017年改訂版）**：https://www.j-circ.or.jp/cms/wp-content/uploads/2020/02/JCS2017_nakatani_h.pdf（2024年8月閲覧）

23 呼吸不全

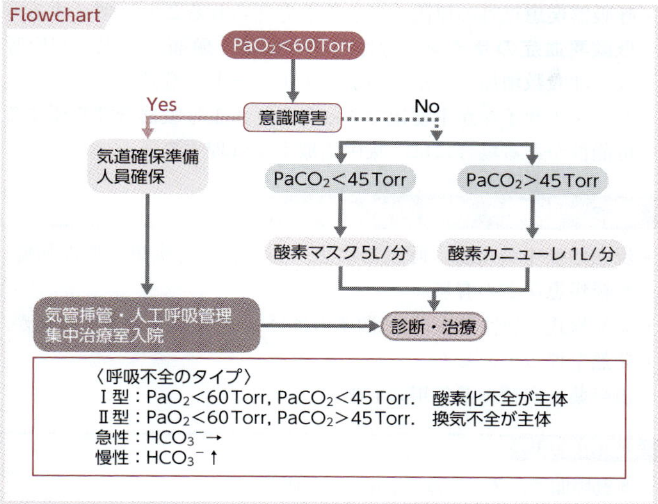

Flowchart
PaO_2<60 Torr
意識障害
Yes
No
気道確保準備
人員確保
$PaCO_2$<45 Torr
$PaCO_2$>45 Torr
酸素マスク 5L/分
酸素カニューレ 1L/分
気管挿管・人工呼吸管理
集中治療室入院
診断・治療
〈呼吸不全のタイプ〉
Ⅰ型：PaO_2<60 Torr, $PaCO_2$<45 Torr.　酸素化不全が主体
Ⅱ型：PaO_2<60 Torr, $PaCO_2$>45 Torr.　換気不全が主体
急性：HCO_3^-→
慢性：HCO_3^-↑

図 23-1　呼吸不全フローチャート

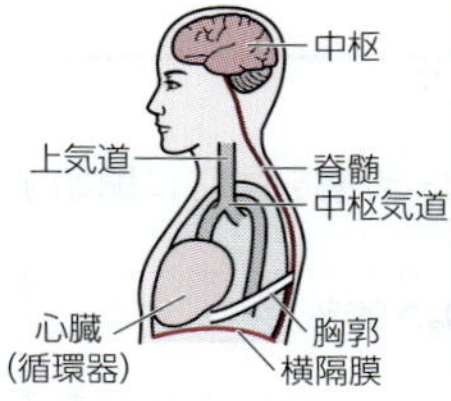

中枢
上気道
脊髄
中枢気道
心臓
（循環器）
胸郭
横隔膜

	原因部位	原因疾患
肺外	中枢神経・脊髄	神経疾患・薬剤・外傷
	胸郭・横隔膜	肺結核後遺症
	循環器	心疾患
	電解質異常	
肺内	上気道	閉塞
	下気道	閉塞・喘息
	肺実質	肺炎

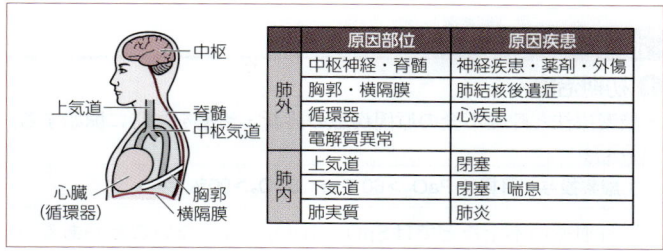

図 23-2　呼吸不全の原因部位と原因疾患

診断のポイント

- 呼吸不全の原因を念頭に鑑別する(図23-2)(➡15胸痛, 呼吸困難).
- 呼吸器疾患以外の原因の可能性も考えられることに留意する.
- **低酸素血症のサイン**：労作時呼吸困難, 頭痛, 不眠, 起座呼吸, 呼吸数増加, 心拍数増加, チアノーゼ, 意識障害.
- バイタルサインが不安定であったり, 人工呼吸器管理を要する可能性がある場合には, 集中治療室で管理する.

問診・診察・検査のポイント

- 現在治療中の疾患, 呼吸器疾患, 心疾患, 腎疾患, 悪性腫瘍, 神経疾患などの有無.
- 発症様式：急性発症(気道閉塞のエピソード含む)か慢性経過か.
- 発熱を伴っているか.
- 鎮静薬や向精神薬使用の有無.

必須検査項目

- 動脈血液ガス, 血算, 生化学, 凝固
- 胸部X線, 心電図, 心エコー

治療・応急対応

❶ 初期治療

- 酸素療法と呼吸不全の原因疾患の診断・治療を同時に開始する.

処方例

①酸素投与：目標は PaO_2>60 Torr, SpO_2>90%

↳貧血や心不全などでは $SpO_2 = SaO_2$ とならないことがある.

a. $PaCO_2$<45 Torr—I型呼吸不全の初期治療

- **I型呼吸不全**：換気不全を伴わない急性呼吸不全.

処方例

①十分な酸素投与：フェイスマスク5 L/分から開始

↳ SpO_2 モニターを確認して, 重症例では動脈血液ガスをチェッ

クし，酸素化の状態，二酸化炭素貯留の有無をチェックする．

↳酸素化が保てないときにはリザーバー付きマスクに変更，10 L/分投与下で酸素化が改善しない場合には人工呼吸管理を考慮する．

↳ネーザルハイフローが使用可能な施設，かつ使用に習熟していれば使用も検討する．

b. $PaCO_2$＞45 Torr—Ⅱ型呼吸不全の初期治療

- **Ⅱ型呼吸不全**：換気不全を伴う呼吸不全．

処方例

①低流量の酸素投与：経鼻カニューレ 0.5〜1 L/分から開始

- $PaCO_2$の上昇があってもpH 7.3以上が保たれていれば慌てない．
- 投与開始15〜20分後に動脈血液ガスをチェックし，酸素化の状態，二酸化炭素貯留の有無をチェックする．
- 貧血などがない症例では，SpO_2は90〜94％を目標に酸素流量を調節する．
- 普段から$PaCO_2$レベルの高い慢性呼吸不全のケースであっても，PaO_2＞60 Torrは維持する．
- 意識障害を伴っていたり，pH低下（＜7.25）がある場合は換気補助が必要になる．

MEMO 酸素吸入器具と酸素濃度の目安

経鼻カニューレ

流量	FiO_2
1 L/分	0.24
2 L/分	0.28
3 L/分	0.32
4 L/分	0.36
5 L/分	0.40

フェイスマスク

流量	FiO_2
5〜6 L/分	0.4
6〜7 L/分	0.5
7〜8 L/分	0.6

リザーバーバッグ付きマスク

流量	FiO_2
6 L/分	0.6
7 L/分	0.7
8 L/分	0.8
9～10 L/分	0.9

❷ 人工呼吸の適応

適応

- 酸素吸入に反応しない低酸素血症
- 意識障害を伴う場合
- 頻呼吸
- pH 低下を伴う高二酸化炭素血症

❸ NPPV による人工呼吸管理

適応と禁忌

- 適応：COPD 急性増悪・慢性呼吸不全の急性増悪，心原性肺水腫
- 禁忌：①心肺停止，②循環動態が不安定，③意識がなく気道確保ができない，④大量の気道分泌物があり自己喀出が不可能，⑤頭部顔面外傷あるいは熱傷，⑥非協力的な患者，⑦誤嚥の危険性のある患者

a. 装着の前の意思確認

- 本人や家族と治療のゴール設定を確認することが望ましい.
  - ▶ 制限なしの積極的治療を行うのか？
  - ▶ 人工呼吸器装着（非侵襲的陽圧換気［NPPV］装着）までを呼吸管理治療の上限とするのか？── NPPV 離脱困難となる可能性がある.
  - ▶ 呼吸困難緩和を目的とした対症療法とするのか？
- 進行性の慢性疾患や悪性腫瘍の終末期症例での装着については上級医と相談する.

b. 安全に実施できる場所で行う

- 急性期は集中治療室への入室が医療安全面で推奨される.
- 医師だけでなく，スタッフ全員がNPPV操作に習熟していないと成功しない.

c. 機種の選択

- **顕著な低酸素で厳密なFiO_2設定が必要**：V60モード.
- **酸素化が維持され換気サポートのみが必要**：NIPネーザルも可.
- **心不全の増悪時**：ASV (adaptive support ventilation) を選択.

d. NPPV開始時の初期設定例 (V60)

処方例

- 換気モード：S/T mode
- FiO_2：0.6
- 吸気気道陽圧 (IPAP)：8 cmH_2O
- 呼気気道陽圧 (EPAP)：4 cmH_2O
- 換気回数：12回
- I-time：1.0秒

- 患者の顔に合ったサイズのマスクを選ぶ.
- マスクは顔面に軽くのせる程度で十分.

e. トラブルシューティング

- NPPV実施時のトラブルシューティングを表23-1に示す.
- NPPVを開始しても，血液ガスの改善がなくアシドーシスが進行するケース，意識レベルの悪化が進行する場合には気管挿管へ移行する.

❹ 気管挿管による人工呼吸管理

- 本人・家族へのインフォームドコンセントを行う.
- 気管挿管を行う (➡1心肺蘇生法).

表23-1　NPPV実施時のトラブルシューティング

1.	PaO_2が改善しない
	➡FiO_2を上げる．EPAPを徐々に上げる（4〜10 cmH_2O）．IPAPも調整しEPAP＞IPAPとならないように
2.	CO_2の貯留が改善しない
	➡呼吸回数を上げる．IPAPを上げる（IPAPは20 cmH_2Oくらいまで）
3.	同調しない
	➡モードをPCVあるいはAVAPSに変更する
4.	リークが多い
	➡マスクフィッティングのし直し
5.	換気量が大きい
	➡IPAP圧を下げる
6.	不穏になり装着継続困難
	➡治療方針に沿う．基本的には気管挿管に移行，上級医と相談

PCV：pressure control ventilation，AVAPS：average volume assured pressure support.
（Antman EM et al, 2000より作成）

a. 人工呼吸器装着前後の手順

1) 鎮静の準備と開始

処方例

- フェンタニル原液　0.5〜2 mL/時　持続点滴
  ＋以下の①〜③のいずれかを併用する
  - ①ミダゾラム原液　0.5〜2 mL/時（0.04〜0.2 mg/kg/時）持続点滴
  - ②プロポフォール（ディプリバン®）原液（10 mg/mL）1〜10 mL/時（5〜80 μg/kg/分）持続点滴
  - ③デクスメデトミジン（プレセデックス®）0.2〜0.7 μg/kg/時　持続点滴

2) 人工呼吸器の設定

- ジャクソンリースなどで十分に酸素化を行ったのちに人工呼吸器装着とする．

処方例

〈初期設定例①〉
- 換気モード：VC
- 呼吸回数：15 回

- I/E（吸気時間/呼気時間）比：1：2
- 従量式 1 回換気量：6～10 mL/kg（予測体重）
- FiO_2：1.0
- 呼気終末陽圧（PEEP）：5 cmH_2O～（疾患に応じて）

処方例

〈初期設定例②〉
- 換気モード：PC
- 呼吸回数：15 回
- 気道内圧：20
- FiO_2：1.0
- PEEP：5 cmH_2O～（疾患に応じて）

3) 完全調節呼吸モードで呼吸回数を設定する場合

- 人工呼吸器が1回の呼吸時間を自動的に決定するので，I/E設定が必要.
  - ▶ 60秒÷呼吸回数（例：15回）＝1回あたりの呼吸時間4秒.
    - ・I/E比を1：2に設定すると，吸気時間1.33秒に自動的に設定される.
- 呼吸回数を変更したら，I/E比の設定をし直すこと．必ずパネルに表示される吸気時間（Ti）をみて設定.
- 初期設定後15分で動脈血液ガスを採血し，酸素化を確認する.

b. トラブルシューティング

- 気道確保後の人工呼吸管理の主なトラブルシューティングを表23-2に示す.

c. 人工呼吸管理中の鎮静の基本的考え方

- 鎮静・鎮静深度は定期的に評価する.
- 評価にはRASS（Richmond Agitation-Sedation scale）を利用する（表23-3）.

d. 人工呼吸器装着中の合併症対策

- 主な合併症とその対策を表23-4に示す.

表23-2　気道確保後の人工呼吸管理の主なトラブルシューティング

1．人工呼吸器自体のトラブル（回路や加湿器のリーク，気管チューブとの接続不良）
➡ただちに人工呼吸器をはずし，用手換気とする
2．気道のトラブル（気管内チューブのカフ漏れ，カフ破損，チューブの閉塞）
➡気管内チューブを入れ替える
3．PaO_2が改善しない
➡PEEPを上げる（循環動態に与える影響に注意） ➡MVを上げる（気道内圧が上がるので注意が必要）
4．$PaCO_2$が改善しない
➡$PaCO_2$<60 Torr，pH>7.30なら許容する ➡MVを増やす（気道内圧が上がるので注意が必要） ➡呼吸回数を増やす（20回くらいまで） ➡I/E比を調整する（呼気時間を長めに） ➡PEEPを上げる
5．ファイティングが起きる
➡呼吸回数が増えたら鎮静レベルを上げる ➡まったく同調しない場合は筋弛緩薬も検討する
6．気道内圧が上昇する
➡気管チューブの閉塞をチェックする ➡PEEPを下げる ➡MVを減らす ➡圧規定換気へ変更する
7．呼気MVの低下
➡自発呼吸が少ないならSIMVを増やす ➡PSVを上げる ➡過鎮静なら鎮静レベルを下げる
8．覚醒遅延
➡鎮静薬を変更する

MV：分時換気量，SIMV：同期式間欠的強制換気，PSV：圧支持換気．

表23-3　RASSとその利用法

スコア	用語	説明	
+4	好戦的な	明らかに好戦的な，暴力的な，スタッフに対する差し迫った危険	
+3	非常に興奮した	チューブ類またはカテーテル類を自己抜去，攻撃的な行動	
+2	興奮した	頻繁な非意図的な運動，人工呼吸器ファイティング	
+1	落ち着きのない	不安で絶えずそわそわしている，しかし，動きは攻撃的でも活発でもない	
0	意識清明な	落ち着いている	
−1	傾眠状態	完全に清明ではないが，呼びかけに10秒以上の開眼およびアイコンタクトで応答	呼びかけ刺激
−2	軽い鎮静状態	呼びかけに10秒未満のアイコンタクトで応答	呼びかけ刺激
−3	中等度鎮静状態	呼びかけに動きまたは開眼で応答するが，アイコンタクトなし	呼びかけ刺激
−4	深い鎮静状態	呼びかけに無反応，しかし，身体刺激で動きまたは開眼	身体刺激
−5	昏睡	呼びかけにも身体刺激にも無反応	身体刺激

〈ステップ1〉
30秒間，患者を観察する．これ（視診のみ）によりスコア0～+4を判定する．
〈ステップ2〉
1) 大声で名前を呼ぶか，開眼するように言う．
2) 10秒以上アイコンタクトができなければ繰り返す．
　1)，2) の2項目（呼びかけ刺激）によりスコア−1～−3を判定する．
3) 動きがみられなければ，肩をゆするか，胸骨を摩擦する．これ（身体刺激）によりスコア−4，−5を判定する．

表23-4　人工呼吸器装着中の合併症対策

VAP	カフ上部吸引ポート付きの気管チューブの選択，適切なカフ圧を保つ，口腔内清潔を保つ，頭部挙上（30°），閉鎖式気管吸引回路を使用する
圧損傷	気道内圧＜40 cmH_2O，従量式でコントロール不良であれば圧規定換気に
酸素毒性	FiO_2＞0. 6 が48 時間続くときは酸素毒性による不可逆性の肺損傷が起きる．PEEPを併用し，可能な限りFiO_2を下げる
心拍出量の低下	陽圧換気により静脈還流量が減少することで生じる．PEEPにより助長される．カテコラミンの併用
消化性潰瘍	ストレス，低酸素血症による．ヒスタミンH_2受容体拮抗薬，PPI投与など

VAP：人工呼吸器関連肺炎，PPI：プロトンポンプ阻害薬．

e. 人工呼吸器からの離脱プログラム（図23-3）

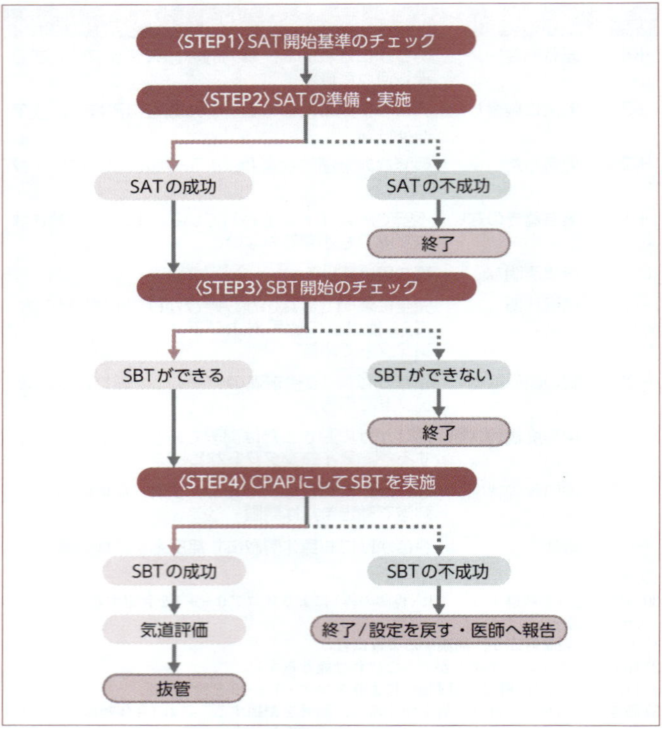
〈STEP1〉SAT開始基準のチェック
〈STEP2〉SATの準備・実施
SATの成功
SATの不成功
終了
〈STEP3〉SBT開始のチェック
SBTができる
SBTができない
終了
〈STEP4〉CPAPにしてSBTを実施
SBTの成功
SBTの不成功
気道評価
終了/設定を戻す・医師へ報告
抜管

図23-3　人工呼吸器からの離脱のフローチャート

SAT：自発覚醒トライアル，SBT：自発呼吸トライアル，CPAP：持続陽圧換気療法.

1）離脱の条件

- 全身状態の安定（循環動態，感染，栄養状態）
- 酸素化の安定
- 換気不全の解消
- 電解質・酸塩基平衡の改善
- 意識・精神状態の安定

2) 手法

● STEP 1—自発覚醒トライアル（SAT）開始基準のチェック

SAT開始基準チェック項目

以下のうち，1つでも該当する場合はSATを見合わせる

1. 興奮のため鎮静薬の量が増加・または減量できない
2. 筋弛緩薬を使用している
3. けいれん・アルコール離脱症状のため鎮静薬を持続投与中
4. 医師から鎮静薬減量禁止または過鎮静の指示がある（RASS－4，－5）
5. 脳外科術後または脳梗塞による呼吸器の使用
6. 医師からSATまたは自発呼吸トライアル（SBT）中止の指示がある
7. 補助循環用ポンプカテーテル（IMPELLA），経皮的心肺補助装置（PCPS）など体外式救命補助装置使用中
8. 脳死またはDNAR（Do Not Attempt Resuscitation）で呼吸器の設定を変更させない場合
9. 神経難病（筋萎縮性側索硬化症［ALS］，多発性硬化症［MS］）など

● STEP 2—SATの準備・実施

処方例

① NRS（Numeric Rating Scale）：≦3（またはCPOT［The Critical-Care Pain Observation Tool］≦3）
② RASS：－1～＋1になるよう鎮静薬を調節

● STEP 3—自発呼吸トライアル（SBT）開始のチェック

- SBT開始前のチェック項目を表23-5に示す．
- 呼吸器設定を以下のように設定し，「STEP 4」へ進む．

処方例

〈呼吸器設定〉
- 持続陽圧換気療法（CPAP）
- PEEP 5 cmH_2O
- PS 6～8 cmH_2O

表23-5　SBT開始前チェック項目

原因疾患の状態	● 原疾患が安定（または改善の方向）
酸素化の確認	● FiO_2≦0.4，PEEP≦5〜6 cmH_2O ● P/F値≧200（P/F値＝PaO_2/FiO_2）
血行動態の確認	● 24時間以内の致死的不整脈や心筋虚血イベントがない ● 心拍数≦110回/分
吸気努力の確認	● TV＞7 mL/kg（または予測体重*あたり7〜8 mL/kg） *：予測体重＝男：50＋0.905×（身長cm－152.4） 女：45.5＋0.905×（身長cm－152.4） ● MV＜15 L/分 ● RSBI＜105（RSBI＝呼吸回数/TV［L］） ● $PaCO_2$＜45 Torr かつ pH＞7.3（Aラインがない場合，5日以内のガス結果） ● 自発呼吸・咳嗽反射がある ● 呼吸回数≦25回/分
異常呼吸の確認	● 呼吸補助筋の使用や努力呼吸がない
全身状態の確認	● 発熱（目安38℃以上）がない ● 電解質異常（Na, K, Cl）がない ● 貧血を認めない（目安：Hb≧7 g/dL） ● コール条件から逸脱していない

TV：一回換気量，MV：分時換気量，RSBI：浅速換気指数．

● STEP 4―CPAPにしてSBTを実施

処方例

〈SIMV回数を減らす方法（術後など人工呼吸器装着期間が短い症例向き）〉

● SIMV（〜8 cmH_2O）＋PEEP（〜5 cmH_2O）
＋PSV（10〜5 cmH_2O）
➡ CPAP（〜5 cmH_2O）＋PSV（〜5 cmH_2O）➡抜管±NPPV

処方例

〈PSV圧を下げていく方法〉

● SIMV（8〜10 cmH_2O）＋PEEP（〜5 cmH_2O）
＋PSV（10〜15 cmH_2O）
➡ CPAP（〜5 cmH_2O）＋PSV（〜5 cmH_2O）➡抜管±NPPV

処方例

〈On-off法（人工呼吸器装着が長期化したケース）〉

● SIMV（8〜10 cmH_2O）＋PSV（〜8 cmH_2O）
＋PEEP（〜5 cmH_2O）↔ Tピース時間を延長する

- SBT実施中の中止基準を表23-6に示す．

表23-6　SBT実施中の中止基準

●呼吸回数25回/分以上
●努力呼吸や呼吸補助筋の過剰な使用
●重度の呼吸困難感，不安感，不隠状態の出現
●冷汗
●HR 120以上または開始時より20％以上
●新たな不整脈や心筋虚血の徴候
●血圧180 mmHg以上
●RSBI 105以上
●SpO_2 94％以下（またはPaO_2 70 mmHg以下）

1つでも該当する場合は，呼吸器をSBT前の設定に戻し，SBTは中止する．

3）離脱中止条件

1. 基礎疾患の悪化
2. 努力呼吸，チアノーゼなどの出現，本人の呼吸困難
3. 呼吸回数の増加
4. PaO_2＜60 Torr
5. $PaCO_2$ の上昇傾向
6. 循環動態の悪化（血圧上昇・低下，心拍数の増加［不整脈・頻脈］あるいは徐脈）
7. 意識レベルの低下，不穏

- 上記1～7の条件が満たされる場合，離脱中止として，人工呼吸器を元の設定に戻す．
- 全身状態の見極めも重要となる．

4）抜管

- 抜管はスタッフの揃った日中，少なくとも正午までには行う．
  - ▶ 抜管後1時間はベッドサイドから離れないこと．
  - ▶ NPPVのバックアップも有効．

5）気管切開

- 経口挿管が1～2週間経過する頃に検討する．

よくある レジデントの疑問 Clinical Question

Q 経鼻カニューレやフェイスマスクでFiO_2が規定できないのはなぜでしょうか？

A 自発呼吸では吸入速度は一定ではなく変動するため，FiO_2は規定できません．酸素吸入デバイスとFiO_2の関係はp233のMemo「酸素吸入器具と酸素濃度の目安」で示したようにあくまで目安となります．

例としてフェイスマスク5 L/分吸入時のFiO_2について考えます．一般的に平常呼吸であれば1秒に約500 mLの空気を吸い込み，その吸気流速は500 mL/秒→30 L/分となります．つまり25 L/分は周辺の大気を吸入することになるため，FiO_2＝(5＋25×0.21)/30≒0.34となります．しかし，努力呼吸時は1秒に約1,000 mLの空気を吸い込むため，吸気速度は1,000 mL/秒→60 L/分となります．そのためFiO_2＝(5＋55×0.21)/60≒0.28となります．

なお，高流量システムであるネーザルハイフローは30～60 L/分程度の高流量で加湿を行いながら酸素を投与することでFiO_2の規定を試みていますが，デバイスの完全な密着は困難であり，FiO_2を完全に規定できるのは室内気と人工呼吸器管理のみと考えてよいでしょう．

24 気　胸

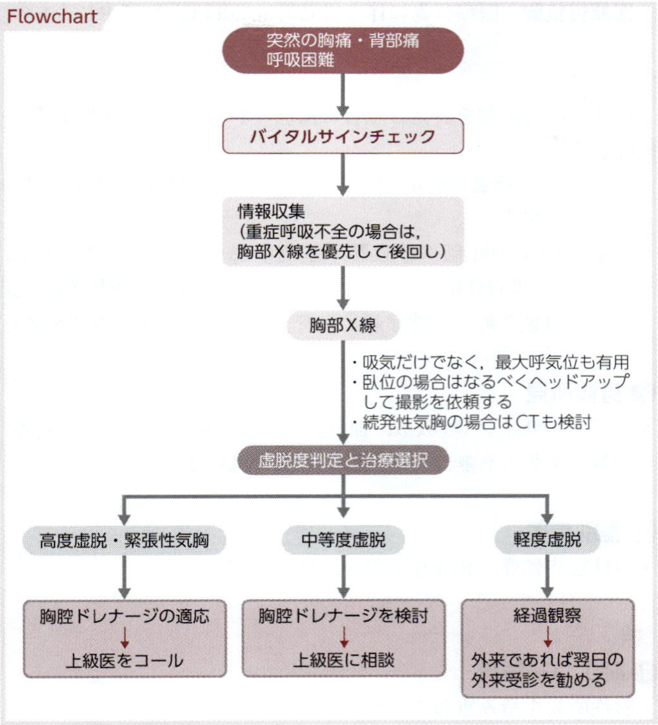
Flowchart
突然の胸痛・背部痛
呼吸困難
バイタルサインチェック
情報収集
（重症呼吸不全の場合は，
胸部X線を優先して後回し）
胸部X線
・吸気だけでなく，最大呼気位も有用
・臥位の場合はなるべくヘッドアップ
して撮影を依頼する
・続発性気胸の場合はCTも検討
虚脱度判定と治療選択
高度虚脱・緊張性気胸
中等度虚脱
軽度虚脱
胸腔ドレナージの適応
上級医をコール
胸腔ドレナージを検討
上級医に相談
経過観察
外来であれば翌日の
外来受診を勧める

図24-1　気胸の診療フローチャート

治療までのアプローチ

定　義

- 肺から空気が漏れ，胸腔に空気の溜まっている状態.

分　類

- **原発性自然気胸**：びまん性肺疾患に起因しないブラやブレブの

破裂が原因.

- **続発性自然気胸**：肺の基礎疾患が原因の気胸.
- **外傷性気胸**：胸壁・肺・気管・気管支・食道などの外傷性破綻によるもの.
- **医原性気胸**：医療行為に伴う偶発的accidentとして生じるもの.

診　断

- 胸痛・呼吸困難を訴える患者の鑑別の1つとして，気胸を疑う.

❶ 問診

- 発症様式と経過（胸痛を自覚した時間：週/日/時間単位）について確認する.
  - ► 危険因子の評価：呼吸器系基礎疾患の有無（気管支喘息，COPD，間質性肺炎），自然気胸の既往，外傷，医療処置後（鎖骨下静脈穿刺，胸腔穿刺，気管支鏡検査，人工呼吸器装着）.

❷ 身体所見

- バイタルサイン（呼吸数，血圧，SpO_2），胸郭の動きの左右差，頸静脈怒張の有無，皮下気腫，呼吸音減弱から消失.

❸ 鑑別疾患

- 急性冠症候群，肺血栓塞栓症，肺炎など.

検　査

❶ 肺エコー検査

- 陰性所見を積み重ねて診断する.
  - ► lung sliding（呼吸性に臓側胸膜の動く様子）がない.
  - ► lung pulse（肺を介して心拍動がpleural line上に伝わる様子）がない.
  - ► 胸膜部の動きが見えない.
- 確定診断には，lung point（lung slidingの見える部位と見えない部位の境界）を見つける必要があるが，完全虚脱では確認することができない.
- Mモードで，正常肺（seashore sign），気胸（stratosphere sign［barcode sign］）.

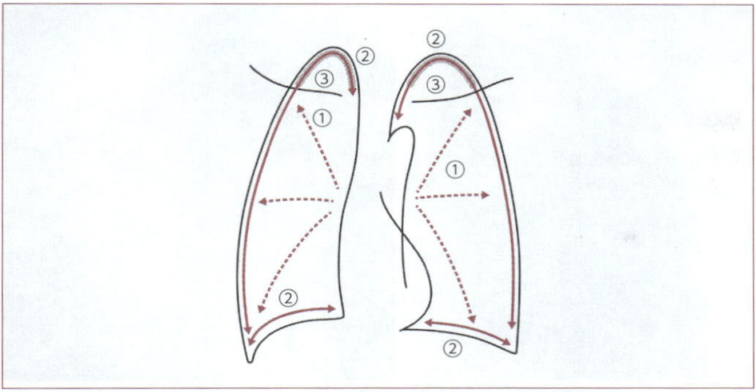
②
③
①
②
②
③
①
②

図 24-2　気胸を疑い胸部X線写真を読影するときのコツ

①血管陰影を中枢側から末梢側まで追う.
②胸膜直下（肺尖部～肋骨横隔膜角，肋骨横隔膜角～椎体ライン）をチェックする.
③肺尖部を再確認する.
④左右差を確認する.

❷ 胸部X線検査

- 撮影条件に最大吸気位だけでなく，最大呼気位での撮影を追加する.
- ポータブル撮影などで臥位でしか撮影できないときは，座位あるいはヘッドアップして撮影を依頼する.
- 胸部X線画像の読影のコツを図 24-2に示す.
  - ► 軽度の気胸は判別が難しいことがある.
  - ► 画像拡大，白黒反転などの機能を利用し，判別しやすい状態で確認する（図 24-3）.
- チェック項目は以下のとおり.
  - ► 緊張性気胸：気管・縦隔の偏位，患側の肋間腔開大.
  - ► 血気胸：患側胸腔の fluid collection.
  - ► 両側気胸.
  - ► 縦隔・皮下気腫の有無.
  - ► 既存肺の状況確認.
  - ► 胸壁への癒着の有無.
- 重症度判定は日本気胸・嚢胞性肺疾患学会分類（表 24-1）による.

❸ 胸部CT検査

- 自然気胸では必須ではないが，続発性気胸の評価やドレナージ

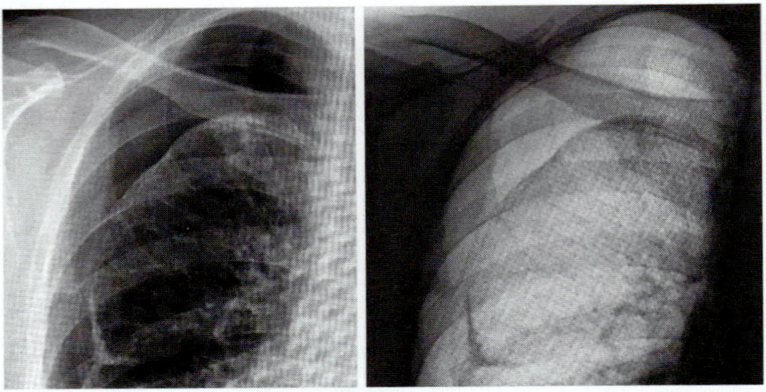

図24-3　画像読影—拡大・白黒反転

画像拡大，白黒反転すると見やすくなる．

表24-1　日本気胸・嚢胞性肺疾患学会の虚脱度分類

軽 度	肺尖が鎖骨レベルまたはそれより頭側にある，またはこれに準ずる程度
中等度	軽度と高度の中間程度
高 度	全虚脱またはこれに近いもの

（日本気胸・嚢胞性肺疾患学会（編）：気胸・嚢胞性肺疾患規約・用語・ガイドライン 2009年版，金原出版，2009より作成）

MEMO　Kircherの虚脱度の計算方法

- 胸部X線写真にて，図24-4のような面積比で虚脱程度を分類する
- 軽度（≦30%），中等度（30〜60%），高度（≧60%）

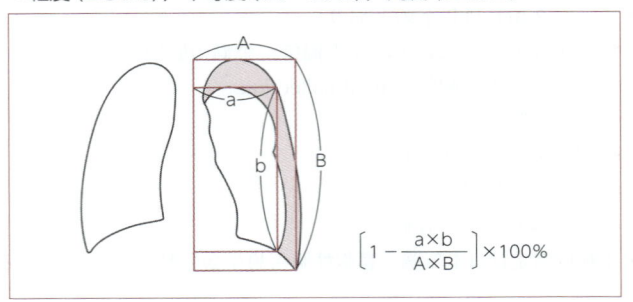

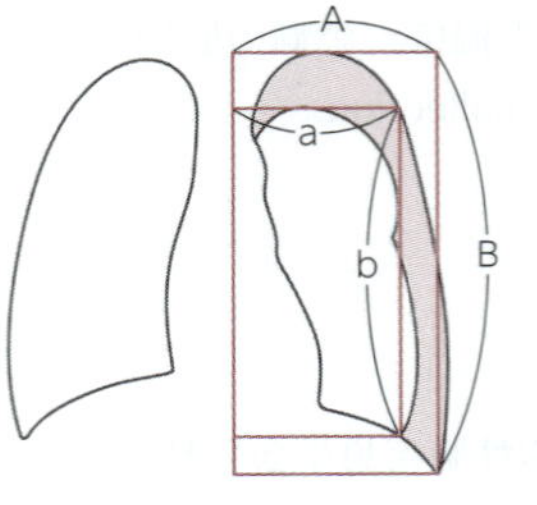
A
a
b
B

$$\left[1-\frac{a\times b}{A\times B}\right]\times 100\%$$

図24-4　肺虚説の程度

の際の位置決めに有用であるため，できる限り行う．

急性期治療

Check

〈軽度の虚脱（肺尖部が鎖骨近辺）〉
- 症状次第で帰宅可能，経過観察．治癒確認後2～3週間ほどが過ぎるまで激しい運動や飛行機の搭乗を控えさせる

〈中等度・高度の虚脱から緊張性気胸〉
- 入院治療＋胸腔ドレナージ

❶ 胸腔ドレナージ

- 抗血小板薬・抗凝固薬服用中あるいは凝固異常がある場合は専門医に相談．
- 発症から時間が経過した肺虚脱が高度のケースでは，再膨張性肺水腫をきたすことがあるため，一気に脱気しない．

CHECK ドレーン挿入後の胸部X線写真は，可能なら2方向撮影し，立体的にドレーン位置をとらえる．

- チューブ留置後24時間は水封で経過をみる．再膨張が不十分な場合，24時間後から5～10 cmH_2O の持続吸引を開始する．
- チューブ留置後の創部痛に対し，非ステロイド性抗炎症薬（NSAIDs）などを処方し，十分な除痛を行う．

❷ ドレーン抜去の時期

- 空気漏れが消失し，胸部X線上で再膨張が確認できたらドレーンをクランプする．
- 12～24時間後，再発のないことを確認してから抜去する．

❸ 外科治療の適応

- 血気胸．
- 2日以上エアリークが持続する気胸．
- 再発気胸．

退院に向けてのアプローチ

- ドレナージのみの治療での再発率は20～50％であり，再発を疑

う症状の出現時には早期に医療機関を受診するように指導する.

- 気胸の治癒直後は，2〜3週間ほど激しい運動や飛行機の搭乗を控えさせる.
- スキューバダイビングは，治療後控えるように指導する.
- 喫煙習慣のある場合は，禁煙を指示する.

よくある レジデントの疑問 Clinical Question

Q チューブの選択はどうすればよいですか？

A
- 中等度の気胸であれば8〜12 Frのアスピレーションキットを選択します.
- 高度の場合は16〜20 Fr，胸水貯留例では20 Fr以上を選択します.
- 続発性気胸で癒着療法が必要となりそうな場合はダブルルーメンを選択します.

Q 気胸は肺エコーで診断できるのですか？

A 救急や集中治療室などベッドサイドで迅速な診断が必要な現場において，肺エコーを用いた気胸の診断がよく行われています．気胸の診断において，肺エコー検査は聴診や胸部X線検査よりも精度が高いことも報告されています.

通常，リニアプローブを肋骨の走行に対して，直行するように前胸壁に当てます．正常肺では，臓側胸膜の動き (lung sliding, lung pulse) を観察することができますが，気胸肺では，エコーは壁側胸膜と気胸部分の音響インピーダンスの差により100%反射するため，臓側胸膜の動き (lung sliding, lung pulse) を観察することができません．また，Mモードを用いると，正常肺の場合は胸膜を境に海 (sea) と岸 (shore) のように見えるseashore signを呈するのに対して，気胸肺では境目がなく，小さな層が連なり，成層圏 (stratosphere) やバーコード (barcode) のように見えます (stratosphere signまたはbarcode sign).

これらの所見は，気胸を強く疑う所見ですが，ブラなどでも観察されることがあり，気胸の確定診断には至りません．気胸の確定診断となる所見にlung pointがあります．lung pointとは，正常肺と気胸肺の境界であり，吸気時に膨らむ肺が描出でき，呼気時に肺が萎み描出しなくなる場所のことを示します．このように，気胸の所見は複数箇所を観察して，総合判断することが必要です.

25 気管支喘息，COPD

Ⅰ 気管支喘息

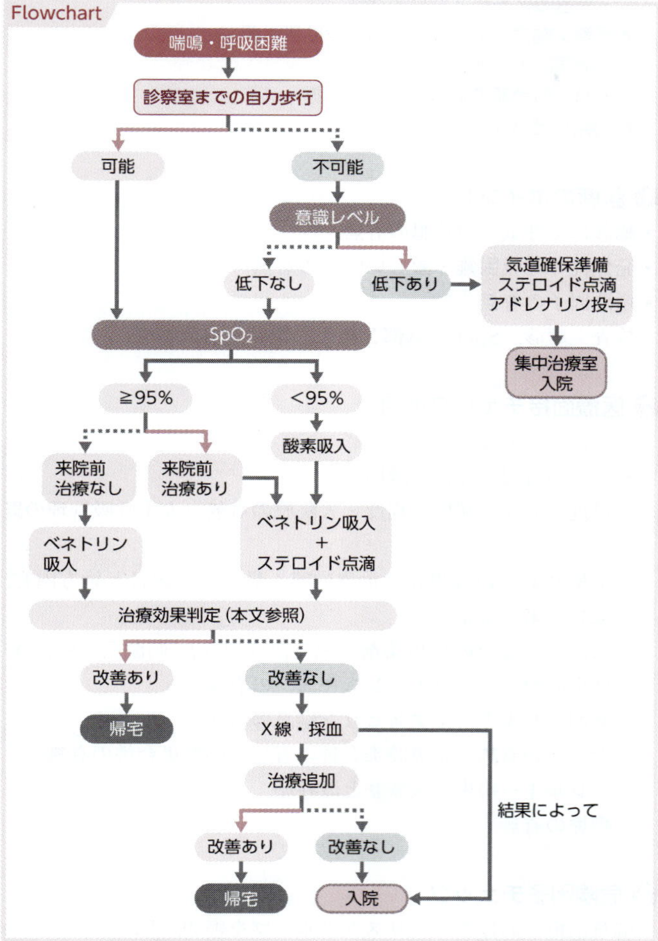
Flowchart
喘鳴・呼吸困難
診察室までの自力歩行
可能
不可能
意識レベル
低下なし
低下あり
気道確保準備
ステロイド点滴
アドレナリン投与
集中治療室
入院
SpO2
≧95%
<95%
酸素吸入
来院前
治療なし
来院前
治療あり
ベネトリン
吸入
ベネトリン吸入
＋
ステロイド点滴
治療効果判定（本文参照）
改善あり
改善なし
帰宅
X線・採血
治療追加
結果によって
改善あり
改善なし
帰宅
入院

図25-1　気管支喘息の診療フローチャート

治療までのアプローチ

- まずは以下3点を確認する.

●気管支喘息で通院治療中かどうか
・どの程度管理されているかカルテをチェック，あるいは問診
・患者のアドヒアランスを確認
●気管支喘息の治療歴があるが今は無治療
・増悪因子の確認
・過去の診断の確からしさを確認
●初発かどうか

❶ 診断のポイント

- 聴診にて呼気での喘鳴の有無.
- 発作性の呼吸困難・激しい咳嗽の有無.
- 増悪因子の有無.
- 検査：聴診，SpO_2，胸部X線，心電図，血液検査.

❷ 医療面接チェック項目

- 以下について確認する.
  - ► 発症の時間（発作の誘因）.
  - ► 最近の発作の頻度・程度・入院歴の有無（人工呼吸管理の既往）.
  - ► 治療歴あるいは現在の治療内容：最終の受診日と処方内容，救急外来受診歴.
  - ► 来院するまでの使用薬剤：短時間作用性β_2刺激薬（SABA）使用回数，ステロイドレスキューの有無.
  - ► 薬剤アレルギー：アスピリン喘息の有無.
  - ► 合併症の有無：副鼻腔炎合併の有無，心疾患合併の有無.
  - ► アレルギー疾患の家族歴と既往歴.
  - ► 喫煙の有無.

❸ 危険因子チェック

- 喘息治療におけるハイリスクグループを表25-1に示す.

表25-1　喘息治療におけるハイリスクグループ

①ステロイド薬の全身投与中あるいは中止したばかりである
②過去の1年間に喘息発作による入院の既往がある
③過去の1年間に喘息発作により救急外来を受診している
④喘息発作で気管内挿管をされたことがある
⑤精神障害を合併している
⑥喘息の治療計画に従わない
⑦現在吸入ステロイド薬を使用していない
⑧短時間作用性β_2刺激薬の過剰使用がある

(日本アレルギー学会喘息ガイドライン専門部会(監)：喘息予防・管理ガイドライン2021，協和企画，2021より作成)

❹ 鑑別すべき主な疾患

- **上気道疾患**：喉頭炎，喉頭蓋炎.
- **中枢気道疾患**：気管内腫瘍，気道異物.
- **気管支–肺胞領域の疾患**：COPD.
- **胸膜疾患**：気胸.
- **循環器疾患**：うっ血性心不全，肺血栓塞栓症.

❺ 重症度判定

- 重症度判定を表25-2に示す.

急性期治療

- 低酸素血症への対応は必須であり，酸素投与は躊躇しないこと.
- ステロイド薬投与を躊躇しない．ただし薬剤選択は慎重に行う.

❶ 急性発作期の治療

a. 酸素投与

処方例

①**鼻カニューレ　1〜2 L/分**

↳ SpO_2測定と持続モニターを開始.

↳ 低酸素血症そのものが気道攣縮を助長するため，酸素投与を躊躇しない.

↳ SABA投与にて一過性のPaO_2低下が生じることもあり，SpO_2<95%であれば使用を検討する.

表25-2　気管支喘息の重症度判定

発作強度	呼吸困難	動作	検査値		
			SpO_2	PaO_2	$PaCO_2$
喘鳴/胸苦しい	急ぐと苦しい 動くと苦しい	ほぼ普通	96%以上	正常	45 mmHg未満
軽度（小発作）	苦しいが横になれる	やや困難			
中等度（中発作）	苦しくて横になれない	かなり困難 かろうじて歩ける	91～95%	60 mmHg超	45 mmHg未満
高度（大発作）	苦しくて動けない	歩行不能 会話困難	90%以下	60 mmHg以下	45 mmHg以上
重篤	呼吸減弱 チアノーゼ 呼吸停止	会話不能 体動不能 錯乱，意識障害，失禁	90%以下	60 mmHg以下	45 mmHg以上

（日本アレルギー学会喘息ガイドライン専門部会（監）：喘息予防・管理ガイドライン2021，協和企画，2021より改変）

b. SABA吸入

処方例

①サルブタモール（ベネトリン）0.3 mL＋生理食塩水 3 mL
ハンドネブライザー

- 10～15分で最大効果に達し，4～6時間持続．
- 最初の吸入で効果がみられない場合は20分間隔で2回連続使用可能．
- 以前の発作時で悪化がみられた例では使用しない．
- 著明な振戦や動悸などの副作用が出現すれば中止する．
- 去痰薬の混入はガイドラインには記載されていない．刺激になることもある．
- 来院前にSABAを頻回に使用している症例ではステロイド薬投与も併用する．

c. ステロイド薬投与

- 以下の①～③のいずれかを投与する．

処方例

①メチルプレドニゾロン（ソル・メドロール®）125 mg
　＋ソルデム 3A　200 mL　点滴静注 1 時間
②ヒドロコルチゾン（水溶性ハイドロコートン®）200 mg
　＋ソルデム 3A　200 mL　点滴静注 1 時間
③ベタメタゾン（リンデロン®）4 mg
　or デキサメタゾン（デキサート®）6.6 mg
　＋ソルデム 3A　200 mL　点滴静注 1 時間

↳ステロイド薬投与を躊躇しない．

✕DON'T アスピリン喘息（NSAIDs 過敏喘息）が疑われる場合にはメチルプレドニゾロン，ヒドロコルチゾン（ソル・コーテフ®）は禁忌．ベタメタゾンあるいはデキサメタゾンを選択する．

- 上記にて改善しない場合，同じ内容の点滴とネブライザーを追加する．

処方例

④メチルプレドニゾロン 80 mg or 125 mg＋ソルデム 3A　500 mL
　点滴 2 時間
⑤サルブタモール 0.3 mL＋生理食塩水 3 mL　ハンドネブライザー

↳発作時は頻呼吸，経口摂取困難から脱水をきたしていることがあるため，補液も必要となることがある．

d. アミノフィリン点滴

- 中等度以上の発作で，ステロイド点滴と併用する．

処方例

- 主管：アミノフィリン（ネオフィリン®）125〜250 mg
　＋ソルデム 3A　200 mL　2 時間
- 側管：メチルプレドニゾロン 125 mg＋生理食塩水 100 mL　30 分

↳テオフィリン（テオドール®）の血中濃度20 μg/mL以上は中毒域といわれているが，治療域にあっても中毒症状（頭痛，嘔気，動悸，期外収縮）が出現することがある．

↳使い慣れないのであれば省略も可．あるいは上級医と相談をする．

e. アドレナリン0.1%皮下注射

処方例

①アドレナリン 0.1〜0.3 mL　20〜30 分間隔で皮下注反復可

↳中等度発作時以上・緊急の場合に使用.
↳他の治療と併用すること.
↳脈拍を130/分以下に保つようモニターする.
↳高血圧存在下では血圧・心電図のモニターが必要.

✕DON'T 虚血性心疾患，緑内障，甲状腺機能亢進症，頻脈，糖尿病，動脈硬化症，精神神経症，不整脈を持つ患者には禁忌.

❷ 治療効果判定項目

- 症状の改善
- 呼吸回数や頻脈の改善
- SpO_2：低酸素血症の解除
- 聴診所見：喘鳴の消失（呼気時の笛吹音からいびきのような音に変わる）

❸ 入院治療を考える状態

- 以下の場合は入院治療を考慮する.
  - ► 重篤発作.
  - ► 酸素吸入が中止できない.
  - ► 肺炎や気胸の併発.
  - ► 外来治療無効：メチルプレドニゾロン 250 mg を使用しても改善しない場合.
  - ► 本人の呼吸困難が改善しない.
- 入院前には胸部X線(気胸や肺炎のチェック，心不全などの除外)，喀痰細菌培養，生化学，血算を確認する.

❹ 入院後の治療

- 酸素化が改善するまで酸素吸入継続.

処方例

①メチルプレドニゾロン 40〜80 mg＋生理食塩水 50 mL 6〜8 時間ごと

↳感染併発の場合は抗菌薬併用とする.

↳心不全症例は輸液量に注意する.

↳症状が安定してきたらステロイドを漸減し，プレドニゾロン（プレドニン®）内服に切り替える.

❺ 気管挿管が必要となる場合

- 高度の換気障害もしくは心臓停止，呼吸停止がみられる場合
- 明らかな呼吸筋疲弊がみられる場合
- 酸素を最大投与しても PaO_2 が 50 Torr 未満の場合
- $PaCO_2$ が 1 時間 5 Torr 以上上昇する場合
- 急激な $PaCO_2$ の上昇と意識障害を伴う場合

↳挿管は気道攣縮を誘発し，挿管困難となることがある．挿管手技に慣れた医師に依頼する.

↳人工呼吸器の設定（➲23呼吸不全）.

MEMO　NSAIDs過敏喘息（アスピリン喘息）

- 30〜40歳台以降，副鼻腔炎・鼻茸を合併していることが多い
- 非ステロイド性抗炎症薬（NSAIDs）（内服，坐薬，外用薬）使用後から1時間程度の間に激しい喘息発作を起こす
- コハク酸エステル型副腎皮質ステロイド薬（ヒドロコルチゾン，メチルプレドニゾロン）は発作を悪化させる．デキサメタゾンやベタメタゾンを選択する

退院に向けてのアプローチ

- 定期吸入薬の開始を検討する.
- 定期吸入薬導入済みの場合，治療のステップアップを検討する.
- 禁煙の指導.
- 明らかなアレルゲンがある場合は回避を指示する.
- 初発であれば，定期吸入の必要性を説明し，適切なフォローアップ先を確保する.

Ⅲ COPD

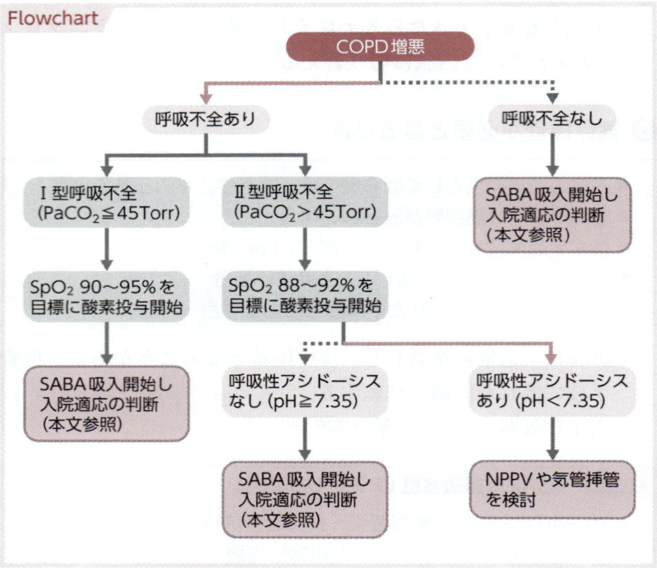
Flowchart
COPD増悪
呼吸不全あり
呼吸不全なし
Ⅰ型呼吸不全
($PaCO_2$≦45Torr)
Ⅱ型呼吸不全
($PaCO_2$>45Torr)
SABA吸入開始し
入院適応の判断
(本文参照)
SpO_2 90～95%を
目標に酸素投与開始
SpO_2 88～92%を
目標に酸素投与開始
SABA吸入開始し
入院適応の判断
(本文参照)
呼吸性アシドーシス
なし(pH≧7.35)
呼吸性アシドーシス
あり(pH<7.35)
SABA吸入開始し
入院適応の判断
(本文参照)
NPPVや気管挿管
を検討

図25-2　COPD増悪の診療フローチャート
NPPV：非侵襲的陽圧換気.

- 喫煙者の呼吸不全，呼吸困難では慢性閉塞性肺疾患(chronic obstructive pulmonary disease：COPD)の増悪の可能性を考える.

治療までのアプローチ

- COPDの増悪とは，息切れの増加，咳嗽や喀痰の増加，胸部不快感・違和感の出現を認め，安定期の治療内容の変更が必要となる状態と定義される.

❶ 診断のポイント

- 聴診にて呼気での喘鳴の有無.
- 症状は必ずしも急性発症ではなく，緩徐に発症する場合もある.
- 検査：聴診，SpO_2，胸部X線，心電図，血液検査，動脈血液ガス分析.

CHECK☑ 高二酸化炭素血症の合併がないか必ず確認する.

❷ 医療面接チェック項目

- 以下について確認する.
  - ► 治療歴あるいは現在の治療内容：最終の受診日と処方内容, 救急外来受診歴.
  - ► 発熱や先行する感冒症状の有無.
  - ► 来院するまでの使用薬剤：SABA 使用回数, ステロイドレスキューの有無.
  - ► 服薬コンプライアンスやきちんと吸入手技が行えていたかを確認.
  - ► 合併症の有無：気管支喘息合併の有無, 心疾患合併の有無.
  - ► 喫煙の有無.

❸ 鑑別すべき主な疾患

- **気管支-肺胞領域の疾患**：気管支炎, 肺炎.
- **胸膜疾患**：気胸.
- **循環器疾患**：うっ血性心不全, 肺血栓塞栓症.

急性期治療

❶ 急性期の治療

- ABC アプローチを念頭に, A (antibiotics［抗菌薬］), B (bronchodilators［気管支拡張薬］), C (corticosteroids［ステロイド薬］) の対応を行う.

a. 酸素投与

処方例

①SpO_2 90〜95%を目標に酸素投与を行う

↳ II型呼吸不全を呈する症例では, 低濃度の酸素投与から行う.
↳ $PaCO_2$ ＞45 Torr では, SpO_2 88〜92%を目標とする.

b. SABA吸入

処方例

①サルブタモール（ベネトリン）0.3 mL＋生理食塩水 3 mL
ハンドネブライザー

↳基本的には気管支喘息と同様の対応.

c. ステロイド薬投与

処方例

①プレドニゾロン（プレドニン®）5 mg　8錠/回　1日1回
②メチルプレドニゾロン（ソル・メドロール®）125 mg
＋ソルデム 3A　200 mL　点滴静注 1 時間
③ベタメタゾン（リンデロン®）4 mg
or デキサメタゾン（デキサート®）6.6 mg
＋ソルデム 3A　200 mL　点滴静注 1 時間

↳経口投与と経静脈投与では効果の差はないとされている.

❷ 入院適応の判断

- 以下の場合は入院治療を考慮する.
  - ▶ 初期治療に反応しない場合.
  - ▶ 酸素需要が持続する場合.
  - ▶ 頻呼吸，著明な呼吸困難がある場合.
  - ▶ チアノーゼ，浮腫など新規徴候の出現.
  - ▶ 肺炎，気胸，心不全の併発.

❸ 入院後の治療

- 酸素化が改善するまで酸素吸入継続.

処方例

①プレドニゾロン換算で 30〜40 mg/日

↳ステロイド薬は状態に応じて漸減中止し，長期投与は避ける.
↳抗菌薬投与は膿性痰がなく，CRPが陰性の症例では省略してもよい.

❹ 換気補助療法の適応

- 十分な薬物療法・酸素療法を行っているにもかかわらず，Ⅱ型呼吸不全が進行する場合は，換気補助療法の適応となる．

- これまでの経過，改善の見込みがあるかどうか，抜管困難のリスクなどを踏まえて患者本人・家族と相談して，適応を判断する．
- 呼吸器の設定（➡23呼吸不全）．

a. 非侵襲的陽圧換気（NPPV）の適応

- 呼吸性アシドーシスを伴うⅡ型呼吸不全が進行する場合
- 明らかな呼吸筋疲弊がみられる場合
- 酸素療法に反応しない低酸素血症を認める場合

b. 気管挿管の適応

- NPPVに忍容性がない場合
- 心臓停止，呼吸停止がみられる場合
- 意識レベルの低下がみられる場合
- 嘔吐や大量の気道分泌物が除去不能な場合

慢性期へのアプローチ

- 無治療の症例では気管支拡張薬の定期吸入を検討する．
- すでに治療中であれば，吸入治療強化を検討する．長期作用型抗コリン薬（LAMA）単剤であれば長時間作用型β_2刺激薬（LABA）の追加，末梢血好酸球が300/μL以上であれば吸入ステロイド薬（ICS）の追加を検討する．
- 去痰薬にはQOLの改善と増悪予防の効果がある．
- 慢性気道感染の合併があれば，マクロライド系抗菌薬長期投与療法の併用も考慮する．
- 増悪予防の観点から肺炎球菌ワクチン，インフルエンザワクチンの接種を推奨する．

退院に向けてのアプローチ

- 禁煙の指導ができているかどうか．
- 在宅酸素の必要がないかどうか，必要に応じて6分間歩行試験を実施する.

- 呼吸不全や呼吸困難が残存している場合，肺高血圧症の合併がないかどうか.

よくあるレジデントの質問 Clinical Question

Q 気管支喘息発作とCOPD増悪の鑑別方法を教えてください.

A 気管支喘息は「2型免疫反応」が原因の気道慢性炎症による気道平滑筋の収縮や気道過敏性の亢進が主病態です．対してCOPDは有害物質の長期吸入による中枢気道から肺胞に生じる慢性炎症が主病態です．末梢血好酸球の上昇や季節性に変化のある症状は気管支喘息を示唆し，喫煙歴や持続的な労作時呼吸困難，胸部CTでの気腫性変化はCOPDを示唆する所見であるといえます．またSABAの吸入に速やかに反応して症状や呼吸不全が改善する場合は，気管支喘息発作の可能性が高いものと考えられます.

両者を合併したACO（asthma-COPD overlap）と呼ばれる概念もあります．しかしながら急性期の対応としては，SABAの吸入やステロイド薬投与など，同一の対応で問題ないことが多いです．したがって，急性期には両者の鑑別を挙げながらも，退院後の安定期に気道可逆性試験や呼気一酸化窒素検査などを行って鑑別を行っていくことが一般的です.

おさえておきたい資料（ガイドライン等）

- **喘息診療実践ガイドライン2023**：日本喘息学会，協和企画，2023
- **喘息予防・管理ガイドライン2024**：日本アレルギー学会喘息予防管理ガイドライン2024 WG（監），「喘息予防・管理ガイドライン2024」作成委員会，協和企画，2024
- **COPD（慢性閉塞性肺疾患）診断と治療のためのガイドライン 第6版 2022**：日本呼吸器学会COPDガイドライン第6版作成委員会（編），日本呼吸器学会，2022〔https://www.jrs.or.jp/publication/file/COPD6_20220726.pdf（2024年8月閲覧）〕

26 肺　炎

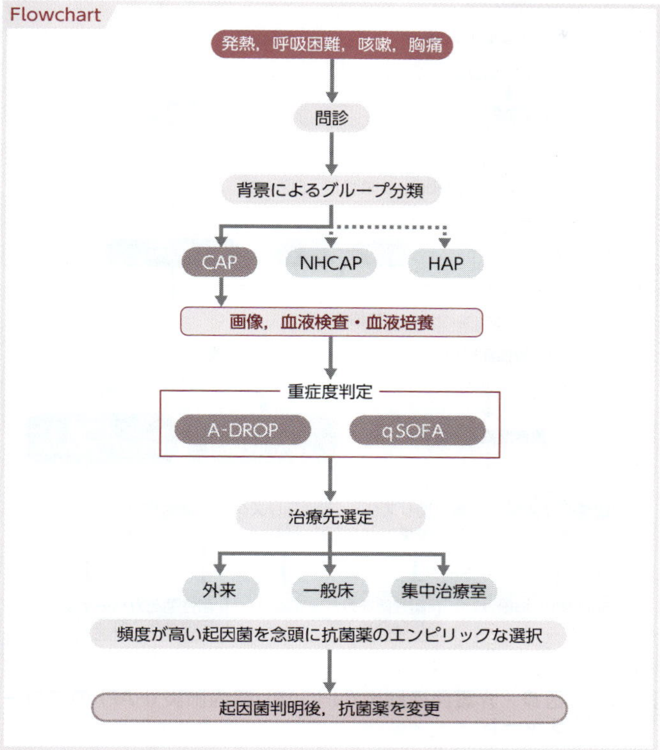
Flowchart
発熱，呼吸困難，咳嗽，胸痛
問診
背景によるグループ分類
CAP
NHCAP
HAP
画像，血液検査・血液培養
重症度判定
A-DROP
qSOFA
治療先選定
外来
一般床
集中治療室
頻度が高い起因菌を念頭に抗菌薬のエンピリックな選択
起因菌判明後，抗菌薬を変更

図 26-1　市中肺炎 (CAP) のフローチャート

NHCAP：医療・介護関連肺炎，HAP：院内肺炎．

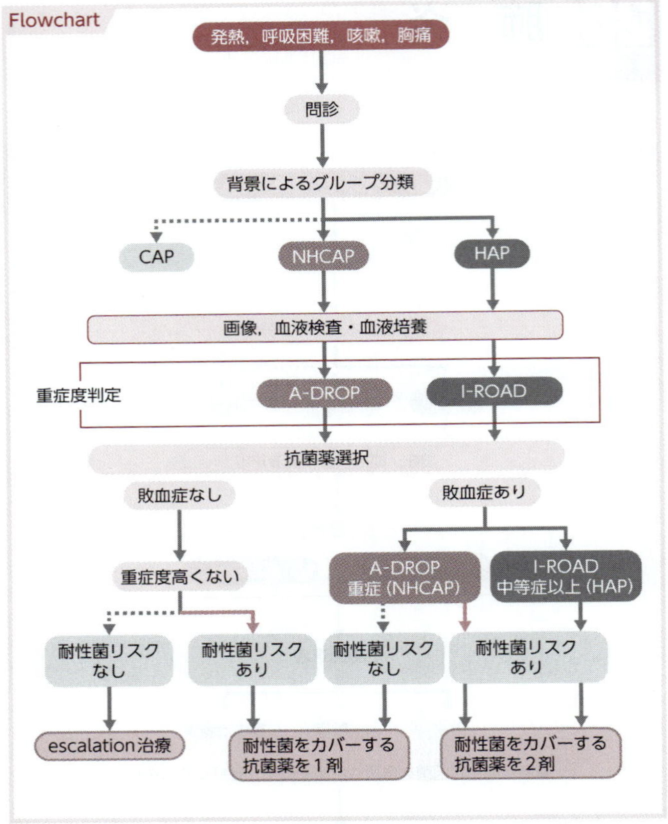
Flowchart
発熱，呼吸困難，咳嗽，胸痛
問診
背景によるグループ分類
CAP
NHCAP
HAP
画像，血液検査・血液培養
重症度判定
A-DROP
I-ROAD
抗菌薬選択
敗血症なし
敗血症あり
重症度高くない
A-DROP 重症（NHCAP）
I-ROAD 中等症以上（HAP）
耐性菌リスク なし
耐性菌リスク あり
耐性菌リスク なし
耐性菌リスク あり
escalation治療
耐性菌をカバーする 抗菌薬を1剤
耐性菌をカバーする 抗菌薬を2剤

図26-2　医療・介護関連肺炎（NHCAP）/院内肺炎（HAP）のフローチャート

- 臨床症状（咳嗽，喀痰，発熱，胸痛，呼吸困難など），胸部X線所見，炎症所見などから臨床的に肺炎と診断する．

治療までのアプローチ

分　類

- **市中肺炎**（community acquired pneumonia：CAP）
  - ▶ 以下に示す医療・介護関連肺炎（NHCAP）や院内肺炎（HAP）

以外の健常者に発生する肺炎.

- **医療・介護関連肺炎**（nursing and healthcare-associated pneumonia：NHCAP）
  - 長期療養型病床群もしくは介護施設に入所，90 日以内に病院を退院した，介護を必要とする高齢者・身体障害者，通院で継続的に血管内治療を受けている，のいずれかに該当する人に生じた肺炎.
  - 近年，海外では NHCAP を独立した疾患単位としては認めず，CAP に準じて治療方針を考えることが主流となってきている.
- **院内肺炎**（hospital acquired pneumonia：HAP）
  - 入院から 48 時間以上経過した後に発症する肺炎.

診　断

❶ 問診

- 肺炎症状の出現時期・経過.
- 受診までの抗菌薬投与の有無と内容.
- 基礎疾患の有無・既往歴.
- 喫煙歴・飲酒歴.
- 職歴・嗜好・ペット飼育歴・海外渡航の有無，入浴施設・24 時間風呂利用の有無.
- 嘔吐の有無.
- インフルエンザ・COVID-19 患者との接触歴の有無，ワクチン接種歴.
- 抗菌薬アレルギーの有無.

❷ 身体所見

- **バイタルサイン**：意識レベル，体温，脈拍，呼吸数，血圧，SpO_2.
- 胸部聴診.
- 口腔内の衛生状態.

❸ 検査

- 動脈血液ガス.

- 生化学，血算，凝固系.
- 胸部X線(可能なら正面，側面の2方向，ポータブルでは見落としが多い).
- 胸部CTは必ずしも必要ない.

CHECK☑ 喀痰細菌検査と喀痰抗酸菌検査.

- 血液培養(2セット).
- 尿検査(尿中肺炎球菌抗原，レジオネラ抗原など).
- マイコプラズマ抗原検査(咽頭ぬぐい液)：マイコプラズマを疑うとき.

Check✔

〈肺結核を見逃さない〉
- 結核の可能性を念頭に診断・治療にあたることが重要である
- 喀痰の抗酸菌塗沫・培養検査は入院時に必ず実施する
- 肺炎治療経過が思わしくないときは喀痰の抗酸菌塗沫を再検査する．喀痰が採取できないときは胃液採取を行う.
- T-スポット®．TB・QFT (QuantiFERON® TB ゴールド プラス) では肺結核の診断確定には至らない
- 喀痰抗酸菌塗沫陽性あるいは培養陽性かつTB-PCR陽性のときは，肺結核としての治療に移行する

急性期治療

❶ CAP

a. 治療方針

- **重症度判定**
  - ► A-DROP system（表 26-1）を用いて，重症度判定と治療の場の決定を行う.
- 敗血症併発の有無をチェック.
  - ► quick SOFA（qSOFA）スコア，SOFA スコアを用いる.

入院の判断と抗菌薬の選択

- 軽症・中等症の肺炎：外来治療　経口抗菌薬
- 中等症・重症：一般病床　注射剤抗菌薬
- 重症～超重症あるいは敗血症：集中治療室　注射剤抗菌薬 2 剤併用

表26-1　A-DROP system

● Age：男性70 歳以上，女性75歳以上
● Dehydration：BUN 21 mg/dL 以上あるいは脱水あり
● Respiration：SpO_2 90%以下あるいはPaO_2 60 Torr以下
● Orientation：意識変容あり
● Blood Pressure：収縮期血圧90 mmHg 以下
＊0：軽症，1〜2：中等症，3〜4：重症，5：超重症
＊意識障害・ショックがあれば1項目でも超重症とする

(日本呼吸器学会市中肺炎診療ガイドライン作成委員会(編)：成人市中肺炎診療ガイドライン．日本呼吸器学会，2007)

表26-2　細菌性肺炎とマイコプラズマ肺炎の鑑別

1. 年齢60歳未満 2. 基礎疾患がない，あるいは軽微 3. 頑固な咳嗽がある 4. 胸部聴診上所見が乏しい 5. 喀痰がない，あるいは迅速診断で起因菌らしきものがない		
6. 末梢血白血球数が1万/μL未満である		
1.〜5. の5項目中	3項目以上陽性 2項目以下陽性	非定型肺炎疑い 細菌性肺炎疑い
1.〜6. の6項目中	4項目以上陽性 3項目以下陽性	非定型肺炎疑い 細菌性肺炎疑い

(日本呼吸器学会成人肺炎診療ガイドライン2024作成委員会(編)：成人肺炎診療ガイドライン2024．日本呼吸器学会，2024より改変)

● 腎機能に応じて投与量・投与回数を決定する
● 重症例を除き，ニューキノロン系とカルバペネム系抗菌薬をエンピリック治療の第一選択としない
● 起因菌が判明したのち，狭域スペクトラムの抗菌薬を選択する(de-escalation)

▪ **細菌性肺炎と非定型肺炎の鑑別**(表26-2)

► 頻度が高い病原微生物を以下に示す．

・細菌性肺炎：*Streptococcus pneumonia, Hemophilus influlenzae, Streptococcus aureus, Klebsiella pneumonia, Moraxella catarrhalis* など．

・非定型肺炎：*Mycoplasma pneumoniae, Chlamydophila*

pneumoniae, Legionella pneumophila など.

b. 細菌性肺炎のエンピリック初期治療

1) 軽症

- 以下の①，②のいずれかを処方する.

処方例

①クラブラン酸/アモキシシリン（オーグメンチン配合錠 250 RS）
＋アモキシシリン（サワシリン® 250 mg）
各 1 錠/回　1 日 3 回　経口　5～7 日間
②スルタミシリン（ユナシン® 錠） 375 mg/回　1 日 3～4 回　経口
5～7 日間

↳上記のように，オーグメンチン配合錠とサワシリン® を併用することがある.

- 第二選択としてはニューキノロン系抗菌薬を処方する.

処方例

③レボフロキサシン（クラビット®） 500 mg/回　1 日 1 回　経口
5 日間

↳βラクタム系抗菌薬アレルギーなどで考慮.

2) 中等症

- 以下の①，②のいずれかを処方する.

処方例

①セフトリアキソン(ロセフィン®) 1～2 g/回　点滴静注
24 時間ごと
②アンピシリン/スルバクタム（ユナシン®） 1.5～3 g/回　点滴静注
6 時間ごと

- 第二選択としてはニューキノロン系抗菌薬を処方する.

処方例

③レボフロキサシン（クラビット®） 500 mg/回　経口 or 点滴静注
24 時間ごと

3) 重症～超重症あるいは敗血症

- 市中メチシリン耐性黄色ブドウ球菌（MRSA）感染や緑膿菌感染のリスク評価.
  - 市中 MRSA を考慮する状況：インフルエンザ後，グラム染色で集塊をなすグラム陽性球菌.

►緑膿菌感染を考慮する状況：慢性または構造的な肺疾患，コロニー形成が事前に判明．

- 緑膿菌・MRSAを考慮しない場合，以下の①〜③のいずれかを処方する．

処方例

①セフトリアキソン（ロセフィン®） 1〜2 g/回 点滴静注 24時間ごと
②アンピシリン/スルバクタム（ユナシン®）1.5〜3 g/回 点滴静注 6時間ごと
③レボフロキサシン（クラビット®）500 mg/回 点滴静注 24時間ごと

- MRSAを考慮する場合，①〜③に以下の④を併用する．

処方例

④バンコマイシン（塩酸バンコマイシン） 15〜20 mg/kg/回 点滴静注 8〜12時間ごと

- 緑膿菌を考慮する場合，以下の⑤〜⑦のいずれかを処方する．MRSAが疑われれば④も併用する．

処方例

⑤タゾバクタム/ピペラシリン（ゾシン®） 4.5 g/回 点滴静注 6時間ごと
⑥セフェピム（マキシピーム®） 2 g/回 点滴静注 12時間ごと
⑦メロペネム（メロペン®） 1.0 g/回 点滴静注 8時間ごと

c. マイコプラズマ肺炎の治療

- 細菌性肺炎と併発することもある．
- マイコプラズマ感染症は，肺炎の重症化以外にも肺外合併症を伴うこともある．

1) 軽症

- 第一選択として，以下の①〜③のいずれかを処方する．

処方例

①アジスロマイシン（ジスロマック®） SR製剤 2 g/回 1日1回 経口 1日
②アジスロマイシン（ジスロマック®）500 mg/回 1日1回 経口 3日間 3〜5日間

③ミノサイクリン（ミノマイシン®） 100〜200 mg/回　1日1回
経口　7〜10日間

- マクロライド無効，マクロライドアレルギーなどの場合，第二選択として以下の④を処方する．

処方例

④レボフロキサシン（クラビット®）500 mg/回　1日1回　経口
5日間

2) 中等症以上（入院治療）

- 治療期間は7〜10日．
- 急性期の診断はイムノクロマト法による抗原診断が有用．
- 以下の①，②のいずれかを処方する．

処方例

①アジスロマイシン（ジスロマック®） 500 mg/回　点滴静注
24時間ごと　3〜5日間
②ミノサイクリン（ミノマイシン®） 100 mg/回　点滴静注
12〜24時間ごと　7〜10日間

↳マクロライド系薬投与後，48〜72時間で解熱しない場合は，マクロライド耐性マイコプラズマ感染症を疑う．この場合，テトラサイクリン系，キノロン系へ変更する．

d. レジオネラ肺炎の治療

- 入院治療を原則とする．
- 尿中迅速診断キットは，レジオネラ感染症の80％を占めるI型のみを検出する．
- 呼吸器以外の症状（下痢・嘔吐，低Na血症，意識障害など）がある．
- 初期治療が遅れると重症化しやすい．
- 第四類感染症であり，届出が必要である．
- 以下の①，②のいずれかを処方する．

処方例

①レボフロキサシン（クラビット®） 500 mg/回　点滴静注
24時間ごと
②アジスロマイシン（ジスロマック®） 500 mg/回　点滴静注
24時間ごと

❷ NHCAP/HAP

a. 治療方針

▪ **重症度判定**

► NHCAP：A-DROP system（表 26-1）を用いる．

► HAP：I-ROAD（図 26-3）を用いる．

▪ **治療の考え方**

► 多剤耐性菌によるリスク（表 26-3）も考慮し，抗菌薬を選択する．

► 耐性菌リスクのない場合はエンピリック治療を開始するが，耐性菌リスクがあるときは，重症度にかかわらず耐性菌に抗菌作用を有する薬剤を最初から選択する．

► 抗菌薬の選択に院内のアンチバイオグラムを参考にする．

► 治療開始 2～3 日後に臨床症状および微生物検査の結果から治療効果を判定する．

► 治療開始 2～3 日後に臨床症状の改善がみられ，かつ下気道検体から有意な菌が検出されない場合には，抗菌薬を中止する．

► 起因菌の薬剤感受性結果に基づき，抗菌薬の選択を再検討する．

b. エンピリック初期治療例

1) 軽症

▪ 敗血症がなく，A-DROP system（表 26-1）2 項目以下で耐性菌のリスク（表 26-2）が 2 個未満の場合，以下の①，②のいずれかを処方する（escalation 治療）．

処方例

①セフトリアキソン（ロセフィン®） 1～2 g/回　点滴静注 24 時間ごと
②アンピシリン/スルバクタム（ユナシン®） 3 g/回　点滴静注 6 時間ごと

2) 中等症以上

▪ 敗血症の有無にかかわらず，重症ではあるが耐性菌のリスクが 1 個以上，あるいは軽症でも耐性菌リスクが 3 個以上の場合は，以下の①～④の薬剤から 1 剤を選択する（de-scalation 単剤治療）．

► 敗血症があり，かつ重症で耐性菌のリスクがある場合は，以

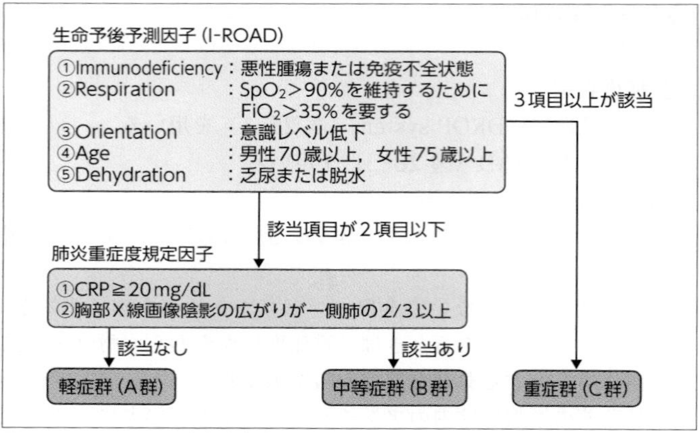
生命予後予測因子（I-ROAD）
①Immunodeficiency：悪性腫瘍または免疫不全状態
②Respiration：SpO_2＞90％を維持するために FiO_2＞35％を要する
③Orientation：意識レベル低下
④Age：男性70歳以上，女性75歳以上
⑤Dehydration：乏尿または脱水
3項目以上が該当
該当項目が2項目以下
肺炎重症度規定因子
①CRP≧20 mg/dL
②胸部X線画像陰影の広がりが一側肺の2/3以上
該当なし
該当あり
軽症群（A群）
中等症群（B群）
重症群（C群）

図26-3　HAPの重症度分類—I-ROAD

（日本呼吸器学会成人肺炎診療ガイドライン2024作成委員会（編）：成人肺炎診療ガイドライン2024，日本呼吸器学会，2024）

表26-3　耐性菌のリスク評価

1. 挿管による人工呼吸器管理を要する
2. 過去90日以内の抗菌薬の使用歴
3. 経腸栄養
4. 低アルブミン血症
5. 免疫抑制状態
6. 過去90日以内に2日以上の入院歴
7. 過去1年間の耐性菌検出歴

（日本呼吸器学会成人肺炎診療ガイドライン2024作成委員会（編）：成人肺炎診療ガイドライン2024，日本呼吸器学会，2024より改変）

下の①～④の薬剤から2剤（①～③のいずれか＋④，⑤のいずれか）を組み合わせる（de-escalation 多剤治療）．

処方例

①タゾバクタム/ピペラシリン（ゾシン®）　4.5 g/回　点滴静注　6時間ごと
②セフェピム（マキシピーム®）2 g/回　点滴静注　12時間ごと
③メロペネム（メロペン®）1.0 g/回　点滴静注　8時間ごと
④レボフロキサシン（クラビット®）500 mg/回　点滴静注　24時間ごと

⑤バンコマイシン（塩酸バンコマイシン®） 1g/回 点滴静注 12時間ごと

c. 誤嚥性肺炎の急性期治療

- 治療はHAP治療に準じる.
- 免疫機能低下が背景にあり，耐性菌リスクが高くなりやすい.
- 中枢神経疾患を背景とする誤嚥が関与していることが多い.
- 適切な抗菌薬の選択と，誤嚥を防ぐアプローチも必須.
  - ▶ 口腔ケア・頭部挙上・栄養状態の改善.
  - ▶ 不必要な睡眠薬・鎮静薬の投与を避ける.

d. 人工呼吸器関連肺炎（VAP）の急性期治療

- 人工呼吸器を装着し48時間以降に発症する肺炎で，重症化しやすい.
- 予防（➡23呼吸不全）.
- 抗菌薬の選択はHAPに準じる.

e. 免疫不全者の肺炎

- **免疫不全者の代表的肺炎**：ニューモシスチス肺炎（PCP），真菌，サイトメガロウイルス（CMV），結核など.

f. ニューモシスチス肺炎（PCP）

- PCP患者のうち，ステロイド・免疫抑制薬長期使用者には第一選択として以下を処方する．標準治療は21日間だが，非免疫不全ウイルス（HIV）患者では，短めの14日間の治療期間も推奨されている.

処方例

①ST合剤（バクタ®） 3～4錠/回 1日3回 内服

- 第二選択としては，以下の②，③のいずれかを投与する.

処方例

②ペンタミジン（ベナンバックス®） 4mg/kg 点滴静注 24時間ごとに
③アトバコン内服懸濁液（サムチレール） 5mL/回 1日2回 経口

- PaO_2 70 Torr 未満（室内吸気下），A-aDO_2 35 mmHg 以上のケースではステロイドを併用する．

処方例

①プレドニゾロン（プレドニン®） 経口
- 1～5 日目：30～40 mg/回 1 日 2 回
- 6～10 日目：15～20 mg/回 1 日 2 回
- 11～21 日目：7.5～10 mg/回 1 日 2 回

↳ステロイド投与量は上級医・専門医と相談する．

- PCP 予防としては，以下を処方する．

処方例

〈プレドニゾロン（プレドニン®） 20 mg/日を 4 週以上継続する場合〉
① ST 合剤（バクタ®） 1 錠/日

退院に向けてのアプローチ

- **治療経過の把握と効果判定**
  - ► 効果判定は治療開始から 3～4 日目に評価を行い，初期治療継続の是非の判断を行う．

効果判定項目

- 解熱（目安は 37℃以下）
- 酸素化の改善，呼吸回数の正常化，心拍数の正常化
- 末梢白血球数増加の改善（目安：正常化）
- CRP の改善
- 胸部 X 線所見の改善

- ► 治療経過把握の採血は週 2～3 回を目安に，胸部 X 線は週 1 回行う．
- ► 治療開始後，翌日に解熱しないからという理由だけで抗菌薬の変更は行わない．
- ► 全身症状が改善し，経口摂取可能となったら，点滴薬から経口抗菌薬へのスイッチや退院を検討する．
- ► 抗菌薬投与終了時期の目安：上記の効果判定項目を 3 つ以上満たしている．

よくあるレジデントの疑問 Clinical Question

Q 抗菌薬が無効な場合は，どう考えればよいでしょうか？

A 抗菌薬が無効な要因として，①抗菌薬に感受性のない細菌以外の微生物による場合，②細菌による肺炎だが，抗菌薬に感受性のない，投与回数や投与量が不適切，宿主側の要因（合併症・基礎疾患・嚥下障害・胸膜炎の併発）がある，または不適切な時期に効果判定をしている場合，③感染以外の要因による肺炎様の陰影（心不全，間質性肺炎，肺癌など）の場合が考えられます．

抗菌薬が無効な場合には，適宜専門医にコンサルトを行いましょう．

おさえておきたい資料（ガイドライン等）

- **成人肺炎診療ガイドライン2017**：日本呼吸器学会成人肺炎診療ガイドライン2017作成委員会（編），日本呼吸器学会，2017〔https://www.jrs.or.jp/publication/file/adult_pneumonia1-3.pdf（2024年8月閲覧）〕

27 腹痛

診断のポイント

- まず腹痛をきたす疾患のなかから可能性の高いものを絞り込む．腹痛をきたしている臓器を想定し，同定する（図27-1）．
- 図27-1の下線付きの疾患は緊急処置を必要とするので，至急専門医にコンサルトする．
- 血流障害を伴う病態（血栓，捻転など）や臓器破裂をきたす病態では，特に緊急の対応を必要とする．
- 腹痛は消化器疾患以外でも起こることを念頭に置く（表27-1）．
- 高齢者，妊婦，小児患者の診断は概して難しい．

問診のポイント

- 問診と診察を行いながら緊急性を予測する．
  - ► いつから痛いか，急に痛くなったのか，あるいは徐々に痛くなったのか．突然発症は血流障害，捻転を疑う．
  - ► どのような痛みか．痛みの程度（ペインスケール）．
  - ► 痛みは持続的か，間欠的か．
  - ► 他の症状を伴っているか（吐血・下血，発熱，便秘・下痢，悪心・嘔吐，意識障害，胸痛，背部痛，血尿，血性帯下）．
  - ► 痛みの場所は移動しているか，広がっているか．
  - ► 食事内容と最終飲食時刻．
  - ► 既往歴（消化性潰瘍，胆石，尿路結石，虫垂炎，がん，手術歴など），基礎疾患（糖尿病，がん，膠原病，肝硬変，免疫不全，心血管疾患）の有無，外傷の有無．
  - ► 内服薬（抗血小板薬，抗凝固薬，非ステロイド性抗炎症薬 [NSAIDs]，副腎皮質ステロイド，経口避妊薬．SGLT2 阻害薬），インスリン注射の打ち忘れや極端な炭水化物制限，SGLT2 阻害薬による糖尿病性ケトアシドーシス（DKA）に注意．NSAIDs や副腎皮質ステロイド治療中は腹痛がマスクされることがある．

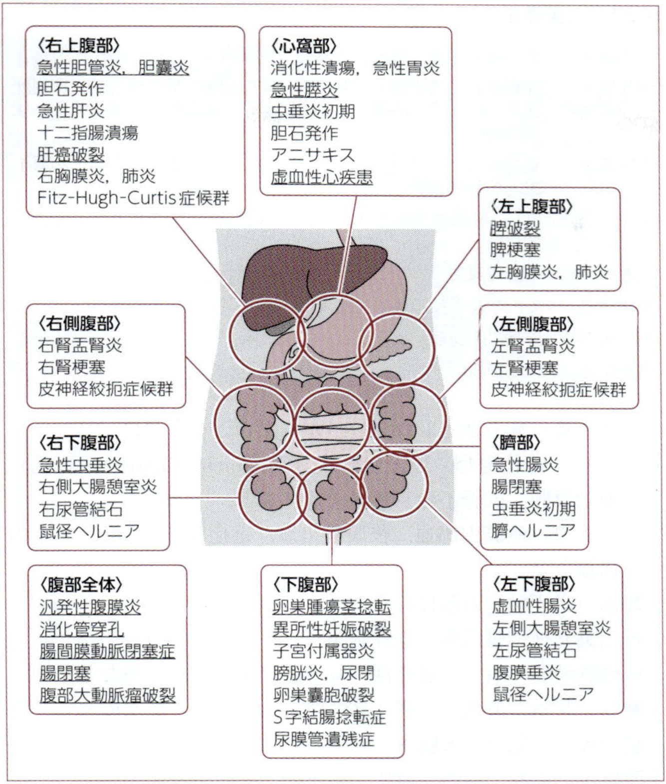
〈右上腹部〉
急性胆管炎，胆嚢炎
胆石発作
急性肝炎
十二指腸潰瘍
肝癌破裂
右胸膜炎，肺炎
Fitz-Hugh-Curtis症候群
〈心窩部〉
消化性潰瘍，急性胃炎
急性膵炎
虫垂炎初期
胆石発作
アニサキス
虚血性心疾患
〈左上腹部〉
脾破裂
脾梗塞
左胸膜炎，肺炎
〈右側腹部〉
右腎盂腎炎
右腎梗塞
皮神経絞扼症候群
〈左側腹部〉
左腎盂腎炎
左腎梗塞
皮神経絞扼症候群
〈右下腹部〉
急性虫垂炎
右側大腸憩室炎
右尿管結石
鼠径ヘルニア
〈臍部〉
急性腸炎
腸閉塞
虫垂炎初期
臍ヘルニア
〈腹部全体〉
汎発性腹膜炎
消化管穿孔
腸間膜動脈閉塞症
腸閉塞
腹部大動脈瘤破裂
〈下腹部〉
卵巣腫瘍茎捻転
異所性妊娠破裂
子宮付属器炎
膀胱炎，尿閉
卵巣嚢胞破裂
S字結腸捻転症
尿膜管遺残症
〈左下腹部〉
虚血性腸炎
左側大腸憩室炎
左尿管結石
腹膜垂炎
鼠径ヘルニア

図27-1　腹痛部位と主な原因疾患

下線：緊急処置を必要とする疾患.

- 最終排便の時期とその性状.
- 女性の場合は最終月経，妊娠の可能性.
- 生活歴（飲酒歴，喫煙歴）.

診察のポイント

- **バイタルサイン**：発熱，重症感に特に注意を払う.
- **視診**
  - 腹部膨隆：腸閉塞，ヘルニア，腹水，尿閉による膀胱拡張に注意.

表27-1　腹痛をきたす消化器系以外の疾患

心肺疾患	虚血性心疾患，肺炎，肺塞栓，胸膜炎
泌尿器・生殖器疾患	尿管結石，腎盂腎炎，腎梗塞，膀胱破裂，異所性妊娠，卵巣腫瘍茎捻転，子宮内膜症，骨盤腹膜炎，尿路閉塞，精巣捻転，尿膜管遺残症
代謝疾患	糖尿病性ケトアシドーシス，ポルフィリン症，鉛中毒，副腎不全，血管性浮腫
膠原病	SLE，結節性多発性動脈炎，IgA血管炎（Schönlein-Henoch紫斑病）
血液疾患	溶血性貧血
神経疾患	てんかん，皮神経絞扼症候群
精神疾患	詐病，心身症，ヒステリー
皮膚疾患	帯状疱疹

- 手術痕：癒着性イレウス，ヘルニアなどを念頭に．
- 皮疹：帯状疱疹，IgA 血管炎（Schönlein-Henoch 紫斑病），血管浮腫，副腎不全（色素沈着）など．
- 出血斑：腹腔内出血，後腹膜出血，重症膵炎，DIC，腹壁内出血など．

- **聴診**：必ず触診の前に行う．
  - 蠕動亢進：腸閉塞，急性腸炎．
  - 蠕動減弱・消失：麻痺性イレウス（腹膜炎，膵炎など）．
- **触診**：腫瘤，波動，圧痛，筋性防御，反跳痛，腹水の有無，陰嚢の腫脹，鼠径・大腿ヘルニアの有無．
- **直腸診**：腫瘤，残便，血便，黒色便，圧痛の有無．
- **婦人科診察**：異所性妊娠，卵巣腫瘍茎捻転に特に注意．

検査のポイント

- **採血**：血算，生化学，凝固．
  - 血算は分画も行う．左方移動，好酸球増多（寄生虫疾患，好酸球性胃腸炎，コレステロール塞栓症，副腎不全など）に注目．鉛中毒では赤血球に好塩基性斑点を認めることがある．
  - 生化学は肝・胆道系酵素，腎機能，血糖，Ca，HCO_3^-，AMY，リパーゼ，CRP，プロカルシトニン．
  - 心筋梗塞が疑われる場合は，CK（CK-MB），トロポニンの測定も行う．

► 消化管の虚血，穿孔が疑われるときやショックなど全身状態不良の場合は，動脈血液ガス分析も行う．アシドーシスや乳酸値上昇は，病初期には認めないことが多い．

- **尿**：赤血球，白血球，ケトン体，AMY，尿妊娠反応．
- **心電図**

► 心筋虚血や心筋梗塞が疑われる場合に行う．心房細動で抗凝固薬を内服していない場合は血栓症のリスクが高い．

- **腹部エコー**：腹水，胆石，腎結石，水腎症・尿閉，イレウス，膵炎，虫垂炎，子宮付属器の異常．

► 虫垂炎を疑う場合は，リニア型プローブも使用する．

- **胸部・腹部X線**

► 胸部は立位，腹部は立位・背臥位両方で行う．

► 立位不能の場合は，胸部は座位，腹部は背臥位と左下側臥位で行う．

- **腹部・骨盤CT**

► 前述した検査で診断がつかない場合，腹部X線でfree airはないが穿孔が疑われる場合，バイタルサインが不安定な場合，重症感がある場合に行う．

► 禁忌がなければ可能な限り，造影剤を使用する．

► 閉鎖孔ヘルニアは，CTで初めて診断できることが多い．

経過観察のポイント

- 繰り返し診察を行って，患者の状況の変化を把握する．
- 他科医師へのコンサルト（外科，婦人科，泌尿器科，放射線科など）．

► 診断が不確定の場合は積極的に意見を求める．

- 入院での経過観察を考慮する．

おさえておきたい資料（ガイドライン等）

- **内科救急診療指針2022**：日本内科学会専門医制度審議会 救急委員会（編），総合医学社，2022
- **急性腹症診療ガイドライン2015**：急性腹症診療ガイドライン出版委員会（編），医学書院，2015

28 消化管疾患

I 消化管出血

A 上部消化管出血

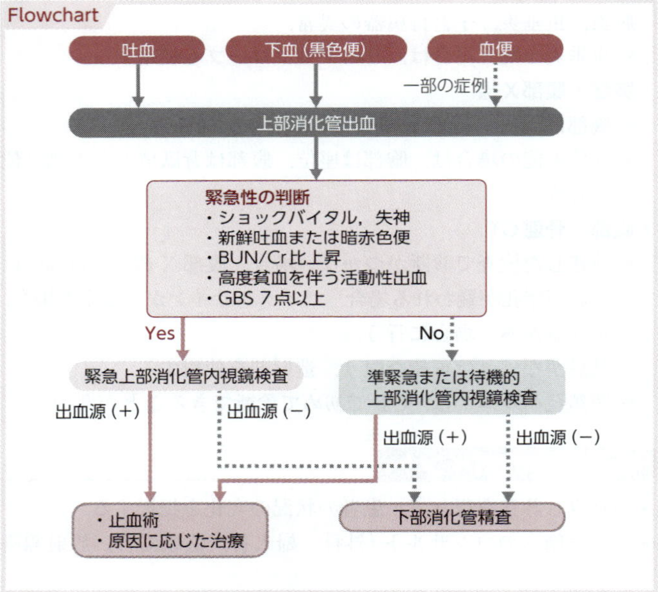
Flowchart
吐血
下血（黒色便）
血便
一部の症例
上部消化管出血
緊急性の判断
・ショックバイタル，失神
・新鮮吐血または暗赤色便
・BUN/Cr比上昇
・高度貧血を伴う活動性出血
・GBS 7点以上
Yes
No
緊急上部消化管内視鏡検査
準緊急または待機的
上部消化管内視鏡検査
出血源（＋）
出血源（－）
出血源（＋）
出血源（－）
・止血術
・原因に応じた治療
下部消化管精査

図28-1　上部消化管出血診療の流れ
GBS：Glasgow-Blatchford score.

治療までのアプローチ

原　因

- Mallory-Weiss症候群，逆流性食道炎，食道潰瘍，急性壊死性食道炎，食道癌，食道静脈瘤，胃潰瘍，胃血管拡張，胃前庭部毛細血管拡張症（GAVE），胃癌，胃悪性リンパ腫，胃過形成性ポリープ，胃静脈瘤，急性胃粘膜病変（AGML），十二指腸潰瘍，急性十二指腸粘膜病変（ADML），十二指腸血管拡張，十二指腸憩室，十二指腸癌（乳頭部癌含む），内視鏡治療後出血など．

問　診

- **上部消化管出血を疑う症候**：吐血・下血（黒色便）．
  - ▶ 吐血なら Treitz 靱帯より口側の出血を疑う（小腸出血や下部消化管出血は否定的）．
  - ▶ 暗赤色便でも時に上部消化管出血のことがある．
  - ▶ 鼻出血，口腔内出血，喀血を上部消化管出血と誤認することがある．
- **緊急性の判断**：出血量，出血回数，最終出血時刻，最終食事時刻．
- **随伴症状の有無**：腹痛，嘔吐，発熱，失神など．
  - ▶ 先行する嘔吐があれば，Mallory-Weiss 症候群の可能性を考える．
  - ▶ 失神を伴うような出血の場合，動脈性の大量出血の可能性もあり，緊急性が高い．
- **基礎疾患の有無**：肝硬変，慢性腎不全，心疾患，悪性腫瘍など．
- 内視鏡治療歴，手術歴，放射線治療歴の有無．
- **薬剤使用歴**：非ステロイド性抗炎症薬（NSAIDs）（坐薬含む），抗血小板薬，抗凝固薬など．

診　察

- バイタルサイン，SpO_2，心電図モニター．
- **視診**：吐血・下血（黒色便），口腔内，鼻出血をチェック．肝硬変を思わせる身体所見（黄疸，くも状血管腫，手掌紅斑，腹水，脾腫など）の有無も確認．
- **触診**：腹部圧痛や腫瘤の有無，腹膜刺激症状の有無．
- **直腸診**：便性状の確認．

検　査

❶ 採血

- 血算，生化学，凝固，血液型，クロスマッチ，感染症．

必須採血項目

WBC，Hb，PLT，BUN，Cr，CRP，PT，クロスマッチ

- 貧血がなくても出血直後（急性期）は消化管出血を否定できない．
- BUN/Cr比の上昇があれば，活動性上部消化管出血を疑う．
- 肝硬変が疑われる場合はアンモニアも測定する．

❷ 腹部骨盤CT

- 必須ではない．撮影する場合は禁忌がなければ造影推奨．
- 強い腹痛や腹膜刺激徴候を認める場合は，消化管穿孔の除外に必要．
- 食道・胃静脈瘤破裂を疑う症例では，供血路・排血路評価に有用である．

緊急性の判断

- 上部消化管出血例ではGBS（Glasgow-Blatchford score）などのスコアリングシステムも参考に総合判断する（表28-1）．1点以下では入院や内視鏡検査の必要性はほぼ不要．

急性期治療

❶ 輸液

- できれば20 G針で静脈ラインをとり，細胞外液（乳酸リンゲル［ラクテック®］注または酢酸リンゲル［ヴィーン®F］注など）を開始．
- 出血性ショックの場合，まず細胞外液の大量負荷が原則．大量輸液でも血圧が維持できない場合は，昇圧薬の併用も検討．
- 上部消化管出血を疑う症例では，酸分泌抑制薬の投与も行う．

処方例

〈上部消化管出血を疑う場合の酸分泌抑制薬（静注 or 内服）〉
①静注の場合：オメプラゾール（オメプラール®）　20 mg/回
　or ランソプラゾール　30 mg/回　1日2回　静注

表28-1　GBS (Glasgow-Blatchford score)

評価項目			点数
収縮期血圧 (mmHg)		100～109	1
		90～99	2
		<90	3
BUN (mg/dL)		18.2～22.4未満	2
		22.4～28.0未満	3
		28.0～70.0未満	4
		70.0～	6
Hb (g/dL)	男性	12～13未満	1
		10～12未満	3
		<10	6
	女性	10～12未満	1
		<10	6
その他		脈拍数≧100/分	1
		黒色便	1
		失神	2
		肝不全	2
		心不全	2

(Lancet 356：1318-1321, 2000)

②内服の場合：タケキャブ® 錠 20 mg　1 錠/回　1 日 1 回　経口

❷ 輸血

- 急性出血であればHb 9 g/dL未満，無症候性貧血であればHb 7 g/dL未満を目安に輸血開始を検討する．
- 心疾患を有する患者ではHb 9～11 g/dL維持を目標に輸血を行う．
- 肝硬変患者の上部消化管出血例では，鉄負荷を軽減するため，Hb 7 g/dL未満で輸血開始した方が予後良好という報告もある．

❸ 凝固能補正

- 緊急内視鏡施行時はPT-INR<1.5を目標に補正する．
- ワルファリン服用者，肝硬変患者で凝固能低下がみられる場合は補正が必要である．

表28-2　DOACの中和剤

種類	薬剤名（商品名）	中和剤（商品名）
トロンビン阻害薬	ダビガトラン（プラザキサ®）	イダルシズマブ（プリズバインド®）
第Xa因子阻害薬	エドキサバン（リクシアナ®）	アンデキサネット アルファ（オンデキサ®）
	リバーロキサバン（イグザレルト®）	
	アピキサバン（エリキュース®）	

- PT-INR≧2のワルファリン服用者では，新鮮凍結血漿（FFP）輸血の代わりに4因子含有プロトロンビン複合体製剤（ケイセントラ®）による迅速な凝固能補正が可能であり，緊急内視鏡検査までの時間を短縮することができる．

処方例

〈ワルファリン服用者における急性消化管出血時の凝固能補正〉

①
- ビタミンK（ケイツー®）2A：生理食塩水 or 5%ブドウ糖に溶解して点滴
- 4因子含有プロトロンビン複合体製剤（ケイセントラ®）

	体重≦100 kg	体重＞100 kg
2≦PT-INR＜4	25 IU/kg	2,500 IU
4≦PT-INR≦6	35 IU/kg	3,500 IU
6＜PT-INR	50 IU/kg	5,000 IU

＊ケイセントラ®が保険適用となるのは，PT-INR≧2の場合のみ

↳上記に該当しない場合は，FFPの輸血で凝固能を補正する．

- 直接経口抗凝固薬（DOAC）服用者における急性消化管出血時においても中和剤が存在する．内服しているDOACの種類に応じて表28-2のとおり中和剤を選択する．

処方例

①ビタミンK（ケイツー®）2A：生理食塩水 or 5%ブドウ糖に溶解して点滴

② FFP

❹ 止血術―内視鏡，IVR，手術

- 通常は内視鏡的止血術が第一選択．内視鏡的止血術困難例で

は，インターベンショナルラジオロジー（IVR）や手術を検討．

- International Consensus Groupのガイドラインでは，急性上部消化管出血患者には受診後24時間以内の内視鏡検査が推奨されている．

よくあるレジデントの疑問 Clinical Question

Q 下血と血便の違いは何ですか？

A 下血＝上部消化管出血，血便＝下部消化管出血，を指します．下血を血便と混同してカルテに記載しているレジデントは多いですが，これは厳密には誤りです．

❺ 上部消化管出血をきたす代表的疾患

a. Mallory-Weiss症候群

- 急激な腹圧上昇で，食道胃接合部近傍の粘膜裂傷による出血をきたす疾患．
- 大量飲酒の有無，先行する嘔吐，咳，しゃっくりなど，腹圧上昇のエピソードの有無．
- 上部消化管内視鏡検査後に生じることもある（食道裂孔ヘルニア患者では要注意）．
- 約9割は自然止血するため，緊急内視鏡的止血術を行わないこともある．
- 内視鏡検査では，食道胃接合部や噴門部小弯に縦走する裂創が特徴的．
- 治療は酸分泌抑制薬，制吐薬の投与．

b. 食道・胃静脈瘤破裂

- 肝硬変の患者で吐血・下血をみた場合は常に考慮する．その他，門脈浸潤を伴う膵癌など門脈圧亢進症をきたす疾患では食道・胃静脈瘤破裂をきたしうる．
- 止血処置として，Sengstaken-Blakemore（S-B）チューブ，内視鏡的静脈瘤結紮術（EVL），内視鏡的静脈瘤硬化療法（EIS），バルーン下逆行性経静脈的塞栓術（B-RTO）などがあり，肝予備能や門脈血行動態によって治療法を選択する．一時止血が得られた場合，治療方針の検討のため，造影CTで門脈血行動態（静脈瘤の供血路，排血路）を確認することが望ましい．肝細胞癌，門脈血栓の有無なども評価可能である．

S-Bチューブについて

食道・胃静脈瘤の存在が確認された症例で，内視鏡的止血術やIVRが困難な場合に行う．経鼻的に挿入し，胃内バルーンと食道内バルーンを膨らませた状態で，チューブを牽引し，静脈瘤を圧迫止血する．ベッドサイドでの挿入も可能であるが，必ずバルーンを膨らませる前にX線でS-Bチューブの位置確認を行う（可能であれば，透視下に行うのが望ましい）．80～90％で止血可能であるが，長時間の留置は粘膜壊死を引き起こすため，24時間以内に内視鏡的止血術またはIVRに移行する．あくまで一時止血目的に使用

- 禁忌がなければ，門脈圧を下げるための薬物療法を併せて導入する．通常は以下のような非選択性β遮断薬が第一選択となる．

処方例

〈β遮断薬〉
①プロプラノロール（インデラル®）10 mg/回　1日3回　経口
②カルベジロール（アーチスト®）5 mg/回　1日1回
分1から開始し，漸増

↳ β遮断薬導入後は，安静時心拍数を25％低下させるように投与量を調節する．

c. 急性壊死性食道炎

- 食道粘膜のびまん性黒色調変化をきたし，“black esophagus”とも呼ばれる．
- 糖尿病，感染症，腎不全，悪性腫瘍などの基礎疾患や手術後に生じやすく，糖尿病性ケトアシドーシス（DKA）をはじめとするアシドーシスに合併して生じることもある．
- ADMLを併発することもある．
- 治療は酸分泌抑制薬の投与，背景疾患の治療である．

d. 胃・十二指腸潰瘍（出血性潰瘍）

- 原因として，*Helicobacter pylori*感染，NSAIDs（アスピリン含む）が2大原因（90％以上）．
- 動脈性露出血管のみの出血性胃潰瘍はDieulafoy潰瘍と呼ばれ，大出血を生じるため，迅速な緊急内視鏡的止血術が必要である．
- 消化管穿孔が否定されていれば，緊急内視鏡検査を行う．出血の部位・状態を確認して止血法を選択する．
- 再出血の危険性が高い場合や止血術が不完全な場合，凝血塊や食物残渣などで観察不良にて出血部位を特定できなかった場合は，24時間以内に内視鏡を再検する．
- 治療は酸分泌抑制薬の投与である．胃潰瘍なら計8週間，十二指腸潰瘍なら計6週間の投与を行う．禁食中はプロトンポンプ阻害薬（PPI）の静注（①），またはカリウムイオン競合型アシッドブロッカー（P-CAB）の内服（②）のいずれかを，食事再開後は内服に切り替える．PPIやP-CABが使用困難な場合は，ヒスタミンH_2受容体拮抗薬を選択する（③）．
- 胃潰瘍では，2ヵ月以内を目途に上部消化管内視鏡再検が望ましい．潰瘍治癒の確認と胃癌の除外のため，必ず1回は生検を行うべきである．

処方例

〈胃・十二指腸潰瘍治療における酸分泌抑制薬〉

- 禁食中（静注 or 内服）
  - ①オメプラゾール（オメプラール®）注　20 mg/回
    or ランソプラゾール注　30 mg/回　1日2回　静注
  - ②タケキャブ®錠 20 mg　1錠/回　1日1回　経口
- 食事再開後
  - ③タケキャブ®錠 20 mg　1錠/回　1日1回
    or エソメプラゾール（ネキシウム®）カプセル 20 mg
    1 Cp/回　1日1回　経口

＊胃潰瘍なら計8週間，十二指腸潰瘍なら計6週間投与

- *H.pylori*陽性例では，潰瘍再発予防として除菌治療が望ましい．
  - ► 1次除菌不成功例では，保険診療で以下のとおり2次除菌まで施行可能である．

28 消化管疾患

処方例

〈*H.pylori* 除菌レジメン〉

- 1 次除菌：ボノサップ®400　1 日 2 回　経口　7 日間
  - ・タケキャブ®錠 20 mg　1 錠/回　1 日 2 回
  - ・アモキシシリン 250 mg　3 Cp/回　1 日 2 回
  - ・クラリスロマイシン 200 mg　1 錠/回　1 日 2 回
- 2 次除菌：ボノピオン®　1 日 2 回　経口　7 日間（1 次除菌不成功例）
  - ・タケキャブ®錠 20 mg　1 錠/回　1 日 2 回
  - ・アモキシシリン 250 mg　3 Cp/回　1 日 2 回
  - ・メトロニダゾール 250 mg　1 錠/回　1 日 2 回

- NSAIDsが中止できない場合は，酸分泌抑制薬を併用する．従来のNSAIDsより潰瘍の発生頻度が低いとされる選択的COX-2阻害薬（セレコキシブ）の使用が望ましい．

e. 胃・十二指腸血管拡張症，胃前庭部毛細血管拡張症（GAVE）

- 肝硬変，慢性腎不全（血液透析）などの基礎疾患を有する患者に多い．
- なかでも胃前庭部にびまん性の血管拡張をきたすものは，胃前庭部毛細血管拡張症（gastric antral vascular ectasia：GAVE）と呼ばれる．
- 消化管血管拡張症は，遺伝性出血性毛細血管拡張症（Rendu-Osler-Weber症候群）やHeyde症候群（後述）の一環として生じることもある．
- ショックを伴う出血イベントは比較的起こしにくいが，無症候性貧血の原因になりうる．他部位の消化管を検索して出血源がない場合は，アルゴンプラズマ凝固法（APC）による内視鏡的止血術を行う．

f. 胃過形成性ポリープ

- 苺状の発赤調ポリープが特徴で，サイズが2 cmを超える病変では，活動性出血や無症候性鉄欠乏性貧血の原因となることがある．また，まれに癌化することもある．
- *H.pylori*陽性例では除菌により退縮が期待できるが，出血例では内視鏡的粘膜切除術(EMR)を行う.

g. 内視鏡治療後出血

- 早期胃癌などに対するEMR, 内視鏡的粘膜下層剥離術(ESD)後, バルーン拡張術後, 食道・胃静脈瘤に対するEVL, EIS後, 内視鏡的逆行性胆管膵管造影(ERCP)時の内視鏡的乳頭括約筋切開術(EST)後などに生じる.
- 医原性出血であり, 原則として緊急内視鏡的止血術を行う.

B 下部消化管出血

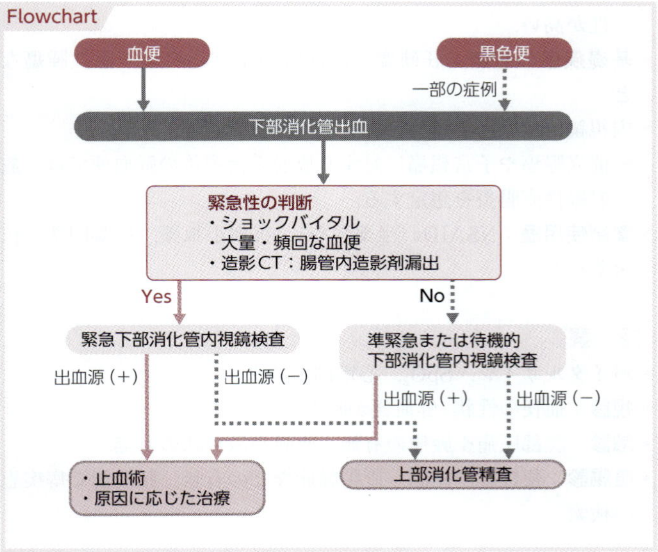
Flowchart
血便
黒色便
一部の症例
下部消化管出血
緊急性の判断
・ショックバイタル
・大量・頻回な血便
・造影CT：腸管内造影剤漏出
Yes
No
緊急下部消化管内視鏡検査
準緊急または待機的
下部消化管内視鏡検査
出血源（＋）
出血源（－）
出血源（＋）
出血源（－）
・止血術
・原因に応じた治療
上部消化管精査

図28-2 下部消化管出血診療の流れ

治療までのアプローチ

原 因

- 大腸憩室出血, 虚血性腸炎, 感染性腸炎(出血性腸炎), 腸結核, 大腸血管拡張, 潰瘍性大腸炎, Crohn病, 腸管Behçet病, 大腸癌, 痔核出血, 放射線性直腸炎, 急性出血性直腸潰瘍, 内視鏡治療後出血など.

問　診

- **下部消化管出血を疑う症候**：血便.
  - ▶ 鮮血便であれば肛門寄りの出血を，暗赤色便であれば深部大腸からの出血を考える.
  - ▶ 黒色便でも時に下部消化管出血のことがある.
  - ▶ 不正出血，血尿を下部消化管出血と誤認することがある.
- **緊急性の判断**：出血量，出血回数，最終出血時刻.
- **随伴症状の有無**：腹痛，下痢，発熱など.
  - ▶ 腹痛を伴う血便であれば，虚血性腸炎＞大腸憩室出血の可能性が高い.
- **基礎疾患の有無**：肝硬変，慢性腎不全，心疾患，悪性腫瘍など.
- 内視鏡治療歴，手術歴，放射線治療歴の有無.
  - ▶ 前立腺癌や子宮頸癌に対する放射線治療後の鮮血便では，放射線性直腸炎を想定する.
- **薬剤使用歴**：NSAIDs（坐薬含む），抗血小板薬，抗凝固薬，抗菌薬など.

診　察

- バイタルサイン，SpO_2，心電図モニター.
- **視診**：血便の性状（鮮血便か暗赤色便か）.
- **触診**：腹部圧痛や腫瘤の有無，腹膜刺激症状の有無.
- **直腸診**：便性状の確認，直腸腫瘤などの有無．肛門鏡で痔疾患の検索.

検　査

❶ 採血

- 血算，生化学，凝固，血液型，クロスマッチ，感染症.

必須採血項目

WBC，Hb，PLT，BUN，Cr，CRP，PT，クロスマッチ

- 便潜血検査は，活動性出血の評価法としては不適切である.

❷ 腹部・骨盤CT

- 禁忌がなければ造影必須.
- 下部消化管出血例では，出血部位の特定や緊急内視鏡的止血術の適応判断（造影剤の腸管内漏出の有無）のため，造影CTが有効である.
- 出血量が少量の場合や最終出血時刻から時間が経った場合は不要である.

緊急性の判断

- 下部消化管出血例では，造影CTで大腸に造影剤の腸管内漏出所見があれば，緊急内視鏡的止血術を行う.

急性期治療

❶ 輸液

- 上部消化管出血と同様，細胞外液（乳酸リンゲル［ラクテック®］注または酢酸リンゲル［ヴィーン®F］注など）を開始．酸分泌抑制薬の投与は不要.

❷ 輸血

⇨本項→A 上部消化管出血→急性期治療.

❸ 凝固能補正

⇨本項→A 上部消化管出血→急性期治療.

❹ 止血術―内視鏡，IVR，手術

- 通常は内視鏡的止血術が第一選択．内視鏡的止血術困難例では，IVRや手術を検討.

❺ 下部消化管出血をきたす代表的疾患

a. 虚血性腸炎

- 腹痛（主に左側腹部～下腹部）を伴う血便が特徴．動脈硬化性疾患や心房細動などの基礎疾患がある高齢者に生じやすい.
- 左側結腸（下行結腸～S状結腸）に好発し，造影CTでは，結腸の粘膜下層の浮腫性肥厚が認められる.

- 急性期は禁食，補液で経過観察し，腹痛が消失した段階で食事を再開する．
- 大腸癌除外のため，待機的に下部消化管内視鏡検査を行う．
- 急性期の下部消化管内視鏡検査では，結腸紐に沿った縦走潰瘍がみられるが，待機的な下部消化管内視鏡検査では，粘膜は完全に正常化していることも多い．

b. 大腸憩室出血

- 腹痛を伴わない突発性の血便が特徴．
- 約75％は自然止血するが，出血が持続する場合は内視鏡的止血術（クリッピング，結紮術）やIVR（動脈塞栓術）を行う．内視鏡的結紮術（EBL）やIVR後では，腸管穿孔の偶発症に注意する．
- 造影CTでの造影剤の腸管内漏出所見の有無は，緊急内視鏡的止血術の適応を決めるうえで有用である．
- 自然止血例では，大腸癌除外のため，待機的に下部消化管内視鏡検査を行う．
- 大腸憩室出血を繰り返す症例では，手術も検討される．

c. 大腸血管拡張症

- 無痛性の血便であり，肝硬変やHeyde症候群などの基礎疾患を持つ患者に多い．
- 内視鏡的止血術（APC）が有効であるが，非出血時には血管拡張が不明瞭なものもあり，その場合は出血時に緊急内視鏡的止血術を行うことが望ましい．

Heyde症候群

高度大動脈弁狭窄症により，von Willebrand因子が機械的に破壊される後天性von Willebrand症候をきたし，血管拡張から出血する病態

d. 放射線性直腸炎

- 無痛性の鮮血便で，前立腺癌や子宮頸癌などの放射線治療後の下部直腸に生じる．

- 下部消化管内視鏡では下部直腸に蜘蛛状の新生毛細血管や斑状粘膜発赤がみられる.
- 内視鏡的止血術(APC)が有効だが，難治例では高圧酸素療法が行われることもある.

e. 急性出血性直腸潰瘍

- ADLの低下した(寝たきり)患者で起こりやすい(腸の褥瘡である).
- 下部直腸に好発し，急激な鮮血便から出血性ショックとなることがある.
- 内視鏡的止血術(クリッピング，APC，結紮術)を行う．予防として，排便コントロール，こまめな体位変換，栄養状態の改善を行う.

✕DON'T 摘便は禁忌.

- 再出血時は応急処置として止血部位を指圧する.

f. 内視鏡治療後出血

- 大腸ポリープに対するhot biopsy，ポリペクトミー，EMR，ESD後，バルーン拡張術後などに生じる.
- 医原性出血であり，原則として緊急内視鏡的止血術を行う.
- 出血部位が特定できるため，原則事前の造影CTは不要である.

よくあるレジデントの疑問 Clinical Question

Q 大腸憩室出血における内視鏡検査の位置づけは？

A 止血目的とスクリーニング目的に分かれます．通常憩室は複数存在するため，止血目的の場合は活動性出血が期待されるタイミングで行います．自然止血した場合，内視鏡検査の目的はスクリーニングになりますので，直近の検査歴の有無が重要です.

C　原因不明の消化管出血（OGIB）・小腸出血

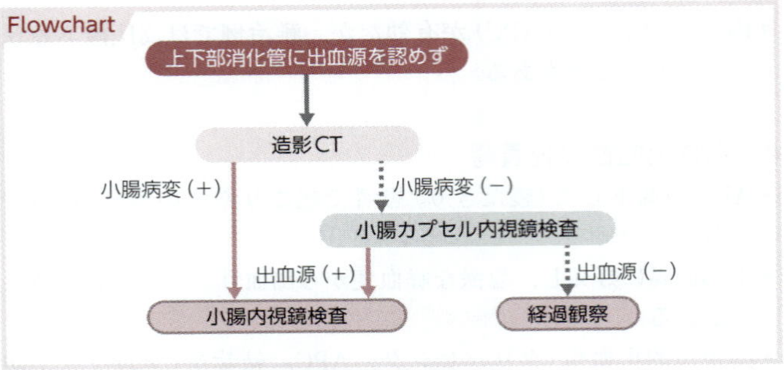
Flowchart
上下部消化管に出血源を認めず
造影CT
小腸病変（＋）
小腸病変（－）
小腸カプセル内視鏡検査
出血源（＋）
出血源（－）
小腸内視鏡検査
経過観察

図28-3　OGIB・小腸出血診療の流れ

治療までのアプローチ

- 上下部消化管出血が否定的な場合（原因不明の消化管出血［obscure gastrointestinal bleeding：OGIB］），小腸出血を念頭に精査を行う．

原　因

- 薬剤性小腸粘膜障害，Crohn病，腸管Behçet病，単純性小腸潰瘍，腸結核，小腸血管拡張，小腸GIST（消化管間質腫瘍），小腸癌，小腸悪性リンパ腫，Meckel憩室など．

検　査

- 上下部消化管内視鏡検査，腹部骨盤CTは施行済みで，上下部消化管出血は否定されていることが前提である．

❶ 小腸カプセル内視鏡検査

- 小腸出血の精査でまず行うべき非侵襲的検査であるが，偶発症としてカプセル内視鏡の滞留があり，消化管狭窄が疑われる症例や腸閉塞既往のある症例では禁忌となる．ペースメーカ留置例も原則禁忌である．
- 消化管狭窄が疑われる症例や腸閉塞既往のある症例では，小腸カプセル内視鏡検査の前にパテンシーカプセルによる消化管開存性検査が必須である.

❷ 小腸内視鏡検査—ダブルバルーン，シングルバルーン，スパイラル内視鏡

- 小腸カプセル内視鏡検査で小腸病変を認めた場合，または小腸カプセル内視鏡検査禁忌例では，小腸内視鏡検査を行う.
- 生検や止血などの処置が可能である．経口的検査と経肛門的検査があり，経口的検査の場合，偶発症として膵炎をきたすことがある.
- CTで小腸病変が明らかな場合は，小腸カプセル内視鏡ではなく直接小腸内視鏡を行う.

❸ 過テクネチウム酸ナトリウム（^{99m}Tc04）シンチグラフィ—Meckel憩室シンチグラフィ

- 小腸内の異所性胃粘膜の検出に有効で，Meckel憩室からの出血を疑う場合に行う.

急性期治療

❶ 輸液

- 上下部消化管出血と同様，細胞外液（乳酸リンゲル［ラクテック®］注または酢酸リンゲル［ヴィーン®F］注など）を開始．酸分泌抑制薬の投与は不要.

❷ 輸血

➲本項→A 上部消化管出血→急性期治療.

❸ 凝固能補正

➲本項→A 上部消化管出血→急性期治療.

❹ 止血術—内視鏡，IVR，手術

- CTで小腸内に造影剤の腸管内漏出を認めた場合は，放射線科にIVRを依頼する.
- CTで小腸内に造影剤の腸管内漏出を認めないものの，小腸カプセル内視鏡で小腸出血や小腸に出血源となる病変（潰瘍，び

らん，腫瘍，血管拡張，憩室など）を認めた場合は，小腸内視鏡検査で止血術または生検，マーキングなどの精査を行う．

- 小腸GISTなどの腫瘍性出血が疑われる場合は，準緊急手術を行うこともある．

よくあるレジデントの疑問 Clinical Question

Q パテンシーカプセル検査での消化管開存性評価方法は？

A 検査開始30〜33時間以内に内服したパテンシーカプセルが形状を保って排泄されているか，排泄が確認できない場合は，腹部X線で大腸内にあることを確認できれば，開存性ありと判断します．

Ⅱ 緊急処置を要する消化管疾患

A 消化管穿孔

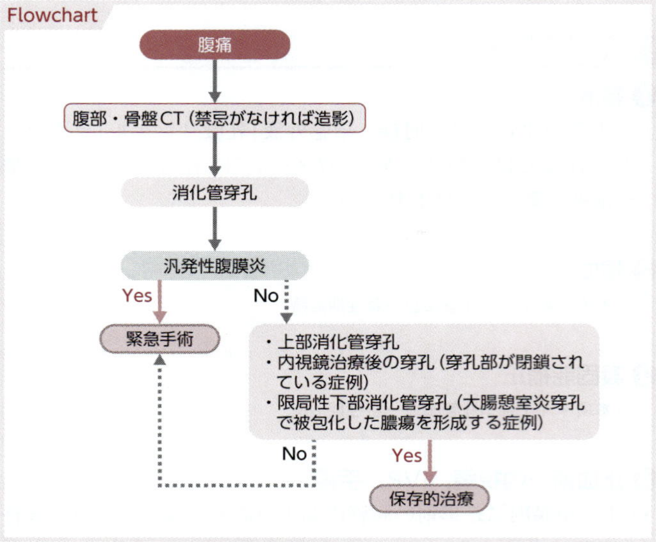
Flowchart
腹痛
腹部・骨盤CT（禁忌がなければ造影）
消化管穿孔
汎発性腹膜炎
Yes
No
緊急手術
・上部消化管穿孔
・内視鏡治療後の穿孔（穿孔部が閉鎖されている症例）
・限局性下部消化管穿孔（大腸憩室炎穿孔で被包化した膿瘍を形成する症例）
No
Yes
保存的治療

図28-4 消化管穿孔診療の流れ

治療までのアプローチ

原　因

- 特発性食道破裂，胃・十二指腸潰瘍，小腸潰瘍，Crohn病，小腸腫瘍，大腸憩室炎，大腸癌，内視鏡治療後，消化管異物など．

問　診

- **消化管穿孔を疑う症状**：腹痛（食道穿孔の場合は胸痛）．
- **随伴症状の有無**：発熱，嘔吐など．
- **基礎疾患・既往歴**：大腸憩室炎，Crohn病，悪性腫瘍など．
- 数日以内の内視鏡治療歴．

診　察

- バイタルサイン，SpO_2，心電図モニター．
- **触診**：腹部圧痛の有無，打診で腹部の鼓音の有無，腹膜刺激症状（反跳痛，筋性防御）の有無．食道穿孔を疑う場合は，頸部や鎖骨上の皮下気腫の有無．
- **直腸診**：直腸圧痛の有無．

検　査

❶ 採血

- 血算，生化学，凝固，血液型，感染症．

必須採血項目

WBC，Hb，PLT，BUN，Cr，CRP，PT

❷ 胸部・腹部X線

- 胸部X線（立位）で横隔膜下のfree airの有無を確認する．

❸ 腹部・骨盤CT

- 禁忌がなければ造影必須，食道穿孔を疑う場合は胸部CT．
- CTはfree airの検出，穿孔部位推定のために必須である．

急性期治療

❶ 禁食，補液，抗菌薬治療

- 輸液は細胞外液が望ましい．抗菌薬は腸内細菌をカバーする第2世代以降のセフェム系や汎発性腹膜炎を伴う場合は，カルバペネム系などの広域抗菌薬を使用する．

❷ 手術，保存的治療

- 原則は緊急手術であるが，以下のような症例は保存的治療を選択することも可能である．いずれも汎発性腹膜炎を認めないことが条件である．
  - 上部消化管穿孔（胃・十二指腸潰瘍穿孔，特発性食道穿孔など）．
  - 内視鏡治療時の消化管穿孔で穿孔部がクリップなどで閉鎖されている症例．
  - 下部消化管穿孔でも大腸憩室炎穿孔のように被包化された膿瘍内にわずかに free air を認める，限局的な症例．
- 上部消化管穿孔で保存的治療を選択した場合は，腸管減圧のため，胃管を留置する．

慢性期へのアプローチ

- **保存的治療を選択した場合の食事再開時期の目安**：腹部の自発痛や圧痛が消失，採血で炎症反応がほぼ正常化，CT 上での free air の消失などを目安に総合判断する．

B　イレウス

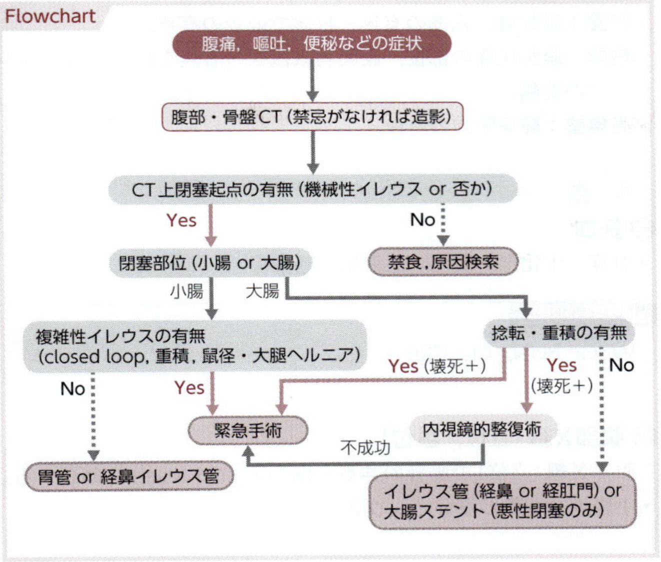
Flowchart
腹痛，嘔吐，便秘などの症状
腹部・骨盤CT（禁忌がなければ造影）
CT上閉塞起点の有無（機械性イレウス or 否か）
Yes
No
閉塞部位（小腸 or 大腸）
禁食，原因検索
小腸
大腸
複雑性イレウスの有無
(closed loop，重積，鼠径・大腿ヘルニア)
捻転・重積の有無
No
Yes
Yes（壊死＋）
Yes
(壊死＋)
No
緊急手術
内視鏡的整復術
不成功
胃管 or 経鼻イレウス管
イレウス管（経鼻 or 経肛門）or
大腸ステント（悪性閉塞のみ）

図28-5　イレウス診療の流れ

治療までのアプローチ

- 緊急手術の適応となる複雑性イレウスを見逃さないことが重要である．

原　因

- 術後癒着，Crohn病，鼠径ヘルニア，大腿ヘルニア，小腸腫瘍，腸重積，大腸癌，S状結腸捻転，消化管異物など．

問　診

- **イレウスを疑う徴候**：便秘（排便停止），腹痛，嘔吐．
- **随伴症状の有無**：発熱など．
- 開腹手術歴の有無，悪性腫瘍の既往など．

診　察

- バイタルサイン，SpO_2，心電図モニター．
- **聴診**：腸蠕動音亢進の有無．打診で鼓音の有無．
- **触診**：腹部圧痛の部位，腹膜刺激徴候の有無を確認．鼠径ヘルニアの有無．
- **直腸診**：腫瘤触知の有無．

検　査

❶ 採血

- 血算，生化学，凝固，血液型，感染症．

必須採血項目

WBC，BUN，Cr，CRP

❷ 腹部X線（立位，臥位）

- 腹部X線（立位）で腸管のニボー像（air-fluid level）を確認する．
- 小腸ガスを伴わないイレウスに注意する．

❸ 腹部・骨盤CT

- 禁忌がなければ造影必須．
- CTで閉塞部位（小腸か大腸か），複雑性イレウスの有無（closed loop，捻転，腸重積，鼠径ヘルニアや大腿ヘルニアなど），閉塞機序（術後癒着，捻転，腫瘍，ヘルニア）などをチェックする．画像は放射線科にthin slice構成を依頼し，拡張した小腸を丁寧に追って閉塞部位を特定する．必ず骨盤まで含めて撮影すること．
- 成人の腸重積の場合は，原則として腫瘍性病変の存在を念頭に置く．

急性期治療

❶ 禁食，補液，抗菌薬投与

- 基本的に細胞外液の投与を行う．経鼻イレウス菅などの減圧チューブが留置されている場合，排液量に応じた細胞外液の負荷が必要である．

- 発熱時や炎症反応高値の場合，誤嚥性肺炎や bacterial translocation を想定して，抗菌薬も投与する．

❷ 消化管減圧—胃管，経鼻イレウス管，経肛門イレウス管，大腸ステント

- 閉塞部位や機序により，胃管，経鼻イレウス管，経肛門イレウス管，大腸ステントを必要に応じて選択する．
- 閉塞部位が小腸の場合，胃管または経鼻イレウス管を留置する．
- 閉塞部位が大腸の場合，経肛門イレウス管または大腸ステントを留置する．
- 大腸ステントは大腸癌などの悪性狭窄にのみ適応である．
- 閉塞部位が大腸でも盲腸や上行結腸の場合は，経鼻イレウス管を選択することもある．

❸ 手術，内視鏡的整復術

- 複雑性イレウスの場合は原則緊急手術の適応となる．
- 単純性イレウスでも消化管減圧が奏効しない場合は，手術の適応である．
- S状結腸軸捻転や腸重積の場合は，壊死や穿孔を示唆する所見がなければ，内視鏡的整復術が第一選択となる．

慢性期へのアプローチ

- **食事再開時期**：腹部症状，排便・排ガスの有無，腹部X線所見から総合判断する．
- 経鼻イレウス管が留置されていない場合は，経口または胃管からガストログラフィンを投与し，3～4時間後に腹部X線を撮影して大腸に造影剤が流れるか確認する．
- 経鼻イレウス管が留置されている場合は，イレウス管造影で造影剤が大腸までスムーズに流れるか評価する．閉塞機序の評価も可能である．

よくある**レジデントの疑問** Clinical Question

Q 小腸イレウスにおける胃管とイレウス管の使い分けはありますか？

A 胃管とイレウス管でイレウスの改善率に差があるわけではありませんが，小腸深部までの拡張が顕著で，腹部症状が強い場合は，経鼻イレウス管の留置が推奨されます．

C 急性虫垂炎・大腸憩室炎

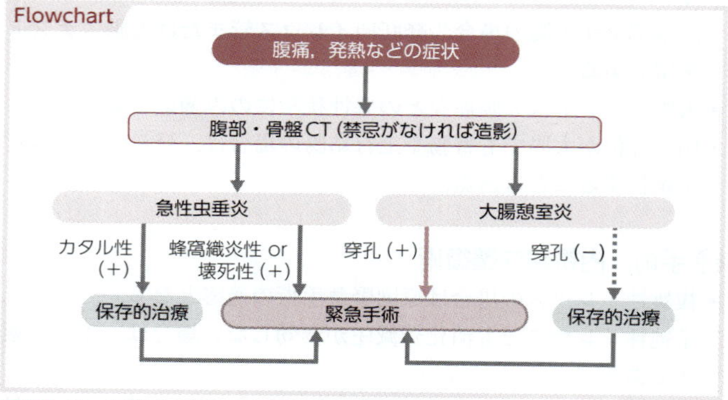

Flowchart
腹痛，発熱などの症状
腹部・骨盤CT（禁忌がなければ造影）
急性虫垂炎
大腸憩室炎
カタル性（+）
蜂窩織炎性 or 壊死性（+）
穿孔（+）
穿孔（−）
保存的治療
緊急手術
保存的治療

図28-6　急性虫垂炎・大腸憩室炎診療の流れ

治療までのアプローチ

問　診

- **疾患を疑う徴候**：腹痛，発熱．

診　察

- バイタルサイン，SpO_2，心電図モニター．
- **触診**：腹部圧痛（急性虫垂炎の場合は右下腹部痛の有無．ただし，発症初期は心窩部痛を訴え，右下腹部痛が顕在化していないことがある），腹膜刺激症状の有無．

検査

❶ 採血

- 血算，生化学，凝固，血液型，感染症．

必須採血項目

WBC，BUN，Cr，CRP

❷ 腹部・骨盤CT

- 禁忌がなければ造影必須．
- 急性虫垂炎疑いの妊婦でCTが施行できない場合，腹部エコーで代用する．

急性期治療

❶ 禁食，補液，抗菌薬投与

- CT上大腸憩室炎と診断した場合，腸管穿孔がなければ，基本的に禁食，抗菌薬投与による保存的治療を行う．CT上膿瘍形成を伴う場合も，膿瘍が限局性で汎発性腹膜炎を伴わなければ，保存的治療が可能である．
- 抗菌薬は腸内細菌をカバーするため，第2世代以降のセフェム系などを選択する．
- カタル性の急性虫垂炎の場合も大腸憩室炎に準じた保存的治療が可能である．

❷ 手術，CTガイド下ドレナージ

- 蜂窩織炎性もしくは壊死性の急性虫垂炎，腸管穿孔を伴う大腸憩室炎では，原則緊急手術を行う．
- 膿瘍形成を伴う大腸憩室炎で抗菌薬による治療が奏効しない場合は，手術以外にCTガイド下ドレナージが選択されることもある．

慢性期へのアプローチ

- 保存的治療例では，腹部の自発痛・圧痛の消失や炎症反応改善を目安に食事を再開する．
- 大腸憩室炎症例では，大腸癌の除外のため，待機的に内視鏡検査を行う．

D　上腸間膜動脈（SMA）塞栓症・非閉塞性腸管虚血（NOMI）

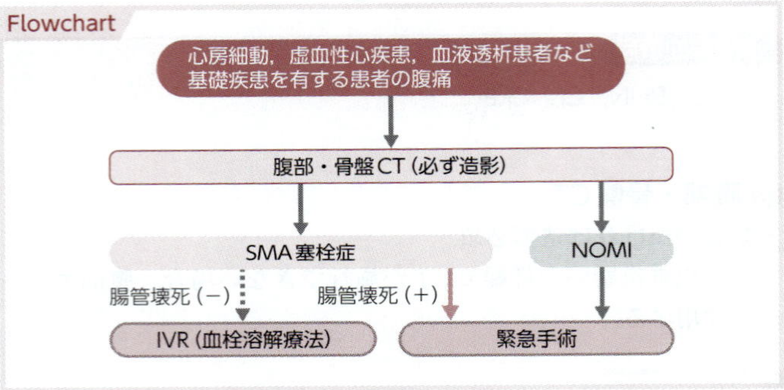
Flowchart
心房細動，虚血性心疾患，血液透析患者など
基礎疾患を有する患者の腹痛
腹部・骨盤CT（必ず造影）
SMA塞栓症
NOMI
腸管壊死（－）
腸管壊死（＋）
IVR（血栓溶解療法）
緊急手術

図28-7　SMA塞栓症・NOMI診療の流れ

治療までのアプローチ

問　診

- **疾患を疑う徴候**：腹痛.
- **随伴症状**：発熱など.
- **基礎疾患**：心房細動，虚血性心疾患，慢性腎不全（血液透析）などの基礎疾患.

診　察

- バイタルサイン，SpO_2，心電図モニター.
- **触診**：腹部圧痛，腹膜刺激症状の有無.

検　査

❶ 採血

- 血算，生化学，凝固，血液型，感染症，動脈血液ガス（静脈でも可）.

必須採血項目

WBC，CRP，BUN，Cr，LD-IFCC（LD），CK，Dダイマー，静脈血液ガス

❷ 腹部・骨盤CT

- 禁忌がなければ造影必須.
- 上腸間膜動脈（superior mesenteric artery：SMA）塞栓の有無は造影CTを行わないと診断できない.

❸ 心電図，ホルター心電図

- 初発のSMA塞栓症の場合は，心房細動など血栓塞栓症をきたす不整脈の検索を行う.

急性期治療

❶ 禁食，補液，抗菌薬投与，抗凝固療法

- 基本的に細胞外液の投与を行い，腸内細菌をカバーする第2世代以降のセフェム系抗菌薬も併用する．慢性SMA血栓症で，IVRや手術の適応からはずれる場合は，ヘパリンなどの抗凝固療法を開始する.

❷ IVR（血栓溶解療法）

- 急性SMA塞栓症で腸管壊死の徴候がなければ，IVRによる血栓溶解療法が第一選択．血栓吸引療法を選択・併用することもある.

❸ 手術

- 非閉塞性腸管虚血（non-occlusive mesenteric ischemia：NOMI）および腸管壊死が疑われるSMA塞栓症の場合は，緊急手術（壊死腸管の切除）が必要である．腹膜刺激徴候出現後では救命困難であり，腹部症状以外に基礎疾患，逸脱酵素上昇，CT所見から総合的に判断し，緊急手術の適応を速やかに外科に相談する.
- SMA塞栓症の場合，IVR困難例では外科的な塞栓除去術も選択肢となる.
- 広範な小腸切除を要した症例では，術後短腸症候群をきたす可能性がある.

E　異物誤飲（消化管異物），胃アニサキス症

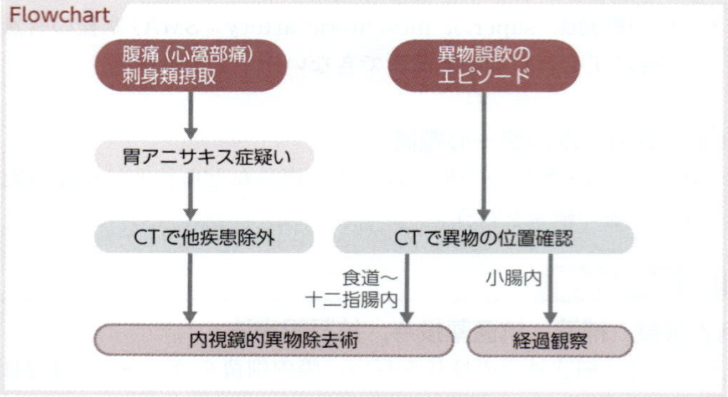
Flowchart
腹痛（心窩部痛）
刺身類摂取
異物誤飲の
エピソード
胃アニサキス症疑い
CTで他疾患除外
CTで異物の位置確認
食道～
十二指腸内
小腸内
内視鏡的異物除去術
経過観察

図28-8　異物誤飲・胃アニサキス症診療の流れ

治療までのアプローチ

原　因

- PTPシート，義歯，ボタン電池，魚骨，食物（肉塊など），アニサキスなど.

問　診

- **疾患を疑う徴候**：咽頭痛，嚥下痛，食道のつかえ感，唾液を吐く，嘔吐，心窩部痛.
- **誤飲した異物内容の確認**
  - ► ボタン電池の誤飲は発症から短時間でも消化管潰瘍からの穿孔を生じる危険性があり，早急な対応が必要である.
- **直近の食事歴**：胃アニサキス症を疑う場合は，サバ，サンマ，イカなど海棲魚類の刺身類の摂取歴を確認.

診　察

- バイタルサイン，SpO_2，心電図モニター.
- **触診**：頸部や鎖骨上の皮下気腫の有無，腹部圧痛，腹膜刺激症状の有無.

検　査

❶ 採血

- 血算，生化学，凝固，血液型，感染症.

❷ 胸部・腹部・骨盤CT

- 禁忌がなければ造影推奨.
- 消化管内での異物の存在部位の確認と，消化管穿孔合併の有無を確認.
- 胃アニサキス症では，急性腹症をきたす他の重大疾患の除外にも役立つ．CT上で胃壁の浮腫状壁肥厚が認められれば，胃アニサキス症としても矛盾しない.

急性期治療

❶ 内視鏡的異物除去術

- CT上で消化管穿孔や他の重篤な疾患が否定的で，食道～十二指腸までに異物がとどまっていれば，経口的な内視鏡的異物除去術が第一選択である.
- 異物が小腸以遠に存在する場合は，イレウスや腹膜刺激徴候がなければ，自然排泄を期待して禁食で経過観察する．腹部X線やCTで異物の排泄を確認する.
- 胃アニサキス症の場合，胃内のアニサキスを摘出すれば，症状は速やかに改善する.

❷ 手術

- 消化管穿孔例では手術を行う.

29 肝疾患（肝不全）

Ⅰ 急性肝不全

診断のポイント

定　義

- 急性肝不全とは，正常肝もしくは肝予備能が正常と考えられる肝臓に肝障害が生じ，初発症状出現から8週以内に，高度の肝機能障害に基づいてPTが40％以下ないしはINR値 1.5以上を示す急性肝障害である[1,2]．

分　類

急性肝不全の分類

- 非昏睡型：肝性脳症が認められない，ないしは，昏睡度がⅠ度まで
- 昏睡型：昏睡度Ⅱ度以上の肝性脳症を呈する

- 肝性脳症の昏睡度は，犬山分類（1972年）に基づいて判定する（表29-1）．
  - ▶ 劇症肝炎：急性肝不全昏睡型のうち，ウイルス感染，薬物アレルギー，自己免疫性肝炎など，病理組織学的に肝炎像を呈する肝不全をいう．循環不全，代謝異常，術後肝不全など肝臓の炎症を伴わない症例は，急性肝不全には含まれるが，劇症肝炎からは除外する．

問診のポイント

- 発症からの期間
- 肝機能障害の指摘の有無（急性か慢性の判断）
- 発熱や消化器症状（食欲不振，腹痛）を伴うか
- 薬剤服用歴（漢方や市販のサプリメントも含む）
- 飲酒歴
- 性交渉歴
- 海外渡航歴

表29-1 肝性昏睡の分類―犬山分類 (1972年)

昏睡度	精神状態	参考事項
I	睡眠-覚醒リズムの逆転，多幸気分，時に抑うつ状態，だらしなく気にとめない態度	retrospectiveにしか判定できない場合が多い
II	指南力 (時，場所) 障害，物を取り違える，異常行動，時に傾眠状態．無礼な態度をみせるが，医師の指示に従う態度をみせる	興奮状態がない．尿・便失禁がない．羽ばたき振戦あり
III	しばしば興奮状態またはせん妄状態を伴い，反抗的態度をみせる．嗜眠状態．外的刺激で開眼しうるが，医師の指示には従わない，または従えない	羽ばたき振戦あり (患者の協力が得られる場合)．指南力は高度に障害
IV	昏睡 (完全な意識の消失)．痛み刺激に反応する	刺激に対して払いのける動作，顔をしかめる
V	深昏睡，痛み刺激にまったく反応しない	

(犬山シンポジウム，1972)

- 生牡蠣，猪肉，生肉などの摂取歴
- 家族歴
- 輸血歴
- 薬物注射，刺青，針治療歴の有無

診察のポイント

- バイタルサイン，意識レベル，神経所見 (羽ばたき振戦，けいれんなど) に注意する．
- 以下の臨床徴候の有無をチェックする．

- 黄疸
- 腹部膨満 (腹水)，浮腫
- 悪心・嘔吐などの消化器症状
- 全身倦怠感
- 出血傾向
- 肝性口臭，羽ばたき振戦

検査のポイント

❶ 血液検査

必須採血項目

- 血算，白血球分画
- 凝固（PT，APTT）
- 肝機能（TP，Alb，AST，ALT，T-Bil，D-Bil，ChE，γ-GT，ALP，LD），アンモニア
- 腎機能（BUN，Cr），電解質，血糖，CRP

- AST，ALT上昇の程度は必ずしも重症度を反映しない（劇症化の予知［➲本項→劇症化（急性肝不全昏睡型）の予知］）.
- PTは肝の蛋白合成能を反映する.
- 意識障害のある場合，低血糖や電解質異常による意識障害を除外.

❷ 急性肝不全の成因と血液検査項目（表29-2）

表29-2　急性肝不全の成因と血液検査項目

Ⅰ．ウイルス性肝炎
①A型肝炎：IgM-HAV抗体 ②B型肝炎：HBs抗原，IgM-HBc抗体，HBV-DNA ③C型肝炎：HCV抗体，HCV-RNA ④E型肝炎：IgM-HEV抗体 ⑤その他のウイルス：EBV（IgM-VCA抗体，IgG-VCA抗体，EBNA抗体），CMV（IgM-CMV抗体，IgG-CMV抗体）などの急性感染
Ⅱ．自己免疫性肝炎：抗核抗体，血清IgG濃度
Ⅲ．薬剤性肝炎
①アレルギー性 ②中毒性
Ⅳ．肝炎以外
①循環障害（ショック肝） ②代謝性：Wilson病や神経性食欲不振症，Reye症候群など ③悪性腫瘍の肝浸潤 ④肝切除後ないし肝移植後肝不全 ⑤その他
Ⅴ．成因不明

表 29-3　劇症化の予知式―与芝の式

Z＝−0.89＋1.74×（原因）＋0.056×T-Bil（mg/dL）−0.014×換算 ChE（U/mL）
● 換算 ChE＝413×（実測 ChE−Y）＋135×（X−実測 ChE）/X−Y ● X：施設の ChE の上限値，Y：施設の ChE の下限値 ● 原因：HAV または HBV 初感染は 1，その他は 2 を代入する →Z 値が正ならば，劇症化する危険性が高いと判定する

HAV：A 型肝炎ウイルス，HBV：B 型肝炎ウイルス．

❸ 画像検査

- 胸部 X 線検査，腹部 X 線検査
- 腹部エコー検査，腹部 CT 検査

〈意識障害がある場合〉

- 頭部 CT 検査：脳浮腫の有無．脳出血や硬膜下血腫の除外
- 脳波検査：三相波，徐波

- 腹部エコー検査にて門脈周囲のエコー輝度上昇や胆嚢萎縮をしばしば認める．
- 肝萎縮の有無は重要であり，経時的に評価を行う．
- 閉塞性黄疸を除外する．
- 頭部CT検査で頭蓋内の器質的疾患（脳出血や硬膜下血腫など）による意識障害を除外する．

治療・応急対応

❶ 劇症化（急性肝不全昏睡型）の予知

- 急性肝障害の患者を診察する際は，急性肝不全昏睡型へ移行するかどうかに注意する．
- 劇症化（急性肝不全昏睡型）の予知式（表 29-3）や予後予測に関してはいくつか報告されている．
- 急性肝不全昏睡型，および急性肝不全昏睡型への移行が予測される症例は，人工肝補助を含めた集中治療が可能な専門施設に移送する．

❷ 急性肝不全昏睡型の治療の考え方

- 壊死に陥った肝細胞が再生し機能回復するまでの間，強力な肝

補助療法を行いながら，患者の生命を保持し，合併症の発生を予防する．
- 肝性昏睡，消化管出血，感染症，DIC，呼吸不全，腎不全などを合併する場合がある．
- 内科的集中治療でも改善しない場合は，肝移植を考慮する．

❸ 実際の治療法

- 集中治療室で全身管理を行う．

a. 人工肝補助療法

- 急性肝不全昏睡型では，肝機能が高度に低下するため，解毒能や合成能を補助する．血漿交換（plasma exchange：PE）と血液透析濾過（hemodiafiltration：HDF）を併用する[3]．

b. 抗ウイルス療法

- B型肝炎の場合，核酸アナログによる抗ウイルス療法を検討する．B型肝炎ウイルス（HBV）急性感染の治療効果には議論がある．消化器内科医へのコンサルトを要する．
- 以下の①，②のいずれかを処方する．

処方例

①エンテカビル（バラクルード®） 0.5 mg/回　1日1回
就寝前　経口
②テノホビル（ベムリディ®） 25 mg/回　1日1回　朝食後　経口

c. 免疫抑制療法（ステロイド）

- 免疫抑制作用により肝細胞壊死の進展を阻止する効果が期待される．しかし，感染症の誘発などの危険性から，投与開始は慎重に判断する．消化器内科医へのコンサルトを要する．

処方例

①メチルプレドニゾロン（ソル・メドロール®） 1,000 mg/回
1日1回　連日3日間投与

❹ 合併症の治療

- 肝性脳症（ラクツロース），脳浮腫（グリセロール®），DIC（蛋

白分解酵素阻害薬，必要に応じてアンチトロンビンⅢ濃縮製剤），感染症（抗菌薬の投与）などを行う．

Ⅱ 肝硬変の合併症

- 肝臓の機能が保たれている代償性肝硬変の時期は基本的に無症状である．
- しかし，肝硬変が進行して非代償性肝硬変になると，肝性浮腫（腹水・胸水・下腿浮腫），特発性細菌性腹膜炎（SBP），肝性脳症，食道・胃静脈瘤（消化管出血），黄疸，易出血性，肝腎症候群などの症状が出てくる．

治療までのアプローチ

- 肝硬変患者を診察する際は，肝硬変の成因を調べ，重症度を評価する．

成　因

- ウイルス性肝炎の有無（B型肝炎，C型肝炎）を調べる．
- 飲酒量（アルコール性）や，これまで肥満や脂肪肝を指摘されたことがあるかどうか（代謝機能障害関連脂肪肝炎［MASH］），家族歴や輸血歴に関して病歴を聴取する．
- 自己免疫性肝炎（血清IgGと抗核抗体），原発性胆汁性胆管炎（PBC）（血清IgMと抗ミトコンドリアM2抗体）の血液検査を行う．

重症度の評価

- Child-Pugh分類（表29-4）を用いて行う．

主な肝硬変合併症に対する初期対応

❶ 腹水

a．診断・問診・診察・検査のポイント

- 腹水をきたす前の体重を聴取する．
- 腹部エコー検査で肝臓の表面凹凸不整や辺縁鈍化，肝臓の萎縮を認めた場合には，肝硬変による腹水を第一に考える．
- 凝固能が低下している例を除いては腹腔穿刺を行い，肝硬変による腹水で矛盾がないか，確認する（腹水の鑑別［➡本項→よく

表29-4　Child-Pugh分類

項目＼ポイント	1点	2点	3点
脳症	ない	軽度	時々昏睡
腹水	ない	少量	中等量
T-Bil値(mg/dL)	2.0未満	2.0～3.0	3.0超
Alb値(g/dL)	3.5超	2.8～3.5	2.8未満
PT活性値(%)	70超	40～70	40未満

各項目のポイントを加算しその合計点で分類する

Child-Pugh分類	A　5～6点 B　7～9点 C　10～15点

あるレジデントの疑問]).

b. 治療・応急対応

1) 塩分制限食

- **塩分摂取制限**：5～7 g/日とする.

2) 薬物療法(利尿薬)

- 抗アルドステロン薬が第一選択(以下の①，②のいずれか，もしくは両方を処方する).
- スピロノラクトンでは高K血症，フロセミドでは低K血症が起こりうる.

処方例

①スピロノラクトン（アルダクトンA®）　25～50 mg/回　1日1回　朝　経口
②フロセミド（ラシックス®）　20～40 mg/回　1日1回　朝　経口

- スピロノラクトンとフロセミドにて効果不十分の場合は，トルバプタン導入(③)を検討する.

処方例

③トルバプタン（サムスカ®）　3.75～7.5 mg/回　1日1回　朝　経口（入院のうえで開始）

- 低Alb血症(血清Alb値＜3.5 g/dL)がある場合は④を処方する.

処方例

④イソロイシン・ロイシン・バリン顆粒（リーバクト®）
1パック/回　1日3回（速効性はない）

- 高度の低Alb血症（血清Alb値＜2.5 g/dL）では，アルブミン製剤投与（⑤）を検討する．

処方例

⑤ 20～25%アルブミン 50 mL　点滴静注（保険上，用量に制限あり）

- 利尿薬抵抗性の腹水に対しては，定期的な腹水穿刺排液が必要になる場合がある．

❷ 特発性細菌性腹膜炎（SBP）

- 有腹水患者に腸管の穿孔や腹腔内膿瘍などがなく起こる細菌性腹膜炎を特発性細菌性腹膜炎（spontaneous bacterial peritonitis：SBP）という．起因菌は，*Encherichia coli*，*Klebsiella pneumoniae* などグラム陰性桿菌が多く，他に *Streptococcus* 属などのグラム陽性球菌がみられる．

a. 診断・問診・診察・検査のポイント

- 腹水を有する患者が，発熱，腹痛の症状を生じた場合，まず疑う．
  - ▶ 腹部症状を欠く場合も多く，注意を要する．
- **腹腔穿刺による腹水の検査**（好中球数，培養，Alb，TPなど）
  - ▶ 腹水中の好中球数が250/mm^{3}以上であれば，SBPと診断する．
  - ▶ 腹水培養陰性のSBPも存在する．
  - ▶ 血液培養検査も同時に行う．

b. 治療

- 以下の①，②のいずれかの点滴を行う．

処方例

①セフォタキシム（セフォタックス®）1 g
＋生理食塩水 50 mL　1日2～3回　点滴静注
②セフトリアキソン（ロセフィン®）2 g
＋生理食塩水 50 mL　1日1回　点滴静注

- 好中球増加（250/mm^{3}以上），腹水の混濁など，臨床的にSBPが疑われれば，細菌培養の結果を待たずに抗菌薬を投与する．

- グラム陰性桿菌，特に大腸菌に有効な第三世代セフェム系抗菌薬を投与する．

❸ 肝性脳症

a. 診断・問診・診察・検査のポイント

- 昏睡度，肝性脳症の誘因の評価を行う．
  - ▶ 昏睡度の分類は表 29-1 に基づいて行う．
  - ▶ 誘因：便秘，感染症，消化管出血，脱水，利尿薬の使用，高蛋白食など．
  - ▶ 血中アンモニア高値を認める．ただし，血中アンモニア値は必ずしも重症度を反映しない．

b. 治療・応急対応

- 肝硬変における肝性脳症には以下の点滴（①）を用いる．

処方例

①アミノレバン® 500 mL　1 日 1 回　3 時間かけて点滴静注

✕DON'T 急性肝不全では，窒素源の過剰負荷から肝性脳症を増悪させる可能性があるため，用いない．

- 内服薬では，合成二糖類が第一選択薬（②）である．

処方例

②ラクツロース（モニラック® or ラクツロースシロップ）
10～20 mL/回　1 日 3 回　経口

↳内服ができない場合は③を処方する．

処方例

③ラクツロース　100 mL/回（ラクツロース 100 mL
＋微温湯 100 mL）　1 日 1～2 回　浣腸

↳ラクツロース 100 mL を等量の微温湯で薄めて行う．

- ①～③に腸管非吸収性抗菌薬（④）の併用も検討する．

処方例

④リファキシミン（リフキシマ®）　400 mg/回　1 日 3 回　経口

c. 退院に向けてのアプローチ

- 肝性脳症の既往のある患者において，過剰な蛋白質摂取は肝性脳症につながるため，食事において蛋白制限を行う．蛋白質必要量は，食事で0.5〜0.7 g/kg/日を摂取したうえで，分岐鎖アミノ酸（BCAA）高含有肝不全用経腸栄養剤（アミノレバン®EN配合散）を服用する．

- 便秘や脱水，消化管出血が肝性脳症の誘因となることがあるため，便秘や脱水にならないように指導を行う．

よくある レジデントの疑問 Clinical Question

Q 腹水の原因疾患，および腹水の検査項目に関して教えてください．

A 腹水の原因疾患には以下の疾患があります．

〈腹水の原因疾患〉
- 肝硬変
- 心不全
- ネフローゼ症候群
- 悪性腫瘍による癌性腹膜炎
- 細菌性腹膜炎
- 結核性腹膜炎
- その他，膵炎，胆汁性腹膜炎，乳び腹水など

〈腹水の検査項目と鑑別〉
- 細胞数と分画
- 生化学（総蛋白，Alb，LD，ADA）
- 培養検査（細菌，抗酸菌）
- 細胞診

＊必要に応じて以下も測定します
- 生化学（AMY，T-Bil，中性脂肪）

- 血清と腹水のAlb濃度差（血清Alb濃度−腹水Alb濃度［serum-ascites albumin gradient：SAAG］）が1.1 g/dL以上の場合は，肝硬変や心不全による腹水を考えます（例外もあるため，総合的判断が必要です）．
- 肝硬変による腹水では腹水の蛋白濃度が2.5 g/dL未満，心不全による腹水では腹水の蛋白濃度が2.5 g/dL以上となることが多いです．
- ネフローゼ症候群の鑑別には尿蛋白の測定を行います．SSAGは1.1 g/dL未満となります．

- SBPでは腹水中の好中球数の測定が重要であり，250/mm^3以上が基準となります．二次性細菌性腹膜炎（消化管穿孔などの腹腔内感染巣）では，好中球数250/mm^3以上のほか，腹水中の蛋白濃度＞1 g/dL，Glu＜50 mg/dL，LD≧225 U/Lを示します．
- 癌性腹膜炎の鑑別には細胞診を参考にします．
- 結核性腹膜炎ではリンパ球優位で，腹水中のADA上昇を認めることが多いです．
- 膵炎による腹水が疑われる場合には腹水中のAMYの測定（腹水アミラーゼ＞100 U/L），胆汁性腹膜炎が疑われる場合には腹水中のビリルビンの測定，乳び腹水が疑われる場合には腹水中の中性脂肪を測定します．

おさえておきたい資料（ガイドライン等）

- **肝硬変診療ガイドライン2020 改訂第3版**：日本消化器病学会，日本肝臓学会（編），南江堂，2020

文献

1）厚生労働省「難治性の肝・胆道疾患に関する調査研究」班：急性肝不全の診断基準 2015年改訂版
2）持田　智：急性肝不全―概念，診断基準とわが国における実態．日消誌 112：813-821，2015
3）安井　伸：急性肝不全の現状と課題 治療の現状と課題．日消誌 112：829-839，2015

30 胆・膵疾患

I 急性胆管炎

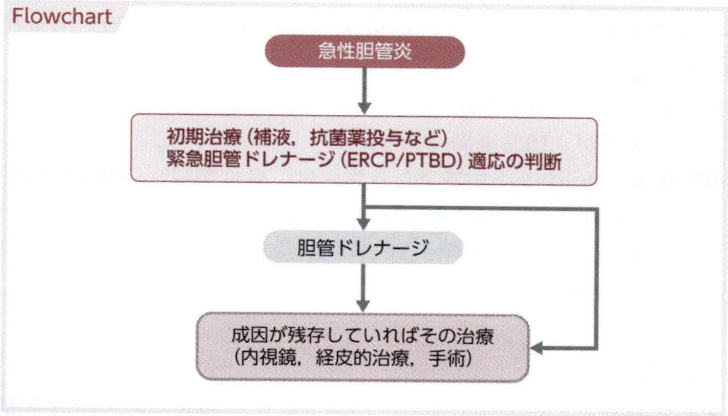
Flowchart
急性胆管炎
初期治療（補液，抗菌薬投与など）
緊急胆管ドレナージ（ERCP/PTBD）適応の判断
胆管ドレナージ
成因が残存していればその治療
（内視鏡，経皮的治療，手術）

図30-1　急性胆管炎診療のフローチャート

ERCP：内視鏡的逆行性胆管膵管造影，PTBD：経皮経肝胆道ドレナージ．

- 胆管の狭窄，閉塞により胆汁のうっ滞が起き，感染を合併した状態．胆嚢炎を合併することも多い．
- 多くは経乳頭的な上行性感染が原因である．

治療までのアプローチ

原　因

- 総胆管結石．
- **悪性腫瘍**：胆管癌，膵癌，乳頭部癌，胆嚢癌など．
- **その他**：胆道出血，Mirizzi症候群，内視鏡的逆行性胆管膵管造影（ERCP）後など．
  - ► 総胆管結石によるものが最も多い．

起因菌

- *Escherichia coli, Klebsiella, Enterobacter, Bacteroides*などが多い．

- ERCP後，ステント閉塞後など，胆道イベントを繰り返している症例では緑膿菌（*Pseudomonas aeruginosa*），腸球菌（*Enterococcus*）などに感染することが多く，耐性菌の頻度も高い．

症 状

- Charcotの3徴（上腹部痛，発熱，黄疸）のうちのいずれかを主訴に来院することが多い（3徴すべてを満たす例は50〜70％程度）．
- Reynoldsの5徴（Charcotの3徴＋意識障害，ショック）を示す例もあるが，10％未満である．

✕DON'T Reynoldsの5徴を満たす場合は，急性閉塞性化膿性胆管炎（acute obstructive suppurative cholangitis：AOSC）である．代表的な消化器内科的緊急疾患であり，決して保存的治療を行ってはいけない．

診 断

- まず疑うことが大切である．前項の症状に加え，肝・胆道系酵素の上昇，炎症所見を認める．

❶ 問診・身体所見

- **病歴聴取**：発熱，悪寒戦慄，嘔気・嘔吐，腹痛の性状・時期，最終摂食時刻など．
- **既往歴**：心疾患，肝疾患，腎疾患など．腹部手術歴も必ず聴取する．
- **内服薬**：抗血小板薬，抗凝固薬，解熱鎮痛薬など．
- **身体所見**：バイタルサイン，意識状態，黄疸，心窩部〜右季肋部痛，右側腹部叩打痛など．

❷ 検査

a. 血液検査

- 採血（血算，生化学，凝固）．

必須採用項目

AST，ALT，ALP，γ-GT，T-Bil，D-Bil，AMY，CRP，PT

- **血液培養**
  - ► 胆嚢炎のみではAST，ALTは上昇しないことが多い．
  - ► 急性肝炎として治療されることがあるので，注意を要する．
  - ► アミラーゼは急性膵炎の合併を診断するために測定する．

b. 画像診断

1) 腹部エコー検査

- 胆管炎を疑ったらまず腹部エコー検査を行う．
  - ► 総胆管結石自体の描出率は60%程度だが，胆管の拡張は胆管閉塞を強く疑う所見である．総胆管径が8 mm以上あったら拡張を疑う．
- 胆嚢腫大，結石，デブリの有無に注意する．

2) 腹部CT検査

- 禁忌がなければ造影CTを行う．胆管拡張，結石，腫瘍などの胆管閉塞機序の有無をみる．
- X線陰性結石はCTでも診断困難であり，他の検査所見と併せて判断する．
- 膵炎合併例もある．

3) MR胆管膵管撮影（MRCP）検査

- 非侵襲的総胆管結石の診断能は高く，胆管の狭窄部位同定に有用．
- ただし3 mm以下の小結石では，正診率は90%程度．

急性期治療

- 治療の基本は胆管ドレナージと抗菌薬投与であり，その他全身状態に応じた補助療法を行う．
- 原則的に禁食（急性期は禁飲食）．

❶ 抗菌薬

- 胆道系への移行のよい抗菌薬を早急に投与する．

処方例

①スルバクタム/セフォペラゾン（スルペラゾン®）1～2 g/回 1日2回　点滴静注
⇒アンピシリン（ビクシリン®）1～2 g/回　1日2回 点滴静注を状況に応じ併用

②**メロペネム（メロペン®）0.5〜1 g/回　1日2回**
30分以上かけて点滴静注

↳ドレナージに伴い，菌血症になる可能性が高いので，手技の前に抗菌薬を開始する．

↳カルバペネム系は，胆道移行性はそれほどよくないが，抗菌力が強く，緑膿菌や腸球菌にも有効．重症例，ステント閉塞を繰り返している経過の長い症例などに用いる．

↳「急性胆管炎・胆嚢炎診療ガイドライン2018」では，胆管空腸吻合例では嫌気性菌をカバーすると記載されているが，当院では全例嫌気性菌カバーの方針としており，*Citrobacter*, *Enterobacter*の感染が一定数認められることから，スルバクタム/セフォペラゾン（SBT/CPZ）を第一選択としている．

↳胆管空腸吻合例では腸球菌が起因菌となることがあるため，当院ではアンピシリン（ABPC）（もしくはバンコマイシン［VCM］）を併用している．

❷ 胆管ドレナージ

- 経皮的ドレナージと内視鏡的経乳頭的ドレナージがある．
- 胆管ドレナージおよび抗菌薬投与後も腹痛が続く際は，胆嚢炎の合併を考慮する．
- 胆嚢管に結石がある場合，胆管ドレナージ，胆嚢ドレナージの両者が必要な場合がある．

❸ 鎮痛薬

- 以下の①，②のいずれかを処方する．

処方例

①**ブチルスコポラミン（ブスコパン®）1〜2 A**
（＋アトロピン［硫酸アトロピン］0.5 mg）/回　筋注 or 点滴静注
②**ペンタゾシン（ペンタジン®）注射液（15 mg）1 A**
（＋アトロピン 0.5 mg）/回　筋注 or 点滴静注

✕DON'T モルヒネ（モルヒネ塩酸塩）はOddi括約筋の収縮を起こすので用いない．

↳Oddi括約筋の弛緩作用のあるアトロピンを併用してもよい．

退院に向けてのアプローチ

外来への引き継ぎ事項

- 抗菌薬を内服に変更して退院の場合は予定投与期間.
- 胆囊結石がある場合, 胆囊摘出術を依頼する方針になっているかどうか.
- 内視鏡的乳頭括約筋切開術（EST）がされているかどうか.
- 胆管ステントが留置されているか, のちの抜去予定について.

II 急性胆囊炎

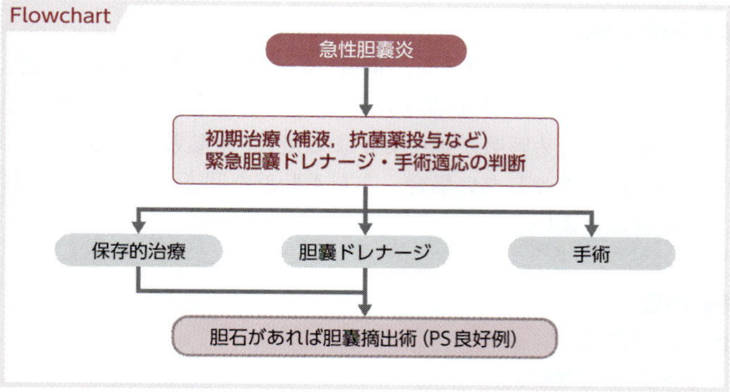
Flowchart
急性胆囊炎
初期治療（補液, 抗菌薬投与など）
緊急胆囊ドレナージ・手術適応の判断
保存的治療
胆囊ドレナージ
手術
胆石があれば胆囊摘出術（PS良好例）

図30-2　急性胆囊炎診療のフローチャート

- 胆囊の炎症を主体とする病態で, 胆管炎との区別が重要.
- 胆管炎は速やかなドレナージを必要とするが, 胆囊炎は抗菌薬投与のみで改善することも多い.

治療までのアプローチ

原　因

- 胆囊結石.
- 総胆管結石：この場合, 多くは胆管炎を伴う.
- 悪性腫瘍：胆囊癌, 胆管癌など.
- その他：ERCP後, 肝動脈塞栓術（TAE）後など.

起因菌

- 基本的に胆管炎と同様.

症　状

- 上腹部痛，発熱，悪心・嘔吐が典型的症状である.
  - ► 背部または右肩への放散痛を認めることもある．圧痛は通常右季肋部で最強である.
- 脂肪の過剰摂取，暴飲暴食，過労などが誘因となる.
- 黄疸がある場合には胆管閉塞，胆管炎の合併を強く疑う.

診　断

❶ 身体所見

- 意識状態，バイタルサイン，黄疸，心窩部～右季肋部圧痛など.
- Murphy's sign（右季肋部を圧迫したまま患者に深吸気をさせると痛みのため呼吸が途中で止まる徴候）を参考にする.
- 痛みがはっきりしない場合，左右季肋部を叩き，叩打痛の左右差をみるとよい.

❷ 検査

a. 血液検査

➲本項→Ⅰ 急性胆管炎.

- 胆嚢炎のみでは，肝・胆道系酵素は通常上昇しない.
  - ► 上昇がある場合は，胆管炎の合併またはMirizzi症候群を疑う.

b. 画像診断

1）腹部エコー検査

- 胆嚢腫大（長径8 cm，短径3.5 cm以上），胆嚢壁肥厚（4 mm以上），胆嚢内デブリを認める．胆嚢結石の有無は必ずチェックする.
- 壁の層構造（sonolucent layer）を認める.
- 胆嚢に一致した圧痛（sonographic Murphy's sign）があれば診断に有用.
- 胆嚢周囲に低エコー域を認めた場合，胆嚢周囲膿瘍の可能性が示唆される.

2) 腹部CT検査

- 禁忌がなければ造影CTを行う.
- 肝内占拠性病変，肝内胆管の拡張，肝膿瘍の有無の判別に有用.
- 胆嚢炎の程度の評価が重要であり，胆嚢結石の有無の診断能はエコーの方が勝る.

急性期治療

- 禁飲食.
- 補液.
- 治療の基本は抗菌薬投与である．手術を緊急で必要とする症例は少ない.

❶ 抗菌薬，鎮痛薬

本項→I 急性胆管炎.

❷ 胆嚢穿刺ドレナージ

- 疼痛が強く，コントロールできない場合，あるいは胆嚢腫大が著明で破裂の危険がある場合に適応となる.
- 急性気腫性胆嚢炎の場合（胆嚢内，胆嚢壁，胆嚢周囲にガス貯留を認める場合）は，緊急ドレナージの適応となる.

❸ 外科手術（胆嚢摘出術）

- 早期の腹腔鏡下胆嚢摘出術が推奨されている．実際には待機的に行うことも多い.
- 壊疽性胆嚢炎，胆嚢破裂などの合併症を起こした場合は緊急手術が必要である.

退院に向けてのアプローチ

外来への引き継ぎ事項

- 抗菌薬を内服に変更して退院の場合は，予定投与期間.
- 胆嚢結石がある場合，胆嚢摘出術を依頼する方針になっているかどうか.
- 胆嚢癌の合併を考慮してフォローアップする必要があるか.

Ⅲ 急性膵炎

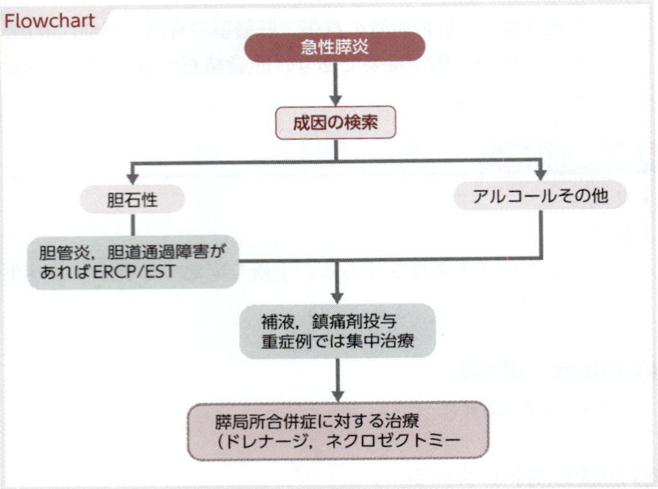
Flowchart
急性膵炎
成因の検索
胆石性
アルコールその他
胆管炎，胆道通過障害が
あればERCP/EST
補液，鎮痛剤投与
重症例では集中治療
膵局所合併症に対する治療
（ドレナージ，ネクロゼクトミー

図30-3　急性膵炎診療のフローチャート

- 種々の原因により，膵酵素が活性化され，膵組織を自己消化する病態である．

治療までのアプローチ

原　因

- アルコール．
- 総胆管結石（乳頭への嵌頓による）．
- 慢性膵炎の急性増悪．
- ERCPの合併症．
- **代謝疾患**：高TG血症，高Ca血症など．
- **自己免疫疾患**：SLE，Sjögren症候群など．
- **悪性腫瘍**：膵癌，胆管癌，乳頭部癌など．
- **薬剤**：ステロイド薬，L-アスパラギナーゼ，シクロスポリン，ループ利尿薬，サイアザイド系利尿薬，抗菌薬など．
- **感染症**：ムンプス，腸チフス，サイトメガロウイルス．
- 外傷．

- **その他**：特発性，膵胆管合流異常，膵管癒合不全，妊娠，出産，手術後，遺伝性，循環不全など．
  - ▶ アルコールおよび結石嵌頓で80％を占める．

症 状

- 膵局所の炎症に伴う腹部症状と，炎症，全身性炎症反応症候群（SIRS）に伴う遠隔臓器症状がある．
- 腹痛は心窩部から背部に圧痛がある．後腹膜への炎症刺激による背部痛が高頻度にみられ，仰臥位で増悪し，前屈起座位で軽減する．
- 悪心・嘔吐もしばしばみられるが，消化性潰瘍と違い，嘔吐により腹痛が軽快することは少ない．

診 断

❶ 問診・身体所見

- **既往歴**：他の消化器疾患（特に胆石症）の有無，代謝疾患，自己免疫疾患．
- **生活歴**：特に飲酒歴，最近の飲酒状況．
- **内服薬**：前期誘因となる薬剤のほか，解熱鎮痛薬使用など．
- **身体所見**：バイタルサイン，貧血・黄疸の有無，腹部所見，心音，呼吸音，脱水の程度など．胸部では胸水や急性呼吸窮迫症候群（ARDS）の有無に注意する．
- **診断・重症度判定**：臨床所見，血液検査，画像所見から総合的に診断する．特に診断基準，重症度判定基準（表30-1）があるので参照する．
  - ▶ 軽症の場合は，必ずしも動脈血液ガスが必要なわけではない．

❷ 検査

a. 血液検査

- 採血（血算，生化学，凝固，血液ガス）．

必須採用項目

TP，Alb，AST，ALT，ALP，γ-GT，T-Bil，D-Bil，LD，AMY，リパーゼ，BUN，Cr，Na，K，Cl，Ca，TC，TG，CRP，Glu

表30-1　急性膵炎の重症度判定基準（2008年改訂）

A. 予後因子
1. BE≦−3 mEq/L，またはショック 2. PaO_2≦60 mmHg（room air），または呼吸不全 3. BUN≧40 mg/dL（またはCr≧2.0 mg/dL），または乏尿 4. LD≧基準値上限の 2倍 5. PLT≦10万/μL 6. 総 Ca値≦7.5 mg/dL 7. CRP≧15 mg/dL 8. SIRS 診断基準における陽性項目数≧3 9. 年齢≧70歳 当てはまるものを各1点とする．
B. 造影 CT Grade
1. 炎症の膵外進展度 　1）前腎傍腔　0点 　2）結腸間膜根部　1点 　3）腎下極以遠　2点 2. 膵の造影不良域：膵を便宜的に膵頭部，膵体部，膵尾部の3つの区域に分ける 　1）各区域に限局している場合，または膵の周辺のみの場合　0点 　2）2つの区域にかかる場合　1点 　3）2つの区域全体を占める，またはそれ以上の場合　2点
● 1，2のスコアが，合計1点以下をGrade 1，合計2点をGrade 2，合計3点以上をGrade 3とする
【判定】
重症急性膵炎：予後因子 3点以上，または造影CT Grade 2以上 軽症急性膵炎：予後因子 2点以下，および造影CT Grade 1以下

（厚生労働省難治性膵疾患調査研究班，2008年改訂より改変）

- **凝固**：DICの有無．
- 動脈血液ガス分析．
- **尿検査，尿中アミラーゼ**：1～2日前の血中アミラーゼ上昇を反映する．
- 血清アミラーゼが最も一般的な膵炎のマーカーであり，急性膵炎の診断の決め手になることが多い．
  - ▶ しかし，血中半減期が約2時間と短く，受診時期によってはあまり高値を示さない場合もあるため，半減期の長い他の酵素の測定も有用である．
- 可能であれば，P型アミラーゼ測定が望ましい（当院では院外検査）．

b. 画像診断

1) 胸・腹部単純X線検査

- 他疾患の鑑別に必須.
- 直接には急性膵炎の左胸水や石灰化した胆石，膵石をみるうえで有用.
- sentinel loop sign：腸管麻痺による左上腹部空腸ガス.
- colon cut-off sign：横行結腸圧迫による臍周囲結腸ガス.

2) 腹部エコー検査

- 胆石や肝内胆管拡張をみるのに必須.
- 膵腫大や膵周囲の液体貯留をみることが可能な場合もあるが，腸管ガスのため，膵の観察が困難なことも多い.

3) 腹部CT検査

- 確定診断，炎症の範囲をみるために最も有用.
- 膵壊死の有無，血栓症などの評価のため，禁忌がなければ単純CT，造影CTの両方を撮影する.

c. 重症度判定

- 種々の判定基準があるが，最も頻用される重症度判定基準を表30-1に示す.
- 1週間程度の間隔でCTを撮影し，重症度判定を行う.
- 重症膵炎の致死率は約30％と高く，早期の診断，治療が予後を左右する.

急性期治療

- 治療の原則は薬剤による保存的治療である.
- 総胆管結石による膵炎のうち，結石の乳頭嵌頓が持続し，胆管炎や閉塞性黄疸を合併する例（鎮痛薬でコントロールできない激痛を訴えることもしばしばみられる）では，内視鏡的な結石除去（ERCP）が第一選択の治療となる.

❶ 鎮痛薬

- 以下の①，②のいずれかを処方する．

処方例

①ブチルスコポラミン 1〜2 A（＋アトロピン 0.5 mg）
筋注 or 点滴静注
②ペンタゾシン 15〜30 mg（＋ アトロピン 0.5 mg）1 A
筋注 or 点滴静注

↳ Oddi 括約筋の弛緩作用のあるアトロピンを併用してもよい．

✕DON'T モルヒネはOddi括約筋の収縮を起こすので用いない．

❷ 輸液

- 初期輸液としては細胞外液を用いる．
- 輸液は多め（60 mL/kg/日以上）に行う．バイタルサイン，尿量，呼吸状態などをみながら十分量の輸液を行う．尿量1,500 mL/日を目標とする．

❸ 蛋白分解酵素阻害薬

- 急性膵炎の発症，進展には膵酵素の活性化が関与しており，蛋白分解酵素阻害薬はその活性を抑えることで膵炎の進行を防止するために使用される．
- 蛋白分解酵素阻害薬の静脈投与は日本では広く使用されているが，エビデンスに乏しく，有効性については議論がある．軽症例では必要なく，有効性が示されている報告はいずれも重症例においてである．
- 以下の①〜③のいずれかを処方する．

処方例

①ガベキサート（エフオーワイ®）100〜300 mg/回　1 日 2 回
点滴静注　重症時 2,000 mg/日まで増量
②ナファモスタット（フサン®）10〜30 mg/回　1 日 2 回
点滴静注　重症時 200 mg/日まで増量
③ウリナスタチン（ミラクリッド）5 万単位/回　1 日 1〜3 回
点滴静注　① or ②と併用可

✕DON'T ガベキサート，ウリナスタチンは配合禁忌に注意する．

❹ 抗菌薬

- 膵炎における抗菌薬は基本的に予防投与であり，軽症例ではルーチンには必要ない．ただし，胆石性膵炎の場合は胆管炎に対する治療として抗菌薬を投与する．
- 重症例（特に壊死性膵炎）においても，予防的抗菌薬投与による生命予後や感染発生に対する改善効果は証明されていない．

❺ 外科的治療

- 造影CTで膵に非染部があり，臨床所見から感染が疑われる場合には感染性膵壊死の可能性を考える．
- 薬物療法に抵抗性の感染性膵壊死は外科的治療（ネクロゼクトミー）の適応である．

❻ 制酸薬

- プロトンポンプ阻害薬（PPI）の急性膵炎に対しての効果についてはエビデンスがない．しかし，急性胃粘膜病変または消化管出血の合併例，もしくはその可能性がある症例ではPPI，ヒスタミンH_2受容体拮抗薬の投与を考慮する必要がある．

✕DON'T ヒスタミンH_2受容体拮抗薬は膵炎に対しては有効性が認められておらず，むしろ合併症発生率や疼痛を増悪させる恐れがあるため，使用は推奨されない．

退院に向けてのアプローチ

外来への引き継ぎ事項

- アルコール性の場合，禁酒の指導をしているかどうか．
- 胆石性の場合，胆嚢摘出術の方針について．
- インターベンション後のステントなどの留置状況．

よくある レジデントの疑問 Clinical Question

Q 胆嚢炎で肝・胆道系酵素は上昇しないのですか？

A 肝内胆汁うっ滞が起こらない胆嚢炎では原則的には肝・胆道系酵素は上昇しないことが多いです．「右季肋部痛と肝・胆道系酵素上昇があるので胆嚢炎を疑いました」というレジデントをたまに見かけますが，この場合，まず疑うべきは胆管炎となります．ただし，胆管炎を併発している場合やMirizzi症候群の場合，敗血症で肝障害を呈する場合など，胆嚢炎でも肝・胆道系酵素が上昇する場合もあるため，肝・胆道系酵素が上昇しているから胆嚢炎を否定できるということではありません．

Q 検診などで偶然見つかった総胆管結石は治療すべきでしょうか？

A 総胆管結石は急性胆管炎や急性膵炎の原因となり，致命的になるリスクがあるため一般的には治療が勧められています．一方で，ERCPによる治療にもリスクがあるため，高齢者や基礎疾患のある患者などの治療にあたっては慎重な判断が必要となります．また，治療が成功せずに重大な偶発症が発生するとこれまで無症状だった患者が不利益のみを被ることになるため，治療前に十分なインフォームドコンセントが必要となります．

31 糖尿病

I 初期の血糖コントロール

- 2型糖尿病を合併する患者が入院した場合，食事摂取量が低下することが多いため，経口糖尿病薬を減量し（禁食の場合は中止し），1日3回（朝・昼・夕）スライディングスケールを適用して初期の血糖コントロールを開始する．
- 超速効型インスリン1単位で3時間後に血糖が20 mg/dL低下すると仮定し，目標血糖値を100 mg/dLとすれば，表31-1のようなスケールになる．入院理由となっている主疾患の病状や予後に応じて，目標血糖値を150 mg/dL，Dr callを400 mg/dL以上などに設定してもよい．

表31-1　スライディングスケール例

血糖値	超速効型インスリン
100 mg/dL未満	0
150〜199 mg/dL	2
200〜249 mg/dL	4
250〜299 mg/dL	6
300 mg/dL以上	Dr call

MEMO　インスリン効果値

超速効型インスリンを皮下注すると1時間で約3割が消費され，3時間でほぼ効果が出つくすと考える．超速効型インスリン1単位で血糖値がどれくらい低下するかがインスリン効果値である．2型糖尿病では20 mg/dLと初期設定すればおおむね問題ない．1型糖尿病の場合はインスリン効果値が50〜100 mg/dL程度となる．平常時の1日総インスリン量が30単位/日未満の場合は100 mg/dL，30単位/日以上の場合は50 mg/dLと初期設定する方法もある

II 糖尿病性昏睡（低血糖を除く）

- 糖尿病患者が救急で搬送された時点で昏睡状態である場合はまず採血し，血糖値の結果を待たずに50％ブドウ糖液20 mLを静注する．
- 高血糖に比べ低血糖は緊急性を要し，かつ致命的となる．

治療までのアプローチ

自覚症状

- 悪心・嘔吐，口渇，多尿，体重減少．

身体所見

- 温かく乾いた皮膚（低血糖では冷たく湿潤）．
- 頻呼吸，特有の呼気臭．
  - 1 型糖尿病の若年患者では，急性胃腸炎と誤診しやすい．
  - 2 型糖尿病の高齢患者では，脳梗塞を除外する必要がある．

検　査

❶ 糖尿病性ケトアシドーシス（DKA），高浸透圧高血糖状態（HHS）（表31-2）

表31-2　アメリカ糖尿病学会によるDKAとHHSの診断基準

	DKA			HHS
	mild	moderate	severe	
血糖（mg/dL）	＞250	＞250	＞250	＞600
動脈血pH	7.25〜7.30	7.00〜7.24	＜7.00	＞7.30
血清HCO_3^-（mEq/L）	15〜18	10〜15	＜10	＞18
アニオンギャップ	＞10	＞12	＞12	不定
血漿浸透圧（mOsm/L）	不定	不定	不定	＞320
血清ケトン体	陽性	陽性	陽性	少量
尿ケトン体	陽性	陽性	陽性	少量
意識状態	覚醒	覚醒/傾眠	昏迷/昏睡	昏迷/昏睡

❷ 乳酸アシドーシス

- **血糖値**：不定（低血糖のときもあり）．
- **ケトン尿**：陰性〜陽性．

- **動脈血pH**：7.3以下.
- **乳酸値**：7 mM以上.
  - ▶ 乳酸は不安定なので，除蛋白液採血後氷冷する.
  - ▶ ビグアナイド薬の服用によるものがあり，要注意.
  - ▶ DKAに伴う末梢循環不全によるものが多い．pH7.0以下のときは乳酸アシドーシス合併を考慮する.

MEMO 浸透圧，体液の不足量

- ●浸透圧 [mOsm/L]
  ＝2×（Na＋K）[mEq/L]＋血糖値 [mg/dL]/18
  ＋BUN [mg/dL]/2.8
- ●体液の不足量 [L]
  ＝0.6×体重 [kg]×〔1－140/補正Na濃度 [mEq/L]〕

＊高血糖で偽性低Na血症がみられる．この場合，補正Na濃度[mEq/L]〔＝Na [mEq/L]＋（血糖値 [mg/dL]－100）×1.5/100〕を用いる

急性期治療 （図31-1）

1. DKA，HHS，乳酸アシドーシスの初期治療に基本的相違はない.
2. バイタルサインをチェックし，ショック状態ならば気道確保を含め，ショックの救急処置を行う.
3. 静脈ラインを確保し，採血後初期輸液を開始する.
4. モニター下で体液量補正，持続インスリン投与，電解質補正を同時に行う．必要なら血液透析を行う.
5. 並行して誘因の検索と対処を行う（感染症など）.

Ⅲ 低血糖性昏睡 （表31-3）

急性期治療

- 低血糖が疑われた場合，血糖値の確認を待たずに以下の①，②のいずれかを摂取させる.

処方例

〈経口摂取可能〉
①ペットシュガー 1〜2包（10〜20 g）
or ブドウ糖（10〜20 g） 経口

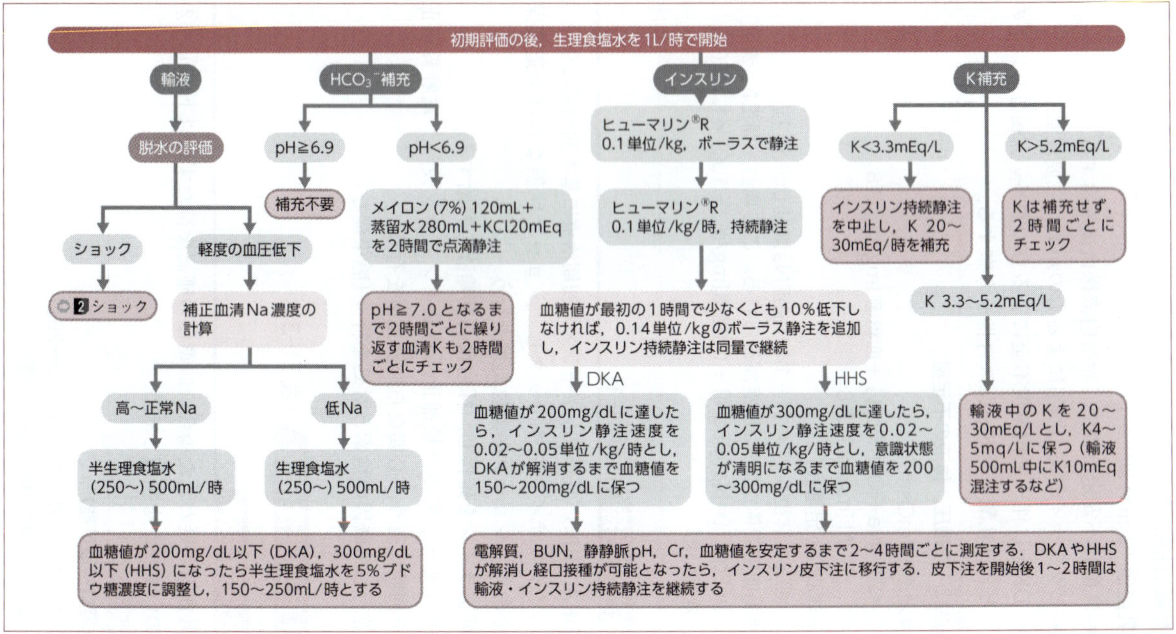
初期評価の後，生理食塩水を1L/時で開始
輸液
脱水の評価
ショック
軽度の血圧低下
2 ショック
補正血清Na濃度の計算
高〜正常Na
低Na
半生理食塩水 (250〜) 500mL/時
生理食塩水 (250〜) 500mL/時
血糖値が200mg/dL以下 (DKA)，300mg/dL以下 (HHS) になったら半生理食塩水を5%ブドウ糖濃度に調整し，150〜250mL/時とする
HCO3⁻補充
pH≧6.9
pH<6.9
補充不要
メイロン (7%) 120mL＋蒸留水280mL＋KCl20mEqを2時間で点滴静注
pH≧7.0となるまで2時間ごとに繰り返す血清Kも2時間ごとにチェック
インスリン
ヒューマリン®R 0.1単位/kg，ボーラスで静注
ヒューマリン®R 0.1単位/kg/時，持続静注
血糖値が最初の1時間で少なくとも10%低下しなければ，0.14単位/kgのボーラス静注を追加し，インスリン持続静注は同量で継続
DKA
HHS
血糖値が200mg/dLに達したら，インスリン静注速度を0.02〜0.05単位/kg/時とし，DKAが解消するまで血糖値を150〜200mg/dLに保つ
血糖値が300mg/dLに達したら，インスリン静注速度を0.02〜0.05単位/kg/時とし，意識状態が清明になるまで血糖値を200〜300mg/dLに保つ
電解質，BUN，静静脈pH，Cr，血糖値を安定するまで2〜4時間ごとに測定する．DKAやHHSが解消し経口接種が可能となったら，インスリン皮下注に移行する．皮下注を開始後1〜2時間は輸液・インスリン持続静注を継続する
K補充
K<3.3mEq/L
K>5.2mEq/L
インスリン持続静注を中止し，K 20〜30mEq/時を補充
Kは補充せず，2時間ごとにチェック
K 3.3〜5.2mEq/L
輸液中のKを20〜30mEq/Lとし，K4〜5mq/Lに保つ (輸液500mL中にK10mEq混注するなど)

図31-1　糖尿病性昏睡の治療フローチャート

(Diabetes Care 32：1335-1343, 2009より改変)

表31-3　低血糖の原因

糖尿病治療に関係した低血糖	糖尿病治療に関係しない低血糖
①血糖降下薬の過剰投与 ●種類や量の誤った内服・注射 ●種類や量の調節が不適切（腎不全にSU薬など） ●患者の恣意的過量使用 ②糖質の摂取不足 ●欠食，少食，遅食 ●胃腸障害（シックデイ） ③糖質の利用増大 ●運動中，運動後 ④肝糖産生の低下 ●アルコール性低血糖（糖尿病治療に関連せずとも起こりうる）	①インスリン分泌亢進 ●インスリノーマ ②インスリン作用を持つ物質の産生亢進 ●インスリン自己抗体症候群 ●big IGF（paraneoplastic syndrome） ③インスリンが遅れて過大に分泌される ●反応性低血糖 ●ダンピング症候群 ●高カロリー輸液の急速な停止 ④肝糖産生の低下 ●末期肝不全 ●栄養失調 ⑤血糖を上昇させるホルモンの不足 ●副腎不全（Addison病，下垂体機能低下症）

処方例

〈経口摂取不可〉
②50%ブドウ糖　40 mL/回　静注

❶ 静脈ラインがとれない場合，重症低血糖の場合

処方例

①グルカゴン 1 筒　皮下注 or 筋注

↳グルカゴン注射は嘔吐を誘発することがあり，誤嚥を防ぐために必ず患者を側臥位にして行うこと．

❷ 血糖値が回復して30分以上経っても意識回復しない場合

- 脳浮腫を疑い，以下の①，②のいずれかを投与する．

処方例

①D-マンニトール（マンニットール）200 mL
　20 分かけて点滴静注
②デキサメタゾン（デカドロン®）10 mg　静注

- 血糖値が30 mg/dL以下で30分以上経っているならば，遷延性意識障害となる可能性がある．
- 意識回復後100 kcal程度の食事を摂取させる．

MEMO 投薬条件に留意すべき経口糖尿病薬

- eGFR 30 mL/分未満でメトホルミン禁忌
- 心不全，重篤な肝機能障害，重篤な腎機能障害でピオグリタゾン禁忌
- eGFR 30 mL/分未満でエンパグリフロジン（ジャディアンス®），ダパグリフロジン（フォシーガ®）以外のSGLT2阻害薬は効果が期待できないので投薬を避ける
- 慢性心不全，CKDの適応症を有するSGLT2阻害薬はジャディアンス® 10 mgとフォシーガ® 10 mg（ジャディアンス® 25 mg，フォシーガ® 5 mgは適応外）
- 1型糖尿病の適応症を有するSGLT2阻害薬はイプラグリフロジン（スーグラ®）とフォシーガ®

よくあるレジデントの疑問 Clinical Question

Q 高血糖が判明したため，スライディングスケールを適用してインスリンを皮下注射し，1時間後に再検したところ，まだ高血糖でした．再度インスリン皮下注を追加してもよいですか？

A だめです．

- スライディングスケールの適用間隔：超速効型インスリンの効果が出つくすのに3時間を要するため，最低3〜4時間以上とします．ただちに血糖値を下げたい場合は，インスリンを皮下注射するのではなく，静脈注射します（シリンジポンプを用いて持続静注するなど）．

おさえておきたい資料（ガイドライン等）

- **糖尿病診療ガイドライン2024**：日本糖尿病学会（編・著），南江堂，2024〔https://www.jds.or.jp/modules/publication/index.php?content_id＝4（2024年8月閲覧）〕
- **糖尿病治療ガイド2024**：日本糖尿病学会（編・著），文光堂，2024

32 内分泌疾患

I 副腎クリーゼ（急性副腎不全）

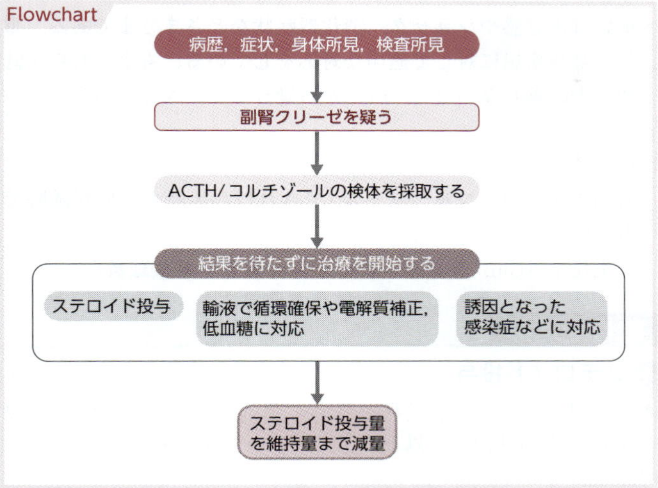
Flowchart
病歴，症状，身体所見，検査所見
副腎クリーゼを疑う
ACTH/コルチゾールの検体を採取する
結果を待たずに治療を開始する
ステロイド投与
輸液で循環確保や電解質補正，低血糖に対応
誘因となった感染症などに対応
ステロイド投与量を維持量まで減量

図32-1　副腎クリーゼ診療の流れ

全身状態改善後は副腎皮質機能低下症の精査として負荷試験を検討する（「おさえておきたい資料（ガイドライン等）」参照）.

- 適切な治療が施されないと致死的となる.
- 原因不明のショック（重篤な身体疾患に対して適切な対応をしているにもかかわらず低血圧が改善しない），低血糖，低Na血症などから副腎クリーゼの可能性があることを疑うことが大切.

治療までのアプローチ

原　因

- 既知・未知の慢性副腎不全患者に感染，外傷といったストレスが加わりステロイド需要が増加した場合や，長期内服中のステロイド薬が不適切に減量・中止された場合に発症することが多い.

問診・症状

- 未知の副腎不全を疑う場合，体重減少・食思不振や倦怠感，発熱の有無，ステロイド薬の使用歴や抗がん剤治療歴（特に免疫チェックポイント阻害薬）を確認する．
- 既知の副腎不全患者の場合には服薬中断などがないかを確認する．
- 症状は倦怠感やショック，消化器症状などさまざまである．重篤な身体疾患に対して適切な対応をしているにもかかわらず低血圧が改善しないなど，経過から疑うことが大切である．

検　査

- 必須：ACTH，コルチゾール（できれば起床時がよいが随時でもよい）．
  - ► 生化学（Glu，Na，K，Caなど），血算（好酸球数）．

急性期治療

❶ ステロイド投与

- ヒドロコルチゾン（ソル・コーテフ®，ハイドロコートン®）100 mgを静注後に，以下の①，②のいずれかを行う．

処方例

①ヒドロコルチゾン 50 mg　6時間ごとに静注
②ヒドロコルチゾン 200 mgを生理食塩水などに溶解して24時間持続静注
例：ソル・コーテフ®200 mg＋生理食塩水 48 mL → 2 mL/時
＊200 mg/日を超えるヒドロコルチゾン投与はショック時においても過量とされている

❷ 輸液で循環確保や電解質補正，低血糖に対応

- 例：生理食塩水 500 mL/時など（心機能などで適宜調整は必要）．
- 低Na血症が存在する場合，ヒドロコルチゾン投与により低Na血症が急速に是正されるため，過補正に注意する．

❸ 誘因となった感染症などに対応

慢性期・退院に向けてのアプローチ

退院までに行うこと

- ヒドロコルチゾンを漸減して，経口摂取可能となれば経口投与に変更する．
- ヒドロコルチゾンを維持量（10～20 mg/日［例：コートリル®，朝10 mg，夕5 mg］）にして，退院につなげる．
- 自己判断で内服を中止しないこと，シックデイ時は維持量の2～3倍に増やすこと，緊急時用のカードを作成して携帯することなどの指導を行う．

外来への引き継ぎ事項

- シックデイの指導内容と退院後の補充量．

よくあるレジデントの疑問 Clinical Question

Q 随時採血でのコルチゾールの解釈は？

A 安静時早朝の血中コルチゾール（基礎値）であれば，以下のように解釈をする．

- ≧18 μg/dL　副腎不全は否定的
- ≧4かつ＜18 μg/dL　副腎不全は否定できない
- ＜4 μg/dL　副腎不全の可能性がきわめて高い

しかし，随時採血で，かつストレス下などさまざまな要素があると解釈は難しくなります．ショック時（強いストレス下で）に早朝血中コルチゾール＜18 μg/dLということであれば副腎不全の可能性は十分にあると考え，血中コルチゾール≧18 μg/dLであっても相対的副腎不全は否定できないと考えます．

否定できない場合は副腎不全に準じて対応することが安全です．

おさえておきたい資料（ガイドライン等）

- **副腎クリーゼを含む副腎皮質機能低下症の診断と治療に関する指針**：日本内分泌学会 他，日内分泌会誌 91（Suppl. Sep.），2015

Ⅱ 甲状腺クリーゼ

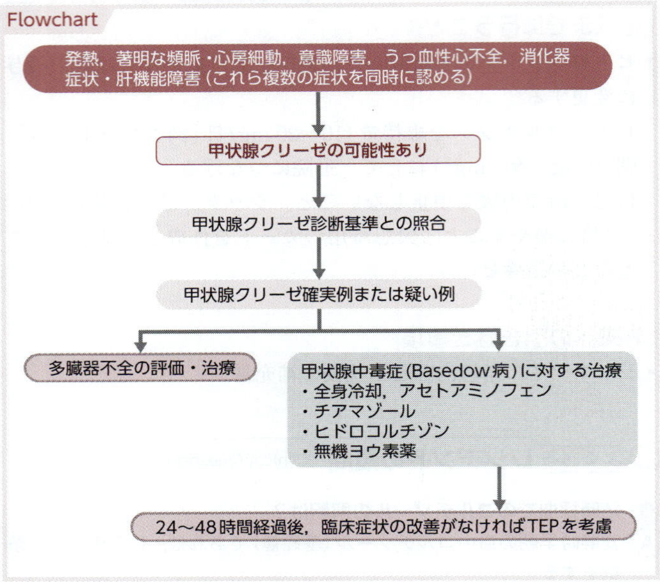
Flowchart
発熱，著明な頻脈・心房細動，意識障害，うっ血性心不全，消化器症状・肝機能障害（これら複数の症状を同時に認める）
甲状腺クリーゼの可能性あり
甲状腺クリーゼ診断基準との照合
甲状腺クリーゼ確実例または疑い例
多臓器不全の評価・治療
甲状腺中毒症(Basedow病)に対する治療
・全身冷却，アセトアミノフェン
・チアマゾール
・ヒドロコルチゾン
・無機ヨウ素薬
24〜48時間経過後，臨床症状の改善がなければTEPを考慮

図32-2　甲状腺クリーゼ診療の流れ

TPE：治療的血漿交換.

治療までのアプローチ

- 甲状腺クリーゼの診断項目を表32-1に示す.

問診・身体所見

- バセドウ病の治療歴，家族歴の有無を聞く.
- 体重減少の有無を聞く.
- 甲状腺クリーゼの誘因になりうる疾患の有無を確認する.
- 甲状腺腫，甲状腺血管雑音，眼球突出，手指振戦，発汗増加などがないか確認する.

表32-1 甲状腺クリーゼ診断項目

必須項目	甲状腺中毒症の存在（FT_3およびFT_4の少なくともいずれか一方が高値）
症状	1. 中枢神経症状（JCS≧1，GCS≦14）
	2. 発熱（38℃以上）
	3. 頻脈（130回/分以上）
	4. 心不全症状（NYHA分類≧Ⅳ，Killip≧Ⅲ）
	5. 消化器症状（嘔吐・嘔気・下痢・黄疸［T-bil濃度3.0 mg/dL以上］など）
確実例：必須項目および以下を満たす	
a. 中枢神経症状＋他の症状項目1つ以上 b. 中枢神経症状以外の症状項目3つ以上	
疑い例	
a. 必須項目＋中枢神経症状以外の症状項目2つ b. 必須項目を確認できないが，甲状腺疾患の既往・眼球突出・甲状腺腫の存在があって，確実例条件のaまたはbを満たす場合	

JCS：Japan Coma Scale，GCS：Glasgow Coma Scale，NYHA：ニューヨーク心臓協会．
（Endocr J 63：1025-1064，2016）

検　査

❶ 血液検査

必須採血項目

TSH，FT_3，FT_4，TRAb，血算，T-Bil，D-Bil，AST，ALT，ALP，γ-GT，BUN，Cr，CRP，BNP，PT，APTT，PT-INR，Dダイマー

❷ 生理・画像検査

- 心電図．
- 胸部X線．
- 頭部CT・頭部MRI（意識障害時）．
- 心エコー．
- 甲状腺エコー
  - ▶ 甲状腺エコーは甲状腺ホルモンが提出できない際，Basedow病診断の参考となる．典型的には甲状腺両葉が腫大し，血流の亢進を認める．

急性期治療 (図32-3)

- 甲状腺中毒症に対する治療と多臓器不全に対する治療を同時に行っていく.

慢性期へのアプローチ

- 治療開始1週間程度でFT_3, FT_4を測定し, 抗甲状腺薬, ヨウ化カリウムの投与量を再検討する.
  - ► クリーゼ時の抗甲状腺薬は, 吸収効率の観点から経静脈的に投与することが多いが, 安定後は内服へ移行する.
- 抗甲状腺薬の副作用の観点から, 開始後2ヵ月は2週間ごとに好中球減少の有無, 肝障害の有無を確認する.

退院に向けてのアプローチ

- 抗甲状腺薬による副作用について説明する.
  - ► 無顆粒球症, 肝障害, 皮疹などについて伝えておく. 特に発熱があった際には無顆粒球症の有無の確認が必要であり, 受診するよう伝える.
- 喫煙者には禁煙を勧める.
  - ► 喫煙はBasedow病と甲状腺眼症に悪影響をきたすことが明らかとなっている.
- 低K性周期性四肢麻痺の発症予防のため, 糖質過剰摂取やアルコール摂取, 過度の運動を避けるよう指導する.

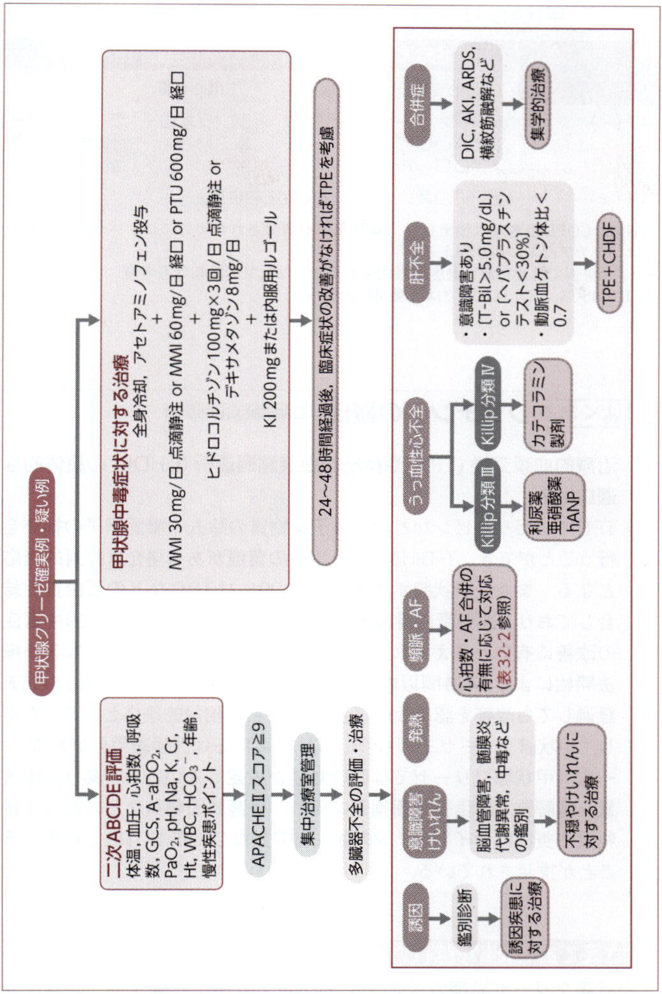
甲状腺クリーゼ確実例・疑い例
二次ABCDE評価
体温，血圧，心拍数，呼吸数，GCS, A-aDO₂, PaO₂, pH, Na, K, Cr, Ht, WBC, HCO₃⁻，年齢，慢性疾患ポイント
APACHE Ⅱスコア≧9
集中治療室管理
多臓器不全の評価・治療
甲状腺中毒症状に対する治療
全身冷却，アセトアミノフェン投与
+
MMI 30mg/日 点滴静注 or MMI 60mg/日 経口 or PTU 600mg/日 経口
+
ヒドロコルチゾン100mg×3回/日 点滴静注 or デキサメタゾン8mg/日
+
KI 200mgまたは内服用ルゴール
24～48時間経過後，臨床症状の改善がなければTPEを考慮
誘因
鑑別診断
誘因疾患に対する治療
意識障害 けいれん
脳血管障害，髄膜炎代謝異常，中毒などの鑑別
不穏やけいれんに対する治療
発熱
頻脈・AF
心拍数・AF合併の有無に応じて対応（表32-2参照）
うっ血性心不全
Killip分類Ⅲ
Killip分類Ⅳ
利尿薬 亜硝酸薬 hANP
カテコラミン製剤
肝不全
・意識障害あり
・〔T-Bil＞5.0mg/dL〕or〔ヘパプラスチンテスト＜30%〕
・動脈血ケトン体比＜0.7
TPE＋CHDF
合併症
DIC, AKI, ARDS, 横紋筋融解など
集学的治療

図32-3　Basedow病による甲状腺クリーゼの包括的治療アルゴリズム

AF：心房細動，hANP：ヒト心房性ナトリウム利尿ペプチド，KI：無機ヨウ素，MMI：チアマゾール，PTU：プロピルチオウラシル，TPE：治療的血漿交換，CHDF：持続的血液濾過透析，AKI：急性腎障害，ARDS：急性呼吸窮迫症候群．

（Endocr J 63：1025-1064, 2016）

表32-2 甲状腺クリーゼにおける頻脈と心房細動（AF）の治療

	心拍数＜150回/分		心拍数≧150回/分	
	Killip≦Ⅲ	Killip Ⅳ	Killip≦Ⅲ	Killip Ⅳ
AF（−）	ランジオロールあるいはビソプロロール	使用しない	ランジオロール	ランジオロールの使用を考慮
AF（＋）	上記に加え，ジギタリス製剤を併用			

・喘息，COPD患者では慎重投与．喘息発作が誘発された場合には，ベラパミルまたはジルチアゼムに切り替える．
・AF合併例で急速に血行動態が悪化する場合には電気的除細動も考慮．
・$CHADS_2$スコア1点以上では抗凝固療法も行う．

よくあるレジデントの疑問 Clinical Question

Q 治療的血漿交換（TPE）や持続的血液濾過透析（CHDF）の具体的な適応は？

A TPEではビリルビンなどの中分子量物質の除去や凝固因子の補充を行うことができ，T-Bil値が3.0以上の黄疸がある場合は絶対的適応となる．また，甲状腺ホルモンの約99％はTBGなどの蛋白質と結合しており，血漿蛋白質の十分な除去を行えるTPEは甲状腺中毒症の改善に有効と考えられている．一般的に甲状腺クリーゼは薬物療法開始により24時間以内に改善傾向となることが多く，48時間を経過しても改善を認めない場合にはTPEの相対的適応となる．ただし，甲状腺クリーゼそのものに対してはTPEは保険適用外である．
一方，甲状腺クリーゼでは循環動態が安定しないこともあり，体液量，電解質，酸塩基平衡補正に優れ，昏睡誘因物質などの低分子量物質や炎症性サイトカインの除去に有効なCHDFをTPEと併用することが推奨されている．

おさえておきたい資料（ガイドライン等）

- **甲状腺クリーゼ診療ガイドライン2017**：日本甲状腺学会，日本内分泌学会（編）：南江堂，2017

Ⅲ 粘液水腫性昏睡

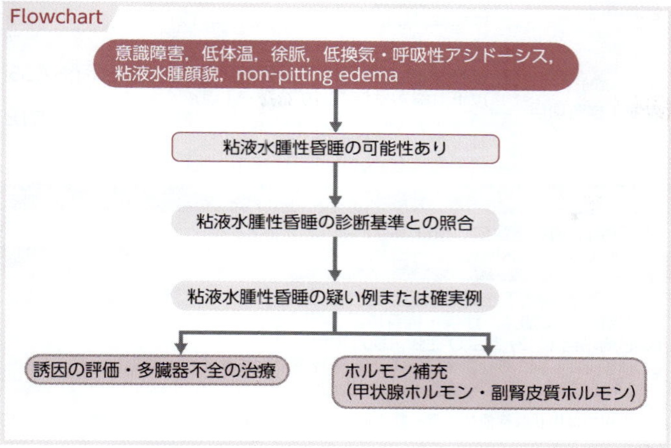
Flowchart
意識障害，低体温，徐脈，低換気・呼吸性アシドーシス，
粘液水腫顔貌，non-pitting edema
粘液水腫性昏睡の可能性あり
粘液水腫性昏睡の診断基準との照合
粘液水腫性昏睡の疑い例または確実例
誘因の評価・多臓器不全の治療
ホルモン補充
(甲状腺ホルモン・副腎皮質ホルモン)

図32-4　粘液水腫性昏睡診療の流れ

・完全な昏睡にまで至ることは少なく，傾眠から昏睡までさまざま.
・徐脈が多いが，心室頻拍による頻脈を呈する場合もある.
・感染症を有しても発熱を認めず見逃しやすい.

治療までのアプローチ

- 粘液水腫性昏睡の診断項目を表32-3に示す.

問診・身体所見

- 通常，重度の甲状腺機能低下が長期にわたった場合に起こる.
- 甲状腺機能低下症の治療歴を聞く.
- 甲状腺機能低下に伴う症状(便秘，体重増加，むくみ，寒がり，動作緩慢，疲労感など)がなかったか確認する.
- 粘液水腫性昏睡の誘因となる疾患や薬剤の有無を確認する.
- 粘液水腫顔貌(顔面浮腫，無気力な表情，眼瞼浮腫，厚い口唇，巨舌，眉毛の外側が薄い，粗雑な毛髪)は診断の参考になる.

表32-3　粘液水腫性昏睡の診断項目

必須項目	1. 甲状腺機能低下症 2. 中枢神経症状（JCS≧10，GCS≦12）
症候・検査項目	1. 低体温（35℃以下：2点，35.7℃以下：1点） 2. 低換気（$PaCO_2$ 48 Torr以上，動脈血液ガス pH7.35以下，酸素投与：いずれかで1点） 3. 循環不全（MBP 75 mmHg以下，PR 60/分以下，昇圧薬投与：いずれかで1点） 4. 代謝異常（血清Na 130 mEq/L以下：1点）
確実例	
必須項目2項目＋症候・検査項目2点以上	
疑い例	
a. 甲状腺機能低下を疑う所見があり必須項目の1 は確認できないが，必須項目の2 に加え，症候・検査項目2点以上 b. 必須項目（1,2）および症候・検査項目1点 c. 必須項目1があり，軽度の中枢神経症状（JCS 1～3またはGCS 13～14）に加え，症候・検査項目2点以上	

橋本脳症では甲状腺機能は正常～軽度低下を示し，意識障害はステロイド薬によく反応する．
MBP：平均血圧，PR：脈拍数．

（日甲状腺会誌 4：47-52，2013）

検　査

❶ 血液検査

必須採血項目

血算，CK，LD，Na，TC，Glu，TSH，FT_3，FT_4，抗サイログロブリン抗体，抗 TPO 抗体，ACTH，コルチゾール，血液ガス

❷ 生理・画像検査

- 心電図．
- 胸部X線．
- 頭部CT・頭部MRI．
- 心エコー．

急性期治療

- 多臓器不全を伴うため，集中治療室管理が望ましい．

❶ 甲状腺ホルモンの投与

処方例

①レボチロキシン（チラーヂン®S） 50～200 μg/日
翌日から 50～100 μg/日，経鼻胃管，坐薬（注腸），静注

↳経口薬の吸収が50～75%であることより，静注製剤の点滴開始時は経口内服量の70%程度が推奨されている．

↳静注製剤（チラーヂン®S静注液200μg）は1A約2万円と高額であるため，吸収不良や経口投与困難などやむをえない場合に使用し，経口製剤での治療が可能となったら速やかに切り替えること．

❷ 副腎皮質ホルモンの投与

処方例

①ヒドロコルチゾン（ハイドロコートン®） 50～100 mg/回
1日3～4回

↳副腎不全が否定されれば中止．

❸ 呼吸管理

- 中枢抑制や呼吸筋障害により肺胞低換気となるため，気管挿管を行う．挿管前の鼻カニューレなどでの酸素投与は0.5～1.0 L/分より始める．

❹ 循環管理

- 心拍出量低下，循環血漿量低下による血圧低下を示す．半生理食塩水あるいは生理食塩水による外液補充を行う（電解質異常の程度によりNa濃度は調整する）．補液やステロイド薬投与でも改善しない場合は昇圧薬を使用する．

❺ 電解質異常の補正

- 水排泄低下，GFRの低下により低Na血症が生じやすい．Na<120 mEq/Lの場合は過剰輸液とならないよう高張食塩水を中心とする．

❻ 低体温

- 毛布や室温の調節での保温を行う．電気毛布などによる急激な加温は末梢血管拡張からショックとなりうるため行わない．

❼ 誘因の除去

- 低体温で感染徴候がマスクされるため，感染症が誘因として否定されるまで広域の抗菌薬を使用する．
- 誘因と考えられる薬剤（麻酔薬や抗精神薬など）を中止する．

慢性期へのアプローチ

- 治療開始初期は1～2週間程度ごとにFT_4，FT_3を測定し，レボチロキシンの量を再考する（保険上月1回までの測定）．1～2回再検した後は，外来で1ヵ月以上の間隔で検査を行い，用量調整を行う．
- 甲状腺ホルモン薬の吸収を妨げる薬剤（胃薬，マグネシウム製剤，鉄剤など）との同時内服がないか確認し，あれば内服時間をずらすなど調整する．

退院に向けてのアプローチ

- ヨウ素を多く含んだ食品や咳嗽液の過剰摂取を避けるよう指導する．

よくあるレジデントの疑問 Clinical Question

Q 甲状腺ホルモンの投与量は高用量がいいのか，低用量がいいのか？

A 高齢や心合併症がなければ初回投与は末梢のT_4プールを補充するため，高用量（経口500 μg，静注400 μg）が行われることもありますが，確立したものはありません．現在では大量投与は控えられる傾向にあります．

33 膠原病，リウマチ性疾患

I 膠原病領域における緊急症

診断のポイント

- 軽度の皮疹・関節痛から生命予後に直結する肺病変，腎障害など症状が多彩.
- 主訴以外にも重大な病態が存在していないか確認する.

問診・診察・検査のポイント

- 一般的に膠原病領域では身体所見，病理組織，自己抗体などを総合的に判断して診断するため，診断確定までにある程度の日数を要する.
- 臓器予後・生命予後の不良が予測される場合，必要最低限の検査を行ったうえで治療を先行する場合もある.
- 代表的な疾患・病態は以下のとおり.

❶ 巨細胞性動脈炎 (GCA) における虚血性視神経症

- GCA は大動脈またはその主要分枝に起こる肉芽腫性血管炎.
- 10～15％で眼動脈やその分枝の虚血により眼症状を合併し，進行すると失明に至る.
- 眼症状を認める症例はもちろん，側頭動脈の肥厚・顎跛行など頭蓋内病変の存在を疑う所見を認める症例でも注意を要する.
- 眼科へのコンサルト，側頭動脈エコー・頭部 CTA など行い，早急にステロイドパルス療法を開始する.

❷ 抗MDA5抗体陽性皮膚筋炎に伴う間質性肺炎

- 間質性肺炎を認め，典型的な皮疹である逆Gottron徴候（鉄棒まめ様皮疹），皮膚潰瘍・びらんを認める症例では抗MDA5抗体が陽性である可能性が高い.
- 一般的に筋症状は軽度であることが多い.

Check✓

- 間質性肺炎が急速に進行している症例では，治療抵抗性で予後不良であることが多い
- 専門的な治療（ステロイド，カルシニューリン阻害薬，シクロホスファミドの3剤併用療法など）が必要であるため，早急に専門医へコンサルトする

❸ ANCA陽性急速進行性糸球体腎炎

- 高齢者の発熱，倦怠感などの全身症状に加えて炎症反応の上昇を伴う急速進行性糸球体腎炎（BUN・Crの急激な上昇，尿蛋白・尿潜血陽性，赤血球円柱など）では，ANCA関連血管炎が基礎疾患である可能性も考慮する.
- 間質性肺炎，末梢神経障害，皮膚病変など，その他血管炎を疑う所見の有無を確認する.
- 重症例ではANCA，腎生検の結果を確認する前に治療が必要な場合もあるため，早急に専門医にコンサルトする.

❹ その他の緊急症

- その他，上記した疾患・病態以外でもさまざまな緊急症（表33-1）があることに注意する.
  - ▶ これら緊急症は，大量ステロイドに加えて免疫抑制薬，血漿交換，免疫グロブリン大量療法，そして近年では生物学的製剤・分子標的薬などの専門的な治療が必要となる．これらの病態が疑われた場合には，早急に専門医にコンサルトを行う.

Ⅱ 関節炎のチェックリスト

診断のポイント

- 関節痛の訴えは日常診療でよく経験し，原因疾患は多岐にわたる.
- 関節痛は自覚症状で，関節炎は病態である．関節炎では炎症の4徴候（発赤，熱感，腫脹，圧痛）を認めることが多い
- 初期の関節炎では疼痛の訴えのみで，関節腫脹・圧痛を認めず炎症反応も陰性である場合も多い．関節炎が強く疑われる場合

表33-1　膠原病・リウマチ領域における代表的緊急症

膠原病関連緊急症	基礎疾患	特徴・対処方法
けいれん，せん妄	神経精神ループス，血栓性血小板減少性紫斑病，ステロイド・ベンゾジアゼピン使用	意識障害，髄液異常，脳波異常，血小板減少，ハプトグロビン異常低値，破砕赤血球検出，腎機能障害
間質性肺炎急性増悪	膠原病全般（特に皮膚筋炎，関節リウマチ），ANCA関連血管炎	発熱，呼吸不全，胸部X線透過性低下，胸部HRCTすりガラス陰影，LD上昇，血清KL-6上昇
消化管出血，穿孔	Behçet病，血管炎症候群（結節性多発動脈炎，ANCA関連血管炎，IgA血管炎），潰瘍性大腸炎，Crohn病	腹痛，吐血・下血，ショック，貧血
急速進行性糸球体腎炎	ANCA関連血管炎，Goodpasture症候群，SLE	発熱，全身倦怠感，Cr上昇，血尿・蛋白尿・赤血球円柱
多臓器梗塞	（劇症型）抗リン脂質抗体症候群，SLE	多臓器不全，四肢壊疽，血小板減少，Dダイマー上昇
血球異常（汎血球減少，貧血・血小板減少）	マクロファージ活性化症候群・血球貪食症候群（SLE，成人発症Still病，皮膚筋炎など），SLE，血栓性血小板減少性紫斑病（SLEや強皮症など）	発熱，フェリチン異常高値，LD上昇，肝障害，肝脾腫，変動する意識障害，ハプトグロビン異常低値，破砕赤血球検出，腎機能障害

HRCT：高分解能CT.

には超音波，MRIも積極的に考慮する．

問診のポイント

- 急激に発症しているのか，あるいは緩徐に発症しているのか．
- 関節の痛みであるか，関節周囲組織の痛みであるか．
- どのような痛みであるか（痺れ，焼けるような痛みは末梢神経障害の可能性も考慮）．
- 持続時間と日内変動の有無．
- 安静・動作のどちらにより疼痛が強いか．
- その他自覚症状を認めるか．

診察のポイント

- 炎症性か非炎症性か（発赤，熱感，腫脹，圧痛の有無）．

- 罹患関節の数と分布.
- 左右対称性の有無.
- 皮疹，爪，結膜炎・強膜炎，消化器症状などの随伴症状の有無.

検査のポイント

- **採血**
  - ▶ 炎症反応の上昇の有無（CRP，血沈）.
  - ▶ 関節炎マーカーの上昇（マトリックスメタロプロテアーゼ-3［MMP-3］）.
- **画像検査**
  - ▶ 単純 X 線：骨びらん，関節裂隙狭小化など関節リウマチをはじめとした破壊性関節炎，変形性関節症の鑑別.
  - ▶ エコー：主に滑膜炎，腱滑膜炎の評価.
  - ▶ MRI：滑膜の評価に加えて，骨（骨びらん・骨髄浮腫）の評価.

Ⅲ 関節炎の鑑別診断

診断のポイント

- 多くは慢性経過だが，急性で生命予後に直結する関節炎（感染性関節炎など）も存在する.

問診・診断・検査のポイント

- 関節痛の訴えが，いずれの関節構造に起因するか問診・診察で判断する.
- 特に滑膜炎，腱付着部炎，腱滑膜炎・腱炎の確認・判断を行う（図 33-1）.
- それが困難である場合，または確定する目的にはエコー・MRI などの画像検査も考慮する.
- 急性発症で強い発赤・熱感を認める場合は結晶性，感染性関節炎を第一に考える.
  - ▶ 診断確定には X 線写真，関節穿刺による関節液検査（グラム染色，培養，結晶解析）を行う.

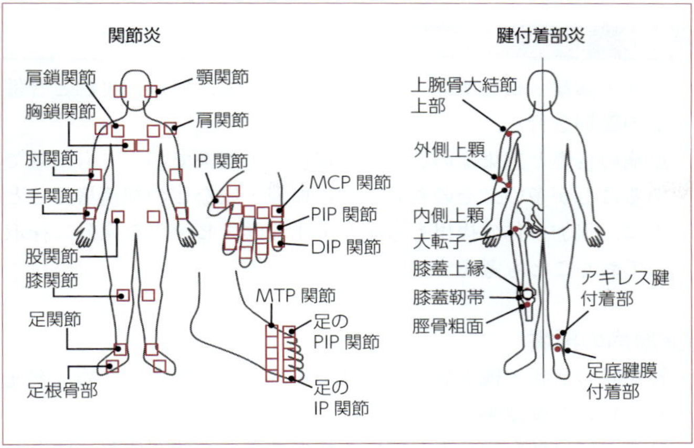
関節炎
腱付着部炎
肩鎖関節
顎関節
胸鎖関節
肩関節
肘関節
IP 関節
手関節
MCP 関節
PIP 関節
DIP 関節
股関節
膝関節
足関節
MTP 関節
足の
PIP 関節
足根骨部
足の
IP 関節
上腕骨大結節
上部
外側上顆
内側上顆
大転子
膝蓋上縁
膝蓋靭帯
脛骨粗面
アキレス腱
付着部
足底腱膜
付着部

図 33-1　関節炎・腱付着部炎の評価部位

IP 関節：指節間関節，MCP 関節：中手指節関節，PIP 関節：近位指節間関節，DIP 関節：遠位指節間関節，MTP 関節：中足趾節関節．

- ▶ 感染性関節炎も疑われる場合，培養結果を確認できるまでの期間は感染性関節炎として治療を行う．
- ▶ 関節洗浄の必要性に関して整形外科にコンサルトも行う．

Check

関節リウマチ患者の関節症状の悪化に関しては，原病・偽痛風・感染などが鑑別に挙がる．単関節での悪化で強い発赤・熱感を認める場合には，関節穿刺を考慮する

- 慢性経過で炎症性を疑う所見を認めた場合には膠原病に関連した関節炎が考えるため，専門医にコンサルトを行う．

Ⅳ 膠原病・リウマチ患者の緊急入院時の注意点

Check

- 原病の再燃と感染症を中心とした合併症との鑑別が必要
- 同じ病態でも原病・感染症を含めた複数の原因を考える必要がある
- 感染症では一般的な市中肺炎・尿路感染症に加えて，日和見感染の可能性も考慮する必要がある

問診・診察・検査のポイント

- 問診・診察・検査所見を総合的に判断して，原病の再燃と合併症の鑑別を行う．
- 原病の再燃と感染症の合併との鑑別は専門医であっても困難であることが多い．そのため事前に血液・尿などの細菌培養とともに，追加検体の提出も考慮して生化学スピッツを余分に採取しておくことも考慮する．

❶ 原病の再燃

- 初発時の症状・検査値異常が認められることが多いため，初発時の病状を確認する．
- 経過中に再燃を繰り返している症例であるか確認する．すなわち，今回の症状・検査値異常がこれまでの経過に合致するか判断することが原病の再燃と判断するうえで重要．
- ステロイド・免疫抑制薬の服薬アドヒアランスの確認も重要．
- 自己炎症性疾患の要素が強い，Behçet病・成人発症Still病などでは比較的急激な再燃を示す．その他，SLE，炎症性筋疾患，血管炎などでは緩徐に再燃する場合が多い．最近の疾患マーカー，画像所見に悪化傾向を認めていたか確認する．

❷ 感染症の合併

- 現在の内服薬を確認（ステロイドの用量，免疫抑制薬，生物学的製剤使用の有無）．
- 現在の治療内容と年齢，ADLなどを考慮して一般的な市中感染に加えて日和見感染も考慮すべきであるか判断する．
- IL-6阻害薬（トシリズマブ，サリルマブ）使用患者ではCRPが上昇しにくいので，軽度の上昇であっても重大な所見と判断する．
- 感染症が疑われる場合では一般的に休薬早期に原病の再燃は認められないため，ステロイドのみ継続し，免疫抑制薬・生物学的製剤などは休薬する．

34 ステロイドの使い方

使い方のポイント

- 近年，免疫抑制薬，分子標的薬，生物学的製剤の進歩によりプレドニゾロン（PSL）（プレドニン®）の使用は，治療の中心的役割から，他剤の効果が現れるまでのブリッジングとしての役割に移行しつつある．
- 初期には臨床的寛解の導入が見込める十分量を使用し，可能な限り早期に漸減中止を目指す．
- 緊急入院時などでは，基本的に外来での内服量・投与法を継続する．
- プレドニン®の内服が困難である場合は，水溶性プレドニン®を使用する．
- 患者のPSL服用状況，合併疾患や手術などの内容により，ステロイドカバーの必要性を判断する．

投与量

- 重篤な臓器障害を有する場合の初期治療量としては大量（1 mg/kg/日程度），重篤な臓器障害のない場合は中等量（0.5 mg/kg/日程度）が選択される．
- 最近では早期に免疫抑制薬・分子標的薬・生物学的製剤を併用することにより，比較的重篤な臓器障害が存在する症例でもステロイドパルス療法後に中等量のPSLで治療を行うこともある．

投与法

- 炎症性病態が強い場合などでは2～3分割で投与を行う．
- 同量でも分割投与の方が強い効果が認められ，軽度の再燃であれば分割投与にすることで改善を認める場合もある．
- 分割投与では副作用も強くなるため，十分量を必要最低限の期間にとどめ，可能な限り早期に漸減することを目指す．
- 炎症性病態が強くない疾患，または少量での使用では日内変動に合わせて投与する．

当直などでの対応

- 処方されている量と実際に内服している量が異なる場合もあるため，必ず患者に確認する．
- 体調不良などで内服が中断されていないか確認する．
- 朝・昼分など当日の内服が中断されている場合は1日量を内服させる．
- PSLの内服が困難である場合には，同量の水溶性プレドニン®の投与を行う．

ステロイドカバー

- PSL 5 mg/日相当以上を3週間以上連日服用中の場合，Cushing様徴候（満月様顔貌，中心性肥満，皮膚菲薄化など）を呈している場合は，ステロイドカバーの必要性を考慮（表34-1）．

ステロイドの副作用と対策

- 継続的にステロイドを服用している患者は多い．たとえ少量であっても長期にわたり内服している場合には，副作用が出現しやすいことに留意する．
- 各副作用には出現しやすい時期，発症しやすい患者背景があることをあらかじめ知っておく必要がある（表34-2）．
- ニューモシスチス肺炎の一次予防に関しては，中〜大量のPSL内服，また少量であっても65歳以上の高齢者，他の免疫抑制薬併用している場合には積極的に検討する．

処方例

①バクタ®　0.5〜1錠/回　1日1回　連日経口
or 1〜2錠/回　1日1回　週3回　経口
＊患者の年齢・腎機能に合わせて内服量を調節する

- バクタ®は副作用が多く，継続困難なことが多い．その場合には以下の②〜④のいずれかを検討する．ただし，吸入の予防効果は内服に劣る．

処方例

②レクチゾール®　50 mg/回　1日2回　週3回
③サムチレール　10 mL/回　1日1回　連日投与

表34-1　ステロイドカバーの一例

ストレスレベル	急性疾患および症状の例	ステロイド量
最小	●局所麻酔下での抜歯，感冒	常用量のみ
軽度	●軽度侵襲性手術（鼠径ヘルニア修復），大腸内視鏡，発熱	手術時 ●常用量内服に加えて術前にHC（水溶性ハイドロコートン®，ソル・コーテフ®）25 mg 単回静注 その他 ●通常の2倍量を2～3日間内服
中等度	●中等度侵襲性手術（回復胆摘，下肢血行再建術，人工関節置換術），肺炎，重症胃腸炎	手術時 ●常用量内服に加えて以下の追加投与 ・手術日：HC 75 mg/日の術前投与 ・翌日：HC 50 mg/日 ・翌々日：HC 25 mg/日 その他 ●通常の2～3倍量を病態が改善するまで内服 ●下痢・内服困難である場合には同量の水溶性プレドニン®を点滴で投与
重度	●重度侵襲性手術（食道胃切除術，直腸結腸切除術，開胸心臓手術）， ●急性膵炎 ●敗血症性ショック	手術時 ●常用量内服に加えて以下の追加投与 ・手術日：HC 100 mg/日の術前投与 ・翌日：HC 75 mg/日 ・翌々日：HC 50 mg/日 ●HC50～100 mgを6～8時間ごとに静脈内投与 ●バイタルサイン，血清ナトリウムなどを評価しながら漸減・中止

HC：ヒドロコルチゾン．

④ベナンバックス®　300 mg＋蒸留水 40 mL　吸入　3～4 週ごと

↳バクタ®を副作用なく継続できるのは，全体の約4割ともいわれている．

↳ベナンバックス®は気道刺激性が強いので，気管支拡張薬（サルブタモール［ベネトリン］0.5 mLなど）を事前に吸入した後，個室内で超音波ネブライザーを用いて，体位を変えながら吸入する．

表34-2　ステロイドの副作用一覧

副作用	発現時期	特徴・対処方法
精神症状	早・中期	●PSL40 mg/日以上で発現率が上昇 ●不眠・うつ状態，高揚など，必要に応じ専門医へ
高血圧	早・中期	●高齢者や元来血圧の高い場合には注意
糖尿病	早・中期	●高齢者，家族歴がある場合などに発現率上昇 ●糖尿病患者では強い血糖上昇に注意（ただし炎症性病態が強い疾患では，その改善により早期では耐糖能が改善する） ●食事指導，血糖降下薬，必要に応じて専門医へ
感染症	早・中期：細菌 後期(1ヵ月以降)：ウイルス，真菌	●PSL20 mg/日以上で発現率上昇 ●手洗い，うがい，マスク ●肺炎（ニューモシスチス肺炎など）の予防目的に抗菌薬服用，肺炎球菌ワクチン接種，抗結核薬やB型肝炎治療薬服用検討
消化性潰瘍	早期	●NSAIDs服用，消化性潰瘍の既往のある場合，リスクが上昇 ●予防的にPPIを服用
満月用顔貌（ムーンフェイス）	中期	●服用量が多い場合，期間が長い場合に強く出現
浮腫	中期	●重度の場合にはメチルプレドニゾロンに変更も検討
食欲亢進 体重増加 高脂血症	中期	●食欲亢進するので食べ過ぎに注意
筋力低下・筋肉量減少	中期	●PSL10 mg/日以下になると徐々に改善，早期からリハビリ・運動を推奨
骨粗鬆症	後期（数ヵ月後）	●投与量に加えて内服期間が危険因子 ●予防薬（活性型ビタミンD製剤，ビスホスホネート製剤，抗RANKL抗体，PTH製剤）投与
緑内障・白内障		●高齢者やもともと眼圧が高い人では注意が必要
無菌性骨壊死（大腿骨頭や脛骨端，上腕骨頭に多い）	後期（3～6ヵ月）	●PSL15 mg/日以上，SLE，ステロイドパルス療法で起こりやすい ●股関節の痛みや違和感があればすぐに報告

NSAIDs：非ステロイド性抗炎症薬，PPI：プロトンポンプ阻害薬，RANKL：破骨細胞分化因子.

35 急性腎障害

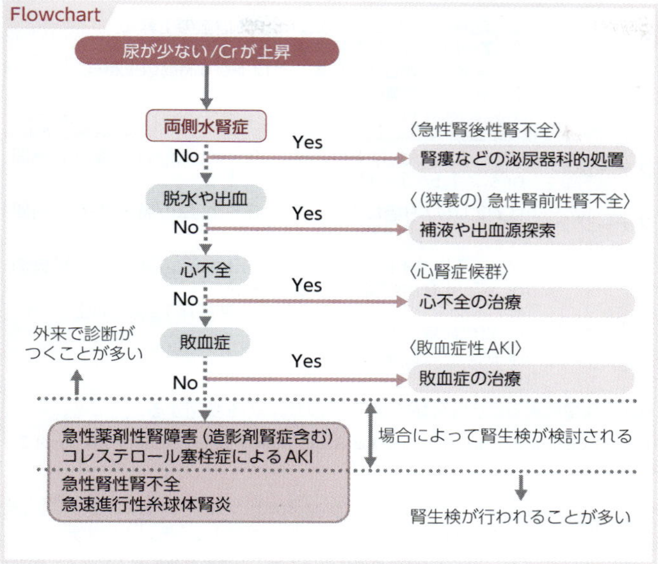
Flowchart
尿が少ない/Crが上昇
両側水腎症
Yes
No
〈急性腎後性腎不全〉
腎瘻などの泌尿器科的処置
脱水や出血
Yes
No
〈(狭義の) 急性腎前性腎不全〉
補液や出血源探索
心不全
Yes
No
〈心腎症候群〉
心不全の治療
外来で診断が
つくことが多い
敗血症
Yes
No
〈敗血症性AKI〉
敗血症の治療
急性薬剤性腎障害 (造影剤腎症含む)
コレステロール塞栓症によるAKI
場合によって腎生検が検討される
急性腎性腎不全
急速進行性糸球体腎炎
腎生検が行われることが多い

図35-1　急性腎不全 (AKI) の診療フローチャート

・上記疾患が合併している場合もある.
・薬剤性腎障害やコレステロール塞栓症が急性腎性腎不全に属するかどうかは議論が分かれるが, 厳密な分類よりも簡便性を重視した.

Check

〈外来で急性腎障害 (acute kidney injury : AKI) の患者をみたら〉
外来で診断のつくAKIかそうでないかを鑑別

治療までのアプローチ

定　義（表35-1）

表35-1　急性腎障害の定義

AKI	1. 48時間以内にsCr 0.3 mg/dL以上の上昇 2. 7日以内にsCrの基準値から1.5倍以上に上昇 3. 尿量0.5 mL/kg（体重）/時以下が6時間以上持続 1〜3の1つを満たせばAKIと診断する	
	sCr基準	尿量基準
ステージ1	sCr 0.3 mg/dL以上の上昇 or sCr 1.5〜1.9倍に上昇	0.5 mL/kg/時未満が6時間以上
ステージ2	sCr 2.0〜2.9倍に上昇	0.5 mL/kg/時未満が12時間以上
ステージ3	sCr 3.0倍以上に上昇 or sCr 4.0 mg/dL以上の上昇 or 腎代替療法の開始 or eGFR＜35 mL/分/1.73 m^2（18歳未満）	0.3 mL/kg/時未満が24時間以上 or 無尿が12時間以上
sCrと尿量による重症度分類では重症度の高い方を採用する		

（KDIGO Clinical Practice Guideline for Acute Kidney Injury. Kidney Int Suppl 2：1-138, 2012）

造影剤腎症	ヨード造影剤投与72時間以内に sCr 0.5 mg/dL以上の上昇 or sCr 1.25倍以上に上昇

（腎障害患者におけるヨード造影剤使用ガイドライン2018）

薬剤性腎障害	薬剤の投与により新たに発症した腎障害 or 既存の腎障害の更なる悪化

（薬剤性腎障害ガイドライン2016）

- 造影剤腎症はAKIでもあるため，表35-1のAKIの定義も用いられる．

病　態

- 「時間」から「日」の単位で腎機能の増悪を呈するもの．
- 大きく腎前性，腎性，腎後性に分かれる．
  - ▶ 腎後性は尿路の狭窄や閉塞によるもので，両側水腎症を呈することが多い．
  - ▶ 腎前性は，広くいえば腎血流の低下である．

► 腎性は腎実質の障害による.

- 特に，過去の腎機能がわからない場合は，急速進行性糸球体腎炎の可能性も考慮する.

診断まで

❶ 院外におけるAKI─多くは脱水による腎前性腎不全

Check

〈AKIの患者をみたら〉

1. 腹部エコー or 腹部CT
2. 血液検査
3. 尿検査
4. 心エコー

- まずはエコーやCTで画像評価を行い，腎後性腎不全の有無を確認.
- そのうえで，食思不振，下痢・嘔吐や多量発汗などの脱水の有無を確認する.

腎血流低下が示唆される検査所見

- FENa＜1％
- FEUN＜35％
- u[Na]＜20 mEq/L ┐
- u[Na]＜u[K] ├ 排泄率の計算が不要なので有用
- u[Cl]＜20 mEq/L ┘
- BUN/sCr＞20

- 利尿薬使用下では尿中Na排泄が増えるため，FENaは当てにならないことがあるが，その場合でもFEUNは比較的有用とされる.
- BUN/Cr比は，Crが上昇しているときにはあまり当てにならない.
- 病態評価のためには，画像，血液検査，尿検査が必須である.
- L-FABPやNGALなどのAKIのマーカーや，NAGなどの尿細管マーカーは検査結果が出るまで数日を要するため，実臨床では使いづらいことがある.
- 脱水によるAKIでは補液が基本だが，心不全を起こさないよう，必ず心機能の大まかな評価を行う.

✕DON'T 心機能を評価せずに急速補液をしてはいけない．

- 急性腎性腎不全，急速進行性糸球体腎炎は腎実質の障害であり，鑑別は以下のとおり．
  - ► 急性糸球体腎炎（溶連菌感染に続発することが多い）．
  - ► 急速進行性糸球体腎炎．
    - ・半月体形成を伴う糸球体腎炎．
    - ・血管炎による糸球体腎炎．
    - ・感染に伴う糸球体腎炎（ブドウ球菌感染に続発することが多い）．
  - ► 血栓性微小血管症．
  - ► コレステロール塞栓症．
  - ► 悪性高血圧．
  - ► 薬剤性腎障害．
  - ► cast nephropathy．
  - ► 高 Ca 血症．
  - ► 溶血．
  - ► 重金属．

急性腎性腎不全や急速進行性糸球体腎炎を疑うときにチェックする項目と鑑別

- ASO，ASK：溶連菌感染
- MPO-ANCA，PR3-ANCA：血管炎
- クリオグロブリン
- 抗 GBM 抗体：抗糸球体基底膜抗体腎炎
- 抗核抗体，補体，免疫グロブリン：ループス腎炎
- 血清・尿蛋白分画・電気泳動：cast nephropathy

- 上記の項目は機械的にチェックするのではなく，尿所見などから検査前確率を検討したうえでオーダーする．
- 可能な限り，腎臓内科医にコンサルトしたうえでオーダーするのが望ましい．
- 薬剤性腎障害やコレステロール塞栓症は，特異的な検査所見がないことも多く，疾患の可能性を疑わないと診断に結びつかない．

Check

誘因の明らかなAKI以外は腎臓内科医にコンサルト

❷ 入院中のAKI

- 鑑別は院外におけるAKIと同様だが，腎前性の頻度は減少する．
- 入院中にいきなり両側水腎症やANCA関連血管炎を呈することはまれである．
- 頻度が高いのは，敗血症性AKI，造影剤腎症を含む薬剤性腎障害，心不全，コレステロール塞栓症など．
- 利尿薬過量による脱水AKIもしばしばみられる．
- 闇雲に検査をオーダーする前に，頻度の高い疾患から考えることが重要である．

❸ CKDの急性増悪

- 鑑別は院外におけるAKIと同様．
- CKD患者でCrが上がった場合はeGFRの変化を用いて，想定される経過なのかどうか評価する．
- eGFRは時間経過に対して直線的に低下することが多く，変化が急になった場合は何らかのイベントを発症した可能性が高い（図35-2）．

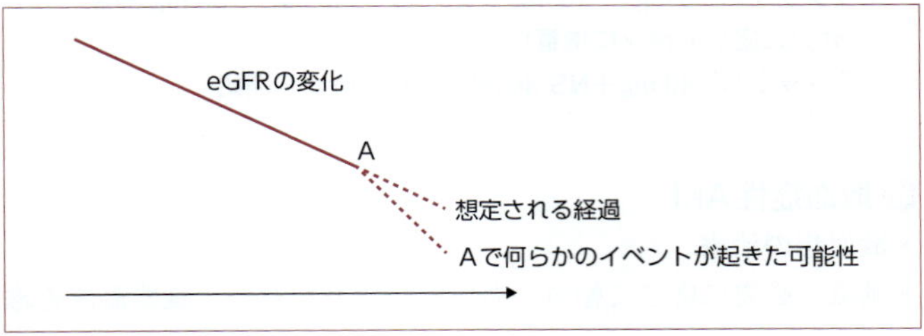
eGFRの変化
A
想定される経過
Aで何らかのイベントが起きた可能性

図35-2　eGFRの変化

急性期治療

❶ 急性腎後性腎不全

- **尿の流出路を確保**：尿道カテーテル挿入や腎瘻など．

- 泌尿器科にコンサルト.

❷ 急性腎前性腎不全

- 臓器灌流をよくする.

処方例

①ラクテック® 80 mL/時

↳補液，必要に応じて輸血，血圧維持など.

処方例

②ノルアドリナリン® 5 mg＋NS 45 mL 1 mL/時から開始

✕DON'T 低用量ドパミン投与のエビデンスはなく行わない.

Check✔

hANP（ヒト心房性利尿ペプチド）のAKIでのエビデンスはなく推奨されない

❸ 心腎症候群

- **心不全の治療**：腎血流の改善.
- 補液，必要に応じて輸血，血圧維持など.
- 体液過剰があれば利尿薬（無尿では無効）.
- 状況に応じて，以下の①，②のいずれかを処方する.

処方例

①ラシックス® 5 mg → 10 mg → 20 mg → 40 mg → 80 mg 静注
（効果に応じて徐々に増量）
②ラシックス® 40 mg＋NS 36 mL 2 mL/時から開始

❹ 敗血症性AKI

- 敗血症の治療.
- 補液，必要に応じて輸血，血圧維持などを行い，臓器灌流を維持する.
- 体液過剰があれば利尿薬.

✕DON'T 無尿のときに無闇矢鱈に利尿薬を投与しない.

✕DON'T 体外循環を回避する目的で必要な輸液をためらうことは厳禁.

❺ 急性薬剤性腎障害

- 原因薬剤の中止.
- 原因薬剤中止で改善しない場合は腎生検を検討.
- 腎臓内科コンサルトが望ましい.

❻ 造影剤腎症

- 造影剤使用後数日で発症し，1〜2週間で自然軽快することが多い.
- 腎臓内科コンサルトが望ましい.

✕DON'T 造影剤腎症予防目的の透析は行うべきではない.

❼ コレステロール塞栓症

- カテーテル操作や手術，抗凝固療法を契機として発症.
- 腎障害は数日から数週間にわたり遷延し，不可逆であることが多い.
- 脳梗塞や皮膚所見など，多彩な臓器に症状を引き起こしうる.
- 好酸球増多や補体低下がみられることもある.
- 必要に応じて，腎生検や皮膚生検.
- 腎臓内科コンサルトが望ましい.

❽ 急性腎性腎不全や急速進行性糸球体腎炎

- 腎生検，疾患によってステロイドや免疫抑制薬の投与，血漿交換など.
- 必ず腎臓内科にコンサルト.

❾ 体外循環を必要とするタイミング

Check✔

〈体外循環を必要とするAKI〉

1. 保存的治療抵抗性の体液過剰
2. 保存的治療抵抗性の高K血症
3. 保存的治療抵抗性のアシドーシス

- 上記の3つのどれも満たさない場合（BUN，Crの高値のみなど）は急ぐ必要はない.

- 200 mg/日以上のフロセミドを静注しても十分な尿量が得られない場合には，透析を考慮.
- 心電図変化を伴う高K血症や乏尿の高K血症では透析を考慮.
- 急性の高K血症に対して，「ロケルマ® 5～10 g/日内服」で緊急透析を回避できたという報告もあり，使用を試みてもよい.

慢性期へのアプローチ

Check✔

AKIはCKDの危険因子→治ればオシマイ，では決してない

❶ 急性腎後性腎不全

- 泌尿器科にコンサルト.
- 前立腺肥大などの原疾患がある場合は，その治療を継続.

❷ 急性腎前性腎不全

- RAS阻害薬を服用している場合，脱水が高K血症を引き起こすので注意が必要.
- 脱水を引き起こさないような生活指導が重要.

❸ 心腎症候群

- 循環器内科と連携して心不全の治療.
- 心不全基礎薬としてのRAS阻害薬やアンジオテンシン受容体ネプリライシン阻害薬（ARNI），β遮断薬，ミネラルコルチコイド受容体拮抗薬（MRA），SGLT2阻害薬などは電解質異常を引き起こしうるので注意が必要.
- 多くの場合，CKDとしての腎臓内科での外来フォローアップも必要となる.

❹ 敗血症性AKI

- CKDとしての外来フォローアップが必要になることもある.

❺ 急性薬剤性腎障害

- 原因薬剤を中止し，今後は使用しないようにする（患者教育も

重要).
- 被疑薬が複数ある場合は臨床判断を優先する.

❻ 造影剤腎症
- 造影剤を必要以上に使用しない.

❼ コレステロール塞栓症
- 多くの場合，動脈硬化がベースにあるので再燃に注意する.

❽ 急性腎性腎不全や急速進行性糸球体腎炎
- 腎臓内科外来でのフォローアップが必須.

よくあるレジデントの疑問 Clinical Question

Q 造影剤腎症の予防はどうすればいいですか？

A
- 基本は「少量造影剤」，「必要最小限の検査」(発症頻度に造影剤の種類による差はない) です.
- ビグアナイド系薬物は休止します.

処方例

〈CKD などの高リスク群〉
- 生理食塩水 1 mL/kg（BW）/時を検査 6 時間前～検査 6～12 時間後
- 緊急時：重曹輸液 3 mL/kg (BW)/時を検査 1 時間前～検査時，検査後は 1 mL/kg（BW）/時で 6 時間後まで

- 造影剤腎症を予防する明らかなエビデンスのある薬物はありません.
- 造影剤腎症予防目的の透析は推奨されていません.

Q ANCAなどをどのタイミングで測定すればいいですか？

A
- 血管炎や急速進行性糸球体腎炎が疑われるときです.
- 「腎炎スクリーニング」として，血尿や蛋白尿がみられるときにANCAや抗核抗体が測定されることはありますが，Cr上昇を理由に全例で検査するのは医療経済的にも不適切です.
- 腎臓内科医に相談したうえで測定するのが望ましく，Crの変化や尿所見から適切なタイミングで腎臓内科にコンサルトできることも重要です.

Q 腎臓内科コンサルトはどのタイミングですればいいですか？

A
- 原疾患が明らかではないAKIは，基本的に全例，発見次第速やかにコンサルトします．
- 腎臓内科医が不在の場合には，必要に応じて転院を検討します．

おさえておきたい資料（ガイドライン等）

- **AKI（急性腎障害）診療ガイドライン2016**：AKI（急性腎障害）診療ガイドライン作成委員会（編），日腎会誌 59：419-533，2017〔https://cdn.jsn.or.jp/guideline/pdf/419-533.pdf（2024年8月閲覧）〕
- **腎障害患者におけるヨード造影剤使用に関するガイドライン2018**：日本腎臓学会，日本医学放射線学会，日本循環器学会（編），日腎会誌 61：933-1081，2019〔https://cdn.jsn.or.jp/data/guideline-201911.pdf（2024年8月閲覧）〕
- **薬剤性腎障害診療ガイドライン2016**：厚生労働省科学研究費補助金平成27年度日本医療開発機構 腎疾患実用化研究事業「慢性腎臓病の進行を促進する薬剤等による腎障害の早期診断法と治療法の開発」薬剤性腎障害の診療ガイドライン作成委員会，日腎会誌 58：477-555，2016〔https://jsn.or.jp/academicinfo/report/CKD-guideline2016.pdf（2024年8月閲覧）〕

MEMO 単位としてのγ

- $\gamma = \mu g/kg$ (BW) /分：日本でしか使わない単位だが，集中治療の現場ではよく使われる
- 体重Akgとすれば，

  $1\ \gamma = A\mu g/分 = 60\ A\mu g/時 = 0.06\ Amg/時$

  すなわち，体重50 kgであれば，

  $1\ \gamma = 3\ mg/時$

  x倍希釈のノルアドレナリン（NAd 1 mL [＝1 mg] ＋NS ($x-1$) mL）であれば，NAd 1 mgはx mL相当だから，

  $1\ \gamma = 0.06\ A\ x\ mL/時$

  すなわち，体重50 kgであれば，

  $1\ \gamma = 3x\ mL/時$

36 電解質・酸塩基平衡異常

I 電解質異常の患者を診たら

Check

〈電解質異常の診療マニュアル〉

- 急性か慢性かを評価し，治療開始のタイミングを見極める
- 病態に応じた治療法や速度を選択する
- 薬剤に伴う電解質異常を常に考慮する
- 体外循環を要する病態を見逃さないようにする

❶ 緊急性の高い電解質異常

- 最も緊急性が高いのは，心電図異常を伴う高K血症である．
- 高/低K血症，高/低Na血症，高Ca血症，高Mg血症が有症状となりやすい．
- 有症状の場合，心電図異常を伴う場合，無症状でも著しい異常の場合には早期に補正する．
- 補正開始直後は1～2時間おきに，以降は数時間おきに血清電解質濃度を評価し，治療速度を調整する．
  - ► s[A]で血清中のAの濃度，u[A]で尿中のAの濃度を表す．

Ⅱ カリウム(K)代謝の異常

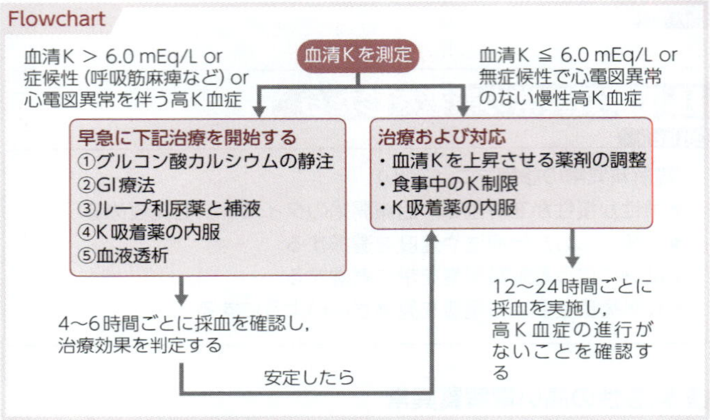
Flowchart
血清Kを測定
血清K > 6.0 mEq/L or
症候性(呼吸筋麻痺など) or
心電図異常を伴う高K血症
血清K ≦ 6.0 mEq/L or
無症候性で心電図異常
のない慢性高K血症
早急に下記治療を開始する
①グルコン酸カルシウムの静注
②GI療法
③ループ利尿薬と補液
④K吸着薬の内服
⑤血液透析
治療および対応
・血清Kを上昇させる薬剤の調整
・食事中のK制限
・K吸着薬の内服
4〜6時間ごとに採血を確認し，
治療効果を判定する
安定したら
12〜24時間ごとに
採血を実施し，
高K血症の進行が
ないことを確認する

図36-1　高K血症の治療

GI療法：グルコース・インスリン療法.

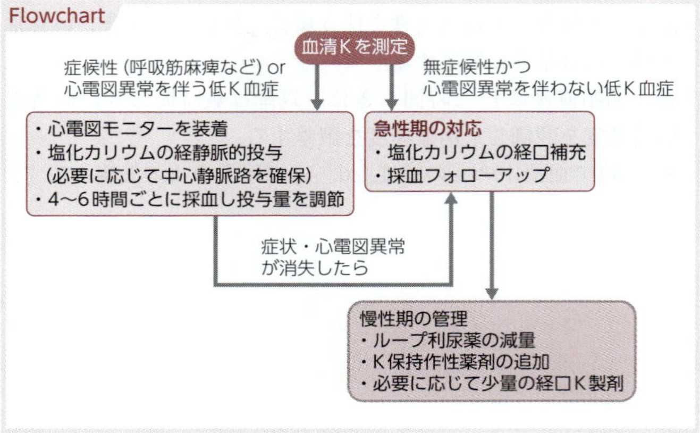
Flowchart
血清Kを測定
症候性(呼吸筋麻痺など) or
心電図異常を伴う低K血症
無症候性かつ
心電図異常を伴わない低K血症
・心電図モニターを装着
・塩化カリウムの経静脈的投与
(必要に応じて中心静脈路を確保)
・4〜6時間ごとに採血し投与量を調節
急性期の対応
・塩化カリウムの経口補充
・採血フォローアップ
症状・心電図異常
が消失したら
慢性期の管理
・ループ利尿薬の減量
・K保持作性薬剤の追加
・必要に応じて少量の経口K製剤

図36-2　低K血症の治療

Check

血清K濃度は以下の3つで規定される

- 摂取
- 排泄
- 細胞内⇄細胞外間の移動

A　高K血症

治療までのアプローチ

- 心電図異常を伴う高K血症は心停止のリスクがあり，きわめて緊急性が高い．早急に治療を開始し，並行して病態・原因を考える．

原　因

- 摂取過剰の原因には飲食物，輸液，赤血球輸血，薬剤（ベンジルペニシリン［ペニシリンG®］カリウムなど）がある．
- **排泄低下の主な原因**
  - ► 腎機能低下．
  - ► アルドステロン作用を低下させる薬剤（抗アルドステロン薬，RAS阻害薬）．
  - ► その他のK排泄を低下させる薬剤（非ステロイド性抗炎症薬［NSAIDs］やST合剤，カルシニューリン阻害薬［CNI］など）．
  - ► 高K血症性尿細管アシドーシス．
  - ► 便秘（他の原因と併存することで高K血症を悪化させうる）．
- **細胞外への移行促進の主な原因**
  - ► 無機酸アシドーシス（H^+が細胞内に，K^+が細胞外に移動）．
  - ► インスリン作用減弱．
  - ► β_2作用阻害．

Check✓

- 偽性高K血症（溶血やKを含む輸液の混入）を疑う場合は再検する
- 細胞崩壊により細胞内のKが漏出する病態（腫瘍崩壊，横紋筋融解，熱傷，消化管出血など）では原疾患をコントロールしないと根本解決には至らない

症　状

- 不整脈：テント状T波→P波消失・ST上昇→wide QRS→高度徐脈→心室細動の順に出現する．
- 神経筋症状：四肢の脱力やしびれ．

急性期治療

- 心電図異常を伴う高K血症は早急に治療を開始する.
- 心電図異常がなくても，K>6.0 mEq/Lであれば急いで対応する.
- CKD患者や透析患者などで慢性的にK高値である場合，多少のK上昇なら対応を急がなくてよいこともある.
- 以下，❶～❺の手順で治療を行う.

❶ Ca製剤の静注―心停止の予防

- 心筋細胞の膜電位の安定化，効果発現が早い（数分）.
- 効果に乏しければ，2～3回を目安に10～20分おきに再投与する.

処方例

①8.5% グルコン酸カルシウム（カルチコール®）水溶液 10 mL 数分かけて緩徐に静注

✕DON'T ジギタリス製剤使用中の患者では徐脈や房室ブロックを誘発するため，投与禁忌である.

❷ グルコース・インスリン（GI）療法―Kを細胞内に移す

- 他の方法でKを排泄させるまでの時間稼ぎ（30分ほどで効果が発現し，4時間ほど持続する）.
- インスリンの作用でKが細胞内に移行する．持続静注のGI療法では，低血糖予防のためにインスリン1単位につきブドウ糖7.5～10 gを目安に調整する.
- すぐに血液透析を行えない場合は全例で施行を検討する.
- 余裕があれば，血液透析開始の30分前にGI療法を中断することでK排泄効果が最大化される.
- 緊急性に応じて，以下の①，②のいずれかを選択する.

処方例

①速効型インスリン（ノボリン®R）4単位
　+50%ブドウ糖液 40 mL　緩徐に静注
②速効型インスリン 6単位+5%ブドウ糖液 500 mL
　+50%ブドウ糖液 40 mL　20～40 mL/時で点滴静注

❸ ループ利尿薬と補液

- 脱水予防のために補液をする．
- K値を上昇させる薬剤中止も検討する．

処方例

①［●フロセミド（ラシックス®）10〜40 mg　静注
　　●生理食塩水　80〜100 mL/時で点滴静注を併用

❹ K吸着薬の内服

処方例

①ロケルマ®　10 g/回　1日3回　経口（2日間まで）
（ただし，添付文書には「緊急の治療を要する高K血症には使用しないこと」と記載あり）

❺ 血液透析

- 乏尿や無尿，心不全で補液が難しいとき．

慢性期へのアプローチ

❶ K摂取の抑制

- 食事指導やK吸着薬の使用．Kを多く含む食材として生野菜や果物が有名だが，ナッツ・芋類・豆類にも注意．

❷ K排泄の促進

- K吸着薬の投与．
- 体液過剰があれば，ループ利尿薬の併用．
- 上記対応後も管理困難であれば，K保持作用（RAS阻害作用）のある薬剤の減量．
- **重曹投与**
  - ▶ AG非開大性代謝性アシドーシス（多くは高Cl血症を伴う）を合併し，Na負荷が許容される場合に投与．

B　低K血症

治療までのアプローチ

原　因

- 入院患者などで正常な食事・飲水ができない場合は，摂取不足による低K血症をきたすことがある.
- 排泄亢進の主な原因は以下のとおり.
  - 腎からの排泄：アルドステロン作用亢進.
    - ・甘草による偽アルドステロン症を見逃さない.
    - ・頻度は低いが，Bartter症候群やLiddle症候群もみられる.
  - 利尿薬による排泄亢進.
    - ・利尿薬や下剤乱用による偽性Bartter症候群もみられる.
  - 腎外からの排泄.
    - ・下痢や嘔吐，経鼻胃管やイレウス管によるドレナージ.
- 細胞内への移行促進の主な原因は以下のとおり.
  - アルカローシス（H^+が細胞外に，K^+が細胞内に移動する）.
  - インスリン作用増大.
  - β_2作用亢進.
- **低Mg血症**
  - 尿細管からのK排泄亢進により低K血症を誘発する.
  - 血清Mg≦1.5 mg/dL以下ならば特に注意.
  - 低Mg血症を伴う低K血症は，Mgを補充しない限り改善しない.
  - 経口でのMg補充は下痢により低Mg，低Kを悪化させうる.

症　状

- 不整脈：QT延長，ST低下など.
- 高血圧：アルドステロン作用亢進を反映.
- 脱力，腱反射低下，重度の場合，呼吸筋麻痺.
- アルカローシス（K^+が細胞外に，H^+が細胞内に移動する）.

急性期治療

❶ 症候性（呼吸筋麻痺など）あるいは心電図異常を伴う場合

- 基本は塩化カリウムの緩徐な点滴による補正.
  - グルコン酸カリウムは細胞内に取り込まれるので，補正効率が悪い.

✕DON'T K製剤の急速静注は心停止を引き起こすので禁忌.

- K濃度40 mEq/L以下の輸液を用いて，Kとして10〜20 mEq/時となるように投与する.
  - ▶ ソルデム 3 AのK濃度：20 mEq/L.

処方例

①ソルデム 1　500 mL＋塩化カリウム注 20 mEq
- 末梢静脈：250 mL/時（≒ 10 mEq/時）
- 中心静脈：250〜500 mL/時（≒ 10〜20 mEq/時）

- 可能であれば，中心静脈路を確保する(静脈炎予防の観点から，末梢投与時のK濃度は20〜40 mEq/Lまでとする).
- 細胞内にKが充足した後に細胞外に分布するため，ある時点からs[K]の上昇が急に速くなる.
  - ▶ 補正中は心電図モニターを装着し，適切な頻度でs[K]を測定する.

✕DON'T Kの細胞内移行を促進するブドウ糖やアルカリ製剤は同時投与しない.

❷ 無症候性で心電図異常を伴わない場合

- 経口薬で補正する.

処方例

①塩化カリウム徐放錠 600 mg　3〜6 錠/日を 2〜4 回に分割投与

慢性期へのアプローチ

- 低K血症により心不全や肝不全の症状が悪化するため，s[K]≒4.0 mEq/Lを目標とする.

❶ K摂取

- 果物や生野菜などの摂取．必要ならばK製剤の経口投与.

❷ K排泄の抑制

- 利尿薬の減量および中止.
- アルドステロン作用を抑制する薬剤の使用.

Ⅲ ナトリウム(Na)代謝の異常

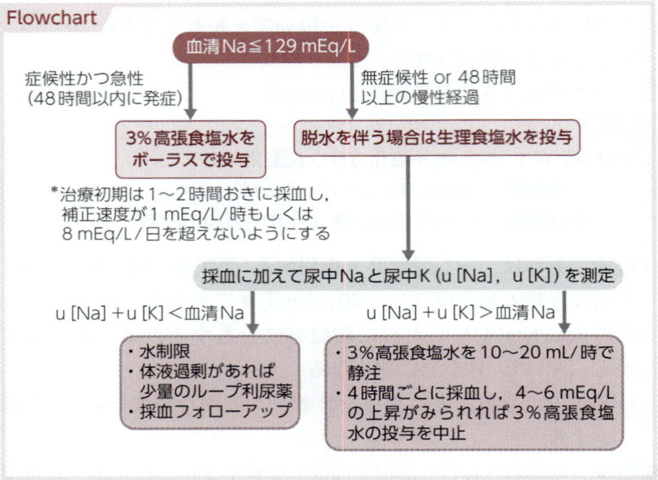
Flowchart
血清Na≦129 mEq/L
症候性かつ急性
(48時間以内に発症)
無症候性 or 48時間
以上の慢性経過
3%高張食塩水を
ボーラスで投与
脱水を伴う場合は生理食塩水を投与
*治療初期は1～2時間おきに採血し,
補正速度が1 mEq/L/時もしくは
8 mEq/L/日を超えないようにする
採血に加えて尿中Naと尿中K (u [Na], u [K]) を測定
u [Na] +u [K] ＜血清Na
u [Na] +u [K] ＞血清Na
・水制限
・体液過剰があれば
少量のループ利尿薬
・採血フォローアップ
・3%高張食塩水を10～20 mL/時で
静注
・4時間ごとに採血し, 4～6 mEq/L
の上昇がみられれば3%高張食塩
水の投与を中止

図36-3　低Na血症の治療

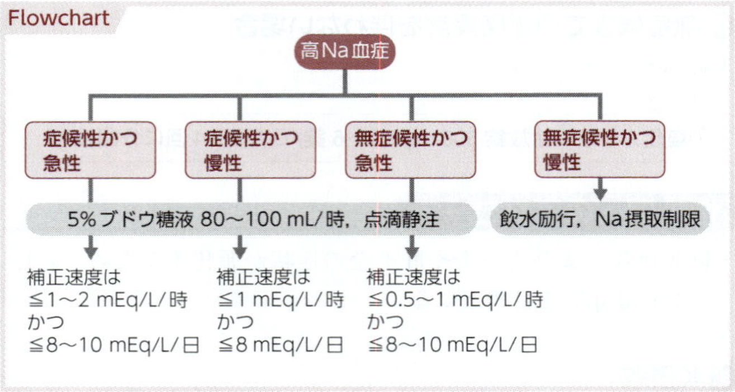
Flowchart
高Na血症
症候性かつ
急性
症候性かつ
慢性
無症候性かつ
急性
無症候性かつ
慢性
5%ブドウ糖液 80～100 mL/時, 点滴静注
飲水励行, Na摂取制限
補正速度は
≦1～2 mEq/L/時
かつ
≦8～10 mEq/L/日
補正速度は
≦1 mEq/L/時
かつ
≦8 mEq/L/日
補正速度は
≦0.5～1 mEq/L/時
かつ
≦8～10 mEq/L/日

図36-4　高Na血症の治療

- 血清Na濃度は細胞外液中のNa量と外液量の比で決まる.
  - ▶ 血漿浸透圧調節の異常, すなわち水代謝の異常がある場合にNa異常として現れる.
- 臨床現場では低Na血症の頻度が高い.

A 低Na血症

治療までのアプローチ

原因・診断

- 血清Na量に対して，過剰に細胞外液（≒水）が貯留した状態.

❶ 高張性低Na血症（図36-5）

- マンニトール，グリセオール投与や著明な高血糖により細胞外液の浸透圧が上昇⇒細胞内から細胞外に水が移行し，細胞外液量が増えるため，低Na血症となる.
- 血中グルコース濃度が400 mg/dL以上のとき，100 mg/dLの上昇につきs[Na]は1.6 mEq/L低下する.

❷ 等張性低Na血症（図36-6）

- 著明な高TG血症やパラプロテイン血症のため，Na濃度の計算に使われる細胞外液量の値が見かけ上増加した状態.
  - ▶ 溶質（Na），溶媒（水）と無関係な分画が増加する→等張性.

❸ 低張性低Na血症

- 上記以外の病態．臨床上問題となる低Na血症の大半がこれに該当する.
  - ▶ 病歴や血漿浸透圧から高張性と等張性を除外する.
- 有効循環血漿量低下と抗利尿ホルモン（ADH）の作用亢進.
  - ▶ 腎動脈や頸動脈洞の血流減少→体は脱水と判断し，ADH分泌亢進→水再吸収が亢進し，希釈性にs[Na]低下.
- 心不全，肝不全，腎不全に伴う細胞外液量増大タイプ，脱水に伴う細胞外液量減少タイプ，それ以外の原因（抗利尿ホルモン不適合分泌症候群[SIADH]，副腎不全，甲状腺機能低下症，心因性多飲など）に伴う細胞外液量正常タイプに分類される.
- 細胞外液量の増加や減少を除外できた場合に，体液量正常のタイプと診断できる.

症 状

- 症状を呈するのは主に急性低Na血症.

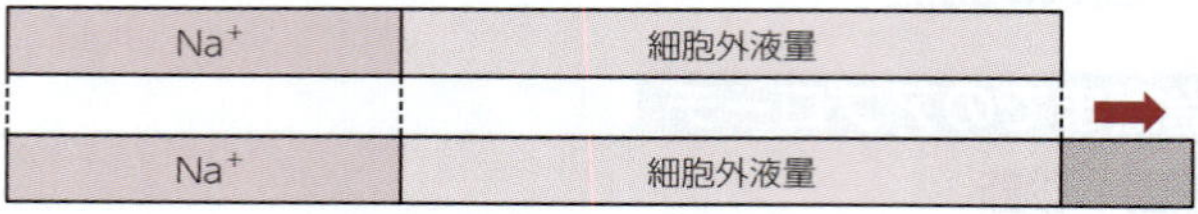
Na⁺
細胞外液量
Na⁺
細胞外液量

図36-5　「分母」が実際に増加

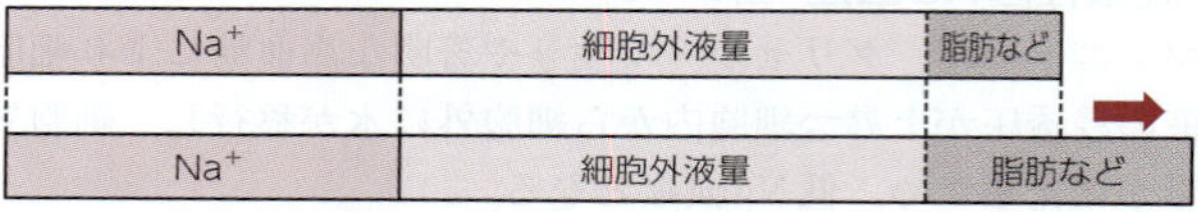
Na⁺
細胞外液量
脂肪など
Na⁺
細胞外液量
脂肪など

図36-6　「分母」が見かけ上増加

► 悪心・嘔吐，頭痛，脱力，けいれん，意識障害など．
- 慢性低Na血症では無症状のことが多い．

急性期治療

- 高張食塩水を用いるのは急性かつ症候性の低Na血症のみ．
- 発症後48時間以内なら急性，それ以外はすべて慢性．

補正スピードの目安

- 急性：≦1 mEq/L/時かつ≦8～10 mEq/L/日
- 慢性：≦1 mEq/L/時かつ≦8 mEq/L/日

- 血清Naや尿中Na/K濃度を測定し，過補正にならないようにする．

✕DON'T 浸透圧性脱髄症候群（osmotic demyelination syndrome：ODS）の誘因となるため，低Na血症を急に補正しない．ODSを発症したり，s［Na］が過補正となったりしたら5%ブドウ糖液でNaを希釈する．

❶ 急性かつ症候性の低Na血症治療

- 3%高張食塩水のボーラス投与で治療する．

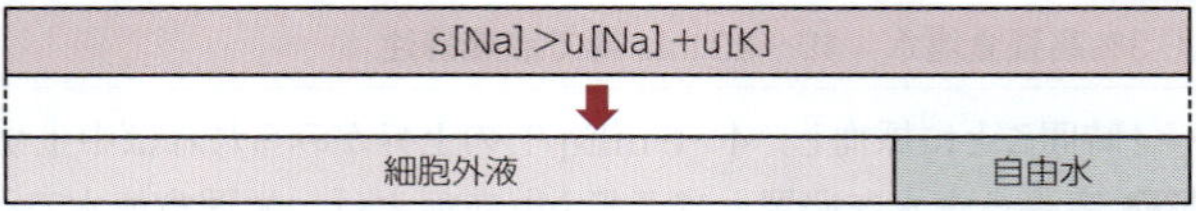
s[Na]>u[Na]+u[K]
細胞外液
自由水

図36-7　自由水の分だけNaは濃縮される

処方例

① 3%高張食塩水 100 mL　10 分かけて緩徐に静注
　＊症状が改善するまで上記を最大 3 回まで実施する
　(3%高張食塩水：生理食塩水 400 mL＋10%食塩水 120 mL)

- 上記の治療中は1〜2時間ごとに採血し，4〜6 mEq/Lの上昇がみられれば治療を緩め，6〜12時間ごとに採血フォローアップする．
- s[Na]が再度低下すれば，上記を繰り返す．

❷ 慢性もしくは無症候性の低Na血症治療

- 細胞外液量の減少(脱水)を伴う場合は，生理食塩水を投与する．

処方例

①生理食塩水　80〜100 mL/時で点滴静注

- 採血検査(s[Na])に加えて尿生化学検査(u[Na]，[K])を測定する．
  - ► 有効浸透圧物質濃度を規定するのは，血清中では主にNa，尿中では主にNa，Kである．
- u[Na]+u[K]<s[Na]であれば，水制限や薬剤調整．
  - ► 初期は6〜12時間ごとに採血し，s[Na]をモニタリングする．
  - ► u[Na]+u[K]<s[Na]ならば，細胞外液より薄い尿が出ており，体内のNaは濃縮される(図36-7)．したがって，飲水制限や利尿薬の投与のみで低Na血症の改善が見込まれる．
  - ► ループ利尿薬はNaを排泄するが，細胞外液と比較し低張な尿であることが多く，細胞外液量増大の低Na血症に対し有用である．
  - ► トルバプタンはSIADHに対する効能が承認されている．強力な水利尿作用があり，高Na血症に留意する．
- u[Na]+u[K]>s[Na]であれば，3%高張食塩水の持続投与．

処方例

① **3%高張食塩水　10〜20 mL/時で点滴静注**

↳4時間ごとに採血し，4〜6 mEq/Lの上昇がみられれば中止する．

×DON'T 高張食塩水を必要とする低Na血症より，生理食塩水で改善する低Na血症の頻度が高い．自然に改善する低Na血症に高張食塩水を投与してはいけない．

Na投与による補正の予測式の一例

- 輸液を1L投与したときの血清Na変化（ΔNa）の予測
  ΔNa＝〔輸液中（Na＋K）－血清Na〕÷（TBW＋1）
- 尿が1L排泄されることによる血清Na変化（ΔNa）の予測
  ΔNa＝〔血清Na－尿（Na＋K）〕÷（TBW−1）
- 体内総水分量（total body water：TBW）（L）
  男性は体重（kg）×0.6，女性は体重×0.5

Check✔

以下の場合は，専門医にコンサルト
- s［Na］≦119 mEq/L
- u［Na］＋u［K］＞s［Na］
- s［Na］が8 mEq/L/日を超えて補正されたとき

慢性期へのアプローチ

- 適切な食事摂取，飲水のための環境調整．
- 上記で維持困難の場合は少量の利尿薬を用いる．
- 心因性多飲症に起因する場合は心理面でのケアも必要である．

B　高Na血症

治療までのアプローチ

原　因

- 高Na血症では，飲水行動か尿濃縮に問題がある．
  - ▶水を飲めない：水を入手できない砂漠など．
  - ▶口渇を訴えられない：乳幼児や高齢者，意識障害，鎮静中．
  - ▶口渇を自覚しない：頭蓋内疾患による口渇中枢の不応．

► ADHが分泌されない：中枢性尿崩症.
► ADHの反応性低下：腎性尿崩症.
- 飲水行動の問題がベースに存在することが多い.
- 高率で細胞内脱水を合併している.

症　状

- 口渇，発熱，錯乱，けいれん，意識障害など.

急性期治療

- 細胞内脱水を改善させる.

処方例

〈症候性もしくは急性の場合〉
① 5%ブドウ糖液　80〜100 mL/時で点滴静注

↳補正速度の上限は低Na血症と同様に考えてよい.

補正スピードの目安

- 急性：≦1〜2 mEq/L/時かつ≦8〜10 mEq/L/日
- 慢性：≦1 mEq/L/時かつ≦8 mEq/L/日

- 推定自由水欠乏量（L）はTBW×〔（s［Na］÷140）−1〕. この計算式には補正中の水分喪失（尿，便，発汗）は考慮されていない.
- 血清Naをモニターし，過補正にならないようにする.

慢性期へのアプローチ

- 適切な食事摂取，飲水のための環境調整.
- 中枢性尿崩症や腎性尿崩症が疑われる場合は専門医にコンサルトする.

Ⅳ カルシウム(Ca)代謝の異常

- 血清Ca濃度は主に副甲状腺，骨，腎臓，腸管により制御される．
- イオン化Caは測定が難しいため，以下の式で補正する．
  補正Ca(mg/dL)＝実測Ca(mg/dL)＋〔4－Alb(g/dL)〕

A 高Ca血症

治療までのアプローチ

原 因

- 薬剤や悪性腫瘍，副甲状腺機能亢進症，長期臥床(骨からのCa融解)が原因．
- 薬剤性ではビタミンD過剰摂取の頻度が高い．経口Ca製剤の併用例で，特に注意が必要．

症 状

- 消化器系：便秘，嘔吐，腹痛，食思不振．
- 腎尿路系：多尿(→口渇・多飲)，尿路結石．
- 循環器系：QT短縮，徐脈，血圧上昇．
- 神経系：意識障害．
- 全身症状：脱力，倦怠感．

急性期治療

- 大量補液による尿中排泄促進を基本とする．
- ループ利尿薬の併用も有用である．
- 悪性腫瘍による高Ca血症では，ビスホスホネート製剤点滴も用いられる．
- 意識障害を伴う場合や心不全などの大量補液が困難な病態では，血液透析を検討する．
- 状況に応じて，以下の①～③のいずれかを処方する．

処方例

①
- 生理食塩水　80 mL/時で点滴静注
- フロセミド 20 mg　静注*
  *：脱水が十分に解除された後

②エルカトニン（エルシトニン®）　40 単位/回　1日2回　筋注

③ゾレドロン酸水和物（ゾメタ®）4 mg　15分かけて静注

慢性期へのアプローチ

- 薬剤性の場合は原因薬剤を中止する.
- 食事中のCa摂取を減らす.

B　低Ca血症

治療までのアプローチ

原　因

- 副甲状腺機能低下症やビタミンD欠乏（低栄養や腎不全）.
- 薬剤性はゲンタマイシン，シスプラチン，フロセミド，フェノバルビタールなど.
  - ▶ 血液製剤に含まれるクエン酸はイオン化Caをキレートするため，大量輸血や血漿交換の際は低Ca血症に注意.
- 過換気症候群でもイオン化Ca低下により症状をきたす.
- 低Mg血症が原因となることもある.

症　状

- 循環器系：QT延長，血圧低下.
- 神経系：けいれん，Chvostek徴候，Trousseau徴候.

急性期治療

- 症状を伴う場合はCa製剤を静注投与する.

処方例

①8.5% グルコン酸カルシウム（カルチコール®）水溶液 10 mL
数分かけて緩徐に静注

✕DON'T ジギタリス製剤使用中は投与禁忌，またCa製剤と重炭酸，クエン酸，シュウ酸などは配合禁忌.

- 軽度〜中等度の低Ca血症では経口のCa製剤，ビタミンD製剤.
- 低Mg血症が背景にある場合はMgを補充する（◎本項→マグネシウム（Mg）代謝の異常）.

慢性期へのアプローチ

- 経口のCa製剤，ビタミンD製剤で維持する．

Ⅴ マグネシウム（Mg）代謝の異常

- 体内のMgの大部分は骨と軟部組織にある．
- 血清濃度と体内のMg量は必ずしも対応しない．
- 摂取量や排泄量の異常が血清Mg異常をもたらす．

Check✓

〈血清Mgを測定するべき病態〉
意識障害，腱反射消失，徐脈，アルコール中毒，慢性の下痢，低栄養，ループ・サイアザイド系利尿薬の使用，心室性不整脈，遷延する低K・低Ca血症，ICU入室中の重症患者

A　高Mg血症

治療までのアプローチ

原　因

- 多くは，腎不全による排泄低下と摂取過剰が重なっている．
  - ▶ 腎不全では通常量のMg含有薬剤投与でもMgが上昇しうる．

症　状

- 循環器系：血圧低下，徐脈，房室ブロック，心停止．
- 神経系：腱反射低下，意識障害，四肢麻痺．

急性期治療

- Mg製剤中止で改善することが多いが，心電図異常があれば積極的介入を要する．
- **心停止予防**：Ca製剤静注（①）．
- **Mg排泄の促進**：補液と利尿薬の併用（②）．
- 必要に応じて血液透析も検討する．

処方例

① 8.5% グルコン酸カルシウム（カルチコール®）水溶液 10 mL
数分かけて緩徐に静注*

② ● フロセミド 10〜20 mg　静注
● 生理食塩水　80〜100 mL/時で点滴静注

↳心電図異常のある高Mg血症であれば，原則①，②の両方を使用.

↳心電図異常のない場合は②のみでもよい.

✕DON'T　*：ジギタリス製剤使用中の患者では徐脈や房室ブロックを誘発するため，①は使用しない（グルコン酸カルシウムは使用禁忌）.

慢性期へのアプローチ

- Mg製剤を減量，中止する.

B　低Mg血症

治療までのアプローチ

原　因

1. 食事量低下や低栄養に伴う摂取不足.
2. 消化管や腎からの喪失（下痢，利尿薬の多用）.
   ► 慢性アルコール中毒は1，2の両面から低Mg血症となる.

症　状

- 循環器系：心室性不整脈.
- 神経系：筋力低下，テタニー.
- 低Mg血症に随伴する低K血症や低Ca血症による症状.

急性期治療

- Mg製剤の投与による補充
  ► 軽症なら経口Mg製剤，重症なら硫酸マグネシウムの静注.
  ► 経口Mg製剤は下痢を誘発→消化管からのMg喪失に注意.
- 状況に応じて，以下の①〜③を処方する.

処方例

①硫酸マグネシウム注 1 mEq/mL 20 mL
10 分程度かけて緩徐に静注
②①を 20〜60 mL/日で持続点滴
③硫酸マグネシウム，酸化マグネシウム　経口

↳s［Mg］＜1.0 mg/dL かつ症候性の場合に静注投与を検討．
↳持続点滴する場合は，静脈炎予防の観点から中心静脈を推奨．

慢性期へのアプローチ

- 利尿薬や下剤の適正な利用，禁酒指導．
- 下痢に注意しつつ，経口 Mg 製剤の使用を検討する．

Ⅵ 各電解質異常をきたす代表的な薬剤

表36-1　各電解質異常をきたす代表的な薬剤

高Na血症	トルバプタン，炭酸リチウム，デメクロサイクリン，ループ利尿薬，マンニトール，グリセリン
低Na血症	ループ利尿薬・サイアザイド系，NSAIDs，インダパミド，抗てんかん薬，SU薬，抗悪性腫瘍薬，抗うつ薬，抗精神病薬，免疫抑制薬，麻薬
高K血症	ACE 阻害薬，ARB，直接的レニン阻害薬，アルドステロン受容体拮抗薬，NSAIDs，CNI，ST合剤，ヘパリン，メシル酸ナファモスタット，トリアムテレン，ペンタミジン，β_2受容体遮断薬，過量のジギタリス，ジアゾキシド，ミノキシジル，サクシニルコリン，アルギニン，マンニトール，グリセリン
低K血症	利尿薬，ジヒドロピリジン系Ca拮抗薬，漢方薬（甘草），β_2受容体刺激薬，インスリン，抗菌薬，抗真菌薬，抗ウイルス薬，抗悪性腫瘍薬，甲状腺ホルモン薬，テオフィリン
高Ca血症	活性型ビタミンD3製剤，Ca含有製剤，サイアザイド系利尿薬，ビタミンA，レボチロキシン，テオフィリン
低Ca血症	ビスホスホネート製剤，エルカトニン，デノスマブ，エストロゲン製剤，プロトンポンプ阻害薬，ヒスタミンH_2受容体拮抗薬，クエン酸，アミノグリコシド系抗菌薬，シスプラチン，フロセミド，フェノバルビタール

他にも原因となる薬剤が多くあるので注意．
ARB：アンジオテンシンⅡ受容体拮抗薬，CNI：カルシニューリン阻害薬．

Ⅶ 酸塩基平衡異常の患者を診たら

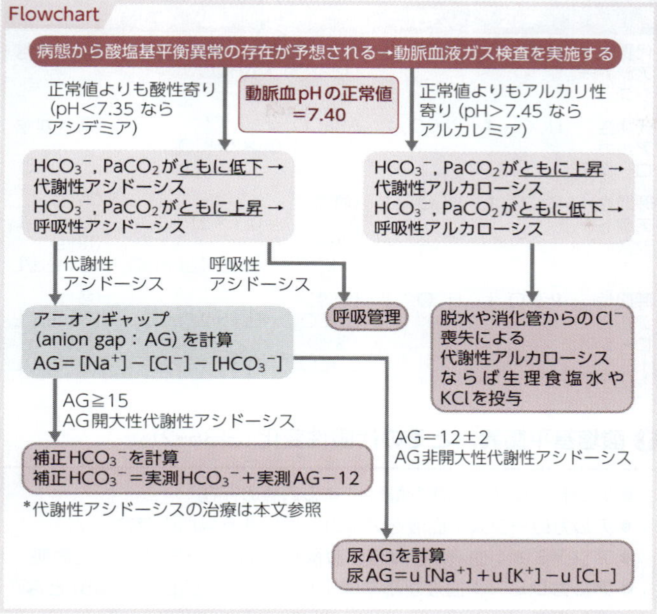

Flowchart
病態から酸塩基平衡異常の存在が予想される→動脈血液ガス検査を実施する
正常値よりも酸性寄り（pH＜7.35 ならアシデミア）
動脈血pHの正常値＝7.40
正常値よりもアルカリ性寄り（pH＞7.45 ならアルカレミア）
HCO_3^-, $PaCO_2$がともに低下→代謝性アシドーシス
HCO_3^-, $PaCO_2$がともに上昇→呼吸性アシドーシス
HCO_3^-, $PaCO_2$がともに上昇→代謝性アルカローシス
HCO_3^-, $PaCO_2$がともに低下→呼吸性アルカローシス
代謝性アシドーシス
呼吸性アシドーシス
呼吸管理
脱水や消化管からのCl^-喪失による代謝性アルカローシスならば生理食塩水やKClを投与
アニオンギャップ（anion gap：AG）を計算
AG＝[Na^+]－[Cl^-]－[HCO_3^-]
AG≧15
AG開大性代謝性アシドーシス
AG＝12±2
AG非開大性代謝性アシドーシス
補正HCO_3^-を計算
補正HCO_3^-＝実測HCO_3^-＋実測AG－12
*代謝性アシドーシスの治療は本文参照
尿AGを計算
尿AG＝u[Na^+]＋u[K^+]－u[Cl^-]

図36-8　酸塩基平衡異常の患者をみたら

一通りの評価ができたら代償が予測範囲（表36-2）に収まっているか確認し，病態の取りこぼしがないようにする．

Check

- アシデミアかアルカレミアかを判断する
- 代謝性か呼吸性か，代償が適切かを評価する

Check

〈動脈血液ガスの正常値〉

pH：7.40，$PaCO_2$：40 mmHg，HCO_3^-：24 mEq/L

表36-2　各種酸塩基平衡異常における一次性変化と代償性変化

	一次性変化	代償性変化	代償性変化の予測範囲	代償の限界値
代謝性アシドーシス	HCO_3^-↓	$PaCO_2$↓	$\Delta PaCO_2 =$ $(1 \sim 1.3) \times \Delta HCO_3^-$	15 mmHg
代謝性アルカローシス	HCO_3^-↑	$PaCO_2$↑	$\Delta PaCO^2 =$ $(0.5 \sim 1.0) \times \Delta HCO_3^-$	60 mmHg
呼吸性アシドーシス	$PaCO_2$↑	HCO_3^-↑	〈急性〉 $\Delta HCO_3^- = 0.1 \times \Delta PaCO_2$ 〈慢性〉 $\Delta HCO_3^- = 0.35 \times \Delta PaCO_2$	〈急性〉 30 mEq/L 〈慢性〉 42 mEq/L
呼吸性アルカローシス	$PaCO_2$↓	HCO_3^-↓	〈急性〉 $\Delta HCO_3^- = 0.1 \times \Delta PaCO_2$ 〈慢性〉 $\Delta HCO_3^- = 0.35 \times \Delta PaCO_2$	〈急性〉 18 mEq/L 〈慢性〉 12 mEq/L

❶ 酸塩基平衡異常とその代償性変化（表36-2）

- アシドーシス：血液を酸性にする病態の存在
- アルカローシス：血液をアルカリ性にする病態の存在
- アシデミア：血液が基準値より酸性（$pH < 7.35$）となった病態
- アルカレミア：血液が基準値よりアルカリ性（$pH > 7.45$）となった病態

- 動脈血pHの基準値である7.40を保つため，代償機構が働く．
- 腎でのHCO_3^-の調節，肺でのCO_2の調節がある（表36-2）．
  - ▶ 代謝性変化に対する呼吸性代償（CO_2変化）は分単位．
  - ▶ 呼吸性変化に対する代謝性代償（HCO_3^-変化）は分と日の単位．
- 代償は一次性変化を上回らない．
- pHが7.40から大きく動いていれば，複数の病態が存在する．

複数の酸塩基平衡異常の合併を疑うべき例

- 動脈血$pH < 7.2$：代謝性＋呼吸性の両アシドーシスの合併
- 動脈血$pH > 7.6$：代謝性＋呼吸性の両アルカローシスの合併

❷ アニオンギャップ（AG）

- 血液中の主要な陽イオン（Na^+）と主要な陰イオン（Cl^-とHCO_3^-）の差．通常測定されない陰イオンの量を反映する．

Check✔

$AG = [Na^+] - [Cl^-] - [HCO_3^-]$　…①

AGの正常値は12±2，$[HCO_3^-]$の正常値がおよそ24なので

①⇔ $[Na^+] - [Cl^-] = AG + [HCO_3^-] \fallingdotseq 36$（正常時）より

- $[Na^+] - [Cl^-] < 36$→多くは$[HCO_3^-]$低下を示唆する
- $[Na^+] - [Cl^-] > 36$→多くは$[HCO_3^-]$上昇を示唆する

▶ $[Cl^-]$高値は，AG非開大性代謝性アシドーシスを示唆することが多い（AG正常＋$[HCO_3^-]$低下）．

▶ AG開大性代謝性アシドーシス単独では，$[Na^+] - [Cl^-]$は正常値をとる．$[HCO_3^-]$が低下する病態が他に併存すると，AG上昇＜$[HCO_3^-]$低下→$[Na^+] - [Cl^-] < 36$となる．

AGの正常範囲が変化する病態

- 低Alb血症では，陰性荷電であるAlbが減少するため，1 g/dLの低下につきAGは2.5下がる
- 多発性骨髄腫などでは，陽性荷電であるIgGが1 g/dL上昇するごとにAGは0.9下がる
  - ・上記の場合，AGの正常値が12±2未満になるので注意

❸ 補正HCO_3^-

- 実測HCO_3^-＋ΔAG（AGの増分）で計算される．
- AG開大性代謝性アシドーシス単独であれば，補正HCO_3^-は正常値をとる．補正HCO_3^-が高値であれば代謝性アルカローシス（嘔吐など）の合併が，補正HCO_3^-が低値であればAG非開大性代謝性アシドーシス（下痢など）の合併が示唆される．

Ⅷ アシドーシスの診断と治療

A 代謝性アシドーシス

- HCO_3^-を低下させる病態.
- 重度の代謝性アシドーシスは高K血症を呈しやすい.
- 重症例では血圧低下や意識障害を呈する.
- ビタミンB_1欠乏による乳酸アシドーシスは，必ず鑑別に挙げる.

治療までのアプローチ

原因・診断

❶ AG非開大性代謝性アシドーシス

- AG非開大性代謝性アシドーシスの原因は以下のとおり.
  - ► 酸排泄障害
    - ・遠位尿細管性アシドーシス.
    - ・高K血症性尿細管アシドーシス.
    - ・アルドステロン欠乏.
    - ・中等度の腎不全.
  - ► 腎からのHCO_3^-の喪失
    - ・近位尿細管性アシドーシス.
  - ► 腸管からのHCO_3^-の喪失
    - ・下痢.
    - ・腸瘻.
  - ► Cl^-の過剰負荷
    - ・生理食塩水の大量負荷.

AG非開大性代謝性アシドーシスにおける尿AG

- ● AG非開大性代謝性アシドーシスでは尿AGの計算が有用である
- ● AG非開大性代謝性アシドーシスにおいて
  - ・尿AG＝u [Na^+] ＋u [K^+] －u [Cl^-] が負の値→下痢
  - ・尿AGが正の値→腎不全，遠位尿細管性アシドーシスなど

❷ AG開大性代謝性アシドーシス

- AG開大性代謝性アシドーシスの原因は以下のとおり.
  - ► 不揮発酸の蓄積

・ケトアシドーシス.
・乳酸アシドーシス：末梢循環不全，敗血症，ビクアナイド，ビタミン B_1 欠乏.
・薬物中毒：サリチル酸，エタノール，メタノール，エチレングリコール.

► 酸排泄障害
・高度の腎不全.

急性期治療

- 治療の基本は原疾患の治療.
  ► 薬物中毒時には，体外循環による原因薬物の除去も検討する.
- 急性の代謝性アシドーシスに対するアルカリ製剤（炭酸水素ナトリウム）の投与は，かえって予後を悪くする報告もある.
  ► CO_2 も蓄積しうるし，Na負荷にもなる.
- 高度の代謝性アシドーシスでは血液透析を行う.
- 慢性の代謝性アシドーシスには重曹を経口投与する.

B 呼吸性アシドーシス

治療までのアプローチ

病　態

- 肺胞低換気による CO_2 の蓄積.
  ► 呼吸中枢の抑制，呼吸筋麻痺，肺疾患で起こる.
- 代謝性代償で HCO_3^- が上昇するが，この変化には数日かかる.
  ► 急性期には HCO_3^- は上昇しないことがある.

症　状

- 頭痛，意識障害，CO_2 ナルコーシスが主な症状.

急性期治療

- 換気をよくして CO_2 放出を図る.

図 アルカローシスの診断と治療

A 代謝性アルカローシス

治療までのアプローチ

症状・原因・診断

- 重症例では，血圧低下や低Ca血症，低K血症を呈する．
- HCO_3^-の一次的な上昇あるいはH^+の一次的な低下が原因．
  - 大量の重曹・クエン酸投与（輸血など）．
  - 細胞外液量の低下（Cl欠乏）．
- H^+が低下する病態は以下のとおり．
  - 消化管からの喪失：嘔吐・ドレナージ．
  - 腎からの喪失：利尿薬・アルドステロン作用亢進．
  - 細胞内への移行：低K血症．
- 実際には，上記をベースにして，以下の1～3などがないと代謝性アルカローシスは成立しない（重曹やクエン酸を負荷しても腎機能が正常ならすぐに排泄される）．
  1. GFR低下（有効循環血漿量低下や腎不全）
  2. Cl^-欠乏
  3. 低K血症
- まず，有効循環血漿量低下がないか評価する．
  - u［Cl^-］＜20 mEq/Lなら脱水の関与．
  - u［Cl^-］＞20 mEq/Lなら利尿薬の関与，Bartter症候群，Gitelman症候群．
- 有効循環血漿量低下がなければアルドステロン作用亢進（→高血圧）を疑い，血漿レニン活性やアルドステロンを測定する．
  - 高レニン：腎動脈狭窄，レニン酸性腫瘍，悪性高血圧．
  - 低レニン・高アルドステロン：原発性アルドステロン症．
  - 低レニン・低アルドステロン：偽アルドステロン症，Cushing症候群，Liddle症候群．
- 甘草含有薬剤（主に漢方薬）による偽アルドステロン症では，著明な低K血症とそれに続発する代謝性アルカローシスを呈する．

急性期治療

- 循環血漿量低下：生理食塩水投与．適宜K補充．
- 循環血漿量正常・増加：病態に応じた治療．
  - ► 症候性かつ重症のアルカローシスでは，血液透析も考慮する．

B　呼吸性アルカローシス

治療までのアプローチ

病　態

- 過換気によるCO_2の低下．
- 低酸素血症（肺機能障害や急性心不全），呼吸中枢の刺激（くも膜下出血や脳腫瘍など）で起こる．
- 不安に伴う過換気症候群もよくみられる．

症　状

- 低Ca血症の症状（テタニーなど）を呈することがある．

急性期治療

- 原疾患に対する治療を実施する．

よくあるレジデントの疑問 Clinical Question

Q 静注の炭酸水素ナトリウム（メイロン®）の使い方について教えてください．

A 炭酸水素ナトリウムの経静脈的投与を推奨できるタイミングは限定的です．炭酸水素ナトリウムを投与すると，高CO_2血症を惹起し細胞内アシデミアが悪化しうること，Na負荷が多い（Na^+濃度はメイロン®静注7％で833 mEq/L，メイロン®静注8.4％で1,000 mEq/Lであり，これは3％高張食塩水よりも高い）ことから，投与により全身状態が悪化する懸念があるからです．

AG開大性代謝性アシドーシスのなかで，腎不全に伴う代謝性アシドーシスや糖尿病性ケトアシドーシスでは原疾患の治療（腎不全の場合は血液透析を含む）によりアシデミアが改善することがほとんどです．一方で，末梢循環障害に伴う乳酸アシドーシスではアシデミアが急速に進行する可能性があり，換気が保たれていることを前提として（必要ならば人工呼吸器管理が実施された状況で），炭酸水素ナトリウムの静注を検討する場合があります.

AG非開大性代謝性アシドーシスについては主たる病態がHCO_3^-欠乏であるため，重度のアシデミアであれば炭酸水素ナトリウムの静注も考慮されます.

参考文献

- 柴垣有吾：より理解を深める！ 体液電解質異常と輸液 改訂3版，中外医学社，2007
- 冨永直人 他：水電解質異常をきたす薬剤性腎障害．日腎会誌 54：991-998，2012

37 輸液療法

I 輸液療法の概要 (図37-1)

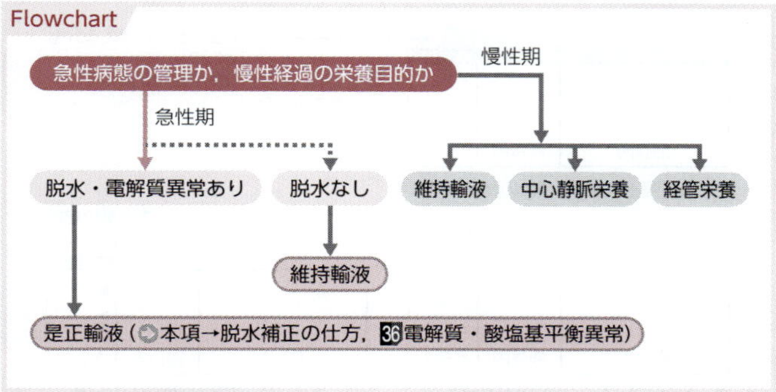

Flowchart
急性病態の管理か，慢性経過の栄養目的か
慢性期
急性期
脱水・電解質異常あり
脱水なし
維持輸液
中心静脈栄養
経管栄養
維持輸液
是正輸液（本項→脱水補正の仕方，36電解質・酸塩基平衡異常）

図37-1　輸液療法の選択

勤務する医療機関で採用されている輸液製剤，栄養製剤をあらかじめ確認しておき，治療開始の際に速やかに処方を組み立てられるようにしておく．

Check✔

- 体液の分布，輸液の分布を理解する
- 輸液の目的を考え，維持輸液/是正輸液を適切に選択する
- 急速輸液が必要な状況を理解し，適切な脱水補正ができる

❶ 水の分布

a. 体液の分布

- 水は体重の約60％を占め，約40％が細胞内液，約20％が細胞外液として存在する．
- 細胞外液（20％）のうち，血漿は約5％，細胞間質液は約15％．
  - ► 正常な体液分布であれば，血管内：間質：細胞内＝1：3：8となる．
- 異常な体液分布として，①間質への過剰分布（浮腫），②体内cavityへの貯留（胸水，腹水，心嚢水など）が挙げられる．

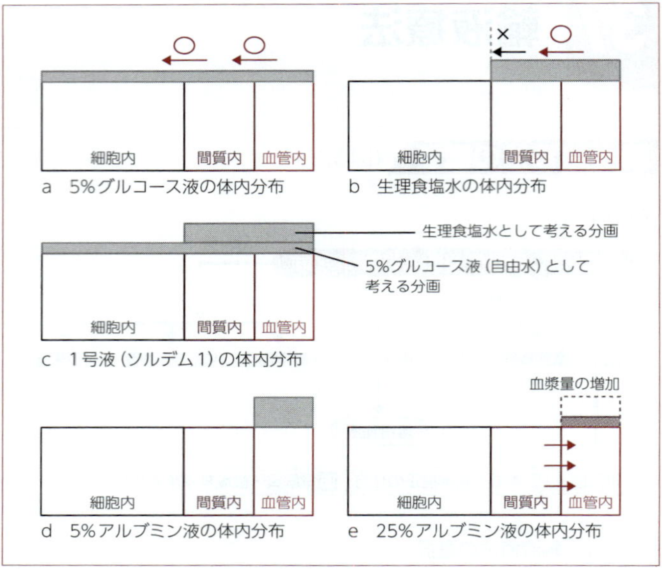
細胞内
間質内
血管内
a　5%グルコース液の体内分布
×
細胞内
間質内
血管内
b　生理食塩水の体内分布
生理食塩水として考える分画
5%グルコース液（自由水）として考える分画
細胞内
間質内
血管内
c　1号液（ソルデム1）の体内分布
血漿量の増加
細胞内
間質内
血管内
d　5%アルブミン液の体内分布
細胞内
間質内
血管内
e　25%アルブミン液の体内分布

図37-2　輸液の体内分布と水の移動

a：グルコースは体内へ入ると速やかに代謝されるため，糖液は自由水として3つのコンパートメントに均等に分布する．
b：NaClは細胞内外の移動が制限されるため，細胞外に分布する．
c：1号液は自由水と生理食塩水が2：3で混合されたものなので，投与量の2/5が全コンパートメントに，3/5が細胞外に分布する．
d：通常，Albは血管を透過しないため，血管内にのみ分布する．
e：高濃度Albが血管内に入ると，膠質浸透圧により間質から血管内へ水の移動が起こる．

b. 輸液の分布（図37-2）

- 輸液＝水・電解質・栄養などを経静脈的に補給すること．
  - ► 補給された成分は血管内→間質→細胞内の順に移動する．
  - ► 細胞内に直接補給することは不可能であるし，静脈内に投与した補液のすべてが有効循環血漿量になるわけではない．
  - ► 病態に応じて，適切な輸液成分を選択する（主にNa濃度）．
- 膠質浸透圧（主にAlb濃度による）が血管内外の水の移動を，晶質浸透圧（主にNa濃度による）が細胞内外の水の移動を起こす．
- 糖は速やかに代謝されるため，糖液中の水は自由水として全コンパートメントに分布する（血管内：間質：細胞内＝1：3：8）

(図37-2a).

- 生理食塩水やリンゲル液などの細胞外液は，血管内および間質内のみに分布する（血管内：間質：細胞内＝1：3：0）（図37-2b).
- 1号液は自由水と生理食塩水が2：3で混合されたものなので，投与量の2/5が全コンパートメントに，3/5が細胞外に分布する（図37-2c).
  - ▶ その他の輸液も生理食塩水とブドウ糖液を混和したものと考えることで分布の計算がしやすくなる.
- アルブミン液などの膠質液は血管内へ分布する（図37-2d，e).
- 重症感染症や外傷による炎症のために毛細血管の透過性が亢進すると，血管外へAlbとともに水が漏出することがある.

❷ 輸液の目的

a. 維持輸液

- 体から喪失する水・電解質を補充し，体液のバランスを維持することを目的とした輸液．経口摂取が低下した際に実施する.

各臓器による水分の喪失量

- 腎（尿）：700～1,000 mL/日以上
- 消化管（主に便）：200 mL/日程度
- 呼吸器・皮膚：不感蒸泄として 12～15 mL/kg

＊一方，経口摂取や補液といった体外からの水分の獲得に加えて，栄養素の代謝により約 300 mL/日程度の水が体内で生成される（代謝水）

1日の水分喪失量（V）

下記の式で概算される

V（mL）＝2,000＋〔体重（BW）（kg）－50〕×25

＊例えば，60 kg の患者であれば，2,250 mL/日となる

- 下痢の患者では便からの水分喪失は大きくなり，発熱患者では不感蒸泄量は大きくなる．また，人工呼吸管理中の患者は人工鼻による保湿効果のため，呼気による喪失（不感蒸泄の約1/3）はほぼ無視できる.

電解質の喪失

主に腎臓と消化管からである
- Na：60～70 mEq/日程度
- K：30～40 mEq/日程度

- 3号液2Lを投与することで，成人が1日に喪失する水分と電解質を補充できるため，3号液は維持輸液用製剤と呼ばれる．
- ただし，嘔吐・下痢は消化管からの電解質喪失量を多くし，腎不全では尿による電解質喪失量が少なくなるため，適宜調整が必要となる．特に腎不全患者はK排泄が低下しているため，低K血症を認めない限りはKを含まない輸液で開始した方が安全である．

b. 是正輸液

- 水分または電解質の補正を目的とした輸液で，体内の水分または電解質のバランスが崩れている患者が対象．
- 本項では脱水の補正について述べる．
  - ▶ 電解質の補正方法（➡36電解質・酸塩基平衡異常）．

❸ 脱水補正の仕方

- 脱水とは，体液（主として水，Na）の欠乏を意味する．
- 脱水が疑われる病歴と身体所見は以下のとおり．
  - ▶ 病歴：食事・飲水量低下，口渇，尿量低下，嘔吐・下痢の持続，発汗，発熱，体動困難，意識障害．
  - ▶ 身体所見：頻脈，頻呼吸，体重減少，血圧低下，皮膚ツルゴール低下，capillary refiling timeの延長，口腔粘膜・舌乾燥，腋窩乾燥，眼球陥没．

a. 体液欠乏量の推測

1. 体重：欠乏量（kg）＝健常時体重（kg）－現在の体重（kg）
2. Ht：欠乏量（kg）＝〔1－45/Ht（%）〕×現在の体重（kg）×0.6

＊健常時体重がわかるなら1を，不明なら2を用いる

b. 緊急性の評価

1. バイタルサインの測定→ショックあり
   急速輸液が必要．生理食塩水を 1,000〜2,000 mL/時で投与し，輸液による反応を評価する
2. ショックなし
   脱水に伴う乏尿（腎前性腎不全）になっている可能性を考え，初期輸液は K を含まず，細胞内へも分布する輸液製剤（基本的には 1 号液［開始液］）の使用が無難である
   初期投与速度は 200〜400 mL/時程度とし，バイタルサインや尿量などをみて 100〜200 mL/時程度に緩め，推測される体液欠乏量を補正する

- ただし，心機能障害がある場合は，投与速度の緩和を考慮する．

II 中心静脈栄養

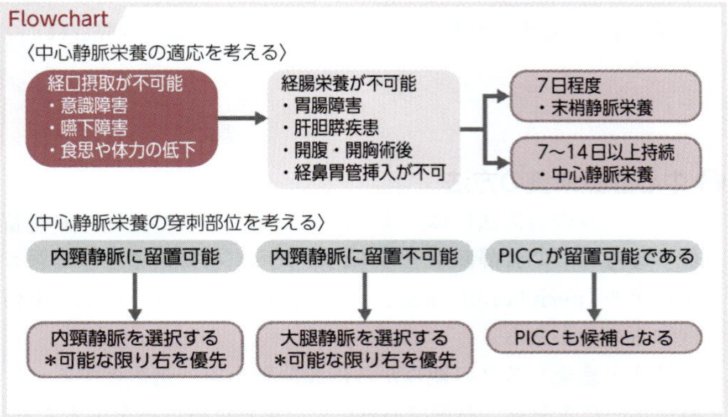
Flowchart
〈中心静脈栄養の適応を考える〉
経口摂取が不可能
・意識障害
・嚥下障害
・食思や体力の低下
経腸栄養が不可能
・胃腸障害
・肝胆膵疾患
・開腹・開胸術後
・経鼻胃管挿入が不可
7日程度
・末梢静脈栄養
7〜14日以上持続
・中心静脈栄養
〈中心静脈栄養の穿刺部位を考える〉
内頸静脈に留置可能
内頸静脈に留置不可能
PICCが留置可能である
内頸静脈を選択する
＊可能な限り右を優先
大腿静脈を選択する
＊可能な限り右を優先
PICCも候補となる

図 37-3　中心静脈栄養の適応と穿刺部位の選択

Check

- 中心静脈栄養（total parenteral nutrition：TPN）の適応はあるか？
- 患者の状態に即した栄養計画ができているか？
- 必要な栄養素，微量元素を投与できているか？

❶ 中心静脈栄養の適応

- 栄養経路としては，できる限り経口・経腸栄養を選択する.

中心静脈栄養の適応

1. 経口摂取が不可能（意識障害，嚥下障害，食思や体力の低下）
2. 経腸栄養が不可能（胃腸障害，肝胆膵疾患，開腹・開胸術後，経鼻胃管挿入が不可）

1 および 2 の状態が長期間（7～14 日以上）持続すると予想されるもの

末梢静脈栄養

- 絶食期間が 1 週間程度であれば，末梢静脈栄養を検討する
- 溶血や静脈炎予防の観点から，末梢静脈を用いる際は輸液成分の浸透圧比を 0.9～3 の間で調整する
  - ・末梢から投与可能なカロリーには限界がある
- 従来の糖・電解質・アミノ酸製剤に加えて，総合ビタミン・微量元素や脂肪乳剤をあらかじめ配合した製剤も近年発売されている

❷ 中心静脈栄養の方法

- カテーテルの留置法には，①内頸静脈などの中心静脈へ直接留置するもの，②肘静脈などの末梢静脈へ末梢挿入型中心静脈カテーテル（peripherally inserted central catheter：PICC）を留置するものがある.
- 合併症・感染リスクの観点から内頸静脈を第一選択とする.
- 解剖学的に大静脈は右側にあるため，穿刺位置は右を優先する.
- 鎖骨下静脈穿刺は合併症の頻度が高いため，近年はほとんど選択されない.
- PICC は手技によるリスクも感染リスクも少ないが，手技修得者が少ないため，長期留置を目的とした担癌患者などに限定されて導入されることが多い.

❸ 中心静脈栄養の処方

- 中心静脈栄養は長期間の栄養管理を目的としているため，1 日

に必要なカロリー量，水分，電解質，アミノ酸，ビタミン・微量元素，脂肪を過不足なく投与する必要がある．

a. カロリー量

必要カロリー量の計算式

- 総必要エネルギー（total energy expenditure：TEE）
  TEE（kcal/日）＝BEE×activity factor×stress factor
- 基礎エネルギー量（basal energy expenditure：BEE）
  Harris-Benedict の式（BEE［kcal/日］）
  - ・男性：66.5＋13.8×W＋5.0×H－6.8×A
  - ・女性：655.1＋9.6×W＋1.85×H－4.7×A
  W：体重（kg），H：身長（cm），A：年齢（歳）
- activity factor
  - ・寝たきり：1.0，歩行可：1.2，労働：1.4〜1.8
- stress factor
  - ・術後 3 日：軽度侵襲 1.2，中等度侵襲 1.4，高度侵襲 1.8
  - ・臓器障害：1.2＋1 臓器ごとに＋0.2 up
  - ・熱傷：範囲 10％ごとに＋0.2 up
  - ・体温：36℃から 1℃上昇ごとに＋0.2 up

- 1 日あたり 25〜30 kcal/kg が目安である．
- 三大栄養素の割合は，糖質：脂質：蛋白質＝6〜7：1〜2：1〜2 とする．

b. 水分量，電解質

➲本項→維持輸液．

c. アミノ酸

- アミノ酸が蛋白同化へ用いられるためには，NPC/N 比（非蛋白質性カロリー［kcal］と窒素［g］の比）が 150〜200 になるようにする．

必要蛋白量の推定式

$$\text{必要蛋白量（g）} = \frac{6.25\text{（窒素係数）}\times\text{非蛋白質カロリー量}}{150\sim200}$$

- 1日の蛋白質量は0.8〜1.5 g/kgを目安とする.

d. ビタミン・微量元素

- 中心静脈栄養下ではビタミンや微量元素欠乏症をきたすことがある. 特に, 輸液開始直後の消化器症状(悪心・嘔吐, 腹痛), 重篤な乳酸アシドーシス, Wernicke 脳症(眼振, 外眼筋麻痺, 失調, 意識障害)の出現はビタミンB_1欠乏を疑う.
  - ► ビタミンB_1は1日3 mg以上の投与が必要とされる.
- 中心静脈栄養用のマルチビタミン製剤や微量元素製剤は1Aあたりが成人の1日必要量に設定されていることが多い.

処方例

①
- **マルチビタミン製剤（ビタジェクト, ダイメジン・マルチ） 1日1V　混注**
- **微量元素製剤（ミネリック®-5, エレメンミック®） 1日1V　混注**

↳中心静脈栄養用の輸液キットは, ビタミン製剤や微量元素が含有されているものがあるため, 成分をよく確認する(例：フルカリック®にはマルチビタミンが含有されている).

e. 脂肪製剤

- エネルギー源の確保や, 必須脂肪酸の供給目的に投与する.
- 脂肪製剤を高カロリー輸液製剤と混合すると, 脂肪滴の増大から脂肪塞栓のリスクとなり, 感染リスクも上昇するため, 混合せずにできる限り末梢から投与する.

処方例

①イントラリポス® 20%など 100 mL　3回/週

❹ 中心静脈栄養の実際

- 急に高カロリー輸液を開始すると, 急激な血糖上昇により血糖コントロールの悪化や肝機能障害が起こりうるため, 糖濃度の低いものから開始し, 徐々に1日必要量へ移行する.
- 同様に, 急な高カロリー輸液の中止は低血糖誘発の可能性があるため, 注意が必要である.

処方例

〈導入期，終了期〉以下を併用する

①
- **フルカリック® 1 号液 2,000 mL**
  ＋ミネリック®−5 注 1 キット
  混合して中心静脈より 24 時間で投与
- **イントラリポス® 20% 100 mL**
  末梢より 3 時間以上かけて投与

処方例

〈維持期〉以下を併用する

①
- **フルカリック® 3 号液 2,000 mL**
  ＋ミネリック®−5 注 1 キット
  混合して中心静脈より 24 時間で投与
- **イントラリポス® 20% 100 mL**
  末梢より 3 時間以上かけて投与

↳中心静脈栄養実施中は，体液・電解質に加えて栄養状態の評価を定期的に行う．

栄養状態の指標

1. 身体所見：筋肉量，皮下脂肪量
2. 検査値：Alb 値，トランスフェリン値，リンパ球数

- 長期間の中心静脈栄養下では脂肪肝，胆石の発症に注意する．

Ⅲ 透析患者の輸液療法

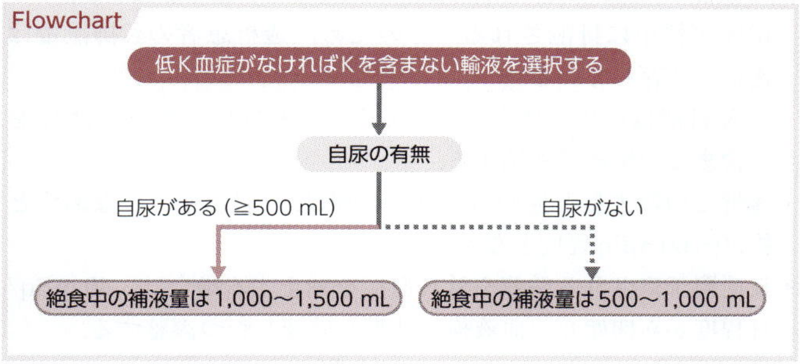
Flowchart
低 K 血症がなければ K を含まない輸液を選択する
自尿の有無
自尿がある（≧500 mL）
自尿がない
絶食中の補液量は 1,000～1,500 mL
絶食中の補液量は 500～1,000 mL

図 37−4　透析患者の輸液選択

Check✔

- 透析患者の特徴である“水・電解質の排泄が著しく低下していること”を理解する
- 不要な輸液は行わないことが原則．中止のタイミングを常に意識する

❶ 透析患者の特徴

- 透析患者は尿量の著しい低下または無尿状態となっており，水・電解質の体外への排泄機構が破綻している．そのため，摂取した水・電解質は過剰になりやすい．
  - ► 不要な輸液は行わない．

❷ 透析患者における水・電解質の除去

a. 水分

- 無尿になると，排便と不感蒸泄でしか摂取した水分を体外へ排出できない．
- 1回の透析で安全に取り除ける水分は体重の3～5%とされ，平均的な日本人で2～3 kgとされる．通常は週3回透析を行うため，飲水量（輸液量）は1日1,000 mL以下とする．
  - ► 経口摂取可能な場合の飲水量は500 mL～1,000/日程度．
  - ► 絶食中の補液量は700～1,500 mL/日程度．

b. カリウム（K）

- 腎機能が正常であれば摂取したKの90～95％が尿中に，5～10％が便中に排泄される．そのため，透析患者のK排泄量は透析に依存している．
  - ► K排泄は透析に依存しているため，短期間の輸液ではKを含まない輸液で開始する．
- 透析での除去量と便からの排泄の和は，1日あたりになおすと約50～60 mEq程度となる．
- 長期間予定される輸液や低K血症を補正する場合は，40 mEq/日程度から開始し，血液検査結果を確認しつつ調整する．

❸ 処方の具体例

a. ラインキープが目的の場合

- Kの含まれないものをラインが閉塞しない滴下速度で投与.

処方例

①ソルデム 1 or ソルデム 6 or 5%ブドウ糖　20 mL/時

b. 短期間の絶飲食の場合

- Kの含まれないものを1日1,000 mL程度.

処方例

①ソルデム 1 or ソルデム 6 or 5%ブドウ糖　40 mL/時

c. 長期間の絶飲食の場合

- 経口・経腸栄養が難しいときは，中心静脈栄養を選択する.
- 水分量を少なく抑えるために，50％または70％ブドウ糖液，ハイカリックRF輸液をメインとする.
- 希釈性低Na血症予防のため，Na 40～60 mEq/L程度を含める.
- Kは低K血症が顕在化した場合に，40 mEq/日程度から開始する.
- NPC/N比は200～300とし，腎不全用アミノ酸製剤であるネオアミュー®やキドミン®を選択する.

処方例

①
- 70%ブドウ糖液 350 mL
  ＋キドミン® 200～400 mL
  ＋10%NaCl 20～40 mL（＋KCl 20 mEq 2 A）
  ＋ミネリック®-5 1 A
  ＋ビタジェクト注 1 V
  すべて混合して中心静脈より 24 時間で投与
- イントラリポス® 20% 100 mL
  末梢より 3 時間以上かけて投与

↳わが国で使用可能な高濃度糖（＋電解質）溶液として70％ブドウ糖液 350 mL，ハイカリックRF輸液 500 mLなどがあり，1キットあたり約1,000 kcal相当のブドウ糖を含有する.

↳透析患者には理想体重（kg）あたり30～35 kcalのエネルギーが必要であり，ブドウ糖液やアミノ酸製剤の量を調整し，可能な範囲でこの水準（水分量1,000 mL程度で約1,600 kcal）

を目指す.

d. 透析患者の蘇生輸液

- 透析患者は心血管疾患の合併が多いことや，免疫不全状態にあることから，さまざまな要因で血圧低下を起こしやすい．

透析患者のショック時の急速輸液の注意点

1. ショック状態を脱するまでは急速輸液を行い，昇圧が確認できたら輸液量が過剰にならないように投与速度を緩める
2. K を含まない細胞外液である生理食塩水を用いる
3. 適宜，ノルアドレナリン® 持続注射を併用する

- ショック離脱後は，体液過剰の所見（肺水腫や下腿浮腫）に注意し，適切なタイミングでの透析を計画する．

Ⅳ 経腸栄養

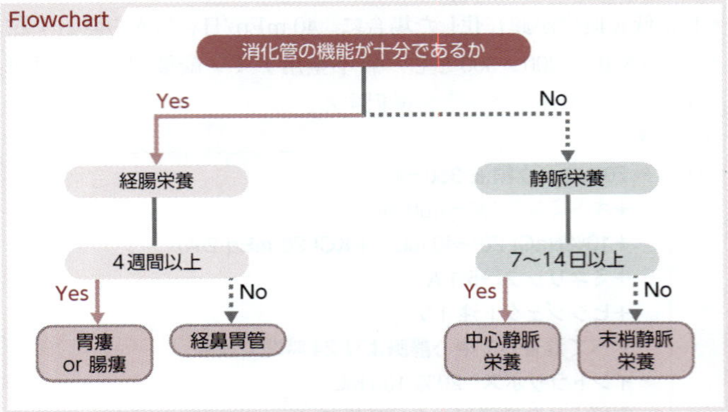
Flowchart
消化管の機能が十分であるか
Yes
No
経腸栄養
静脈栄養
4週間以上
7〜14日以上
Yes
No
胃瘻
or 腸瘻
経鼻胃管
Yes
No
中心静脈
栄養
末梢静脈
栄養

図 37-5　栄養投与経路の考え方
（日本静脈経腸栄養学会（編）：静脈経腸栄養ガイドライン 第3版，照林社，2013より作成）

Check

- 腸が機能している場合，経腸栄養が第一選択となる
- 消化障害・吸収障害の程度により，半消化態，消化態，成分栄養剤を選択する

- 経腸栄養には経口摂取と経管栄養がある．栄養経路の選択にあたっては，①経口摂取，②経管栄養，③静脈栄養の順に優先させる（図37-5）．
- 経管栄養は経口摂取が不可能な場合，または経口摂取のみでは必要な栄養量を摂取できない場合に選択する．

経腸栄養が静脈栄養より優れている点

1. 腸管機能の維持（粘膜萎縮・胆汁うっ滞の予防，消化管ホルモン分泌の維持）
2. 免疫機能の維持，bacterial translocation の予防
3. カテーテル関連血流感染症のリスクがない，など

❶ 栄養投与経路

- 経管栄養には，経鼻胃管と消化管瘻（胃瘻，空腸瘻，経皮経食道胃管挿入術［percutaneous trans-esophageal gastro-tubing：PTEG］）がある．
- 4週間以上の長期にわたる経管栄養が必要な場合は，消化管瘻（胃瘻が第一選択）を選択する．
- 胃切除・胃全摘後や腹水貯留により胃瘻造設が困難な場合はPTEG，胃運動低下や食道裂孔ヘルニアのために胃食道逆流による誤嚥性肺炎のリスクが高い場合には空腸瘻を検討する．

❷ 経管栄養の方法

- 経腸栄養の投与方法には間歇投与法と持続投与法がある．
- 胃内へ投与する場合は基本的に間歇投与（1日2〜3回投与）を選択し，空腸内へ投与する場合や重症患者で血糖を厳格にコントロールしたい場合には持続投与を選択する．

❸ 栄養剤の選択

- 人工濃厚流動食には，窒素源の違いにより①半消化態栄養剤，②消化態栄養剤，③成分栄養剤に分類される（表37-1）（➡ NOTE 4 経腸栄養）．
- 消化・吸収機能が保たれている場合は，半消化態栄養剤（エンシュア・リキッド®，ラコール®，イノラス®など）を第一選択

表37-1　人工濃厚栄養剤の種類と特徴

		半消化態栄養剤	消化態栄養剤	成分栄養剤
商品名		ラコール®，イノラス®，エンシュア・リキッド®	ペプタメン®AF，ツインライン®	エレンタール®
栄養成分	窒素源	蛋白質，ポリペプチド	アミノ酸，オリゴペプチド	アミノ酸
	糖質	デキストリン	デキストリン	デキストリン
	脂質成分	比較的多い	少ない	きわめて少ない
	繊維成分	あり	なし	なし
製剤の性状	消化能	必要	ほとんど不要	不要
	吸収能	必要	必要	必要
	残渣物	少ない	きわめて少ない	きわめて少ない
	剤形	液状製剤	液状製剤	粉末製剤

とする．

- Crohn 病や消化・吸収障害がある場合は，成分栄養剤（エレンタール®など），消化態栄養剤（ペプタメン®AF，ツインライン®など）を選択する．
- 肝不全，腎不全，呼吸不全などの病態に対しては，エネルギーと栄養素組成が調整された病態別経腸栄養剤が選択できる．
  - ► 肝不全：アミノレバン®，ヘパン ED® → Fisher 比（分岐鎖アミノ酸［BCAA］/芳香族アミノ酸［AAA］）比）が高め．
  - ► 腎不全：明治リーナレン，レナウェル → 低蛋白，低 P，低 K，低 Na．
  - ► 呼吸不全：プルモケア® → 呼吸商が低く，二酸化炭素生量が少ない．
- 1 mL あたり 1 kcal の栄養剤が標準だが，近年 1 mL あたりのエネルギーを多くした製品が販売されている．水分や投与時間の調整に優れるものの，下痢の頻度が上昇する点に注意する．

MEMO 輸液製剤に関するTips

- 輸液製剤や経腸栄養剤は同一/同等の成分のものが複数のメーカーから販売されている．医療機関によって採用している輸液製剤・経腸栄養剤が違うほか，組成が同等の製剤が複数採用されていることもある．自身が勤務する医療機関に採用されている製剤を把握し，適切な製剤を選択することで患者にとって最適な栄養療法を実施できるように努める
- 輸液製剤協議会のウェブサイトで輸液製剤の組成表の検索ができるので，必要に応じて参照するようにする

よくあるレジデントの疑問 Clinical Question

Q 輸液療法を実施するとき，ビタミンや微量元素の補充はどのタイミングで開始すべきでしょうか？

A ブドウ糖の補充の際に添加する必要があるビタミン製剤は水溶性ビタミンであるビタミンB群です．脂溶性ビタミンと違って蓄積性がないため，基本的には連日摂取する必要があります．輸液に用いるビタミン製剤は1日の必要量と比較して多い量で調整されていますが，水溶性ビタミンは摂取過剰となった分は排泄されるため，通常の使用量の範囲であれば過剰投与として問題になることはありません．
一方で，ビタミンB_1の枯渇は乳酸アシドーシスやWernicke脳症といったきわめて重篤な合併症を引き起こします．輸液製剤として薬価収載されている高カロリー輸液用微量元素製剤は，1Vでおおむね1日の必要量を満たすように調整されています．以上より，経口摂取困難となって末梢静脈路からの（ブドウ糖を含む）補液を開始する際はビタミン製剤の補充を，中心静脈栄養を開始する際はビタミン製剤と微量元素製剤の補充を速やかに開始することが望ましいです．

おさえておきたい資料（ガイドライン等）

- **静脈経腸栄養ガイドライン 第3版**：日本静脈経腸栄養学会（編），照林社，2013〔https://minds.jcqhc.or.jp/common/wp-content/plugins/pdfjs-viewer-shortcode/pdfjs/web/viewer.php?file=https://minds.jcqhc.or.jp/common/summary/pdf/c00230.pdf&dButton=false&pButton=false&oButton=false&sButton=true（2024年8月閲覧）〕
- **輸液製剤協議会**：https://www.yueki.com/（2024年8月閲覧）

38 貧血，出血傾向，DIC，輸血

I. 貧 血

診断のポイント

定 義

- 貧血は末梢血中のHb濃度が低下した状態である.
  - ► 成人男性：Hb 13 g/dL 未満.
  - ► 成人女性や小児：Hb 12 g/dL 未満.
  - ► 妊婦や幼児：Hb 11 g/dL 未満.

鑑別診断のポイント

- 貧血の分類は大別して，①成因による病態生理学的分類（表38-1）と，②赤血球指数（MCV）による形態学的分類（図38-1）がある．実臨床で貧血の診断を進めるにはMCVによる鑑別が有用である.

❶ 小球性貧血（MCV＜80 fL）

- 小球性貧血の鑑別は，フェリチンで行う.
  - ► フェリチン低値：鉄欠乏性貧血.
  - ► フェリチン正常～高値：慢性炎症性貧血，サラセミア.
- 鉄欠乏性貧血は必ず原因検索を行うことが重要である.
- 鉄欠乏性貧血の主な原因
  - ► 消化管出血：がんや潰瘍，痔などで生じるが，上下部内視鏡により出血源と原因を特定し，その治療を行う.
    - ・問診：黒色便や血便の有無，消化器症状などを聞く（鉄剤内服中は，黒色便となるため注意）.
  - ► 月経過多.
    - ・問診：月経量が多いか聞く．具体的には凝血塊があるか，月経が長期間続くかなど.
    - ・背景に子宮筋腫や子宮内膜症などの疾患がある場合があり，一度は婦人科での診察が必要.

表38-1　貧血の原因

Ⅰ. 赤血球産生の低下
1. エリスロポエチン産生の低下 腎性貧血，内分泌異常による貧血，感染，炎症，腫瘍による貧血 2. 造血幹細胞の異常 再生不良性貧血，赤芽球癆，急性白血病，腫瘍の骨髄浸潤，骨髄異形成症候群 3. 赤芽球の成熟障害 1) DNA合成障害，ビタミンB_{12}・葉酸欠乏，抗がん剤投与，骨髄異形成症候群 2) ヘム合成の異常（鉄欠乏性貧血，感染，炎症，腫瘍による貧血），グロビン合成の異常，ヘモグロビン合成障害
Ⅱ. 赤血球破壊亢進（溶血性貧血）
1. 赤血球自体の異常による場合 遺伝性球状赤血球症，発作性夜間ヘモグロビン尿症など 2. 赤血球外に異常のある場合 自己免疫性溶血性貧血，微小血管障害性溶血性貧血など
Ⅲ. 出血
急性出血，慢性出血
Ⅳ. 赤血球の分布異常
脾腫を伴う疾患（門脈圧亢進症など）

（内科 104：1277-1282，2009 より改変）

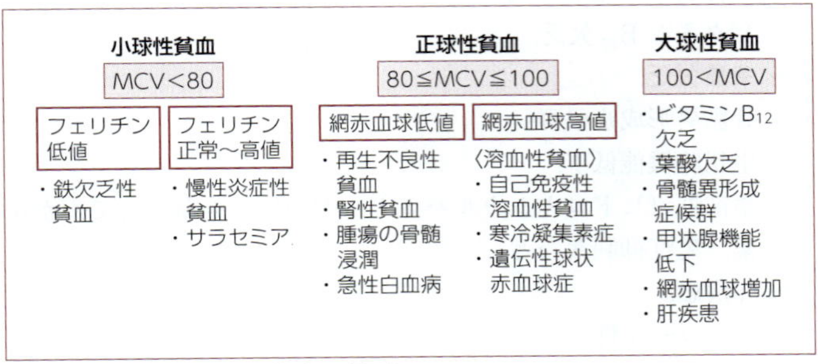
小球性貧血
MCV<80
フェリチン低値
・鉄欠乏性貧血
フェリチン正常～高値
・慢性炎症性貧血
・サラセミア
正球性貧血
80≦MCV≦100
網赤血球低値
・再生不良性貧血
・腎性貧血
・腫瘍の骨髄浸潤
・急性白血病
網赤血球高値
〈溶血性貧血〉
・自己免疫性溶血性貧血
・寒冷凝集素症
・遺伝性球状赤血球症
大球性貧血
100<MCV
・ビタミンB12欠乏
・葉酸欠乏
・骨髄異形成症候群
・甲状腺機能低下
・網赤血球増加
・肝疾患

図38-1　MCVによる貧血の鑑別

- 慢性疾患に伴う貧血：悪性腫瘍，慢性炎症などが原因で生じる．IL-6による肝臓でのヘプシジンの産生が亢進し，消化管からの鉄吸収や網内系からの鉄の放出が阻害されることにより鉄の利用障害が起こる．基礎疾患の検索が必要である．

- サラセミア
  - サラセミアではフェリチンは正常から高値となる.
  - 貧血のわりに MCV が著明に低い.
  - 東南アジアや中東地域に多い.
  - Menter index（MCV/RBC［×100 万/μL］）が 13 未満の場合はサラセミアが疑われる.

❷ 正球性貧血 (MCV 80〜100 fL)

- 正球性貧血の鑑別には網赤血球絶対数（全赤血球数×網状赤血球割合［%］）を調べる.
  - 網赤血球増加：溶血性貧血，出血性貧血.
  - 網赤血球増加なし：再生不良性貧血，腎性貧血，がんの骨髄浸潤，急性白血病，抗がん剤や放射線治療による骨髄抑制.
- 貧血だけではなく他の血球減少を伴う場合は，造血器疾患や固形腫瘍の骨髄転移などの可能性が高い．その場合は血液内科医にコンサルトし，骨髄検査を行う.

❸ 大球性貧血 (MCV＞100 fL)

- 大球性貧血の主な原因
  - ビタミン B_{12} 欠乏.
  - 葉酸欠乏.
  - 骨髄異形成症候群.
  - 甲状腺機能低下.
  - 薬剤性（ヒドロキシカルバミドなどの抗腫瘍薬，抗てんかん薬，免疫抑制薬など）.
  - 肝疾患.
  - アルコール性.
  - 網赤血球.
- 大球性貧血をみたら
  - 問診：既往歴（胃切除や腸切除の既往など），偏食の有無，飲酒量，薬剤使用歴を確認する.
  - 検査：血清ビタミン B_{12}，葉酸，甲状腺ホルモン，血算，血液像，LD，ビリルビンを確認する.
- ビタミン B_{12} 欠乏や葉酸欠乏性貧血

- WBC や PLT の減少を伴うことが多い.
- I-Bil の軽度上昇，LD の上昇も伴うことが多い.
- 末梢血中に過分葉好中球を認める.
- MCV の値が高いほど（MCV＞120），ビタミン欠乏である可能性は高い.
- 血清ビタミン B_{12} や葉酸を測定し，低値であれば診断が確定する.
- ビタミン B_{12} 欠乏では，貧血に加え，神経障害がみられることがある.

▪ ビタミン B_{12} 欠乏の主な原因
- 悪性貧血（内因子に対する自己抗体）.
- 胃切除：胃切除では，ビタミン B_{12} は通常数年分の蓄えがあることから，術後数年経ってから発症するため，既往歴の確認が必要である.
- 摂取不足：菜食主義やアルコール多飲者など.

▪ 葉酸欠乏の主な原因
- 摂取不足：高齢者，アルコール多飲者など.

▪ 骨髄異形成症候群
- 貧血に加え，白血球減少や血小板減少がみられることも多い.
- 末梢血の血液像に幼若な顆粒球や芽球などがみられた場合は積極的に疑い，血液内科医にコンサルトする.

主な貧血治療

❶ 鉄欠乏性貧血

▪ 原則として鉄剤の経口投与で治療する.
- 通常鉄剤内服開始から 2 週間ほどで Hb 値は増加する.
- Hb 値が正常化しても貯蔵鉄を十分にするために，フェリチンの値を確認しながら 3～6ヵ月間程度は鉄剤の内服を継続する.
  - 鉄欠乏性貧血は鉄を補充することにより改善するため，Hb 値が低いからといって安易に輸血はしない．ただし，重度の心不全があるなど全身状態不良の場合は，輸血を行う.

▪ 鉄剤を処方しても貧血が改善しない場合，最も多い原因は服薬アドヒアランスの不良である．悪心や腹痛などで内服困難な場合，萎縮性胃炎や十二指腸切除後などの既往がある場合は経静脈的投与を検討する．鉄過剰症のリスクのため，漫然と投与せず，適宜フェリチン値を確認する．

- 以下の①～③のいずれかを処方する．

処方例

①クエン酸第一鉄ナトリウム錠（フェロミア®） 50～100 mg/日 1日1回
②溶性ピロリン酸第二鉄シロップ（インクレミン® シロップ 5%） 5 mL/回 1日1～2回
③含糖酸化鉄注射剤（フェジン®） 40 mg ＋5%ブドウ糖液 20 mL を 2 分以上かけて静注

❷ 巨赤芽球性貧血（ビタミンB_{12}欠乏，葉酸欠乏）

- 検査所見から巨赤芽球性貧血が強く疑われる場合は，ビタミンB_{12}，葉酸の結果が未着でもビタミンB_{12}の投与を開始する．
- 投与開始2～3日後で網赤血球増加，LDおよびI-Bilの低下を認め，血液所見は1ヵ月ほどで正常化する．
- ビタミンの補充により貧血は改善するため，安易な輸血は控える．
- ビタミンB_{12}欠乏の場合は，その多くが吸収障害によるものであり，原則非経口投与（筋注など）である．ただし経口で大量に投与してもその一部が体内に吸収されることが知られており，経口投与も可能である．
- 神経障害を合併していたり，ビタミンB_{12}欠乏が著明な場合は体内への確実な投与が必要であることから，落ち着くまでは非経口投与が望ましい．
- ビタミンB_{12}欠乏の原因として萎縮性胃炎や*Helicobacter pylori*感染があり，また胃癌を合併する場合もあるため，必ず一度は上部消化管内視鏡を確認する．

処方例

〈ビタミン B_{12} 欠乏の場合〉
①初期治療：メコバラミン（メチコバール®） 500～1,000 μg/回 筋注 週1～3回で検査値が改善するまで
落ち着いている場合は内服（メコバラミン 1,000 μg/日）も可
②維持療法：メコバラミン（メチコバール®） 500 μg/回 筋注 3ヵ月に1回程度 or 内服継続

処方例

〈葉酸欠乏の場合〉
③葉酸（フォリアミン®） 5～20 mg/日　1日1～4回

↳注意：ビタミンB_{12}欠乏と葉酸欠乏が合併している場合は葉酸の補充から開始すると神経症状の悪化をきたすため，メコバラミンの補充から開始する．

参考文献

- Means RT et al：Disorders of red cells. Wintrobe's Clinical Hematology, 13 th ed, Greer JP et al eds, Lippincott Williams & Wilkins, p587-1042, 2014
- 成田美和子：貧血の分類と診断の進め方．日内会誌 104：1375-1382，2015
- 宮越重三郎：貧血・赤血球増加症．日老医誌 51：510-516，2014

II 出血傾向

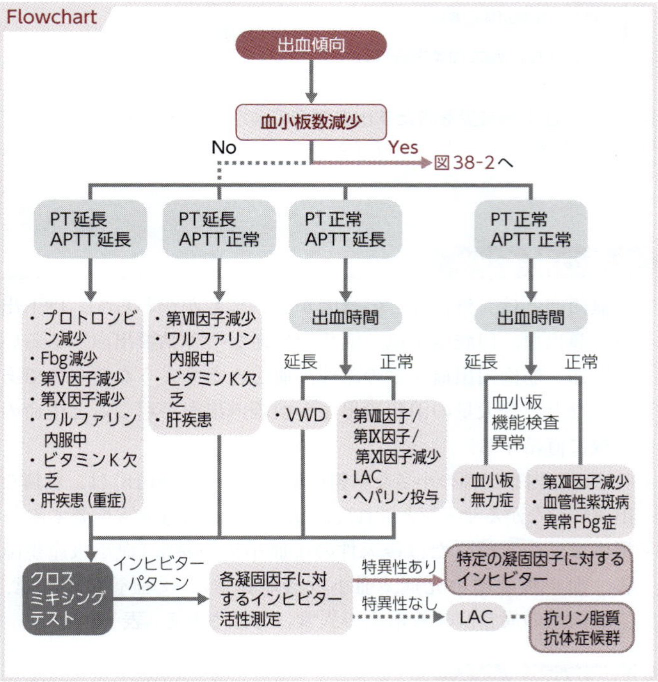

Flowchart
出血傾向
血小板数減少
No
Yes
図38-2へ
PT延長 APTT延長
PT延長 APTT正常
PT正常 APTT延長
PT正常 APTT正常
・プロトロンビン減少
・Fbg減少
・第V因子減少
・第X因子減少
・ワルファリン内服中
・ビタミンK欠乏
・肝疾患（重症）
・第VII因子減少
・ワルファリン内服中
・ビタミンK欠乏
・肝疾患
出血時間
延長
正常
・VWD
・第VIII因子/第IX因子/第XI因子減少
・LAC
・ヘパリン投与
出血時間
延長
正常
血小板機能検査異常
・血小板
・無力症
・第XIII因子減少
・血管性紫斑病
・異常Fbg症
クロスミキシングテスト
インヒビターパターン
各凝固因子に対するインヒビター活性測定
特異性あり
特異性なし
特定の凝固因子に対するインヒビター
LAC
抗リン脂質抗体症候群

図38-2　出血傾向の鑑別フローチャート
VWD：von Willebrand病，LAC：ループスアンチコアグラント．

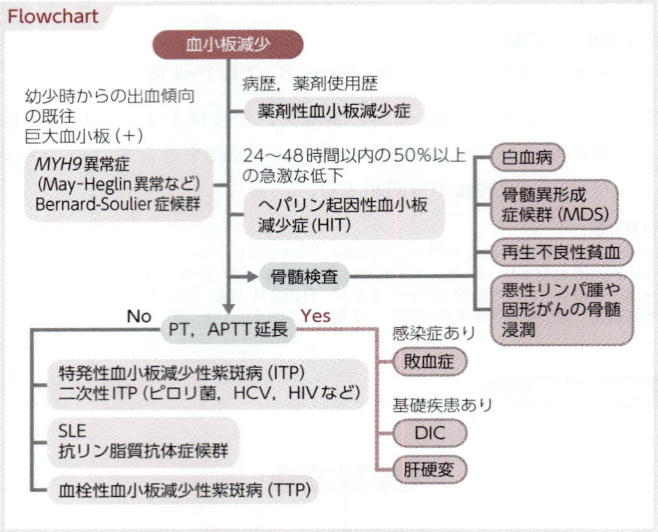
Flowchart
血小板減少
病歴，薬剤使用歴
薬剤性血小板減少症
幼少時からの出血傾向の既往
巨大血小板（＋）
MYH9異常症
（May-Heglin異常など）
Bernard-Soulier症候群
24～48時間以内の50％以上の急激な低下
ヘパリン起因性血小板減少症（HIT）
骨髄検査
白血病
骨髄異形成症候群（MDS）
再生不良性貧血
悪性リンパ腫や固形がんの骨髄浸潤
No
Yes
PT，APTT延長
感染症あり
敗血症
基礎疾患あり
DIC
肝硬変
特発性血小板減少性紫斑病（ITP）
二次性ITP（ピロリ菌，HCV，HIVなど）
SLE
抗リン脂質抗体症候群
血栓性血小板減少性紫斑病（TTP）

図38-3　血小板減少をきたす出血傾向の鑑別フローチャート

HCV：C型肝炎ウイルス，HIV：ヒト免疫不全ウイルス．

診断のポイント

- 出血傾向とは，外傷などの誘因がないにもかかわらず，皮下出血，鼻出血，口腔内出血，消化管出血などの粘膜出血，あるいは関節・筋肉内出血などの深部出血をきたすようなケースであり，ひとたび大量の消化管出血や頭蓋内出血が起こると生命の危機に直結する．
- 特に口腔内や口唇の小さな粘膜内出血（wet purpura）は，重篤な出血につながるサインとされており，迅速な治療介入を要する[1)]．
- 機序は，先天性または後天性の①血小板の異常（血小板産生障害，血小板破壊の亢進，血小板機能異常），②血管壁の異常，③凝固系の異常，④線溶系の異常に分類される（表38-2）．

問診のポイント

- いつから，どこに，どのような出血がみられたか，出現時と比

表38-2　出血傾向の機序と代表的な疾患

		先天性	後天性
血小板の異常	血小板産生障害	*MYH9*異常症（May-Heglin異常など）	●再生不良性貧血，白血病，骨髄異形成症候群 ●固形がんの骨髄浸潤，巨赤芽球性貧血 ●薬剤性，抗がん剤・放射線照射による骨髄抑制 ●肝硬変，アルコール依存症，ウイルス感染症
	血小板破壊の亢進		●特発性血小板減少性紫斑病（ITP） ●血栓性血小板減少性紫斑病（TTP） ●溶血性尿毒症症候群（HUS） ●DIC
	血小板機能異常	Bernard-Soulier症候群 血小板無力症	●骨髄増殖性疾患，多発性骨髄腫，薬剤性（抗血小板薬，NSAIDs），尿毒症など
血管壁の異常	遺伝性出血性末梢血管拡張症（Osler病），Ehlers-Danlos症候群		●単純性紫斑，老人性紫斑，ステロイド紫斑病 ●アレルギー性紫斑病（IgA血管炎）
凝固系の異常	血友病A，血友病B，von Willebrand病		●後天性血友病，肝障害，DIC ●抗凝固薬（ワルファリン，ヘパリン，DOAC）
線溶系の異常	先天性α_2PI欠乏症，先天性PAI-1欠乏症		●線溶亢進型DIC（急性前骨髄球性白血病など）

α_2PI：α_2プラスミンインヒビター，PAI-1：プラスミノゲンアクチベーターインヒビター1，NSAIDs：非ステロイド性抗炎症薬，DOAC：直接経口抗凝固薬．

較して増悪しているか，軽快しているのかをまず確認する．

- 最近の感染症罹患の有無，ワクチン接種の有無，女性であれば妊娠の有無，生理周期，幼少時からの同様の症状の有無，既往歴，家族歴，薬剤使用歴（サプリメントを含む）などを漏れなく聴取する．「お薬手帳」もチェックする．

診察のポイント（図38-4，表38-3）

- 出血の場所やパターンを見極めることがきわめて重要である．
- 表在的出血か，筋肉・関節内などの深部出血かを確認する．表在出血のうち，口腔内や口唇のwet purpuraは，重篤な出血につながるサインとされており，迅速な治療介入を要する．深部出血は，血友病に代表される凝固系の異常に特徴的である．

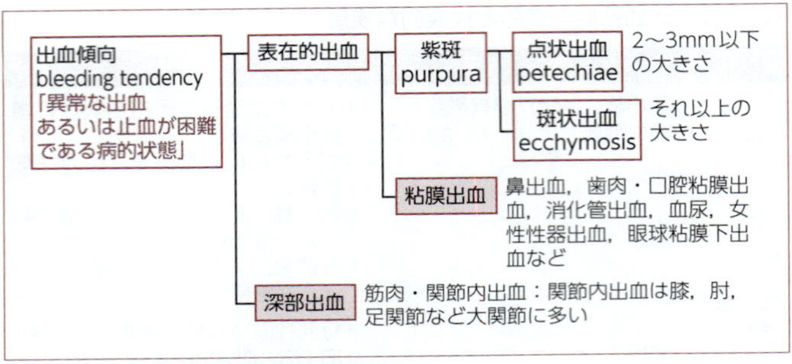
出血傾向
bleeding tendency
「異常な出血
あるいは止血が困難
である病的状態」
表在的出血
紫斑
purpura
点状出血
petechiae
2〜3mm以下
の大きさ
斑状出血
ecchymosis
それ以上の
大きさ
粘膜出血
鼻出血，歯肉・口腔粘膜出血，消化管出血，血尿，女性性器出血，眼球粘膜下出血など
深部出血
筋肉・関節内出血：関節内出血は膝，肘，足関節など大関節に多い

図38-4　出血傾向の診察のポイント

表38-3　原因疾患による出血症状の特徴

出血症状	血小板・血管壁の異常	凝固系の異常
点状出血	特徴的	まれ
筋肉，関節内出血	まれ	特徴的
外傷，手術後の出血	直後からみられる	遅延する
粘膜出血	誘因なしにみられる	外傷後にみられる

（日内会誌 98：1562-1568，2009）

文献
1）Mishra K et al：Wet purpura：a sinister sign in thrombocytopenia. BMJ Case Rep bcr-2017-222008, 2017

Ⅲ DIC

診断のポイント

- 基礎疾患を有する患者に，PLTの減少，凝固因子の異常，出血傾向，多臓器不全（MOF）などの症状が出現した際は，播種性血管内凝固（disseminated intravascular coagulation：DIC）の合併を疑う．
- 臓器症状と出血症状が二大症状である（図38-5）．
- 症状が顕著になると予後不良となるため，早期に診断し治療につなげることが重要である．

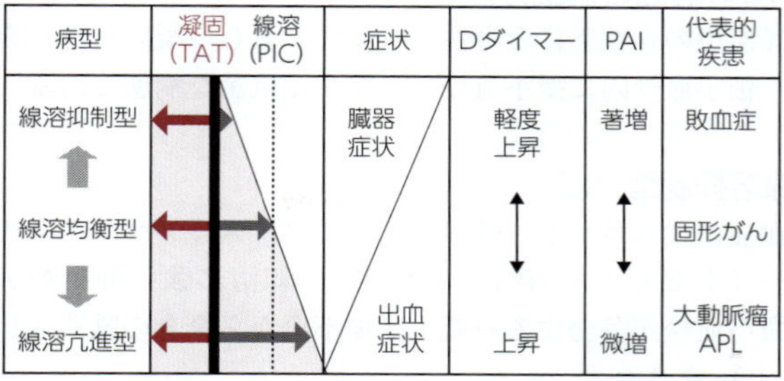
病型
凝固 (TAT)
線溶 (PIC)
症状
Dダイマー
PAI
代表的疾患
線溶抑制型
臓器症状
軽度上昇
著増
敗血症
線溶均衡型
固形がん
線溶亢進型
出血症状
上昇
微増
大動脈瘤
APL

図 38-5　DICの病型分類

TAT：トロンビン・アンチトロンビン複合体，PIC：プラスミン-α_2-プラスミンインヒビター複合体，PAI：プラスミノゲンアクチベーターインヒビター，APL：急性前骨髄球性白血病.

（日内会誌 109：1378-1385，2020）

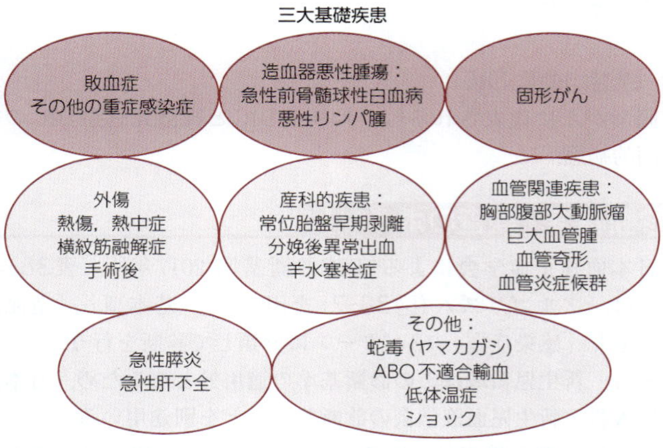
三大基礎疾患
敗血症
その他の重症感染症
造血器悪性腫瘍：
急性前骨髄球性白血病
悪性リンパ腫
固形がん
外傷
熱傷，熱中症
横紋筋融解症
手術後
産科的疾患：
常位胎盤早期剥離
分娩後異常出血
羊水塞栓症
血管関連疾患：
胸部腹部大動脈瘤
巨大血管腫
血管奇形
血管炎症候群
急性膵炎
急性肝不全
その他：
蛇毒（ヤマカガシ）
ABO不適合輸血
低体温症
ショック

図 38-6　DICの基礎疾患

❶ DICの基礎疾患（図 38-6）

- DICの三大基礎疾患は，敗血症，造血器悪性腫瘍（急性白血病），固形がんであり，DICの約3/4を占める.
- 多彩な疾患や病態で発症し，診療科を問わず遭遇する可能性がある.

❷ DICの病態と病型分類 (図38-5)

- 基礎疾患の存在下に全身性，持続性の著しい凝固活性化をきたし，細小血管内に微小血栓が多発する重篤な病態である[1].

a. 線溶抑制型DIC

- 敗血症に代表される．線溶阻止因子プラスミノゲンアクチベーターインヒビター (PAI) が著増し，線溶に強い抑制がかかる→微小血栓が多発する→微小循環不全から全身の臓器症状，時にMOFをきたす.

b. 線溶亢進型DIC

- 急性前骨髄球性白血病 (APL)，大動脈瘤に代表される．PAIは微増にとどまる→線溶がどんどん活性化し，Dダイマーが上昇する→脳出血，消化管出血，肺出血などの重篤な全身の出血症状をきたす.

c. 線溶均衡型DIC

- 固形がんに代表される線溶抑制型DICと線溶亢進型DICの中間的病態.

診断基準・検査のポイント

- 日本血栓止血学会による「DIC診断基準 2017年版」(表38-4) では，アルゴリズム (図38-7) を用いて，「基本型」，「造血障害型」，「感染症型」の3パターンに分類して診断を行う.
- 産科，新生児領域はこの診断基準の適用外となるため，日本産婦人科・新生児血液学会の診断基準などを別途用いる.
- 診断に必要な検査は，PLT，FDP，Fbg，PT比，アンチトロンビン (AT) に加えて，トロンビン・アンチトロンビン複合体 (TAT) あるいは可溶性フィブリン (SF) (またはプロトロンビンフラグメント $_{1+2}$ [F_{1+2}]) である．TAT，SF，F_{1+2} を同時に測定した場合，診療報酬的には主たるもの1つのみの算定となるので注意を要する.

表 38-4　日本血栓止血学会による DIC 診断基準

項目		基本型	造血障害型	感染症型
一般止血検査	血小板数 (×10^4/μL)	12<　0点 8<　≦12　1点 5<　≦8　2点 ≦5　3点 24時間以内に30％以上の減少　+1点		12<　0点 8<　≦12　1点 5<　≦8　2点 ≦5　3点 24時間以内に30％以上の減少　+1点
	FDP (μg/mL)	<10　0点 10≦　<20　1点 20≦　<40　2点 40≦　3点	<10　0点 10≦　<20　1点 20≦　<40　2点 40≦　3点	<10　0点 10≦　<20　1点 20≦　<40　2点 40≦　3点
	フィブリノゲン (mg/dL)	150<　0点 100<　≦150　1点 ≦100　2点	150<　0点 100<　≦150　1点 ≦100　2点	
	プロトロンビン時間比	<1.25　0点 1.25≦　<1.67　1点 1.67≦　2点	<1.25　0点 1.25≦　<1.67　1点 1.67≦　2点	<1.25　0点 1.25≦　<1.67　1点 1.67≦　2点
分子マーカー	アンチトロンビン (%)	70<　0点	70<　0点	70<　0点
		≦70　1点	≦70　1点	≦70　1点
	TAT, SFまたは F_{1+2}	基準範囲上限の 2倍未満　0点 2倍以上　1点	基準範囲上限の 2倍未満　0点 2倍以上　1点	基準範囲上限の 2倍未満　0点 2倍以上　1点
肝不全		なし　0点 あり　−3点	なし　0点 あり　−3点	なし　0点 あり　−3点
DIC 診断		6点以上	4点以上	5点以上

（血栓止血誌 28：369-391，2017）

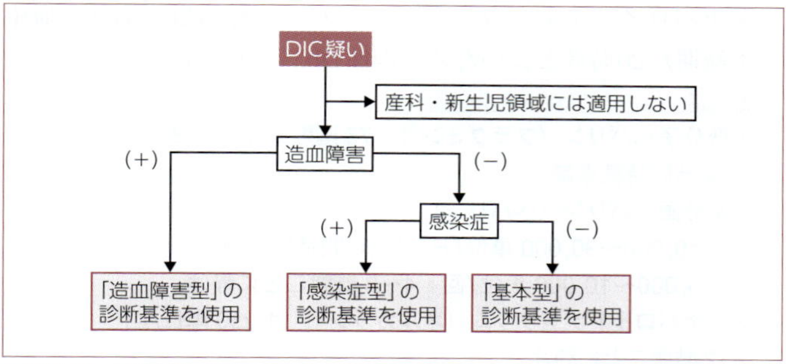
DIC疑い
産科・新生児領域には適用しない
造血障害
(+)
(−)
感染症
(+)
(−)
「造血障害型」の診断基準を使用
「感染症型」の診断基準を使用
「基本型」の診断基準を使用

図 38-7　DIC 診断基準適用のアルゴリズム

（血栓止血誌 28：369-391，2017）

治療のポイント

❶ 基礎疾患の治療

- すべてのDICに共通し，かつ最も重要．以下，病態や症状に応じて抗凝固療法，輸血療法を行う．

❷ 抗凝固療法

a. 遺伝子組換えトロンボモジュリン製剤

- トロンビンと1対1で可逆的に結合し，さらにプロテインCを活性化することにより抗凝固作用を示す．抗炎症作用を併せ持つ．

処方例

①リコモジュリン® 380単位/kg/回 1日1回
約30分かけて点滴静注

↳重篤な腎機能障害がある場合は，適宜130単位/kgに減量して投与する．

b. ヘパリン類

- 重篤な出血症状がある場合は禁忌．
- AT依存性に抗凝固活性を発揮する．AT活性低下時は十分な効果が期待できないため，AT濃縮製剤を併用する．
- 出血傾向がある場合には，未分画ヘパリン（②）よりも低分子ヘパリン（①）が推奨される．
- ダナパロイドナトリウム（③）はヘパリン様物質であり，血中半減期が20時間と長いため，慢性DICに用いられる．

処方例

①低分子ヘパリン（フラグミン®） 75国際単位/kg/日
24時間持続点滴
②未分画ヘパリン（ヘパリン）
- 10,000～30,000単位/日 24時間持続点滴
- 5,000～10,000単位/回 4～8時間ごとに静注

③ダナパロイドナトリウム（オルガラン®） 1,250単位/回
12時間ごとに静注

c. AT濃縮製剤

- AT活性70%以下の場合に補充する(以下の①,②のいずれかを処方する).

処方例

①濃縮人アンチトロンビン（ノイアート®，献血ノンスロン®）
1,500単位（または30単位/kg） 1日1回
緩徐に静注 or 点滴静注
②アンチトロンビンガンマ（遺伝子組換え）（アコアラン®）
36単位/kg 1日1回 緩徐に静注 or 点滴静注

d. 合成プロテアーゼインヒビター

- AT非依存性に抗トロンビン活性を発揮する.
- ナファモスタットメシル酸塩は線溶抑制作用が特に強い. 高K血症の副作用に注意する.
- 静脈炎を生じやすいため, 中心静脈カテーテルからの投与が望ましい(以下の①, ②のいずれかを処方する).

処方例

①ナファモスタットメシル酸塩（フサン®） 0.06〜0.20 mg/kg/時
24時間かけて持続点滴
②ガベキサートメシル酸塩（エフオーワイ®） 20〜39 mg/kg/日
24時間かけて持続点滴

❸ 輸血療法

- 血小板輸血は, 通常PLT 2万/μL以上の維持を目指して行う.
- PLTが急速に5万/μL未満に低下し, かつ出血症状を認める場合にも適応となる[2)].
- 新鮮凍結血漿の輸注は凝固因子の補充を目的に行う. Fbg値100 mg/dL未満や, PTおよびAPTTが延長(PTは国際標準比率[INR]2.0以上か30%以下, APTTは各医療機関における基準上限値の2倍以上か25%以下)している際に補充する.

処方例

①濃厚血小板 10（〜20）単位/回 必要に応じて繰り返し投与
②新鮮凍結血漿 8〜12 mL/kg/回 必要に応じて繰り返し投与

よくあるレジデントの疑問 Clinical Question

Q 今ひとつDICの実態がわかりません．臨床上一番気をつけるべきことは何ですか？

A 基礎疾患によって発症機序や主たる症状も異なるヘテロな疾患群であり，多くの診断基準が存在し，画一的な治療ストラテジーも存在しません．ともすれば疑心暗鬼に陥りやすいのは無理からぬことといえますが，だからこそ臨床医としての手腕が発揮できる場ともいえます．まずはDICを疑うこと，血液凝固検査を行うことから最初の一歩が始まります．特に診断基準にあるTAT（またはSF）は，正常値であればその時点でのDICは否定できるため，活用をお勧めします．

文献

1）朝倉英策：播種性血管内凝固（DIC）の診断と治療．日内会誌 109：1378-1385, 2020
2）厚生労働省医薬食品局血液対策課：血液製剤の使用指針（改訂版）．平成17年9月（平成19年7月一部改正）

Ⅳ 輸血

輸血の適応

❶ 赤血球製剤（RBC）

a. 慢性貧血に対する対応

- 一般に輸血の閾値をHb 6〜7 g/dL程度にする．
  - ▶ ただし臨床症状や生活活動状況，背景疾患などを考慮し，個々に閾値を決定する．

✕DON'T 輸血以外の方法で治療可能である疾患（鉄欠乏性貧血，ビタミンB_{12}欠乏，自己免疫性溶血性貧血など）は，原則輸血しない．ただし，全身状態不良で治療による回復を待てない場合は輸血を検討する．

b. 急性貧血に対する対応

- Hb 6 g/dL以下では，輸血はほぼ必須であり，Hb 10 g/dL以上では輸血不要である．
- Hb 6〜10 g/dLでは，患者の状態や合併症により個々に判断する．

❷ 血小板製剤 (PC)

- 血小板成分を補充することにより，止血を図り，または出血を防止することを目的とする．
  - ▶ PLT が 5 万/μL 以上あるときは血小板減少による重篤な出血を認めることはなく，血小板輸血が必要となることはない．
  - ▶ PLT が 1 万/μL 未満の場合は，しばしば重篤な出血を起こすことがあるため，血小板輸血を必要とする．
  - ▶ 再生不良性貧血や骨髄異形成症候群などの患者で慢性の血小板減少症の場合，PLT が 5,000/μL 以上で，出血症状が軽微である場合（皮下出血斑など），輸血は見合わせてもよい．

✕DON'T 特発性血小板減少性紫斑病 (ITP) では，血小板輸血をしても自己抗体による破壊のため血小板値の増加は一時的である．脳出血など重篤出血時のみ投与する．血栓性血小板減少性紫斑病 (TTP) では原則投与しないが，活動性出血や外科的処置時は禁忌ではなく，血栓症の発症に注意しながら必要最小限の投与を行う．ヘパリン起因性血小板減少症 (HIT)，またはそれが疑われるときは，予防的血小板輸血は避ける．

❸ 新鮮凍結血漿 (FFP)

- 凝固因子補充による治療的投与を目的とする．

CHECK☑ 抗凝固薬が投与されていないかを確認すること．

✕DON'T 循環血漿量の補充や栄養状態の改善目的での投与はしない．

新鮮凍結血漿投与の閾値

PT-INR 2.0 以上，APTT 施設基準上限の 2 倍以上，Fbg 150 mg/dL 以下

輸血の実際

❶ 輸血の説明と同意書の取得

- 輸血に際しては，輸血の必要性，使用予定の血液製剤の種類と予定使用量，輸血の副作用（肝炎，ヒト免疫不全ウイルス［HIV］などの感染症，溶血反応，アレルギーなど）を文書とともに説明し，患者の同意を書面で得る．

❶患者と血液製剤の確実な照合を複数名で行う
↓
❷輸血セットを用いて18～22Gの針で血管確保を行う
↓
❸患者の観察，輸血速度の調整
■輸血中の観察
▶輸血による副作用症状を認めた場合は，ただちに輸血を中止する
▶輸血開始から5分間，および15分後に患者を観察する
■輸血速度の調整
▶輸血開始から15分間は，1mL/分で輸血する
▶輸血開始15分以後は患者の状態に応じて5mL/分まで速度を上げることができる
↓
❹輸血後は患者氏名，血液型，製造番号を再度確認する

図38-8　輸血方法

❷ 輸血時検査

a. 血液型検査，不規則抗体スクリーニング

- ABO血液型（オモテ検査＋ウラ検査）およびRhD型検査を行う．

CHECK☑ 血液型未確定の場合は，必ず別検体を用いてダブルチェックする．

b. 交差適合試験

- 不適合輸血を防ぐため，間接抗グロブリン試験を含む適切な方法で交差適合試験を行う．

❸ 輸血方法

- 図38-8に示す．

輸血の副作用・合併症とその対策

❶ 溶血性反応

- ABOその他の血液型不適合輸血により生じる．
- 輸血血管に沿った熱感や発熱，悪心・嘔吐，胸痛・背部痛・腹痛，ショックなどが起きる．
- **対処法**：①ただちに輸血を中止する．②エラスタ針を残したまま接続部で輸液セットに交換する．③乳酸リンゲル液をつなぎ最速で点滴する．④腎不全や高K血症に対処していく．

❷ 非溶血性発熱反応

- 最も高頻度に起こる副作用.
- 必要時はアセトアミノフェンやヒドロコルチゾン(ハイドロコートン®)で対処する.

❸ アレルギー反応，アナフィラキシー

- 蕁麻疹が多い.
- 必要時は輸血を一時中止し，重症の場合は輸血を中止とする.抗ヒスタミン薬のクロルフェニラミンやヒドロコルチゾン(ハイドロコートン®)で対処する.
- アナフィラキシーが起きる場合があり，その場合は輸血を中止し，アドレナリン0.3～0.5 mgを筋注する.乳酸リンゲル液などの大量輸液を行う.

❹ 輸血関連急性肺障害(TRALI)

- 輸血開始後，数時間以内に発症.呼吸困難を伴う非心原性肺水腫.
- 呼吸・循環動態管理を行う.

❺ 輸血関連循環過負荷

- 輸血は循環負荷がかかり，うっ血性心不全をきたしやすいため，注意が必要である.

参考文献
- 日本輸血・細胞治療学会(監)：輸血療法マニュアル 改訂7版，日本赤十字社，2018

39 Oncologic emergency

I Oncologic emergency

❶ 定義

- がん自体あるいはがん治療に起因する，早急な対応を講じなければ不可逆的な臓器障害や生命の危機に直結する，切迫した病態．

❷ Oncologic emergencyの分類（表39-1）

表39-1　Oncologic emergencyの分類

腫瘍による圧迫・閉塞	上大静脈（SVC）症候群，気道狭窄・閉塞，脊髄圧迫症候群（MSCC），心嚢水・心タンポナーデ，消化管・胆道・尿道閉塞，がん性髄膜炎，脳圧亢進，けいれんなど
腫瘍による代謝・内分泌異常	電解質異常（高Ca 血症，低Na 血症），低血糖，乳酸アシドーシス，副腎不全など
治療による合併症	腫瘍崩壊症候群（TLS），静脈血栓塞栓症，発熱性好中球減少症（FN），敗血症，アレルギー反応/infusion-related reaction*1，アナフィラキシー*2，溶血性尿毒症，出血性膀胱炎，抗がん剤の血管外漏出（EV），薬剤性肺障害（ILD），免疫関連有害事象，サイトカイン放出症候群*3，免疫エフェクター細胞関連神経毒性症候群（ICANS）など

下線：本項で取り上げる疾患．

CTCAE v5.0による定義．

*1：抗原物質への曝露により生じる局所あるいは全身の有害反応．注入に関連する場合は，infusion-related reactionを用いる．

*2：肥満細胞からのヒスタミンやヒスタミン様物質の放出により引き起こされる急性炎症反応を特徴とする過剰な免疫反応．臨床的には，呼吸困難，めまい，血圧低下，チアノーゼ，意識消失を呈し，死に至ることもある．

*3：サイトカインの放出により引き起こされる，発熱，頻呼吸，頭痛，頻脈，低血圧，皮疹，低酸素症．

Ⅱ 上大静脈(SVC)症候群

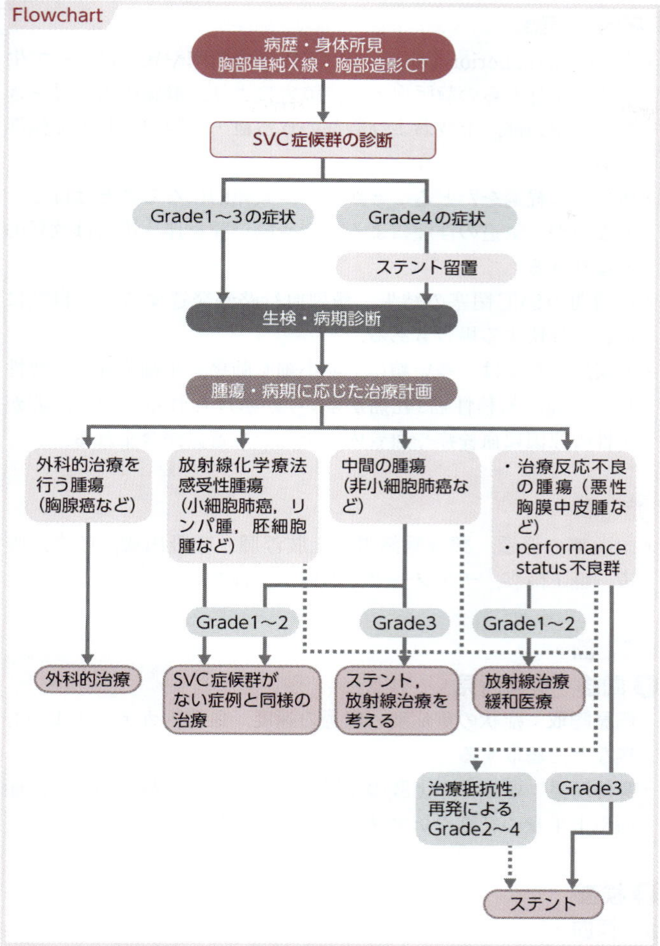
Flowchart
病歴・身体所見
胸部単純X線・胸部造影CT
SVC症候群の診断
Grade1〜3の症状
Grade4の症状
ステント留置
生検・病期診断
腫瘍・病期に応じた治療計画
外科的治療を行う腫瘍(胸腺癌など)
放射線化学療法感受性腫瘍(小細胞肺癌，リンパ腫，胚細胞腫など)
中間の腫瘍(非小細胞肺癌など)
・治療反応不良の腫瘍(悪性胸膜中皮腫など)
・performance status不良群
Grade1〜2
Grade3
Grade1〜2
外科的治療
SVC症候群がない症例と同様の治療
ステント，放射線治療を考える
放射線治療
緩和医療
治療抵抗性，再発によるGrade2〜4
Grade3
ステント

図39-1　上大静脈(SVC)症候群の治療アルゴリズム

点線：症状の改善がない，または再燃した場合.

(J Thorac Oncol 3：811-814, 2008)

治療までのアプローチ

病因・病態

- 上大静脈(superior vena cava：SVC)の閉塞や狭窄によって生じる上半身からの静脈血の還流障害により，静脈圧の上昇をきたし，頭頸部，上肢および胸部のうっ血・浮腫が生じる症候群である．
- 亜急性の経過をたどることが多く，致死的になることはほとんどないが，気道の浮腫による狭窄や脳浮腫を伴う場合は致死的となりうる．
- 長期間のSVC閉塞の結果，側副血行路が発達すると，自然に症状が軽快する場合もある．
- 原疾患としては，多い順に，非小細胞肺癌，小細胞肺癌，悪性リンパ腫，転移性癌(乳癌が多い)が挙げられる．一方，非がん性の原因に血栓症や血管内カテーテル留置が含まれる．

症　状

- 頭頸部の浮腫，頸静脈怒張，上肢浮腫，呼吸困難，咳嗽，嗄声，嚥下障害，チアノーゼ，頭痛，失神など．

診　断

❶ 問診・身体所見

- **病歴聴取**：症状の重症度，経過の速度，血管内カテーテルの有無などを聴取する．
- **身体所見**：頭頸部や上肢の浮腫，頸静脈や胸壁静脈の怒張，顔面や上半身の紅潮やチアノーゼなどを評価する．

❷ 検査

a. 採血

- 血算，生化学，凝固．

b. 画像診断

- **胸部単純X線検査**：上縦隔の拡張，肺病変の有無を評価する．胸水を伴うこともある．

- **胸部造影CT検査**：SVCの閉塞部位や程度，閉塞の原因となる腫瘍や縦隔リンパ節，血栓症の有無や程度，側副血行路の形成の有無を評価する．

c. 原疾患の評価

- 原疾患が未確診の場合には，生検などによる病理学的診断および病期診断を行う．

❸ 重症度分類（表39-2）

表39-2　SVC症候群の重症度分類

Grade	カテゴリー	定義
0	無症状	画像上，SVCの閉塞を認めるが無症状
1	軽度	頭頸部の浮腫（静脈怒張），チアノーゼ，多血症
2	中等度	頭頸部の機能障害を伴う浮腫（軽度の嚥下障害，咳嗽，軽度もしくは中等度の頭部・下顎・眼瞼の可動制限，眼瞼浮腫に伴う視野障害）
3	重度	軽度もしくは中等度の脳浮腫（頭痛，めまい），軽度から中等度の喉頭浮腫，静脈還流低下によるお辞儀の後の失神
4	致命的	重度の脳浮腫（意識障害），重度の喉頭浮腫（喘鳴），重度の静脈還流障害（誘因のない失神，低血圧，腎血流低下）
5	死亡	死亡

これらの徴候・症状はSVC閉塞に伴う症状であり，その他の原因（声帯麻痺や気道狭窄など）によるものは除外したものと定義する．（J Thorac Oncol 3：811-814, 2008 より）

急性期治療

- SVCの閉塞により生じたうっ血症状の改善と原疾患の治療を行う．

❶ 支持療法

- **ステロイド**：腫瘍周囲の浮腫の改善により呼吸困難が緩和される可能性がある．

処方例

①デキサメタゾン（デキサート®）　16 mg/日　点滴静注

↳有効性と有害事象を評価し，無効例では速やかに中止，有効例では漸減中止を目指す．

- 利尿薬の有用性は確立していない.

❷ 原疾患の治療

- **化学療法**：悪性リンパ腫，小細胞肺癌，胚細胞腫瘍などの化学療法高感受性の場合.
- **(化学) 放射線療法**：肺癌など放射線高感受性の場合. 30～40 Gy/10～20回が一般的.
- 血栓症によるSVCの狭窄・閉塞の場合は，深部静脈血栓症・肺血栓塞栓症の治療に準じて治療を行う.

❸ 静脈ステント留置

- 化学療法，放射線療法が適応外の場合.
- 症状が重篤で緊急治療が必要な場合.
- **ステント留置に伴う合併症**：出血や穿孔，ステントの移動，感染など.

よくある レジデントの疑問 Clinical Question

Q SVCの血流が高度に障害されている場合の点滴投与は，どこから行うのが望ましいですか？

A 静脈血がうっ滞して血管外漏出 (EV) のリスクが高まっていると判断される場合には，鼠径部から中心静脈を確保して，SVC経由ではなく下大静脈経由で水分負荷および抗がん剤などの薬物投与を行うことが望ましいと考えます.

Ⅲ 脊髄圧迫症候群（MSCC）

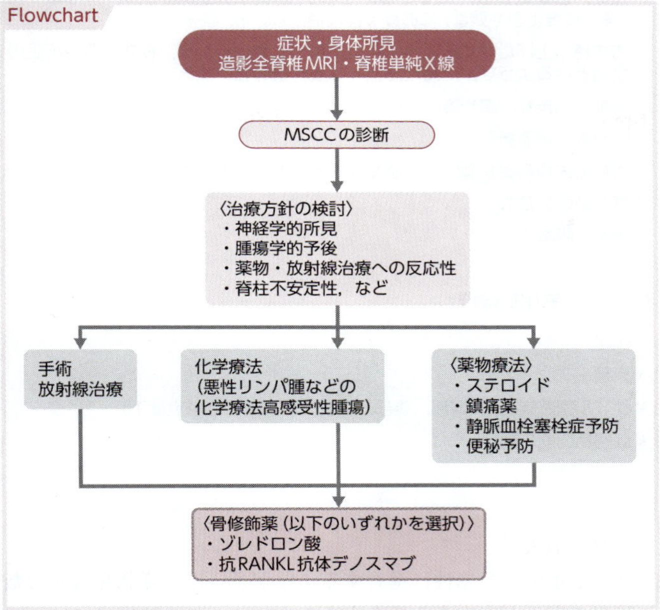
Flowchart
症状・身体所見
造影全脊椎MRI・脊椎単純X線
MSCCの診断
〈治療方針の検討〉
・神経学的所見
・腫瘍学的予後
・薬物・放射線治療への反応性
・脊柱不安定性，など
手術
放射線治療
化学療法
（悪性リンパ腫などの
化学療法高感受性腫瘍）
〈薬物療法〉
・ステロイド
・鎮痛薬
・静脈血栓塞栓症予防
・便秘予防
〈骨修飾薬（以下のいずれかを選択）〉
・ゾレドロン酸
・抗RANKL抗体デノスマブ

図39-2　脊髄圧迫症候群（MSCC）診療の流れ

治療までのアプローチ

診　断

❶ 症状・身体所見（表39-3，4）

- 脊髄圧迫症候群（malignant / metastatic spinal cord compression：MSCC）は，初発症状として背部痛が多い．
- 椎体からの硬膜外前方圧迫が大半を占めるため，神経障害は運動系の障害から出現することが多い．
- 筋力低下を診断時から認め，歩行能力の低下をきたし，麻痺に至ることが多い．
- 感覚障害は上行性のしびれと知覚異常が典型的である．
- 膀胱直腸障害は病変がかなり進行してから認めることが多い．
- その他の症状・診察所見：勃起障害，膝蓋腱反射・アキレス腱

表39-3　注意すべき症状

●強い，苦痛を伴う，あるいは，これまでの痛みとは異なる，脊椎の一部（特に脊椎上部や頸部）における背部痛
●物を持ち上げたりするときに体勢によって変化したり，夜間覚醒や不眠の原因となるような，だんだん強くなる脊椎の強い痛み
●脊椎で始まり，胸や腹部に広がる痛み
●脚や腕に走る痛み
●新たに生じた腕や脚の巧緻運動障害・脱力感，歩行困難
●腕や脚のしびれ
●膀胱直腸障害

表39-4　馬尾症候群

●残尿
●失禁
●サドル型感覚脱失（臀部，陰部，膀胱，直腸などで感覚低下）
●肛門括約筋の弛緩

反射の消失．

- 日～週単位で亜急性に進行することが多いが，症状発現から数時間で麻痺が完成する場合もある．

❷ 検査

Check✓

1. 造影全脊椎MRI
   - 発症後24時間以内に行う
   - 脊髄の圧迫の有無・程度を評価
   - 1/3の症例で多発病変が認められるため，全椎体の評価が必要
2. 脊椎単純X線：圧迫骨折や椎弓根の消失の有無
3. CT：MRIが不可能な場合．骨破壊の評価
4. 骨シンチグラフィ：全身の骨転移の分布を評価

急性期治療

- 治療目標は，神経学的機能の維持と改善，疼痛コントロール．

❶ 薬物療法

- ステロイド：脊髄麻痺の神経症状出現後，数時間以内に開始．

処方例

①デキサメタゾン（デキサート®） 10 mg 静注
以後 4 mg/回を 6 時間ごとに静注

↳放射線治療開始後は4～6 mgで維持し，症状に合わせて適宜漸減．

- **化学療法**：悪性リンパ腫など高感受性が予想される場合．
- **その他**：非ステロイド性抗炎症薬（NSAIDs）やオピオイドの早期使用，静脈血栓塞栓症予防，便秘予防，神経圧迫に伴う痛みに対する鎮痛補助薬（ガバペンチンなど）．

❷ 手術，放射線治療

- 脊髄の圧迫解除を目的に行う．
- 神経学的所見，腫瘍学的な予後や薬物および放射線治療への反応性，脊柱不安定性と患者の全身状態や意欲・意思などを含めて治療適応の有無が決められるべきものである．
- 完全麻痺（Frankel分類A）（表39-5参照）を生じた場合，回復のgolden timeは一般的に48時間以内とされる．治療方針は多職種・多診療科で慎重な協議を行ったうえで，早急な決定が必要．
- 一方で，麻痺出現から時間が経過したとしても治療適応がなくなるわけではない．
- **手術＋術後照射**：脊髄の除圧と脊柱支持性の維持・獲得が目的．
  - 根治的手術：腫瘍脊椎骨全摘術．
  - 姑息的手術：後方除圧固定術，前方除圧固定術，経皮的脊椎固定術（腫瘍椎体内セメント注入など）．
- **放射線治療**：除痛，病的骨折の予防，脊髄圧迫症状の改善が目標．機能維持は治療開始時の運動機能状態に左右される．
- 上記手術が行われた場合にも，術後照射として以下が推奨される．
  - 一般的には30 Gy/10回．予後の短い患者では8 Gy/1回も検討．

慢性期へのアプローチ

- 骨修飾薬：ゾレドロン酸，抗RANKL抗体デノスマブ．
- 装具や歩行補助具の使用を検討する（ADLの維持・向上）．

表39-5　脊髄麻痺の判定基準―Frankel分類

A	Complete	完全麻痺（運動・知覚）
B	Sensory only	完全運動麻痺，知覚残存
C	Motor Useless	不完全運動麻痺（実用性なし）
D	Motor Useful	不完全運動麻痺（実用性あり，歩行可能）
E	Recovery	麻痺・膀胱直腸障害なし（反射異常のみ）

（Paraplegia 7：179-192, 1969）

おさえておきたい資料（ガイドライン等）

- **骨転移診療ガイドライン 改訂第2版**：日本臨床腫瘍学会（編），南江堂，2022

Ⅳ 腫瘍崩壊症候群（TLS）

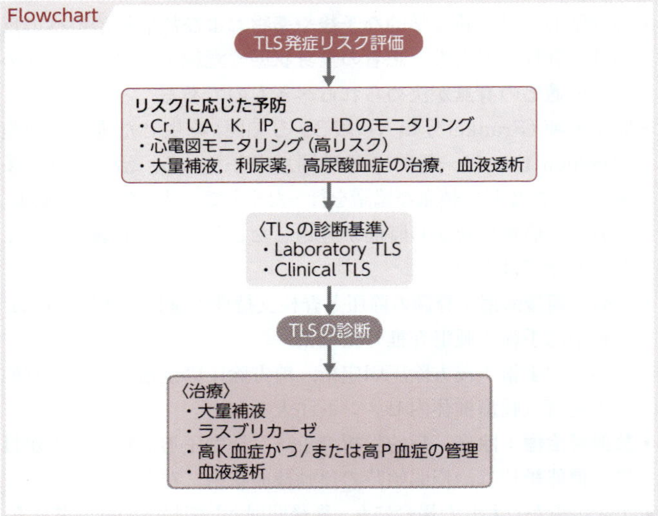
Flowchart
TLS発症リスク評価
リスクに応じた予防
・Cr，UA，K，IP，Ca，LDのモニタリング
・心電図モニタリング（高リスク）
・大量補液，利尿薬，高尿酸血症の治療，血液透析
〈TLSの診断基準〉
・Laboratory TLS
・Clinical TLS
TLSの診断
〈治療〉
・大量補液
・ラスブリカーゼ
・高K血症かつ/または高P血症の管理
・血液透析

図39-3　腫瘍崩壊症候群（TLS）診療の流れ

治療までのアプローチ

診　断

❶ TLSの診断基準（表39-6）

表39-6　TLS診断基準—2010, TLS panel consensus

Laboratory TLS (LTLS) 下記の臨床検査値異常のうち２個以上が化学療法開始３日前から開始７日後までに認められる
高尿酸血症：基準値上限を超える 高K血症：基準値上限を超える 高P血症：基準値上限を超える
Clinical TLS LTLS に加えて下記のいずれかの臨床症状を伴う
腎機能：血清Cr≧1.5×基準値上限 不整脈，突然死 けいれん

（J Heamatol 149：578-586, 2010）

❷ 検査

a. 血液生化学検査

必須採血項目

Cr，UA，K，IP，Ca，LD

- 腫瘍崩壊症候群（tumor lysis syndrome：TLS）発症のリスクに応じて，治療開始前から以下のとおりモニタリングを行う.
- **中間リスク**：化学療法薬投与24時間後まで8～12時間ごとにモニタリング.
- **高リスク**：化学療法薬投与24時間後まで4～6時間ごとにモニタリング．心電図モニタリングも行う.
- ラスブリカーゼ使用時，尿酸測定用の検体を採取後室温に放置すると，尿酸の分解が試験管内で進行し，見かけ上の尿酸値が低くなる．血液検体を氷浴などで速やかに低温状態にしたうえで保存し，採血後4時間以内に測定する必要がある.

TLS発症のリスク

- 固形がんにおけるTLS発症のリスクを以下に挙げる
  - ・腫瘍量が多い（径≧10 cmの巨大腫瘍など）
  - ・肝転移
  - ・LD高値あるいは尿酸値上昇
  - ・神経芽腫・胚細胞腫瘍・小細胞肺癌などの化学療法高感受性腫瘍
  - ・治療前からの腎機能障害
  - ・腎毒性のある薬剤での治療
  - ・感染・脱水の併存
- 多発性骨髄腫，白血病，悪性リンパ腫におけるTLSリスク評価は，「腫瘍崩壊症候群（TLS）診療ガイダンス 第2版」を参照のこと

急性期治療

- **大量補液**：生理食塩水もしくは0.45％食塩水2,500〜3,000 mL/m^2/日.
- ラスブリカーゼ（ラスリテック®）0.1〜0.2 mg/kg/回を投与，臨床的に必要であれば繰り返す（承認用法・用量は0.2 mg/kgを1日1回最大7日間）.
- 高K血症かつ/または高P血症に対する管理を開始.
- 血液透析
  - ► 持続する高K血症，重症代謝性アシドーシス，利尿薬に反応しない容量負荷，心外膜炎や脳症など尿毒症症状出現時.

退院に向けてのアプローチ

- ラスブリカーゼに対する抗体産生の報告があり，再投与は認められていない．外来移行時や他院紹介時に使用歴の明記・伝達が必要である.

よくあるレジデントの疑問 Clinical Question

Q TLS発症リスクに応じた予防法を教えてください

A TLS中間・高リスクに対する予防法は以下のとおりです.

- 大量補液：生理食塩水もしくは0.45％食塩水2,500～3,000 mL/m^2/日（尿量100 mL/m^2/時以上，尿比重≦1.010を保つことを目標）.
- 利尿薬：フロセミドもしくはマンニトール.
- 高尿酸血症の治療
  - ・フェブキソスタット（フェブリク®）10 mg/回，1日1回，最大60 mgまで，化学療法開始24～48時間前に投与を開始.
  - ・アロプリノール 100 mg/回，1日3回.
  - ・TLS高リスク症例に対し，ラスブリカーゼ 0.2 mg/kg/回，1日1回予防投与，尿酸値をみながら必要であれば最大7日まで継続.
- 血液透析
  - ・予防的導入基準：重篤で進行性の高P血症（＞1.95 mmol/L［6 mg/dL］），重篤な症候性低Ca血症.

✕DON'T
- ・フェブキソスタットはメルカプトプリン水和物（6-MP）（ロイケリン®），アザチオプリン（イムラン®）との併用禁忌である.
- ・アロプリノールはメルカプトプリン水和物，アザチオプリン，ビダラビン，キサンチン系薬などの代謝を阻害するため，これらの薬剤の用量調節が必要となる.
- ・尿のアルカリ化は，リン酸カルシウム結晶の析出亢進により腎機能障害を起こすことがあるため，推奨されない.

おさえておきたい資料（ガイドライン等）

- **腫瘍崩壊症候群（TLS）診療ガイダンス 第2版**：日本臨床腫瘍学会（編），金原出版，2021

V 発熱性好中球減少症（FN）

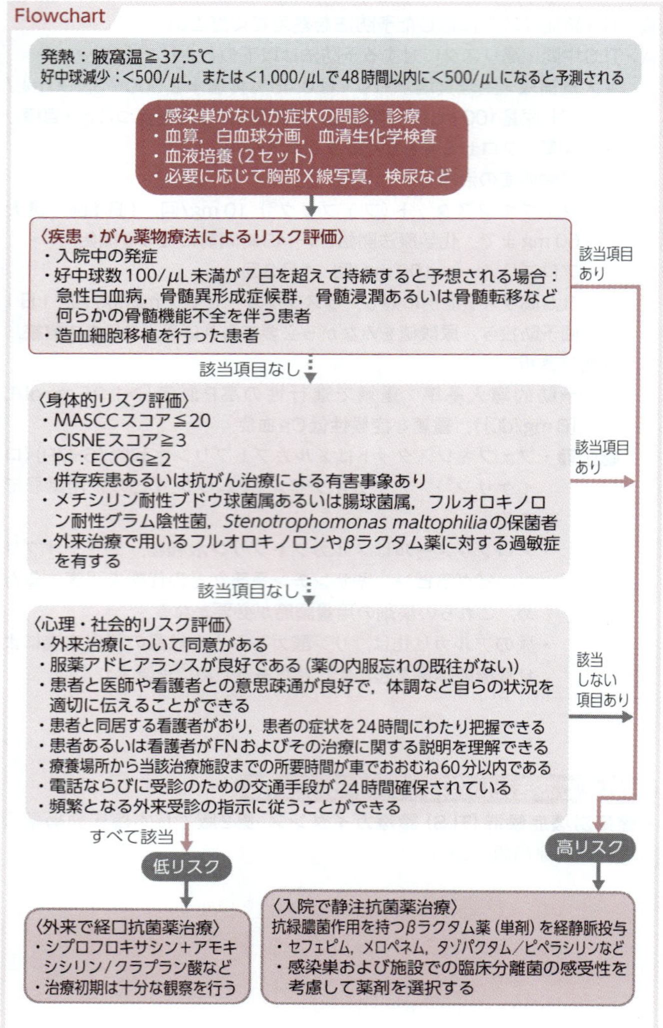
Flowchart
発熱：腋窩温≧37.5℃
好中球減少：<500/μL，または<1,000/μLで48時間以内に<500/μLになると予測される
・感染巣がないか症状の問診，診療
・血算，白血球分画，血清生化学検査
・血液培養（2セット）
・必要に応じて胸部X線写真，検尿など
〈疾患・がん薬物療法によるリスク評価〉
・入院中の発症
・好中球数100/μL未満が7日を超えて持続すると予想される場合：急性白血病，骨髄異形成症候群，骨髄浸潤あるいは骨髄転移など何らかの骨髄機能不全を伴う患者
・造血細胞移植を行った患者
該当項目あり
該当項目なし
〈身体的リスク評価〉
・MASCCスコア≦20
・CISNEスコア≧3
・PS：ECOG≧2
・併存疾患あるいは抗がん治療による有害事象あり
・メチシリン耐性ブドウ球菌属あるいは腸球菌属，フルオロキノロン耐性グラム陰性菌，Stenotrophomonas maltophiliaの保菌者
・外来治療で用いるフルオロキノロンやβラクタム薬に対する過敏症を有する
該当項目あり
該当項目なし
〈心理・社会的リスク評価〉
・外来治療について同意がある
・服薬アドヒアランスが良好である（薬の内服忘れの既往がない）
・患者と医師や看護者との意思疎通が良好で，体調など自らの状況を適切に伝えることができる
・患者と同居する看護者がおり，患者の症状を24時間にわたり把握できる
・患者あるいは看護者がFNおよびその治療に関する説明を理解できる
・療養場所から当該治療施設までの所要時間が車でおおむね60分以内である
・電話ならびに受診のための交通手段が24時間確保されている
・頻繁となる外来受診の指示に従うことができる
該当しない項目あり
すべて該当
低リスク
高リスク
〈外来で経口抗菌薬治療〉
・シプロフロキサシン+アモキシシリン/クラブラン酸など
・治療初期は十分な観察を行う
〈入院で静注抗菌薬治療〉
抗緑膿菌作用を持つβラクタム薬（単剤）を経静脈投与
・セフェピム，メロペネム，タゾバクタム/ピペラシリンなど
・感染巣および施設での臨床分離菌の感受性を考慮して薬剤を選択する

図39-4　発熱性好中球減少症（FN）患者に対する初期治療（経験的治療）

（「日本臨床腫瘍学会編：発熱性好中球減少症（FN）診療ガイドライン，改訂第3版，p.xix，2024，南江堂」より許諾を得て転載）

治療までのアプローチ

定　義

- 発熱性好中球減少症（febrile neutropenia：FN）は好中球数が500/μL未満，あるいは1,000/μL未満で48時間以内に500/μL未満に減少すると予測される状態で，腋窩温37.5℃以上の発熱を生じた場合．

診　断

❶ 問診・身体所見

- 感染巣がないか症状の問診，診察を行う．

✕DON'T 直腸診および坐薬の使用は避ける．

❷ 検査

- 血算，白血球分画，生化学検査（腎機能，肝機能，電解質を含む）．
- 血液培養：抗菌薬開始前に2セット．中心静脈カテーテル（CVC）が留置されている場合は，1セットはCVCから採取する．
- 血液以外の検体培養：臓器感染が疑われる場合には，血液以外の培養検査（喀痰，皮膚分泌物，尿，便，髄液など）も適宜行う．
- 胸部X線検査：呼吸器系の症状・徴候がある場合，また呼吸器症状がなくても，頭頸部癌患者，高齢など，肺炎を否定できない場合に行う．
- その他の感染巣を疑う症状・徴候のある患者では，CTなどの画像検査を行う．

❸ FNの重症化リスクの評価

- Multinational Association for Supportive Care in Cancerリスク指標（MASCCスコア）（表39-7）やClinical Index of Stable Febrile Neutropenia（CISNEスコア）（表39-8）を用いたリスク評価を行い，外来治療の対象となる患者を選定する．

表39-7　MASCCスコア

項目	スコア
臨床症状(重症度) ●無症状・軽症 ●中等症 ●重症	 5 3 0
血圧低下なし	5
COPDなし	4
固形がんである，あるいは造血器腫瘍で真菌感染症の既往がない	4
脱水なし	3
外来管理中の発熱	3
60歳未満	2

21点以上：低リスク，20点以下：高リスク．

(J Clin Oncol 18：3038-3051, 2000)

表39-8　CISNEスコア

PS (ECOG) ≧2	2
ストレス誘導性高血糖あり	2
COPDあり	1
慢性心血管疾患あり	1
口内炎　CTCAE grade≧2	1
単球＜200/μL	1

合計　0：低リスク，1〜2：中等度リスク，3≦：高リスク．

(J Clin Oncol 33：465-471, 2015)

急性期治療

❶ 入院治療・外来治療

- 図39-4をもとに高リスクか低リスクかを判断し，入院と外来のどちらで治療するかを検討する．

❷ FNに対する初期治療(経験的治療)(図39-5)

a. 入院治療の場合

- 重症化するリスクが高いFN患者に対して，抗緑膿菌活性を有するβラクタム薬の単剤治療が推奨される．

処方例

〈わが国でFNに対する保険適用がある薬剤〉
①セフェピム　2g/回　8時間ごと静注
（ただし保険適用は1日量4gまで）
②メロペネム　1g/回　8時間ごと　静注
③タゾバクタム/ピペラシリン　4.5g/回　6時間ごと　静注

- **βラクタム薬＋アミノグリコシド系抗菌薬併用療法を考慮する状況**
  - 敗血症性ショックや肺炎などの重症感染症.
  - 緑膿菌感染の既往や壊疽性膿瘡などの重症感染症.
  - 耐性グラム陰性菌が起因菌として疑われる場合.
- **抗MRSA（メチシリン耐性黄色ブドウ球菌）薬の投与を検討する状況**
  - 血行動態が不安定な重症感染症.
  - 血液培養でグラム陽性菌を認め，その感受性が判明するまで. グラム陽性菌が検出されなければ2〜3日で抗MRSA薬は中止する.
  - 重症のカテーテル感染が疑われる場合.
  - 皮膚・軟部組織感染症.
  - MRSAあるいはペニシリン耐性肺炎球菌を保有している場合.
  - 即時型のペニシリンアレルギーを有している場合.
  - フルオロキノロン予防投与下で発症した重症粘膜炎.

b. 外来治療の場合

処方例

①
- シプロフロキサシン（シプロキサン®錠）　200 mg/回　1日3回
- クラブラン酸125 mg/アモキシシリン250 mg（オーグメンチン配合錠250RS）　1日3〜4回　経口

❸ G-CSF製剤の治療的投与

- MASCCスコア21点以上の低リスクに対し，ルーティンに顆粒球コロニー形成刺激因子（G-CSF）を投与すべきでない.
- 高リスク（10日を超える重度の好中球減少症［100/μL未満］が予想される場合，65歳を超える，原疾患のコントロール不良，

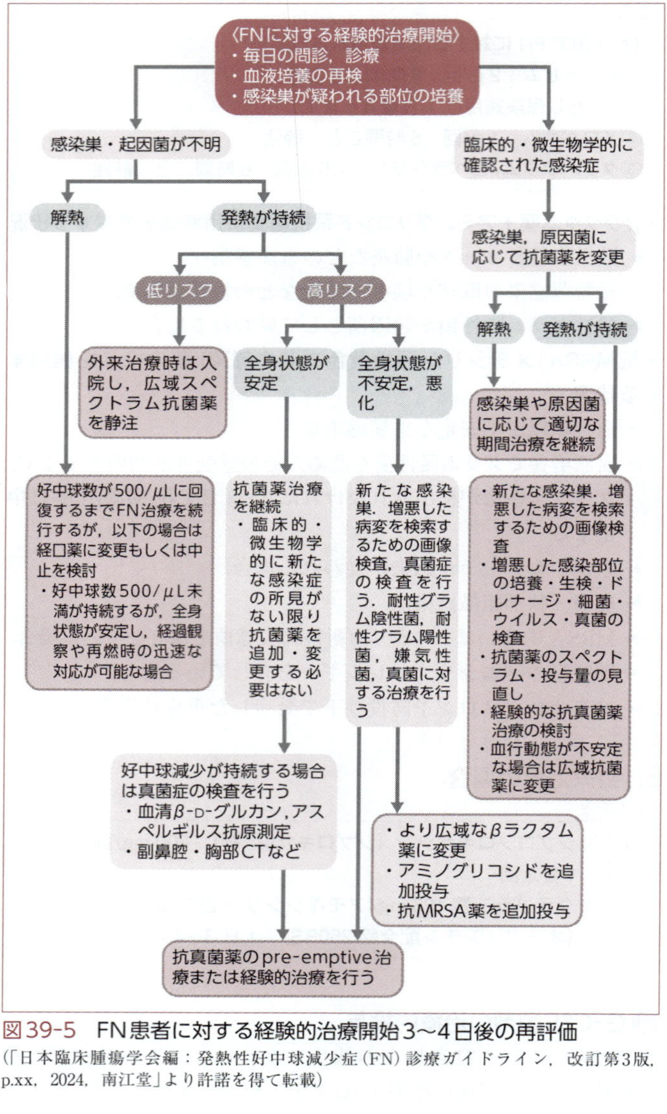
〈FNに対する経験的治療開始〉
・毎日の問診，診療
・血液培養の再検
・感染巣が疑われる部位の培養
感染巣・起因菌が不明
臨床的・微生物学的に確認された感染症
解熱
発熱が持続
低リスク
高リスク
外来治療時は入院し，広域スペクトラム抗菌薬を静注
全身状態が安定
全身状態が不安定，悪化
感染巣，原因菌に応じて抗菌薬を変更
解熱
発熱が持続
感染巣や原因菌に応じて適切な期間治療を継続
好中球数が500/μLに回復するまでFN治療を続行するが，以下の場合は経口薬に変更もしくは中止を検討
・好中球数500/μL未満が持続するが，全身状態が安定し，経過観察や再燃時の迅速な対応が可能な場合
抗菌薬治療を継続
・臨床的・微生物学的に新たな感染症の所見がない限り抗菌薬を追加・変更する必要はない
新たな感染巣，増悪した病変を検索するための画像検査，真菌症の検査を行う．耐性グラム陰性菌，耐性グラム陽性菌，嫌気性菌，真菌に対する治療を行う
・新たな感染巣，増悪した病変を検索するための画像検査
・増悪した感染部位の培養・生検・ドレナージ・細菌・ウイルス・真菌の検査
・抗菌薬のスペクトラム・投与量の見直し
・経験的な抗真菌薬治療の検討
・血行動態が不安定な場合は広域抗菌薬に変更
好中球減少が持続する場合は真菌症の検査を行う
・血清β-D-グルカン，アスペルギルス抗原測定
・副鼻腔・胸部CTなど
・より広域なβラクタム薬に変更
・アミノグリコシドを追加投与
・抗MRSA薬を追加投与
抗真菌薬のpre-emptive治療または経験的治療を行う

図39-5　FN患者に対する経験的治療開始3～4日後の再評価

（「日本臨床腫瘍学会編：発熱性好中球減少症（FN）診療ガイドライン，改訂第3版，p.xx，2024，南江堂」より許諾を得て転載）

肺炎などの臨床的に確認された感染症の合併例，低血圧，敗血症による多臓器不全，深在性真菌症，FNの既往など）においてはG-CSF投与を考慮してもよい．

- **G-CSFの投与方法，投与期間**
  - ▶ 投与経路は皮下注射が優先．

処方例

①フィルグラスチム 75 μg　皮下注

↳好中球数が少なくとも2,000〜3,000/μLとなるまでG-CSF投与を継続する．

- **放射線同時併用化学療法施行時のG-CSF**
  - ▶ 縦隔領域が照射野内に含まれる場合は，血小板減少や肺毒性が高まる危険性があり，G-CSF使用は推奨されない．

慢性期へのアプローチ

- 図39-5参照．

よくあるレジデントの疑問 Clinical Question

Q 初期治療で解熱したが好中球減少が持続する場合，抗菌薬の中止は可能ですか？

A 好中球数が500/μLに回復する以前に48時間解熱が持続し，72時間以上全身状態が安定していれば抗菌薬の中止は可能ですが，抗菌薬の中止・変更後，24時間ごとの患者のアセスメントを行い，発熱の再燃に対しては迅速な対応が求められます．

おさえておきたい資料（ガイドライン等）

- **発熱性好中球減少症（FN）診療ガイドライン 改訂第3版 がん薬物療法時の感染対策**：日本臨床腫瘍学会（編），南江堂，2024

Ⅵ 抗がん剤の血管外漏出（EV）

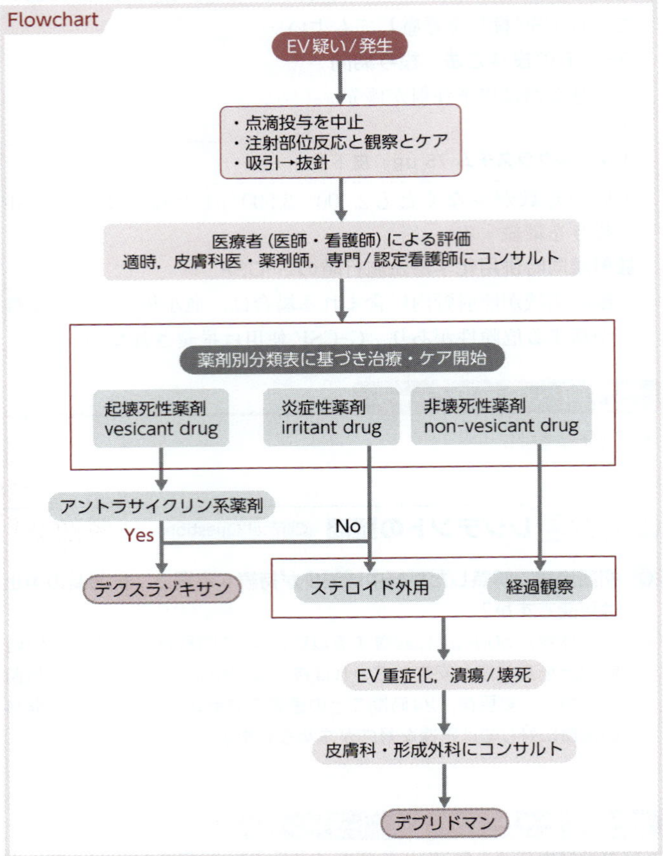
Flowchart
EV疑い/発生
・点滴投与を中止
・注射部位反応と観察とケア
・吸引→抜針
医療者（医師・看護師）による評価
適時，皮膚科医・薬剤師，専門/認定看護師にコンサルト
薬剤別分類表に基づき治療・ケア開始
起壊死性薬剤
vesicant drug
炎症性薬剤
irritant drug
非壊死性薬剤
non-vesicant drug
アントラサイクリン系薬剤
Yes
No
デクスラゾキサン
ステロイド外用
経過観察
EV重症化，潰瘍/壊死
皮膚科・形成外科にコンサルト
デブリドマン

図39-6　血管外漏出（EV）診療の流れ

治療までのアプローチ

診　断

1. 注射部位反応を観察する．疼痛，灼熱感，発赤，腫脹，びらん，水疱などの主観的症状・客観的徴候を認めた場合に，血管外漏出（extravasation：EV）の発生を疑う．疼痛や発赤，

腫脹は早期に出現する場合もあれば，遅発的に症状が出現し徐々に増強する場合もある．

2. 穿刺時の状況，滴下の状況，血液逆流の有無など，点滴投与状況を確認する．
3. 漏出した薬剤につき，組織傷害の程度による分類表(表39-9)を確認する．

- **起壊死性薬剤**(vesicant drug)：血管外に漏出した場合に，水疱や潰瘍，びらんをもたらす可能性がある薬剤．組織傷害や組織壊死が生じる可能性がある．
- **炎症性薬剤**(irritant drug)：注射部位やその周囲，血管に沿って痛みや炎症が生じる可能性がある薬剤．多量の薬剤が血管外に漏出した場合には潰瘍をもたらす可能性もある．
- **非壊死性薬剤**(non-vesicant drug)：薬剤が血管外に漏出したときに，組織が傷害を受けたり破壊されたりすることはない(可能性は非常に低い)といわれる薬剤である．

表39-9　EV時の障害に基づく分類

起壊死性薬剤	炎症性薬剤	非壊死性薬剤
●アクチノマイシンD ●アムルビシン ●イダルビシン ●エピルビシン ●オキサリプラチン ●ダウノルビシン ●ドキソルビシン ●ドセタキセル ●トラベクテジン ●パクリタキセル ●ビノレルビン ●ビンクリスチン ●ビンデシン ●ビンブラスチン ●ブスルファン ●マイトマイシンC ●ミトキサントロン ●ラニムスチン	●イホスファミド ●イリノテカン ●カルボプラチン ●ゲムツズマブ オゾガマイシン ●シクロホスファミド ●ドキソルビシン(リポソーム製剤) ●トポテカン(ノギテカン) ●ブレオマイシン ●5-FU	●L-アスパラギナーゼ ●アフリベルセプト ●イノツズマブ オゾガマイシン ●エリブリン ●カルフィルゾミブ ●クラドリビン ●クロファラビン ●シタラビン ●チオテパ ●テムシロリムス ●トラスツズマブ エムタンシン ●フルダラビン ●ブレンツキシマブ ベドチン ●ペメトレキセド ●ペントスタチン ●ボルテゾミブ ●メトトレキサート ●各種モノクローナル抗体

急性期治療

Check✔

〈漏出時の対応〉
1. 点滴投与をただちに中止する
2. 留置針内の残留薬液または血液を数mL吸引し，抜針する
3. 組織傷害の程度による分類に基づき，治療・ケアを開始する

- **非壊死性薬剤**：経過観察.
- 起壊死性，炎症性薬剤の漏出時は以下のように対処する.

処方例

①ステロイド外用
使用期間は，strongest で 2 週間，strong 以下で 4 週間が目安
- **クロベタゾールプロピオン酸エステル軟膏 0.05%**
（デルモベート）外用　1 日 2 回　2 日間
その後 1 日 1 回治癒するまで継続

↳ステロイド局所注射は行わないことを弱く推奨する.

処方例

②冷罨法（局所冷却）
疼痛や炎症の軽減が目的である．施行時期や期間，温度などについて明確な指針はない

↳オキサリプラチン漏出時は寒冷刺激により末梢神経障害が誘発されるため行わない.

- アントラサイクリン系のEVは以下のように対処する.

処方例

①デクスラゾキサン（サビーン®）
血管外漏出後 6 時間以内に投与開始　1 日 1 回
投与 1 日目・2 日目は 1,000 mg/m², 3 日目は 500 mg/m² を 1〜2 時間かけて 3 日間連続で静注

↳2日目・3日目は投与1日目と同時刻に投与する.
↳CCr 40 mL/分未満の症例では投与量を半量に減量する.

慢性期へのアプローチ

- 漏出部位が潰瘍・壊死など重症化した場合には，デブリドマン

を行うこともある.

- 適時，皮膚科・形成外科にコンサルトする.

よくある レジデントの疑問 Clinical Question

Q EVに類似する症状にはどのようなものがありますか？

A フレア反応（静脈に沿って紅斑が出現し，通常数分内に消失），静脈炎（穿刺部位や血管に沿った痛み，紅斑，黒ずみで，腫脹や潰瘍は生じない），リコール反応（過去の放射線治療の照射野に炎症が生じる現象および過去にがん薬物療法薬のEVを生じたことにより，その後同じ薬剤を投与した際に，再びEV部位に炎症が生じる現象）があります.

おさえておきたい資料（ガイドライン等）

- **がん薬物療法に伴う血管外漏出に関する合同ガイドライン 2023年版 第3版**：日本がん看護学会，日本臨床腫瘍学会，日本臨床腫瘍薬学会（編），金原出版，2022

Ⅷ 薬剤性肺障害（ILD）

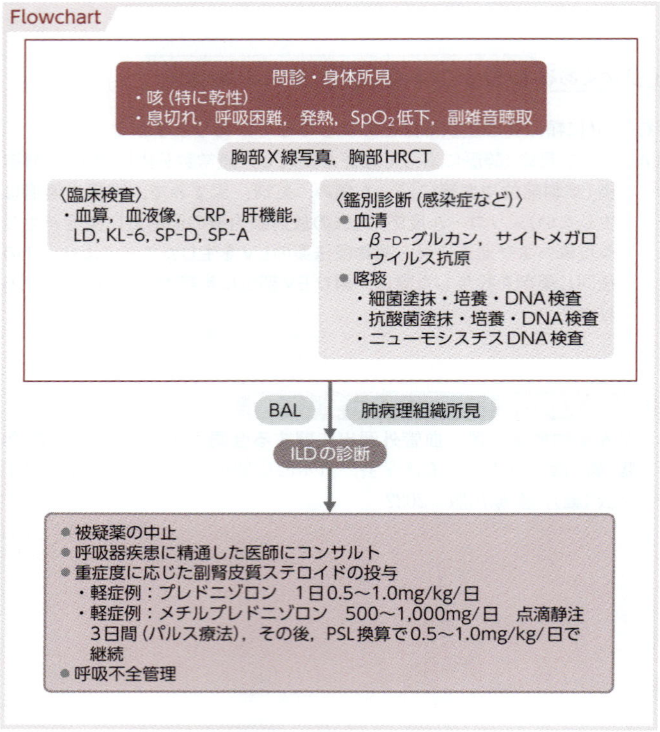
Flowchart
問診・身体所見
・咳（特に乾性）
・息切れ，呼吸困難，発熱，SpO_2低下，副雑音聴取
胸部X線写真，胸部HRCT
〈臨床検査〉
・血算，血液像，CRP，肝機能，LD，KL-6，SP-D，SP-A
〈鑑別診断（感染症など）〉
● 血清
・β-D-グルカン，サイトメガロウイルス抗原
● 喀痰
・細菌塗抹・培養・DNA検査
・抗酸菌塗抹・培養・DNA検査
・ニューモシスチスDNA検査
BAL
肺病理組織所見
ILDの診断
● 被疑薬の中止
● 呼吸器疾患に精通した医師にコンサルト
● 重症度に応じた副腎皮質ステロイドの投与
・軽症例：プレドニゾロン　1日0.5～1.0mg/kg/日
・軽症例：メチルプレドニゾロン　500～1,000mg/日　点滴静注3日間（パルス療法），その後，PSL換算で0.5～1.0mg/kg/日で継続
● 呼吸不全管理

図39-7　薬剤性肺障害（ILD）診療の流れ
BAL：気管支肺胞洗浄.

治療までのアプローチ

診　断

❶ 問診・身体所見

- **症状**：呼吸困難，乾性咳嗽，胸痛，喘鳴，血痰，発熱.
- **薬剤性肺障害**（interstitial lung disease：ILD）**の発生を疑うポイント**
  - ► 原因となる薬剤の摂取歴（薬剤の開始・変更時期，摂取量，期間）.

- ▶ 薬剤に起因する臨床病型（臨床所見，胸部画像所見など）の報告がある．
- ▶ 他の原因疾患（感染症，心原性肺水腫，原疾患増悪など）が否定される．
- ▶ 薬剤の中止により病態が改善し，再投与により増悪する．
- **身体所見**：SpO_2低下，副雑音聴取．

❷ 検査

Check✓

- 検査：血算，血液像，CRP，肝機能，LD，KL-6，SP-D，SP-A
- 鑑別診断
  - ・血清：β-D-グルカン，サイトメガロウイルス抗原
  - ・喀痰：細菌・抗酸菌　塗抹・培養・DNA検査
    ニューモシスチス　DNA検査
- 画像検査：胸部X線写真，胸部HRCT

急性期治療

- 被疑薬の中止．
- 呼吸器疾患に精通した医師にコンサルトする．
- 重症度に応じた副腎皮質ステロイドの投与は以下のとおり．

処方例

①軽症例：プレドニゾロン（PSL）換算で1日0.5〜1.0 mg/kg
②重症例：メチルプレドニゾロン（ソル・メドロール®）
500〜1,000 mg/回　1日1回　点滴静注　3日間（パルス療法）
その後，PSL換算で1日0.5〜1.0 mg/kgで継続

- 呼吸不全管理．

慢性期へのアプローチ

- PSLは，開始量を4週間投与した後，治療反応をみながら漸減する．
- ステロイド抵抗例には，免疫抑制薬などを検討する．

よくあるレジデントの疑問 Clinical Question

Q 無症状で画像所見のみのILD症例に対し，化学療法の継続あるいは再開が可能ですか？

A mTOR阻害薬や免疫チェックポイント阻害薬など一部の薬剤では，厳重な経過観察のもと投与継続・再開が可能です．各薬剤の適正使用ガイドを参照のうえ，化学療法の継続によるメリットとILD再燃のリスクを十分勘案したうえで，方針を決定する必要があります．

おさえておきたい資料（ガイドライン等）

- **薬剤性肺障害の診断・治療の手引き 第2版 2018**：日本呼吸器学会
  薬剤性肺障害の診断・治療の手引き第2版作成委員会（編），日本呼吸器学会，2018

40 疼痛管理，緩和ケア

❶ 緩和ケアの定義

緩和ケアとは，生命を脅かす病に関連する問題に直面している患者とその家族のQOLを，痛みやその他の身体的・心理社会的・スピリチュアルな問題を早期に見出し的確に評価を行い対応することで，苦痛を予防し和らげることを通して向上させるアプローチである

❷ 包括的アセスメント

a. 全人的苦痛の系統的評価

- 相互に影響する4つの痛みを評価（図40-1）．
- 身体的→心理的→社会的→スピリチュアルの順に行う．

b. 患者/家族の意向・価値観を探り目標を共有

- ポジティブの上限～ネガティブの下限の間に目標を定めて生活支援を行う．
  - ▶ ポジティブの上限：自分が楽しみにしていること，自分の生きがい．
  - ▶ ネガティブの下限：気がかり，こうなったら生きている意味がないと思うこと．

c. 家族評価

- 家族構成，成員の役割・機能，中心的な役割（キーパーソン），家族のつらさを評価．

❸ 身体症状

a. 疼痛

- 疼痛評価のgold standardは「患者の主訴」→主観的評価尺度であるNRS（Numeric Rating Scale）で評価・記録．
- **問診のOPQRST**：Onset（開始），Palliative/Provocative（寛解

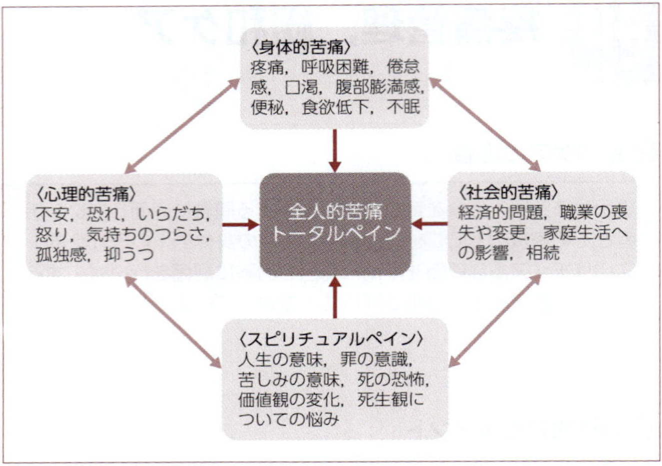
〈身体的苦痛〉
疼痛，呼吸困難，倦怠感，口渇，腹部膨満感，便秘，食欲低下，不眠
〈心理的苦痛〉
不安，恐れ，いらだち，怒り，気持ちのつらさ，孤独感，抑うつ
全人的苦痛
トータルペイン
〈社会的苦痛〉
経済的問題，職業の喪失や変更，家庭生活への影響，相続
〈スピリチュアルペイン〉
人生の意味，罪の意識，苦しみの意味，死の恐怖，価値観の変化，死生観についての悩み

図40-1　全人的苦痛

(Saunders C et al, 1993)

因子/増悪因子)，Quality/Quantity (性状/程度)，Region/Radiation (部位/放射部位)，associated Symptoms (随伴症状)，Time course (時間経過・持続痛・突出痛の有無および出現頻度).

- **分類と主薬**：内臓痛→オピオイド，体性痛→非オピオイド，神経障害性疼痛・侵害可塑性疼痛→鎮痛補助薬.
- **治療4原則**：経口 (by mouth)，定時 (by the clock)，患者ごとに (for the individual)，細かい配慮を (with attention to detail).

WHO疼痛ラダー (2018年以降は教育的ツールとして推奨)

- 第一段階：非オピオイド鎮痛薬±鎮痛補助薬
- 第二段階：軽度〜中等度の痛みに用いるオピオイド±第一段階
- 第三段階：中等度〜高度の痛みに用いるオピオイド±第一段階

- **非オピオイド**
  - アセトアミノフェン：消化管・腎機能への影響は少ないが，肝障害に注意 (AST・ALT＜100は許容).

処方例

①アセトアミノフェン（300） 2錠/回 1日4回
or（500） 1錠/回 1日4回 毎食後＋就寝前
②アセトアミノフェン注 500〜600 mg/回 1日4回 静注

► 非ステロイド性抗炎症薬（NSAIDs）：消化管潰瘍・出血，腎障害，血圧低下に注意（潰瘍予防：プロトンポンプ阻害薬［PPI］または高用量ヒスタミン H_2 受容体拮抗薬）．

処方例

③セレコキシブ（100） 1錠/回 1日2回 朝夕食後
④ロキソプロフェンNa（60） 1錠/回 1日3回 毎食後
⑤ジクロフェナク（25） 1錠/回 1日3回 毎食後
or 1錠/回 1日4回 毎食後＋就寝前
⑥ジクロフェナク徐放カプセル（37.5） 1錠/回 1日2回
朝夕食後
⑦フルルビプロフェンアキセチル 50 mg/回
＋生理食塩水 100 mL 1日3回 静注

↳アセトアミノフェンとNSAIDsは併用してもよい．

- **オピオイド**：経口モルヒネ換算（oral morphine equivalents：OME）で考える．
  - ► 軽度〜中等度の痛みには弱オピオイド or 低用量強オピオイド（＜OME 30 mg），中等度〜高度の痛みには通常用量強オピオイド（≧OME30 mg）を開始．
  - ► 定時投与（ベース）は徐放製剤，疼痛時頓用（レスキュー：ベースの10〜20％/回）は速放製剤を基本とする→副作用出現や頓用の使用回数をみて定時投与の徐放製剤を増減（タイトレーション）．
  - ► オピオイドスイッチ：オピオイドは有効だが副作用が強く使用継続が困難な場合や，増量による鎮痛効果が得られない場合には，他のオピオイドへの変更を考慮→オピオイド同士は交叉耐性が不完全なので，表40-1〜3を参考に新たなオピオイドは少なめの量（目安：等量換算の60％）で開始．
- **オピオイドの耐性/依存/嗜癖の区別**
  - ► 耐性：オピオイドの反復投与を続けるうちに薬効が弱まり，鎮痛効果維持のために増量が必要な状態．

表40-1　各オピオイドの特徴

モルヒネ	呼吸困難にエビデンスあり，剤形豊富，腎不全で副作用頻発
オキシコドン	モルヒネと同等の効果，薬物相互作用が多い
フェンタニル	消化器症状が少ない，呼吸抑制が突然来る
ヒドロモルフォン	1日1回製剤がある，換算比が曖昧
トラマドール	神経障害性疼痛に有効，腎障害では増量できない

- ► 依存：オピオイドを急に中止したときに離脱症状が起きる状態.
- ► 嗜癖：痛くないのに頻回にオピオイドを要求する状態.

- **鎮痛補助薬**（表40-4）：神経障害性疼痛/侵害可塑性疼痛に用いる（以下の①～⑥のいずれかを単独あるいは効果をみて組み合わせて処方する）.

処方例

①プレガバリン（25）　1錠/回　1日1回　夕食後から開始
2日ごとに漸増
②ミロガバリン　2.5～5 mg/回　1日2回　朝夕食後から開始
7日ごとに漸増　腎機能に注意
③デュロキセチン（20）　1 Cp/回　1日1回　朝食後
1週あけて2 Cp/回，1日1回まで増量可
④カルバマゼピン 100～200 mg/回　1日1回　就寝前から開始
600 mg/日まで漸増可
⑤バクロフェン（5）　1錠/回　1日2回　朝夕食後
or 1錠/回　1日3回　毎食後
⑥クロナゼパム（0.5）　1錠/回　1日1回　就寝前
1錠/回，1日2回まで漸増可

- **非薬物療法**：マッサージ，温罨法・冷罨法，軽い運動・リハビリテーション，装具・補助具の利用，環境調整，心理的サポート.

b. 呼吸困難

- **主観的な症状**：必ずしも SpO_2 の低下を伴わない（SpO_2 低下＝呼吸不全）.
- オピオイドではモルヒネのみにエビデンスがある.

表40-2　オピオイド換算表

トラマドール	コデイン	モルヒネ		オキシコドン		ヒドロモルフォン		フェンタニル	
経口	経口	経口 (OME)	注射 (皮下/静注)	経口	注射 (皮下/静注)	経口	注射 (皮下/静注)	注射 (皮下/静注)	貼付
75 mg/日	100 mg/日	15 mg/日	7.5 mg/日	10 mg/日	7.5 mg/日	3 mg/日	0.6 mg/日	0.15 mg/日 (6.25 μg/時)	0.5 mg/日
150 mg/日	200 mg/日	30 mg/日	15 mg/日	20 mg/日	15 mg/日	6 mg/日	1.2 mg/日	0.3 mg/日 (12.5 μg/時)	1 mg/日
300 mg/日		60 mg/日	30 mg/日	40 mg/日	30 mg/日	12 mg/日	2.4 mg/日	0.6 mg/日 (25 μg/時)	2 mg/日
		90 mg/日	45 mg/日	60 mg/日	45 mg/日	18 mg/日	3.6 mg/日	0.9 mg/日 (37.5 μg/時)	3 mg/日
		120 mg/日	60 mg/日	80 mg/日	60 mg/日	24 mg/日	4.8 mg/日	1.2 mg/日 (50 μg/時)	4 mg/日

表40-3 オピオイドスイッチ切り替え方法

先行薬	→変更薬	変更方法
1日4～6回 速放製剤 ・トラマドール ・コデイン ・モルヒネ ・オキシコドン	注射剤 ・モルヒネ ・フェンタニル ・オキシコドン ・ヒドロモルフォン	先行薬最終投与の6時間後に変更薬開始
	貼付剤 ・フェンタニル	先行薬服用と同時に貼付し，貼付6時間後に先行薬の1回分を使用
1日2回 徐放製剤 ・モルヒネ ・オキシコドン	1日1回 徐放製剤 ・ヒドロモルフォン	先行薬最終投与の12時間後に変更薬開始
	注射剤 ・モルヒネ ・フェンタニル ・オキシコドン ・ヒドロモルフォン	
	貼付剤 ・フェンタニル	先行薬服用と同時に貼付
1日1回 徐放製剤 ・ヒドロモルフォン	1日2回 徐放製剤 ・モルヒネ ・オキシコドン	先行薬最終投与の24時間後に変更薬開始
	注射剤 ・モルヒネ ・フェンタニル ・オキシコドン ・ヒドロモルフォン	
	貼付剤 ・フェンタニル	先行薬最終投与の12～24時間後に貼付
注射剤 ・モルヒネ ・フェンタニル ・オキシコドン ・ヒドロモルフォン	経口剤 ・モルヒネ ・オキシコドン ・トラマドール	変更薬開始2時間後に先行薬を中止
	1日1回 徐放製剤 ・ヒドロモルフォン	変更薬開始直後に先行薬を中止
	貼付剤 ・フェンタニル	変更薬開始6時間後に先行薬の流量を1/2とし，さらに6時間後に先行薬を中止
貼付剤 ・フェンタニル	経口剤 ・モルヒネ ・オキシコドン ・トラマドール	先行薬を剥がして12時間後に変更薬開始
	注射剤 ・モルヒネ ・フェンタニル ・オキシコドン ・ヒドロモルフォン	先行薬を剥がして6時間後に変更薬1/2量で開始，その6時間後に変更薬全量に変更
	1日1回 徐放製剤 ・ヒドロモルフォン	先行薬を剥がして6～12時間後に変更薬開始

表40-4　鎮痛補助薬の分類

作用機序	薬剤名
下行性抑制系賦活	デュロキセチン
脊髄電位依存性Caチャネル抑制	プレガバリン，ミロガバリン
末梢神経細胞膜Naチャネル修飾	カルバマゼピン
GABA抑制系賦活	バクロフェン，クロナゼパム

処方例

①モルヒネ速放製剤　2.5～5 mg/回　呼吸困難時頓用
1時間あけて連用可

- **オピオイド以外の対処法**：ステロイド，酸素投与，補液減量，鎮咳薬・去痰薬・抗不安薬（以下の①～⑤を単独あるいは病態に応じて組み合わせて処方する）.

処方例

①デキサメタゾン 2～4 mg　1日1回　朝　効果が出れば漸減
PPI併用を推奨
②デキストロメトルファン（5）　1錠/回　1日3回　毎食後
or 1錠/回　1日4回　毎食後＋就寝前
③アンブロキソール（15）　1錠/回　1日3回　毎食後
or（45）　1錠/回　1日1回　朝食後
④カルボシステイン（500）　1錠/回　1日3回　毎食後
⑤アルプラゾラム（0.4）　0.5錠/回
or ロラゼパム（0.5）　1錠/回　頓用　呼吸困難の不安時

- **原因治療**：原疾患への化学療法・放射線治療，胸水・心嚢水ドレナージ，胸膜癒着術，気道狭窄・上大静脈症候群に対する放射線治療・ステント，感染症の治療，輸血による貧血の補正，呼吸器・循環器系基礎疾患への標準治療.
- **非薬物療法**：酸素療法，非侵襲的人工呼吸，頭側挙上，呼吸リハビリテーション，室温を低くする，窓を開ける・扇風機を用いるなど空気の流れをつくる，湿度を保つ.

c. 悪心・嘔吐

- 症状から原因を見極めて治療を選択する（以下の①～④のいずれかを原因に合わせて処方する）（表40-5）.

表40-5　悪心・嘔吐の症状・原因・薬剤

症状	原因	薬剤
動くと悪化/めまいを伴う	前庭神経刺激	抗ヒスタミン薬
持続的/オピオイドで増悪	化学受容体刺激	ドパミン受容体拮抗薬
食後に増悪/便秘を伴う	消化管蠕動低下	消化管蠕動調整薬
原因が複数/特定できない	複数の受容体	複数の受容体拮抗薬 異なる機序の制吐薬併用

► ドパミン受容体拮抗薬・複数の受容体拮抗薬の副作用：アカシジア（静座不能），女性化乳房，プロラクチン上昇．

► 見落としがちな原因と治療：高Ca血症→補液・ビスホスホネート投与，頭蓋内圧亢進→ステロイド・グリセオール投与，薬剤性→薬剤の中止・変更，口腔カンジダ→口腔ケア・抗真菌薬．

► 上記で改善しない場合，悪性消化管狭窄・閉塞を念頭に画像診断，外科コンサルトを考慮．

処方例

〈抗ヒスタミン薬〉

①ジフェンヒドラミンサリチル酸塩・ジプロフィリン配合錠
　1錠/回　1日3回　毎食前

処方例

〈ドパミン受容体拮抗薬〉

② ●内服可能なとき：メトクロプラミド（5）or ドンペリドン（10）
　1錠/回　1日3回　毎食前
　●内服困難なとき：メトクロプラミド注（10）
　or ハロペリドール注（5）　0.5 A
　＋生理食塩水 100 mL　1日3回　静注
　●内服・ルート確保困難なとき：ドンペリドン坐剤（30）
　1日2〜3回 or（60）　1日2回

処方例

〈消化管蠕動調整薬〉

③モサプリド（5）　1錠/回　1日3回　毎食前

処方例

〈複数の受容体拮抗薬〉
④ ● プロクロルペラジン（5） 1錠/回 1日3回 毎食前
● オランザピン（2.5） 1錠/回 1日1回 就寝前（糖尿病では禁忌）

↳定時薬と嘔気時頓用薬は違う機序のものを使用する.
↳プロクロルペラジンは錐体外路症状が出やすく，転倒転落のリスクが高い患者には注意が必要.
↳オランザピンは鎮静作用が強いため，朝・昼の投与は避ける.

d. 食欲低下

- 原疾患の増悪に伴う悪液質や悪性消化管狭窄・閉塞を血液検査・画像検査で評価.
- 以下の①～④のいずれかを単独あるいは効果をみて組み合わせて投与する.

処方例

①デキサメタゾン 2～4 mg 1日1回 朝 効果が出れば漸減
PPI 併用を推奨
② ● 内服可能なとき：メトクロプラミド（5）or ドンペリドン（10） 1錠/回 1日3回 毎食前
● 内服困難なとき：メトクロプラミド注（10） or ハロペリドール注（5） 0.5 A ＋生理食塩水 100 mL 1日3回 静注
● 内服・ルート確保困難なとき：ドンペリドン坐剤（30） 1日2～3回 or（60） 1日2回
③モサプリド（5） 1錠/回 1日3回 毎食前
④ミルタザピン（15） 0.5～1錠/回 1日1回 就寝前
2錠/回，1日1回まで 0.5錠ずつ漸増可

e. 便秘

➡ 42 下剤の使い方.

f. 悪性消化管狭窄・閉塞

- 画像診断をもとに外科コンサルト，消化管ステント留置，消化管ドレナージ（経鼻胃管や経皮的内視鏡的胃瘻造設術［PEG］/

表40-6 PPI (Palliative Prognostic Index)

Palliative Performance Score	臥床・食事数口以下 座位/臥位・食事減少 ほとんど起居　時に介助	4点 2.5点 0点
経口摂取	著明に減少 (<数口) 中等度減少 (>数口) 正常/補液	2.5点 1点 0点
浮腫	あり なし	1点 0点
安静時呼吸困難	あり なし	3.5点 0点
せん妄	あり (薬剤性単独以外) なし	4点 0点

<3.5：予後2ヵ月以上，>6.5：予後3週未満.

経皮経食道胃管挿入術［PTEG］）を考慮.

- 病態に合わせてコルチコステロイド，オクトレオチド，ブチルスコポラミン，抗ヒスタミン薬，PPI，制吐薬（◎本項→悪心・嘔吐）の使用を検討（以下の①～③のいずれかを単独あるいは病態に応じて組み合わせて処方する）.

処方例

①デキサメタゾン 4～8 mg　1日1回
or デキサメサゾン注 3.3～6.6 mg　1日1回　朝
効果が出れば漸減　PPI 併用を推奨
②オクトレオチド　300 μg/24 時間　持続皮下注
③ブスコパン注（20）　0.5～1 A/回　静注 or 皮下注

g. 予後予測

- 疾患ごとに予後予測ツールは異なる.
- 予後は大きなくくりで伝える（例：日の単位，短い週の単位，月の単位，年の単位など）.
- PPI（Palliative Prognostic Index）：がん緩和領域で用いられる指標（表40-6）.
- **死前徴候**：臨死期に認められる身体所見（表40-7）.

表40-7　死前徴候

徴候	死までの時間（単位：時間）（平均値/中央値/標準偏差）
死前喘鳴	57/23/82
下顎呼吸	8/3/18
四肢末端チアノーゼ	5/1/11
橈骨動脈触知せず	3/1/4.2

❹ 精神症状

a. せん妄・不眠

➡ 41 せん妄，不眠.

b. 眠気

- オピオイド使用中はオピオイドの過量を疑い，呼吸数や瞳孔径を確認し，過量と判断したら，オピオイドを1/3〜1/2減量して経過観察（急に中止すると離脱症状を起こす可能性がある）.
- **鑑別診断**：低活動性せん妄，悪液質による倦怠感，抑うつによる活動性低下，認知症に伴う昼夜逆転.

c. 不安・気持ちのつらさ

- まずは身体的苦痛の緩和，社会的支援の拡充を行い，それらの要因が除外されたら精神症状を検討.
- **鑑別診断**：せん妄（意識障害・低活動性せん妄），アカシジア.
- がん患者の自殺率は一般人口の約2倍（1/300〜400人）であることに注意. 自殺の好発時期は診断後1年以内（診断直後が最もリスクが高い），危険因子は男性，高齢者（>65歳），頭頸部・肺癌.
- 支持的・共感的な態度で患者に関わり，患者のつらさを受け入れて苦痛の内容を把握したうえで，薬物療法や精神科リエゾンチームへのコンサルトを考慮.

❺ コミュニケーション

a. ACP（Advance Care Planning）のポイント

- ACPは，本人・家族を含みすべての医療者が元気なうちから

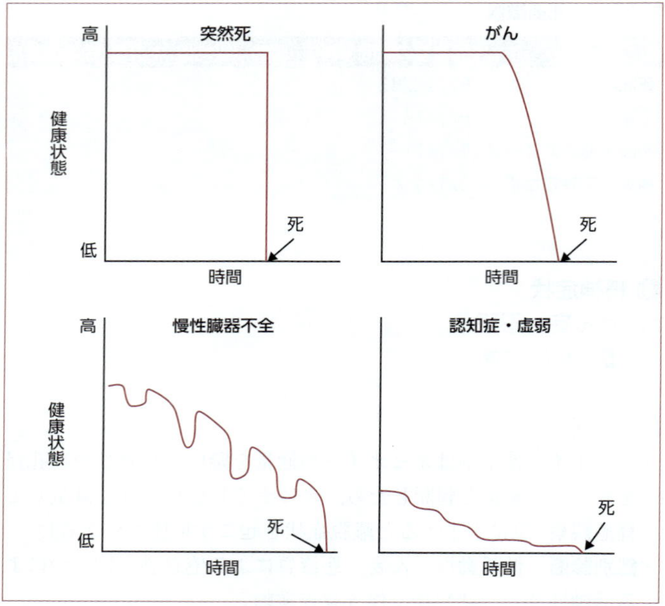
突然死
高
健康状態
死
低
時間
がん
死
時間
慢性臓器不全
高
健康状態
死
低
時間
認知症・虚弱
死
時間

図40-2　疾病と死への軌跡

(J Am Geriatr Soc 50：1108-1112, 2002)

継続的に行うプロセス.

- **目標**：①今後どうしたいか，どうしたくないかを共有，②代理意思決定者を決める.
- 疾病と死への軌跡（図40-2）を念頭に置き，患者・家族・医療者で病状や生活についての情報を共有し，患者本人の理解度や気持ちに合わせて進める.

b. 家族面談のポイント

- **悪い知らせの伝え方**：SHAREプロトコル（https://www.gi-cancer.net/gi/bnews/share.html）参照.

4つのカテゴリー

- Supportive Environment（支持的な場の設定）

- How to deliver the bad news（悪い知らせの伝え方）
- Additional Information（付加的な情報）
- Reassurance and Emotional support（安心感と情緒的サポート）

c. 便利な表現

- **聞かない権利**
  - ▶ 病状について自分で聞きたい方もいらっしゃいますし，家族など他の人だけに伝えてほしい方もいらっしゃいますが，どうなさいますか？
- **代理意思決定**
  - ▶ もしあなたが具合が悪くなってお話できないときには，あなたの治療についてどなたと相談したらいいでしょう？

d. 避けるべき表現と言い換え

- ×これ以上できることはありません→○お体をよくする方法があればよいのですが，残念ながらないようです．
- ×できることはすべてやってほしいですか？→○どのようにお力になれるでしょうか？
- ×治療を中止します→○生命維持のための医療的介入をやめて，症状緩和と尊厳の尊重に重点を置きます．

参考文献

- 大坂　巌 他：わが国におけるWHO緩和ケア定義の定訳—デルファイ法を用いた緩和ケア関連18団体による共同作成—．Palliat Care Res 14：61-66，2019
- Saunders DC et al (eds)：The Management of Terminal Malignant Disease, 3rd ed, Edward Arnold, 1993
- 日本緩和医療学会（編）：専門家をめざす人のための緩和医療学 改訂第2版，南江堂，2019
- World Health Organization：WHO Guidelines for the pharmacological and radiotherapeutic management of cancer pain in adults and adolescents. https://www.who.int/publications/i/item/9789241550390（2024年4月閲覧）
- 森田達也（監），西　智弘 他（編）：緩和ケア レジデントマニュアル 第2版，医学書院，2022
- 日本緩和医療学会PEACEプロジェクト 緩和ケア研修会 スライド「e-learningのふりかえり」，2009

41 せん妄，不眠

I せん妄

Flowchart

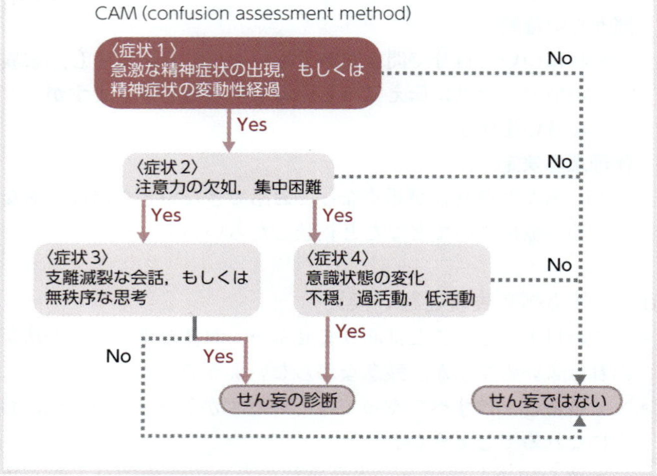
CAM (confusion assessment method)
〈症状 1〉
急激な精神症状の出現，もしくは
精神症状の変動性経過
Yes
No
〈症状 2〉
注意力の欠如，集中困難
Yes
Yes
No
〈症状 3〉
支離滅裂な会話，もしくは
無秩序な思考
〈症状 4〉
意識状態の変化
不穏，過活動，低活動
No
Yes
Yes
No
せん妄の診断
せん妄ではない

図41-1　せん妄診断フローチャート

診断のポイント

- 患者が不穏になった場合，まずはせん妄を疑うこと．
- せん妄は意識の混濁，意識の混乱した状態の総称である．
- 入院患者の約15％，高齢者では50％にせん妄が生じる．せん妄が生じると，治療が困難になったり，長引いたり，死亡率が有意に高くなるので，早急な診療を行うこと．

診察のポイント

- フローチャート（図41-1）に示したとおり，症状1，症状2，症状3もしくは症状1，症状2，症状4が該当すれば，せん妄の診断となる．
  - ▶ 感度，特異度ともに9割近いので有効活用のこと．
  - ▶ CAM（confusion assessment method）は問診しなくても利用可能だが，数字の順唱や逆唱（症状2），見当識（症状3）など聴取できれば，より診断が確実なものになる．

治療・応急対応

- せん妄の標準治療は，以下の①～③から選択．

処方例

①リスペリドン（リスパダール®） 1 mg/回　1日1回　就寝前（経口可，腎障害なし）
②ペロスピロン（ルーラン®）4 mg/回　1日1回　就寝前（経口可，腎障害あり）
③ハロペリドール（セレネース®）1A（5 mg）　点滴静注（経口不可）

↳標準使用量は上記であるが，高齢者や低栄養者，衰弱者は半量から使用をする．

↳上記でコントロール不可能な場合は，薬物療法フローチャート（図41-2）に従って薬剤選択を行う．

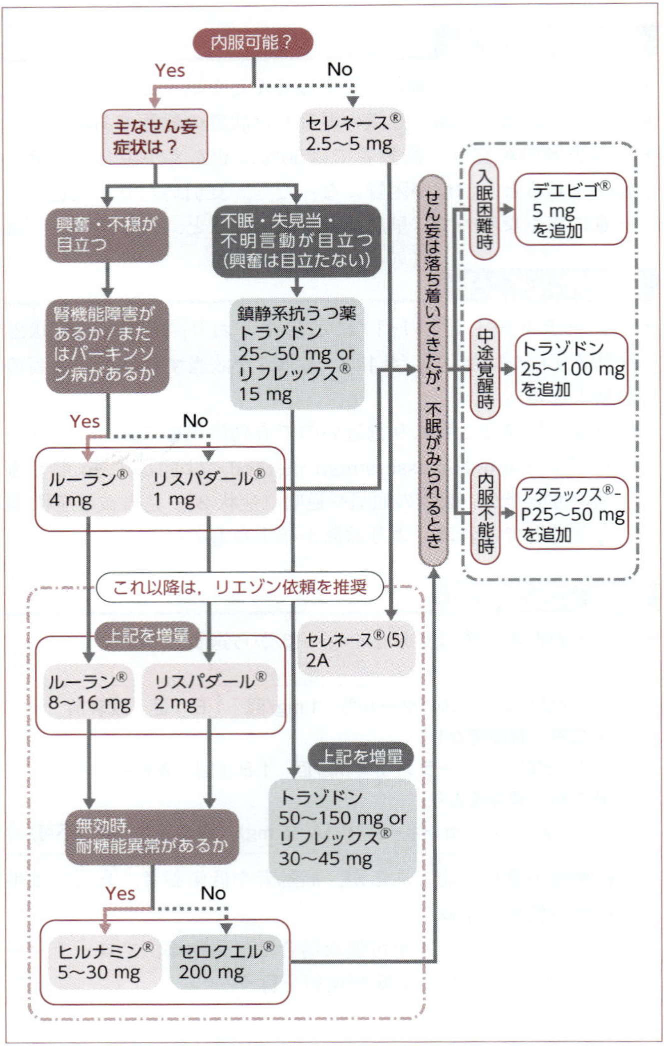
内服可能？
Yes
No
主なせん妄症状は？
セレネース® 2.5〜5 mg
興奮・不穏が目立つ
不眠・失見当・不明言動が目立つ(興奮は目立たない)
腎機能障害があるか/またはパーキンソン病があるか
鎮静系抗うつ薬 トラゾドン 25〜50 mg or リフレックス® 15 mg
Yes
No
ルーラン® 4 mg
リスパダール® 1 mg
せん妄は落ち着いてきたが，不眠がみられるとき
入眠困難時
デエビゴ® 5 mg を追加
中途覚醒時
トラゾドン 25〜100 mg を追加
内服不能時
アタラックス®-P25〜50 mg を追加
これ以降は，リエゾン依頼を推奨
上記を増量
ルーラン® 8〜16 mg
リスパダール® 2 mg
セレネース®(5) 2A
上記を増量
トラゾドン 50〜150 mg or リフレックス® 30〜45 mg
無効時，耐糖能異常があるか
Yes
No
ヒルナミン® 5〜30 mg
セロクエル® 200 mg

図41-2　せん妄の薬物療法フローチャート

II 不　眠

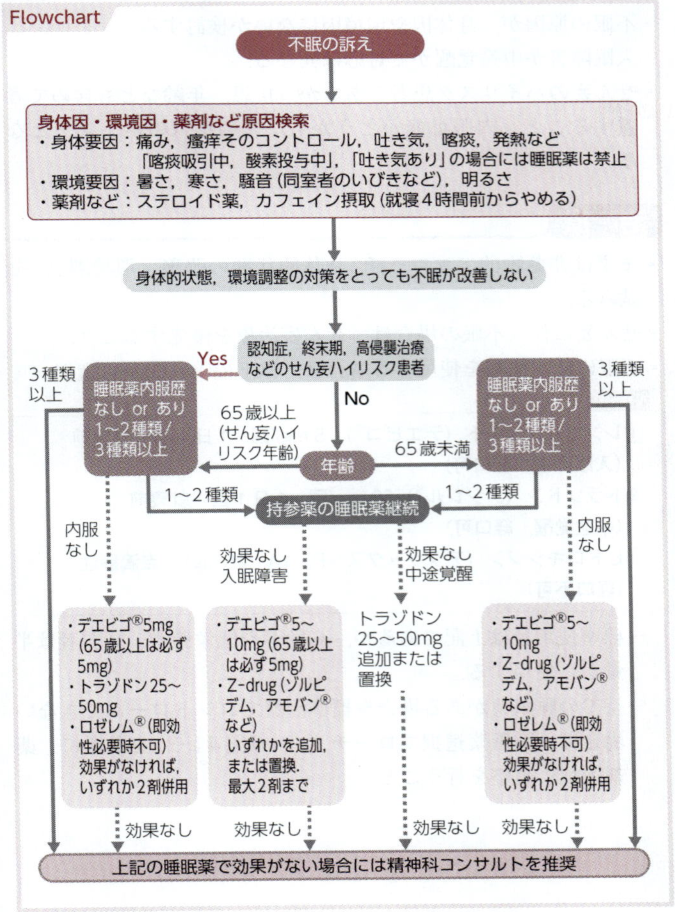
Flowchart
不眠の訴え
身体因・環境因・薬剤など原因検索
・身体要因：痛み，瘙痒そのコントロール，吐き気，喀痰，発熱など
「喀痰吸引中，酸素投与中」，「吐き気あり」の場合には睡眠薬は禁止
・環境要因：暑さ，寒さ，騒音（同室者のいびきなど），明るさ
・薬剤など：ステロイド薬，カフェイン摂取（就寝4時間前からやめる）
身体的状態，環境調整の対策をとっても不眠が改善しない
認知症，終末期，高侵襲治療などのせん妄ハイリスク患者
Yes
No
年齢
65歳以上（せん妄ハイリスク年齢）
65歳未満
睡眠薬内服歴 なし or あり 1〜2種類/3種類以上
睡眠薬内服歴 なし or あり 1〜2種類/3種類以上
3種類以上
3種類以上
1〜2種類
1〜2種類
持参薬の睡眠薬継続
内服なし
内服なし
効果なし 入眠障害
効果なし 中途覚醒
・デエビゴ®5mg（65歳以上は必ず5mg）
・トラゾドン25〜50mg
・ロゼレム®（即効性必要時不可）
効果がなければ，いずれか2剤併用
・デエビゴ®5〜10mg（65歳以上は必ず5mg）
・Z-drug（ゾルピデム，アモバン®など）
いずれかを追加，または置換．最大2剤まで
トラゾドン25〜50mg追加または置換
・デエビゴ®5〜10mg
・Z-drug（ゾルピデム，アモバン®など）
・ロゼレム®（即効性必要時不可）
効果がなければ，いずれか2剤併用
効果なし
効果なし
効果なし
効果なし
上記の睡眠薬で効果がない場合には精神科コンサルトを推奨

図41-3　睡眠薬選択フローチャート—三井記念病院

問診のポイント

- 不眠の原因が，身体因や環境因にないか検討する．
- 入眠障害か中途覚醒かで対応は異なる．
- せん妄のハイリスク患者であるか，疾患，年齢なども含めて考慮すること．内服可能かどうかも，薬剤選択のポイントとなる．

治　療

- まずは非薬物的アプローチ(身体的状態の改善，環境調整)を試みる．
- せん妄に伴う不眠の場合は，せん妄治療を優先すること．
- 不眠に新規薬剤を使用する場合は，以下の①〜③から選択．

処方例

①レンボレキサント（デエビゴ®） 5 mg/回　1日1回　就寝前
（入眠障害，経口可）
②トラゾドン（デジレル®）50 mg/回　1日1回　就寝前
（中途覚醒，経口可）
③ヒドロキシジン（アタラックス®-P）1A（25 mg）　点滴静注
（経口不可）

↳標準使用量は上記であるが，高齢者や低栄養者，衰弱者は半量から使用する．

↳持参の睡眠薬がある場合や標準治療でコントロールできない場合は，睡眠薬選択フローチャート(図41-3)を参考に，薬剤選択，調整を行うこと．

42 下剤の使い方

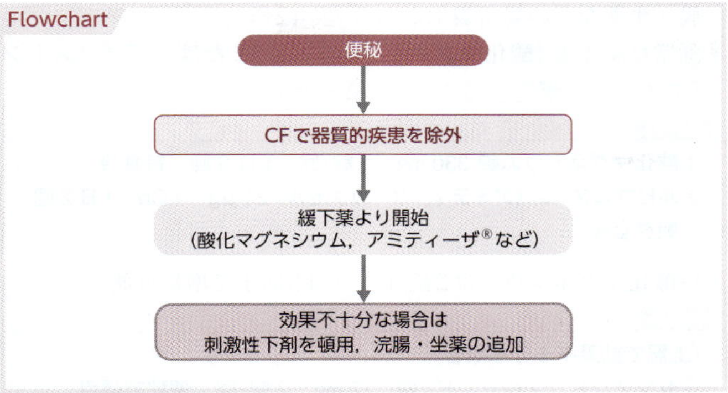
Flowchart
便秘
CFで器質的疾患を除外
緩下薬より開始
(酸化マグネシウム，アミティーザ®など)
効果不十分な場合は
刺激性下剤を頓用，浣腸・坐薬の追加

図42-1　便秘診療のフローチャート
CF：大腸内視鏡検査.

治療までのアプローチ

問　診

- 便秘の診断のため，排便回数や頻度，便の性状などを確認する.
- 内分泌・代謝疾患(糖尿病，甲状腺機能低下症，慢性腎不全など)，神経疾患(脳血管障害，パーキンソン病など)，精神疾患(うつ病など)などの基礎疾患がないか確認する.
- 便秘をきたしうる薬剤(抗コリン薬，向精神薬，抗パーキンソン病薬，オピオイド，抗がん剤，Ca拮抗薬，抗不整脈薬，利尿薬，制酸薬，吸着薬，鉄剤，制吐薬，止痢薬など)を常用していないか確認する.

検　査

- 急性発症の便秘では，腹部X線やCTでイレウスなどの器質的疾患を除外する.
- 大腸の器質的疾患(特に大腸癌)を除外するため，大腸精査歴のない便秘患者では大腸内視鏡検査を行うことが望ましい.

急性期治療

- 薬物療法として，緩下薬（浸透圧性下剤，上皮機能変容薬，胆汁酸トランスポーター阻害薬），刺激性下剤などの内服薬，浣腸・坐薬などの局所製剤がある（表42-1）．
- 通常は緩下薬（酸化マグネシウム［①］，またはルビプロストン［アミティーザ®］［②］など）が第一選択．

処方例

①酸化マグネシウム錠 330 mg　1錠/回　1日3回　毎食後
②ルビプロストン（アミティーザ® カプセル）24 μg　1 Cp　1日2回　朝夕食後

↳酸化マグネシウムは2錠/回，1日3回まで増量可能．

処方例

〈上記で効果不十分な場合〉
③センノシド（プルゼニド® 錠）12 mg　2錠/回　便秘時頓用

- CKD患者，高齢者，精神疾患を有する患者では，酸化マグネシウムの常用により，高Mg血症をきたすことがある．定期的に血清Mg値をモニタリングするか，ルビプロストン（アミティーザ®）など他の緩下薬への変更を検討する．
- 緩下薬のみで便秘が改善しない場合は，刺激性下剤を頓用で追加，もしくは坐薬や浣腸などを併用する．
- 刺激性下剤の長期連用により，耐性や習慣性が生じるため，原則として頓用で使用する．
- オピオイド使用中の便秘に対しては，ナルデメジントシル酸塩（スインプロイク®）が有効である．

表42-1　代表的な下剤の一覧表

分類	一般名（商品名）	作用機序
上皮機能変容薬	ルビプロストン（アミティーザ®カプセル12 μg/24 μg）	●小腸粘膜上皮細胞のクロライドチャネル活性化作用
	リナクロチド（リンゼス®錠0.25 mg）	●腸管粘膜上皮のグアニル酸シクラーゼC受容体活性化作用
胆汁酸トランスポーター阻害薬	エロビキシバット水和物（グーフィス®錠5 mg）	●回腸末端部の胆汁酸トランスポーター阻害作用
浸透圧性下剤	酸化マグネシウム（マグミット®など）	●腸管内浸透圧亢進による便への水分移行
	ラクツロース（ラグノス®NF経口ゼリー分包12 g）	
	ポリエチレングリコール（モビコール®配合内用剤）	
	カサンスラノール・ジオクチルソジウムスルホサクシネート（ビーマス®配合錠）	●界面活性作用による便への水分浸透
膨張性下剤	カルメロースナトリウム（バルコーゼ®顆粒75%）	●便への水分浸透 ●便容積の増大
経口末梢性μオピオイド受容体拮抗薬	ナルデメジントシル酸塩（スインプロイク®錠0.2 mg）	●末梢μオピオイド受容体結合を介したオピオイド鎮痛薬拮抗作用
刺激性下剤	センノシドA・B（プルゼニド®錠12 mg）	●大腸蠕動運動亢進
	センナ・センナジツ（アローゼン®顆粒）	●大腸蠕動運動亢進 ●腸管内浸透圧亢進による便への水分移行
	ピコスルファートナトリウム水和物（ラキソベロン®錠2.5 mg/内用液0.75%）	●大腸蠕動運動亢進 ●大腸での水分吸収阻害
坐薬	炭酸水素ナトリウム・無水リン酸二水素ナトリウム（新レシカルボン®坐剤）	●大腸蠕動運動亢進
	ビサコジル（テレミンソフト®坐薬2 mg/10 mg）	
浣腸	グリセリン	

43 術前の循環器評価

Flowchart

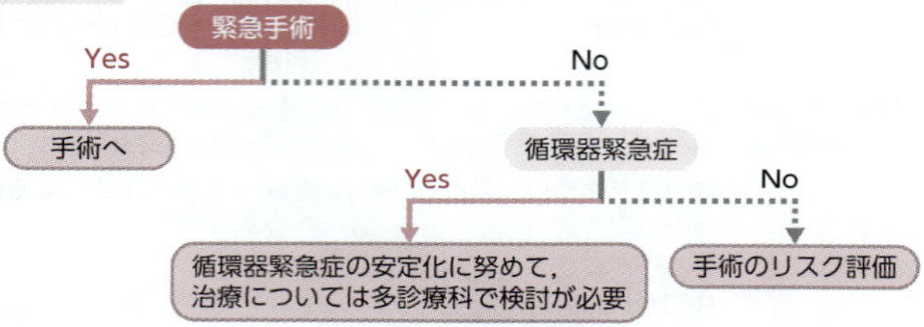
緊急手術
Yes
No
手術へ
循環器緊急症
Yes
No
循環器緊急症の安定化に努めて，治療については多診療科で検討が必要
手術のリスク評価

- 低リスクの手術
  →手術へ
- 中～高リスクの手術，血管手術
  →RCRIを用いた周術期イベントリスク評価，運動耐容能評価（BNPまたはNT-pro BNPで代用可）を行い手術を検討．上昇リスク群で4Mets未満の場合，術前心臓検査の適応，マネージメントなどを包括的に検討する

図43-1　術前の循環器評価フローチャート

詳細は，「2022年改訂版 非心臓手術における合併心疾患の評価と管理に関するガイドライン」を参照されたい．
RCRI：revised cardiac risk index.

診断・問診・診察・検査のポイント

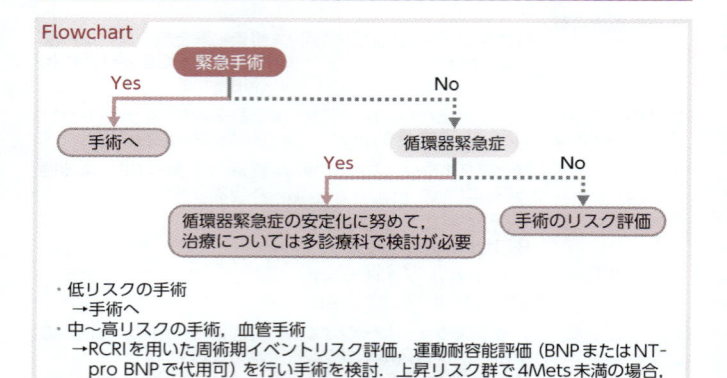

- 当院では，「2022年改訂版 非心臓手術における合併心疾患の評価と管理に関するガイドライン」を参考に以下のように評価を行っている．
  - ▶ 緊急手術：術前の評価を行う時間がないことが多い．可能であれば循環器内科にコンサルトして，可能な範囲での検査（心電図，心エコーなど）を行って手術を実施せざるをえない．
  - ▶ 待機手術：フローチャート（図43-1）に則って術前の評価を行う．

循環器緊急症

- 急性冠症候群
- 急性心不全
- 重症不整脈
- 症候性の心臓弁膜症

- **大動脈弁狭窄症（AS）**
  - ▶ 無症状の中〜高度大動脈弁狭窄症（aortic stenosis：AS）については非心臓手術の実施が考慮される（推奨レベル Class IIa）．症候性の高度 AS や左室機能低下例では，非心臓手術前に大動脈弁置換術が検討される．「2022 年改訂版 非心臓手術における合併心疾患の評価と管理に関するガイドライン」では，特に AS を合併する大腿骨骨折についての推奨が明記されている．大腿骨骨折の早期手術は生命予後改善および鎮痛効果があり，準緊急手術とされる．大腿骨頸部骨折，転子部骨折例については，血行動態が安定していれば可能な限り早期の手術が推奨される．

❶ 手術リスクの評価（表 43-1）

- 中〜高リスク手術の場合は運動耐容能の評価を行う．

❷ 運動耐容能の評価

- 当院では運動耐容能の評価として表 43-2 の質問票を用いている．

❸ 患者危険因子—RCRI (revised cardiac risk index) の評価

患者危険因子（RCRI）の評価

- 虚血性心疾患の既往
- 心不全の既往
- 脳血管障害の既往
- インスリンが必要な糖尿病
- 腎機能障害（Cr＞2 mg/dL）

表43-1　手術のタイプによるリスク分類

	高リスク	中リスク	低リスク
血管外科	●大動脈および主幹血管手術，血栓除去術	●血管内治療 ●末梢動脈形成術	
呼吸器外科	●肺全摘手術 ●肺葉切除術	●胸腔内小手術	
移植外科	●肺移植，肝移植	●腎移植	
脳神経外科		●脳神経外科大手術 ●頸動脈手術	●神経症状を有さない頸動脈手術
消化器外科	●食道切除術 ●膵頭十二指腸切除術，肝切除，胆道手術，消化管穿孔に対する手術	●腹腔内操作を有する手術	●鼠径ヘルニア
泌尿器科	●膀胱全摘術	●泌尿器科大手術	●泌尿器科小手術
整形外科	●下肢切断術	●整形外科大手術	●整形外科小手術
内分泌外科	●副腎摘出術		
産婦人科		●婦人科大手術	●婦人科小手術

治療・応急対応

❶ β遮断薬

- 非心臓手術の24時間以内にβ遮断薬は投与を開始すべきでない．
- 原則，すでにβ遮断薬を服用している患者は周術期も服用を中止せずに継続する．
- 虚血性心疾患，心房細動/粗動，左室駆出率（LVEF）の低下した心不全（HFrEF）の場合に，術前に新規にβ遮断薬の導入を検討してもよい．
- 2023年ESC（欧州心臓病協会）ガイドラインでは少量のビソプロロールやアテノロールを手術の1週間前（少なくとも2日前）から開始し，低血圧（収縮期血圧［SBP］＜100 mmHg）や徐脈（心拍数＜60 bpm）がないかフォローアップすることが推奨されている．低血圧や徐脈をきたす場合は脳梗塞のリスクを考慮

表43-2　運動耐容能の評価

NO	質問	回答		
1	夜，楽に眠れますか？（1 Mets以下）	はい	つらい	?
2	横になっていると楽ですか？（1 Mets以下）	はい	つらい	?
3	一人で食事や洗面ができますか？（1.6 Mets）	はい	つらい	?
4	トイレは一人で楽にできますか？（2 Mets）	はい	つらい	?
5	着替えが一人で楽にできますか？（2 Mets）	はい	つらい	?
6	炊事や掃除ができますか？（2〜3 Mets）	はい	つらい	?
7	自分で布団を敷けますか？（2〜3 Mets）	はい	つらい	?
8	雑巾がけはできますか？（3〜4 Mets）	はい	つらい	?
9	シャワーを浴びても平気ですか？（3〜4 Mets）	はい	つらい	?
10	ラジオ体操をしても平気ですか？（3〜4 Mets）	はい	つらい	?
11	健康な人と同じ速度で平地を100〜200 m歩いても平気ですか？（3〜4 Mets）	はい	つらい	?
12	庭いじり（軽い草むしりなど）をしても平気ですか？（4 Mets）	はい	つらい	?
13	一人で風呂に入れますか？（4〜5 Mets）	はい	つらい	?
14	健康な人と同じ速度で2階まで昇っても平気ですか？（5〜6 Mets）	はい	つらい	?
15	軽い農作業（庭掘りなど）はできますか？（5〜7 Mets）	はい	つらい	?
16	平地で急いで200 m歩いても平気ですか？（6〜7 Mets）	はい	つらい	?
17	雪かきはできますか？（6〜7 Mets）	はい	つらい	?
18	テニス（または卓球）をしても平気ですか？（6〜7 Mets）	はい	つらい	?
19	ジョギング（時速8 km程度）を300〜400 mしても平気ですか？（7〜8 Mets）	はい	つらい	?
20	水泳をしても平気ですか？（7〜8 Mets）	はい	つらい	?
21	縄跳びをしても平気ですか？（8 Mets以上）	はい	つらい	?

（Sasayama S et al：Evaluation of functional capacity of patients with congestive heart failure. New aspects in the treatment of failing heart syndrome, Yasuda H et al（eds）, Springer-Verlag, p113-117, 1992）

して中止を検討する.

❷ スタチン

- 周術期心血管イベント抑制効果や全死亡の減少が報告されている.
- 原則，すでにスタチンを服用している患者は周術期も服用を中止せずに継続する.
- 血管外科手術では少なくとも2週間以上（できれば1ヵ月）前にスタチンの開始を検討する．その他の患者においても，禁忌がなければスタチンの導入を考慮する.

❸ 抗血小板薬

- 冠動脈ステント留置されていない冠動脈疾患の慢性維持抗血小板薬の継続，中止は血栓リスクと出血リスクを吟味して決定する.
- 冠動脈ステント留置後の患者は，外科，麻酔科，循環器内科で血栓リスク，出血リスクを協議し，出血リスクが高くない場合は抗血小板薬を継続し，出血リスクが高く休薬が必要な場合には極力休薬期間を短くする.
- 周術期心血管イベント低減のため，新たに抗血小板薬の投与を開始すべきでない．また，抗血小板薬休薬中のヘパリン置換は心血管イベント低減のエビデンスがなく，出血を増加させる可能性があり，行うべきではない.

❹ ACE阻害薬，ARB

- 内服中のACE阻害薬，アンジオテンシンII受容体拮抗薬（ARB）を手術当日は休薬することを考慮する.
- HFrEFの維持治療として服薬中のACE阻害薬，ARBを術前に中止した際は，術後なるべく早期に再開する.

❺ 抗凝固薬

- 出血リスクが低い手術では抗凝固薬を継続する.
- 出血リスクが中等度の手術では血栓リスク，出血リスクを考慮して個別に判断する.

- ▶ ダビガトラン：Ccr＞80 → 24時間，CCR 50〜79 → 36時間，CCR 30〜49 → 48時間以上休薬．
- ▶ ダビガトラン以外：CCR＞30 → 24時間，CCR 15〜29 → 36時間以上休薬．
- ▶ 術後は6〜8時間以降に再開を検討．

- 出血リスクが高い手術では抗凝固薬を休薬する．
  - ▶ ダビガトラン：CCR＞80 → 48時間，CCR 50〜79 → 72時間，CCR 30〜49 → 96時間以上休薬．
  - ▶ ダビガトラン以外：48時間以上休薬．
  - ▶ 術後は6〜8時間以降に再開を検討．出血が問題の場合は48〜72時間以降に再開を考慮．

❻ SGLT2阻害薬

- SGLT2阻害薬はケトアシドーシスのリスクが増加するため，手術前後は使用を中止する．
- 「糖尿病治療におけるSGLT2阻害薬の適正使用に関するRecommendation」(2022年7月26日改訂版)においては術前3日前から休薬し，術後摂食が十分できるようになってから再開する．

おさえておきたい資料(ガイドライン等)

- **2020-2021年度活動 2022年改訂版 非心臓手術における合併心疾患の評価と管理に関するガイドライン**：https://www.j-circ.or.jp/cms/wp-content/uploads/2022/03/JCS2022_hiraoka.pdf(2024年8月閲覧)
- **糖尿病治療におけるSGLT2阻害薬の適正使用に関するRecommendation**：日本糖尿病学会．https://fa.kyorin.co.jp/jds/uploads/recommendation_SGLT2.pdf(2024年8月閲覧)

NOTE 1 アルコール多飲者が入院した場合の注意点

❶ 診断のポイント

- 大量かつ長期間にわたる飲酒習慣があり，身体症状や精神運動興奮症状を認める場合にアルコール離脱症候群を必ず想定する．

❷ 問診のポイント

- 普段の飲酒量，飲酒歴，最終飲酒時刻．
- アルコール離脱症状を含む既往歴，けいれんエピソード，内服歴．
  - ▶ 上記を本人だけではなく，家族や知人にも確認する．

❸ 診察のポイント

- バイタルサイン．
- 頭部打撲痕．
- 上肢左右差（横紋筋融解の可能性）．
- 高度不安や不眠症状．

❹ 検査のポイント

- 採血，血液ガス，尿一般，心電図，胸部X線でスクリーニングを実施する．血液ガスは血漿浸透圧ギャップを測定する（AG↑）．
- 低血糖，低K（呼吸性アルカローシス合併），低Ca，低Mg，肺炎，脱水の有無を確認する．

❺ 治療のポイント

a. 救急外来での初期対応

- **気道・循環の管理**：経口エアウェイの使用，咽頭反射がなければ挿管も検討．
- **薬剤投与**：Wernicke脳症予防として，チアミン100 mg静注も考慮．
- **頭部CT**：外傷の可能性がある場合．

b. 病棟での初期対応

▪ ベンゾジアゼピン（BZD）系が第一選択.

1）予防的投与

▪ 状況に応じて，以下の①〜③のいずれかを処方する.

処方例

〈経口可能時〉
①ジアゼパム（セルシン®） 5 mg/回 1日3回
②ロラゼパム（ワイパックス®） 1 mg/回 1日4回
（肝障害 or 高齢者の場合）

処方例

〈経口不能時〉
③ジアゼパム 5 mg/回 1日3回 静注 or 筋注
（肝障害 or 高齢者は 5 mg，1日2回）

2）症状発現時

▪ 状況に応じて，以下の①〜③のいずれかを処方する.

処方例

①ジアゼパム 10 mg/回 1日4回
②ロラゼパム 1 mg/回 1日4回（肝障害 or 高齢者の場合）

処方例

③ジアゼパム 5 mg/回 静注 or 筋注 5分後不十分なら 5 mg 追加
（さらに5分後不十分なら 10 mg 追加投与）

↳幻覚，妄想，興奮が著明な場合：ジアゼパム静注or筋注に加えて，ハロペリドール（セレネース®）5 mg静注or筋注（2セットまで反復投与可）.

NOTE 2 B型肝炎再燃のリスク評価

- B型肝炎ウイルス(hepatitis B virus：HBV)感染患者では，免疫抑制を伴う膠原病やがんの治療によりHBVが再増殖することをHBV再活性化と呼ぶ.
- キャリアからの再活性化と既往感染者からの再活性化(de novo B型肝炎)に分類する.
- 再活性化による肝炎，特にde novo B型肝炎では重症化しやすく，抗ウイルス薬を投与しても死亡率が高いため，事前のスクリーニングが必須.

Check✔

〈スクリーニングのポイント〉
- HBs抗原に加えてHBs抗体，HBc抗体も提出
  - ・HBs抗原(＋)→慢性活動性肝炎，非活動性キャリア
  - ・HBs抗原(－)かつHBc抗体またはHBs抗体(＋)→既往感染

上記のいずれかの状態である場合，原疾患の治療前に専門医にコンサルトして，核酸アナログ製剤の投与を行う

- **その他のポイント**
  - ▶ 核酸アナログによる予防効果は完全ではない.
  - ▶ 使用する薬剤により発症率が異なり，リツキシマブと副腎皮質ステロイドを併用したR-CHOP療法（リツキシマブ＋シクロホスファミド＋ドキソルビシン＋ビンクリスチン＋プレドニゾロン療法）では再活性化のリスクが高い.
  - ▶ 他の化学療法および免疫抑制薬・生物学的製剤でも頻度は低いが再活性化のリスクはあるため，同様に注意する必要がある.

おさえておきたい資料(ガイドライン等)

- **B型肝炎治療ガイドライン(第4版) 2022年6月**：日本肝臓学会 肝炎診療ガイドライン作成委員会(編). https://www.jsh.or.jp/lib/files/medical/guidelines/jsh_guidlines/B_v4.pdf (2024年8月閲覧)

NOTE 3

免疫関連有害事象(irAE)

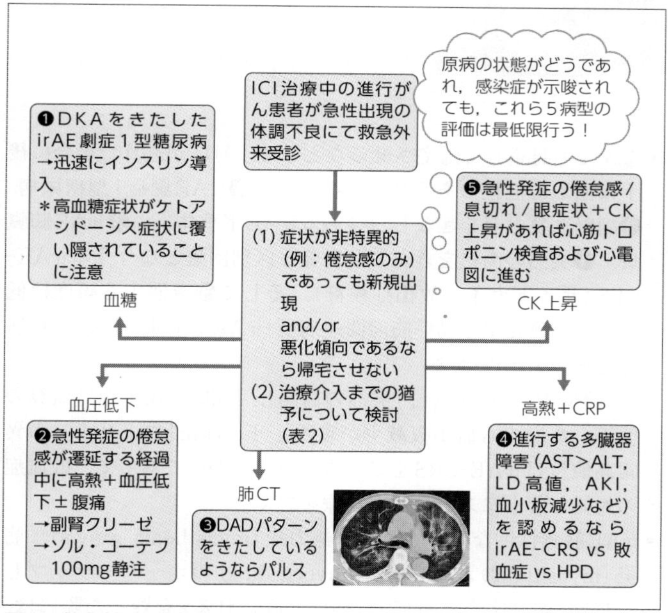
ICI治療中の進行がん患者が急性出現の体調不良にて救急外来受診
原病の状態がどうであれ，感染症が示唆されても，これら5病型の評価は最低限行う！
(1) 症状が非特異的（例：倦怠感のみ）であっても新規出現 and/or 悪化傾向であるなら帰宅させない
(2) 治療介入までの猶予について検討（表2）
血糖
❶DKAをきたしたirAE劇症1型糖尿病
→迅速にインスリン導入
＊高血糖症状がケトアシドーシス症状に覆い隠されていることに注意
血圧低下
❷急性発症の倦怠感が遷延する経過中に高熱＋血圧低下±腹痛
→副腎クリーゼ
→ソル・コーテフ100mg静注
肺CT
❸DADパターンをきたしているようならパルス
高熱＋CRP
❹進行する多臓器障害（AST＞ALT，LD高値，AKI，血小板減少など）を認めるならirAE-CRS vs 敗血症 vs HPD
CK上昇
❺急性発症の倦怠感/息切れ/眼症状＋CK上昇があれば心筋トロポニン検査および心電図に進む

図1　救急外来で見逃して帰宅させてはならないirAE 5病型

ICI：免疫チェックポイント阻害薬，DKA：糖尿病性ケトアシドーシス，DAD：びまん性肺胞傷害，AKI：急性腎障害，HPD：腫瘍の急速増大.

- 各種免疫チェックポイント阻害薬(immune checkpoint inhibitors：ICI)由来の全身性炎症性副作用を指して，免疫関連有害事象(immune-related adverse events：irAE)と呼ぶ.
- がん患者が何らかの新規症状または悪化傾向にある症状で急遽外来受診・入院に至った際には必ず治療歴を確認し，**表1**に掲げるICIの治療歴が確認できた際には必ず(原病の進展や感染症をみている可能性に加えて)鑑別疾患を広げ，irAEの可能性を最初から検討する.

表1　わが国で用いられているICIの一覧

CTLA-4阻害薬	イピリムマブ(ヤーボイ®) トレメリムマブ(イジュド®)
PD-1阻害薬	ニボルマブ(オプジーボ®) ペムブロリズマブ(キイトルーダ®) セミプリマブ(リブタヨ®)
PD-L1阻害薬	デュルバルマブ(イミフィンジ®) アベルマブ(バベンチオ®) アテゾリズマブ(テセントリク®)

- なかでも見逃して帰宅させるなどして，対応が遅れた場合に後手に回る可能性のある病型(図1)が，❶irAE劇症1型糖尿病，❷副腎クリーゼを起こしつつあるirAE下垂体炎，❸irAE肺臓炎，❹突然の高熱をきたし敗血症と区別困難となりうるirAE-CRS(サイトカイン放出症候群)，そして❺遭遇する頻度は低いものの致死率が高い筋肉関連病型(irAE心筋炎/筋炎/重症筋無力症)の5つである．
- ICI治療中の3F(Fever［突然の高熱］，Falling of CBC［血算の低下，なかでも血小板減少が重要］，Ferritin［フェリチンの異常高値］)はirAE-CRSを疑う重要なきっかけであって，敗血症の対処とともにステロイド治療を急ぐ．
- irAE筋毒性，なかでも重症筋無力症(myasthenia gravis)，筋炎(myositis)および心筋炎(myocarditis)のオーバーラップした病態(頭文字をとって3M病態と呼ばれる)を疑った際には，診断における注意点(例：ICI治療中の眼瞼下垂急性出現に際しては心筋炎を疑ってかかる)に加えて，病態が数日以内にダイナミックに変化しうる(例：ペースメーカが必要は心伝導障害の治療に追われる最中に重症筋無力症クリーゼによる病態悪化が起きうる)ことに十分注意する．
- irAE治療の柱は，ICI休薬(生命を脅かす重症度のirAEが出現した際には永続的中止)に加えてステロイド投与であるが，irAE治療におけるステロイド投与の用法・用量は以下の4つに大別される．

処方例

〈① irAE 下垂体炎（副腎皮質機能低下症）における補充〉
- ヒドロコルチゾン　15 mg/日　経口
  or 副腎クリーゼの際の 100 mg 静注

処方例

〈② irAE 関節炎〉
- プレドニゾロン　0.5 mg/kg/日

処方例

〈③多くの病型（腸炎，肝障害，肺臓炎など）〉
- プレドニゾロン/メチルプレドニゾロン　1～2 mg/kg/日

処方例

〈④心筋炎や高グレードの CRS などの急速進行病型〉
- エンピリックなステロイドパルス療法
  メチルプレドニゾロン　1 g/日

表2　治療介入まで与えられている猶予に基づいたirAE病型分類

irAE病型	猶予
● 甲状腺機能異常（irAE甲状腺炎/下垂体炎） ● 関節痛（irAE関節炎，内分泌系irAE） ● 乾燥症状（irAE-Sicca症候群）	**〈1週〉** ● エンピリックな（ステロイド・ホルモン補充）治療開始は回避
● 下痢・腹痛（irAE腸炎，内分泌系irAE） ● 腹痛（irAE胃炎，irAE胆管炎，irAE膵炎） ● 肝・胆道系酵素上昇（irAE肝炎，irAE胆管炎） ● 血清Cr上昇（irAE腎炎）	**〈2～5日〉** ● 原病由来の可能性除外 ● 殺細胞性抗がん剤由来かICI由来かの区別よりも感染症の除外を優先
● 息切れ・倦怠感（irAE肺臓炎，irAE心筋炎） ● 眼症状（眼瞼下垂・複視）（irAE重症筋無力症，irAE-GBS様症候群，irAE筋炎） ● 意識障害（irAE脳炎）	**〈24時間〉** ● 24時間以内に適切な方針（抗炎症・免疫抑制治療を強化するのか，他の方針に舵を切るのか）決定
● irAE劇症1型糖尿病/DKA，irAE副腎クリーゼ ● 高熱±循環不全/呼吸不全（irAE-CRS） ● 心筋炎：トロポニン再上昇and/or MACE ● 呼吸不全が切迫しているirAE肺臓炎やirAE重症筋無力症 ● irAE-SJS/TEN	**〈猶予なし〉** ● エンピリックな介入（含ステロイドパルス療法）が許容される例外的な状況 ● 他病態の除外/検索に時間をかけている猶予なし

GBS：Guillain-Barré症候群，SJS：Stevens-Johnson症候群，TEN：中毒性表皮壊死症.

- 介入までの検索に与えられている猶予（表2）には幅がある．
- 夜間にirAEを疑う患者が入院した際には表2上2段のカテゴリー病型が疑われる際には，翌日まで経過観察可能なことも多いが，下2段の病型が疑われる際には，必ずがん診療科の主治医/irAE対策チームと連携して対応を急ぐ．

参考文献

- 峯村信嘉：免疫関連有害事象irAEマネジメント 膠原病科医の視点から，金芳堂，2021

NOTE 4 経腸栄養

- 経腸栄養は生理的な栄養投与経路であり，静脈栄養と比較し消化管の機能を維持することができるという大きなメリットがある．消化管の機能が低下すると，腸管粘膜の萎縮により防御機構が破綻すると考えられている．
- 中心静脈栄養は感染症の合併症も多く，腸管が使用可能な患者には経腸栄養を積極的に行うのが望ましい．

❶ 経腸栄養の種類

- 窒素源の種類により，半消化態栄養剤，消化態栄養剤，成分栄養剤に分類される．また，腸管の栄養を目的としたGFO®という製品もある．

a. 半消化態栄養剤

- 蛋白質が窒素源の栄養剤．蛋白質を分解する消化機能が必要になる．
- 医薬品のラコール®，エンシュア・リキッド®や食品のMA-ラクフィア，F2ショット，明治リーナレンなど，現在発売されているほとんどの栄養剤はこれに分類される．
- 特記すべき既往のない患者（40 kg，低ストレス下）の場合，当院では，F2ショット®400を1日3回＋微温湯200 mLなどを使用することが多い．

b. 消化態栄養剤

- アミノ酸やジペプチド，トリペプチドなどが窒素源の栄養剤．半消化態と比較し，小腸からの吸収が容易である．
- 当院ではペプタメン®AFが採用されており，他にアイソカル®，ペプチーノ，ツインライン®などがある．

c. 成分栄養剤

・アミノ酸のみが窒素源の栄養剤．消化過程を経ずそのまま吸収されるため，ほとんど残渣が残らない．Crohn病の治療にも用いる．エレンタール®，ヘパンED®の2種類がある．

d. GFO®

- グルタミン（glutamine），食物繊維（fiber），オリゴ糖（oligosaccharide）の頭文字をとって名づけられた．
- グルタミンは小腸粘膜にとって重要な栄養素であり，食物繊維，オリゴ糖は腸内細菌によって短鎖脂肪酸に分解され大腸粘膜の栄養素となる．

❷ 基礎疾患に応じた経腸栄養剤の選択例

a. 肝硬変

- BCAA製剤が肝硬変の患者の無イベント生存率/QOLを改善するとされているため，BCAAを豊富に含有するアミノレバン®EN配合散を使用する．

b. 腎不全

- 血清電解質を正常化しつつ尿毒症の発症を防ぐため，高濃度でK，P，塩分などが制限された明治リーナレンを使用する．

c. 呼吸不全

- 脂質は炭水化物と比較し燃焼の際に発生する二酸化炭素の量が少ないことから，脂質含有量の多いプルモケア®-Exを使用する．

❸ 経腸栄養の副作用

- 多くの合併症があるが，最も頻度の高いものは嘔吐と下痢である．特に経腸栄養開始直後の数日間に起こりやすい．原因と対策を以下に記載する．

a. 嘔吐

- **不快感**：特に成分栄養剤，消化態栄養剤は味が悪く，嘔吐の原因となりうる．フレーバーの使用やなるべく早く半消化態栄養剤に変更することなどが有効である．
- **胃内残留物の貯留**：ベッドのギャッチアップを長めにしたり，

投与速度を遅くするのが有効である．ラコール®の添付文書によると，投与速度は75〜125 mL/時との記載があるが，嘔吐がみられる場合には50 mL/時以下での投与を検討する．

- **乳糖不耐症**：乳糖の含有量の少ない製剤に変更する．

b. 下痢

- **不適切な食物繊維**：半消化態栄養剤には，食物繊維が豊富に含まれるものが存在する．食物繊維は難消化性成分の総称であり，食物繊維が多く含まれていると下痢になりやすい．食物繊維の含まれていないエンシュア・リキッド®やラコール®から開始し，徐々に食物繊維入りの半消化態栄養剤に変更するのがよい．
- **高浸透圧**：成分栄養剤のエレンタール®は，浸透圧が高く下痢の原因になりやすいとされている．濃度を薄めたり，投与速度を遅くするのが有効である．
- **高脂肪食**：脂肪分の少ない製剤に変更する．

MEMO 経腸栄養には医薬品と食品がある？

経腸栄養剤の多くは食品に分類されるが，エンシュア・リキッド®やラコール®，アミノレバン®EN配合散など，医薬品に分類される経腸栄養剤がある．医薬品であれば保険が適用になるため自己負担額を減らすことができるが，食品は全額自己負担になる．経腸栄養剤を選択する際には，この違いも念頭に置くのが望ましい

NOTE 5 肺塞栓症の予防

❶ 静脈血栓塞栓症（VTE）のリスク層別化（表1）

- 大手術の厳密な定義はないが，すべての腹部手術あるいはその他45分以上要する手術を大手術の基本とし，麻酔法，出血量，輸血量，手術時間などを参考に総合的に評価する．
- 付加的な危険因子（表2）を持つ場合には，リスクレベルを1段階上げることを考慮する．
- 出血リスクが高い場合，抗凝固薬の使用は慎重に検討し，間欠的空気圧迫法（IPC）や弾性ストッキングなどの理学的予防を行う（表3）．

❷ Caprini scoreを用いたVTEのリスク層別化

- アメリカ胸部外科学会（ACCP）では，Caprini scoreなどを用いたリスク層別化が推奨されている（表4, 5）．

表1　VTEのリスク層別化

リスクレベル	一般外科・泌尿器科・婦人科手術
低リスク	60歳未満の非大手術 40歳未満の大手術
中リスク	60歳以上，あるいは危険因子がある非大手術 40歳以上，あるいは危険因子がある大手術
高リスク	40歳以上のがんの大手術
最高リスク	VTEの既往あるいは血栓性素因のある大手術

表2　VTEの付加的な危険因子

危険因子の強度	一般外科・泌尿器科・婦人科手術
弱い	肥満，エストロゲン治療
中等度	高齢，長期臥床，うっ血性心不全，呼吸不全，悪性疾患，中心静脈カテーテル留置，がん化学療法，重症感染症
強い	VTEの既往，血栓性素因，下肢麻痺，ギプスによる下肢固定

血栓性素因：アンチトロンビン欠乏症，プロテインC欠乏症，プロテインS欠乏症，抗リン脂質抗体症候群など．

表3　VTEのリスク別の推奨される予防法

リスクレベル	推奨される予防法
低リスク	早期離床および積極的な運動
中リスク	早期離床および積極的な運動 弾性ストッキングあるいはIPC
高リスク	早期離床および積極的な運動 IPCあるいは抗凝固療法
最高リスク	早期離床および積極的な運動（抗凝固療法とIPCの併用，あるいは抗凝固療法と弾性ストッキングの併用）

表4　Caprini score

1点	2点	3点	5点
●41～60歳 ●<45分の小手術 ●BMI>25 ●下腿浮腫 ●炎症性腸疾患 ●肺気腫 ●心筋梗塞の既往 ●静脈瘤 ●床上安静<72時間 ●1ヵ月以内の ・敗血症 ・心不全 ・感染症（肺炎など）	●60～74歳 ●>45分の大手術 ●悪性腫瘍 ●関節鏡手術 ●腹腔鏡手術 ●床上安静>72時間 ●ギプス固定<1ヵ月 ●IVHなどのカテーテル留置中	●75歳以上 ●静脈血栓の既往 ●血栓症の家族歴 ●ループスアンチコアグラント陽性 ●抗カルジオリピン抗体陽性 ●ホモシステイン上昇 ●ライデンV陽性 ●HITの既往	●人工関節手術 ●1ヵ月以内の ・下肢・骨盤骨折 ・多発外傷 ・脊髄損傷 ・脳卒中
		＊女性は下記に該当の場合は各1点ずつ加算 ・ホルモン療法中（ピル含む） ・妊娠 ・産褥 ・頻回の流産既往	

IVH：中心静脈栄養，HIT：ヘパリン起因性血小板減少症．

表5　VTEのリスクと対策

リスク	最低リスク	低リスク	中リスク	高リスク
Caprini score	0	1～2	3～4	5以上
周術期VTEリスク（%）	<0.5	0.5～1.5	1.5～3.0	3.0～6.0
対策				
早期離床	○	○	○	○
理学療法	×	○	○	○
薬物療法	×	×	○	○

○：推奨する，×：推奨しない．

付録

主な血液検査項目一覧

緊急時によく使われる血液検査

緊急時の代表的な昇圧・鎮痛・鎮静組成

主な抗菌薬の略語一覧

◆ 主な血液検査項目一覧

項目名称	項目	項目名称	項目
白血球数	WBC	総ビリルビン	T-Bil
赤血球数	RBC	アスパラギン酸アミノトランスフェラーゼ	AST
ヘモグロビン	Hb		
ヘマトクリット	Ht	アラニンアミノトランスフェラーゼ	ALT
平均赤血球容積	MCV		
平均赤血球血色素量	MCH	乳酸脱水素酵素	LD
平均赤血球血色素濃度	MCHC	アルカリホスファターゼ	ALP
血小板数	PLT	γ-グルタミールトランスフェラーゼ	γ-GT
総蛋白	TP		
アルブミン	Alb	コリンエステラーゼ	ChE
アルブミン/グロブリン比	A/G	アミラーゼ	AMY
尿素窒素	BUN	クレアチンホスホキナーゼ	CK
クレアチニン	Cr	C反応性蛋白	CRP
尿酸	UA	鉄	Fe
ナトリウム	Na	補体蛋白	C3, C4
カリウム	K	ヘモグロビンA1c	HbA1c
クロール	Cl	プロトロンビン時間	PT
カルシウム	Ca	活性化部分トロンボプラスチン時間	APTT
無機リン	IP		
グルコース	Glu	フィブリノゲン	Fbg
中性脂肪	TG		
総コレステロール	TC		
HDL-コレステロール	HDL-C		
LDL-コレステロール	LDL-C		

◆緊急時によく使われる血液検査

- 血算：血算，分画
- 生化学：TP，Alb，LD，AST，ALT，γ-GT，ALP，T-Bil，UA，BUN，Cr，Na，K，Ca，Cl，CK，CRP，Glu
- 凝固：PT，APTT，Fbg

上記に疾患ごとに検査項目を追加する

◆緊急時の代表的な昇圧・鎮痛・鎮静組成

〈昇圧〉

- ノルアドリナリン®5 A (5 mg) ＋生理食塩水45 mL〔計50 mL〕3 mL/時から点滴静注

〈鎮痛〉

- フェンタニル原液　0.5〜2 mL/時　持続点滴

〈鎮静〉

鎮痛目的のフェンタニルに以下のいずれかを併用する

- ミダゾラム原液　0.5〜2 mL/時　持続点滴
- プロポフォール原液　1〜10 mL/時　持続点滴
- デクスメデトミジン　0.2〜0.7 μg/kg/時　持続点滴
  (体重50 kgとして，10〜35 μg/時→2.5〜17.5 mL/時)

◆主な抗菌薬の略語一覧

略語	一般名	商品名
ABK	アルベカシン	ハベカシン®
ABPC	アンピシリン	ビクシリン®
AMK	アミカシン	アミカシン
AMPC	アモキシシリン	サワシリン® パセトシン®
AMPH-B	アムホテリシンB	ファンギゾン®
AZM	アジスロマイシン	ジスロマック®
CAM	クラリスロマイシン	クラリシッド® クラリス®
CAZ	セフタジジム	モダシン
CCL	セファクロル	ケフラール®
CDTR-PI	セフジトレンピボキシル	メイアクトMS®
CEX	セファレキシン	ケフレックス®
CEZ	セファゾリン	セファメジン®
CFDN	セフジニル	セフゾン®
CFPM	セフェピム	マキシピーム®
CFPN-PI	セフカペンピボキシル	フロモックス®
CLDM	クリンダマイシン	ダラシン®
CMZ	セフメタゾール	セフメタゾン®
CPFX	シプロフロキサシン	シプロキサン®
CTM	セフォチアム	パンスポリン®
CTRX	セフトリアキソン	ロセフィン®
CTX	セフォタキシム	クラフォラン® セフォタックス®
CVA/AMPC	クラブラン酸/アモキシシリン	オーグメンチン
DAP	ダプトマイシン	キュビシン®
DOXY	ドキシサイクリン	ビブラマイシン®
DRPM	ドリペネム	フィニバックス®
EB	エタンブトール	エサンブトール®
FMOX	フロモキセフ	フルマリン®
FOM	ホスホマイシン	ホスミシン®
GM	ゲンタマイシン	ゲンタシン®
GRNX	ガレノキサシン	ジェニナック®

略語	一般名	商品名
INH	イソニアジド	イスコチン®
L-AMB	アムホテリシンBリポソーム製剤	アムビゾーム®
LVFX	レボフロキサシン	クラビット®
LZD	リネゾリド	ザイボックス®
MEPM	メロペネム	メロペン®
MFLX	モキシフロキサシン	アベロックス®
MINO	ミノサイクリン	ミノマイシン®
MTZ	メトロニダゾール	フラジール®
PAPM/BP	パニペネム/ベタミプロン	カルベニン®
PCG	ベンジルペニシリン	ペニシリンG
PIPC	ピペラシリン	ペントシリン®
PZA	ピラジナミド	ピラマイド®
PZFX	パズフロキサシン	パシル®
RFP	リファンピシン	リファジン®
SBT/ABPC	スルバクタム/アンピシリン	ユナシン-Sキット®
SBT/CPZ	スルバクタム/セフォペラゾン	スルペラゾン®
SBTPC	スルタミシリン	ユナシン®
SM	ストレプトマイシン	ストレプトマイシン
TAZ/PIPC	タゾバクタム/ピペラシリン	ゾシン®
TEIC	テイコプラニン	タゴシッド®
TFLX	トスフロキサシン	オゼックス®
VCM	バンコマイシン	バンコマイシン
VRCZ	ボリコナゾール	ブイフェンド®

索　引

＊太字のページは詳述箇所を示した

【欧文索引】

■A

■B

■C

■D

■E

■F

■G

【和文索引】

■い

■う

■え

■お

■か

■き

■ は

■ ひ

■ ふ

■ へ

■ ほ

■ ま

■ み

■ む

■ め

■や

■ゆ

■よ

■り

■れ

■わ

検印省略

内科レジデント実践マニュアル

経時的流れに応じた適切な治療

定価（本体 4,800円＋税）

1989年５月30日 第１版 第１刷発行
1991年５月27日 第２版 第１刷発行
1993年７月30日 第３版 第１刷発行
1995年10月26日 第４版 第１刷発行
1999年３月27日 第５版 第１刷発行
2002年３月29日 第６版 第１刷発行
2005年５月27日 第７版 第１刷発行
2008年５月30日 第８版 第１刷発行
2012年３月30日 第９版 第１刷発行
2015年３月23日 第10版 第１刷発行
2020年３月16日 第11版 第１刷発行
2025年２月14日 第12版 第１刷発行

監修者 三瀬（みせ） 直文（なおぶみ），戸田（とだ） 信夫（のぶお）
編　集 三井記念病院内科
発行者 浅井 麻紀
発行所 株式会社 文光堂
〒113-0033 東京都文京区本郷7-2-7
TEL (03)3813－5478（営業）
(03)3813－5411（編集）

印刷・製本：真興社

ISBN978-4-8306-2072-0

Printed in Japan